L'ÉPIDÉMIE C'EST L'HOMME

L'Anthropocène, l'épidémie, la syndémie, la démorésilience

Acteurs de la Science

Fondée par Richard Moreau,
professeur honoraire à l'Université de Paris XII
Dirigée par Claude Brezinski et Roger Teyssou

La collection Acteurs de la Science est consacrée à des études sur les acteurs de l'épopée scientifique moderne ; à des inédits et à des réimpressions de mémoires scientifiques anciens ; à des textes consacrés en leur temps à de grands savants par leurs pairs ; à des évaluations sur les découvertes les plus marquantes et la pratique de la Science.

Dernières parutions

Roger TEYSSOU, *Félix Le Dantec, Breton de Lannion et homme d'exception*, 2023.
Michel PINAULT, *Gustave Flourens : un intellectuel révolutionnaire. Du Second Empire à la Commune de 1871*, 2023.
Gérard GUILLET, *Cosmétiques : histoire et faces cachées. Du soin de peau au soin de soi. Pouvoirs, secrets et défis des cosmétiques*, 2023.
Paul MAZLIAK, *Xavier Bichat. La révolution en médecine*, 2022.
AVERROÈS, *Commentaire au Poème de la médecine d'Avicenne. Traduction, introduction et notes par Mahmoud Aroua,* 2022.
Jean-Marie AURADOU, Christian DUPIN DE SAINT CYR, *La réforme médicale avortée, 1778-1793*, 2022.
Roger TEYSSOU, *Histoire des statistiques des origines au XIX*e *siècle. Si les statisticiens m'étaient comptés…*, 2022.
Philippe DESHAYES, Gérard ENGRAND, Augustin MOUZE, Jean-Pierre RICHARD, *Accompagner l'entrée en recherche. Le séminaire « episteme »*, 2022.
Frédéric VIOUX, *La physique pour ceux qui n'aiment pas ça*, 2022.
Paul AVAN, *Giuseppe Tartini et le troisième son,* 2022.
Michel DUBUISSON, *Pierre-Charles-Alexandre Louis (1787 - 1872). Un médecin à l'aube de la médecine scientifique,* 2022.
Roger TEYSSOU, *Une histoire de la médecine (1500-1900)*, 2022.
Hugo PIERRARD, *La Pression atmosphérique et la santé. Une histoire de bulles*, 2021.

Norbert Gualde

L'ÉPIDÉMIE C'EST L'HOMME

L'Anthropocène, l'épidémie, la syndémie, la démorésilience

L'Harmattan

Ouvrages du même auteur

Immunologie. Maloine. 1981.

Temas de Enfermeria Médico-Quirurgica. Ediciones Norma. Madrid 1983.

Immunologie. Maloine. 1989.

Immunité-Humanité. L'Harmattan. 1994.

Un microbe n'explique pas une épidémie. Les Empêcheurs de Penser en Rond. 1999.

Épidémies La nouvelle carte. Desclée de Brouwer. Paris 2002.

Les microbes aussi ont une histoire. Les Empêcheurs de Penser en Rond. 2003.

Ce que l'humanité doit à la femme. Le Bord de L'eau. 2004.

Comprendre les Épidémies. Les Empêcheurs de Penser en Rond/Le Seuil. 2003.

Resistance. The Human Struggle Against Infection. Dana Press. Washington DC. 2006.

L'Épidémie et la Démorésilience. L'Harmattan. 2011.

Les Épidémies racontées par la littérature. L'Harmattan. 2016.

5-7, rue de l'École-Polytechnique – 75005 Paris

www.editions-harmattan.fr

ISBN : 978-2-14-049240-2
EAN : 9782140492402

1. L'Épidémie/Syndémie.

La 9 janvier 2020, les autorités chinoises informent l'OMS[1] de la découverte dans le pays d'un nouveau coronavirus qui à terme sera nommé SARS-CoV-2. Ledit virus s'est révélé être en cause dans la pandémie nommée COVID-19 qui débuta à la fin de l'année 2019 et dont nous souffrons encore en décembre 2022. Durant la pandémie que nous connaissons nous pouvions déjà et aujourd'hui nous pouvons encore observer les principaux caractères du phénomène Épidémie. Ces aspects sont liés bien entendu à la nature de l'agent pathogène en cause dans la survenue du fléau mais ils dépendent également du comportement des populations confrontées à l'événement calamiteux. Comme lors de bien des épidémies et pandémies qui ont précédé la COVID-19 nous avons constaté que la survenue délétère du virus SARS-CoV-2 dans la population fut consécutive à une intrusion malheureuse d'humains désirant capturer des animaux à des fins commerciales dans la faune sauvage hôtesse des chauves-souris et des pangolins. L'ingérence humaine dans le monde animal a facilité le passage du « Rubicon de l'espèce » par le virus entre animaux et hommes[2]. Depuis il est confirmé que bien des espèces animales sauvages ou d'élevage servent de gîte au virus incriminé, notion essentielle qui abolit tout espoir d'éradication de SARS-CoV-2. Les refuges animaux du SARS-CoV-2 sont trop divers, trop abondants et dispersés pour que le microbe néfaste soit éliminé. À titre d'exemple, pour la peste et la grippe, la situation est semblable, ces agents pathogènes hébergés par de nombreux animaux, ne pourront jamais être éradiqués.

La pandémie de COVID-19, liée à une origine écologique a eu, a et aura encore des conséquences sociétales majeures, elle a révélé en cela ce que nous savons des épidémies et pandémies à savoir qu'elles affectent les populations humaines non seulement par leurs effets délétères sur la santé liés à l'infection elle-même mais également en dérangeant ou en bouleversant, par l'importance du sinistre, les conditions de vie normale dans les pays concernés. Les intrications de la maladie avec les domaines écologiques, sociologiques, économiques, culturels, politiques s'associent dans une forme de Chaos qui dépasse le domaine de la médecine. On appelle Syndémie ces situations intriquées au cours desquelles les conséquences de l'Épidémie se révèlent dépendantes des conditions initiales du processus infectieux.

---

[1] Organisation Mondiale de la Santé (pour les Anglo-Saxons : WHO, c'est-à-dire World Health Organisation).

[2] Une suspicion vis-à-vis de la Chine persiste, suspicion selon laquelle le virus de la COVID-19 serait une production d'un laboratoire de la ville de Whuan, virus peut être destiné à une utilisation militaire qui aurait échappé aux procédures de confinement normalement utilisées avec de tels agents infectieux.

La COVID-19 ainsi que les autres phénomènes pathologiques d'importance liés à des microbes transmissibles s'intègre en tant que facteur essentiel pour l'évolution d'une période géologique nouvelle mais géologique sans vraiment l'être : l'Anthropocène. L'Anthropocène désigne selon ceux qui l'ont défini une époque du Cénozoïque, littéralement l'Anthropocène est « l'âge de l'homme » c'est-à-dire l'âge ou les hommes ont modifiés par leurs interventions diverses et variées, la marche des périodes géologiques telles qu'elles se déroulaient naturellement. Nous aborderons le sujet de l'Anthropocène, nous y verrons que la pandémie est issue de l'Anthropocène mais aussi que par une forme de rétroaction elle contribue à le modeler.

Le présent ouvrage présentera successivement les divers protagonistes du phénomène épidémique tels l'Épidémie, la Syndémie, l'Anthropocène, le Microbe, la Démorésilience ou immunité des populations. Nous aborderons les divers facteurs favorisant les épidémies tels que les voyages, les saccages écologiques, les ruptures dans la biodiversité. Les épisodes rapportés seront illustrés par les évocations de différentes épidémies et pandémies. Seront également abordés les faits de société communs aux épidémies et pandémies, événements comprenant les agissements réactionnels rapides tel le déni, la peur, la fuite, l'enfermement, la dénonciation de boucs émissaires ainsi que les conséquences plus lointaines (démographiques, économiques, culturelles, religieuses, etc.).

Bactéries, virus, parasites, prions, disons les microbes, ont joué un rôle dans l'apparition et l'évolution de l'espèce humaine. La relation généalogique entre ADN humain et ADN bactérien, l'origine des mitochondries, le métissage du génome de l'homme avec celui des virus, l'intrusion des prions dans les processus évolutifs suggèrent que la relation de l'homme avec les microbes est d'une forte complexité. Il s'agit de rapports anciens, durables et par bien des cotés équivoques. De prime abord nous pourrions imaginer que les microbes ayant contribué à l'origine et au succès évolutif de l'espèce humaine percevraient leurs dividendes en agressant ce qu'ils ont concouru à générer. En effet en 2008 ont avait identifiés 338 maladies humaines microbiennes ayant émergé entre 1960 et 2004, la plupart d'origine animale. En fait, les interactions entre Microbe et Homme dans l'histoire de l'humanité ont une apparence et une réalité. L'apparence est celle de rapports potentiellement oxymoriques entre les deux entités déclinées comme ayant entre elles des relations néfastes, celles d'agresseurs et d'agressés. La réalité est souvent celle de réciprocités positives s'accordant avec le modèle de la symbiose et celui de la Reine rouge, (modèles que nous aborderons). Nous reviendrons sur le captivant processus de la coévolution microbio-humaine et ses conséquences durant l'histoire de l'humanité. Par exemple, il y a de bonnes raisons de penser que les parasites qui sont des agents un peu particuliers (par leur taille, leur cycle biologique etc.) ont joué un rôle notable dans l'évolution de l'homme. Rien n'indique formellement que ledit rôle n'ait eu que des conséquences néfastes.

L'étude de quelques épidémies historiques ou plus récentes permettra d'éclairer certains aspects de l'Épidémie puis seront envisagées les différentes mesures susceptibles de prévenir ou de l'empêcher.

La problématique des vaccins sera abordée spécifiquement. À une époque où l'on a songé à vacciner contre des addictions aussi diverses que la cocaïne, le tabac (la nicotine plus précisément), contre une hormone naturelle telle l'angiotensine (pour soigner l'hypertension artérielle), il est évident que les recherches vaccinales se poursuivent contre divers microbes. Toutes n'ont pas abouti. Si contre trois microbes (les virus de la variole, de la rougeole, de la poliomyélite) la vaccination a apporté une paix totale ou presque à l'espèce humaine, il n'en est encore rien ou presque contre trois dangers majeurs que sont la tuberculose, le paludisme, le sida.

Au moment d'écrire ces lignes nous apprenons que le SARS-CoV-2, véritable Fregoli des virus, agent extraordinairement habile en déguisements favorisant sa diffusion parmi hommes et animaux, le virus de la COVID-19 ne cesse de se transformer pour échapper à notre immunité. Concomitamment un virus cousin de la variole, diffusé par les activités humaines s'étend et, partant, inquiète les responsables de la santé même si la variole du singe, nommée Monkeypox en Anglais est supposée être peut nocive.

Enfin, *last but not least*, n'oublions pas que nous avons souvent pour riverains des animaux de rente ou d'autres, dits exotiques, choisis en tant que compagnons et que les uns et les autres sont susceptibles de nous faire partager leurs maladies microbiennes d'où l'intérêt de concevoir la protection des populations humaines en conformité avec le concept « une seule santé » auquel un volet sera consacré.

1.1. L'Épidémie c'est l'homme, la Syndémie c'est l'homme.

Depuis la fin du vingtième siècle et le début du vingt-et-unième le monde a connu la survenue d'épidémies nouvelles laissant, au moins à leurs débuts, les médecins impuissants et les populations dans le désarroi[3]. Citons les faits les plus marquants : en 1976 le virus Ebola apparaît et fait des ravages

[3] Des études paléoanthropologiques ont montré que les premières maladies infectieuses sont apparues vers 10 000 ans av. J.-C., au Néolithique, au moment où commençait l'agriculture notamment en Égypte et en Mésopotamie. Les infections furent transmises par les insectes dans les eaux d'irrigation et le fumier utilisé comme engrais. Ces infections seraient bactériennes, mais aussi dues à des protozoaires parasites ou des vers.

dans le territoire de la rivière dont il est devenu éponyme. La même année dans un hôtel de Philadelphie des clients furent victimes d'une bactérie jusque-là inconnue : la *legionella* qui en squattant le système de climatisation l'utilisa comme diffuseur de microbes. En 1997 la grippe aviaire frappe oiseaux et humains à Hong Kong puis réapparaît sur le même territoire en 2003. L'offensive en Chine[4] du virus grippal H5N1 succédait de peu à l'agression de la Chine par un coronavirus alors inconnu, responsable du SARS[5] et pour cela dénommé SARS-CoV-1[6]. Le virus nouveau du vingt-et-unième siècle précéda à peine celui de la grippe aviaire en 2006 puis en 2007 le virus Zika. En 2009 un autre virus grippal dit H1N1, celui de la grippe porcine, se manifesta puis en 2010 le choléra s'installa à Haïti, et en 2012 un autre coronavirus, celui du MERS[7] s'en prit au Moyen-Orient. Enfin, nous connaissons depuis 2019 la pandémie due à un autre coronavirus, le SARS-CoV-2 agent de la COVID-19. N'omettons pas dans cette morbide succession le virus de la fièvre jaune connue au Yucatan dès la moitié du seizième siècle qui frappa l'Angola en 2015 et provoque actuellement 200 000 cas par an dont 30 000 décès, pareillement pour Ebola qui survint en Afrique de l'Ouest entre 2013 et 2016. Sans oublier les épidémies de variole du XVIIIe siècle ni les pandémies fameuses telles le paludisme, maladie ancienne connue des Romains, non plus la peste noire tueuse de la moitié de la population européenne au XIVe siècle. Enfin, pour conclure, la grippe espagnole (1918-1919) qui aurait fait 50 millions de victimes. Les épidémies, les pandémies évoquées ci-dessus sont, nous le verrons, essentiellement dues aux hommes, à leur comportement aussi bien social que sociétal.

Durant l'histoire de l'humanité, les hommes n'ont pas appréhendé l'Épidémie de façon toujours semblable, sa perception par les sociétés se modifia au cours du temps. Dans le « *Dictionnaire de la Pensée Médicale* » François Delaporte nous indique qu'au Moyen-Âge l'Épidémie était vécue non pas comme : « *Un défi que les hommes devaient relever, mais comme la réponse au défi lancé par les hommes*[8] ».

Aux temps anciens, aussi bien qu'aujourd'hui, selon les croyances, les cultures, les perceptions de l'Épidémie variaient. Durant fort longtemps, c'est dans la religion ou les superstitions que les hommes ont trouvé un sens au phénomène Épidémie. Chaque attaque microbienne des populations était ressentie ainsi qu'un événement terrifiant envoyé par une puissance surnaturelle divine ou diabolique. Ainsi : « *...pour les anciens Hébreux, les*

---

[4] Normile D. *Panel confirms report of early H5N1 human case in China.* Science. 2006; 313: 899.

[5] Severe Acute Respiratory Syndrome.

[6] SARS-Coronavirus.

[7] Middle Est Respiratory Syndrome.

[8] p. 418 in Lecourt D. *Dictionnaire de la pensée médicale.* Presses Universitaires de France. 2004.

maladies n'étaient pas l'œuvre d'un démon, d'un esprit malin ou le résultat de pratiques d'envoûtement d'un voisin envieux, mais la manifestation de la colère de Dieu offensé par les péchés des hommes[9] ».

Pour le médecin d'aujourd'hui l'Épidémie est d'essence essentiellement biologique, pour le sorcier, le chamane, elle est l'expression d'un déséquilibre entre le corporel, le naturel et le surnaturel. Il arrive que l'Épidémie chronique, l'endémie, soit un fait accepté parce considéré comme étant dans la nature des choses (le paludisme par exemple) et ne s'associe pas, pour certains peuples, à la notion d'Épidémie. Les concepts de la médecine qu'Hippocrate pratiquait et enseignait au Ve siècle avant J.-C. s'accordent avec ceux du chamane. Pour Hippocrate toute maladie était le produit d'un déséquilibre entre le corps malade et la nature. Le corps lui-même étant formé de l'union de quatre éléments : air, terre, eau et feu, et de l'association des qualités de chacun des éléments : froid, chaleur, sécheresse et humidité.

1.2. Qu'appelle-t-on Épidémie ?

L'Épidémie, terme issu de la racine grecque *epidemos* (« sur, dans le peuple »), désigne l'apparition et la propagation d'une maladie infectieuse contagieuse qui frappe en même temps et en un même endroit un grand nombre de personnes. L'Épidémie est par conséquent un phénomène collectif, une épreuve vécue sur un mode pluriel. Lorsqu'elle s'hypertrophie l'Épidémie peut devenir une pandémie c'est-à-dire une dissémination mondiale, ce qui s'accorde avec les critères de l'OMS qui définit une pandémie comme l'expansion mondiale d'une maladie due à un microbe. Microbe est le terme signifiant « petite vie », créé en 1878 par le médecin français Charles-Emmanuel Sédillot (1804-1883). En pratique le vocable microbe désignait des organismes vivants invisibles à l'œil nu.

Lorsque l'Épidémie s'accompagne de faits importants sociologiques et/ou environnementaux elle devient une Syndémie. En fait, Épidémie synonyme de ce qui « circule » sur le peuple rappelle que le verbe circuler a pour origine le terme latin *circulus* (cercle) qui s'accorde avec la potentialité pandémique de l'Épidémie pouvant englober (du latin *globus* : sphère) la sphère terrestre. La globalisation pandémique potentielle souligne que microbe et globe vont de pair. Selon Jean Lombard : *« L'épidémie a ses propres règles et sa propre évolution [...] elle tend à se comporter comme un*

---

[9] p. 36 in Margotta R. *Histoire illustrée de la Médecine*. Éditions des deux coqs d'or. 1968.

être autonome et à constituer une réalité globale qui dépasse la somme de ses composantes[10] ».

Une réalité qui dépasse la somme de ses composantes cela nous approche de la complexité[11] où le résultat dépasse la simple addition de ses éléments rassemblés et du Chaos[12] par la dépendance sensitive de l'Épidémie aux conditions initiales à son début.

Le mot Épidémie a connu une dérive sémantique depuis qu'il fut utilisé par Homère, six siècles avant J.-C. Le poète auteur de l'*Odyssée*, parlait alors d'*epidemos*, entendant par-là « *celui qui est dans le pays* ». (d'*epi* : sur et *demos* : peuple). Plus tard, dès la moitié du Ve siècle avant J.-C. le vocable épidémie connut ses premières utilisations médicales avec Sophocle l'appliquant à un phénomène pathologique circulant, se propageant dans le pays. Encore plus tard, dès 430 avant J.-C. le terme *epidemos* fut régulièrement utilisé par Hippocrate. En France, durant la période médiévale on employa les termes *ypidime* puis *epidimie* pour nommer, par exemple, les attaques de choléra. Dès la fin du XVIIIe siècle, la mention « épidémie » devint d'un usage courant, en particulier lorsqu'apparut la notion de responsabilité microbienne dans la survenue du phénomène. Plus tard, son utilisation devint presque exclusivement médicale, d'ailleurs le classique « *Dictionnaire des Idées Suggérées par les Mots* » de Paul Rouaix (1926) renvoie, sous l'entrée « épidémie » au mot « maladie ».

En pratique courante et en s'inspirant d'Hippocrate, le premier qui parla d'épidémie à propos des oreillons, épidémie désigne la diffusion dans un corps social, d'un microbe pathogène. En cela l'Épidémie se distingue des glissements d'utilisation faisant d'elle un événement émancipé des germes pathogènes à l'exemple des épidémies de diabète, de suicide, d'obésité etc. toutes affections non transmissibles par un microbe. Par exemple sur les navires de jadis, une épidémie de peste n'avait bien entendu aucun point commun avec une « épidémie » de scorbut consécutive à une carence en vitamine C. Lorsqu'une épidémie perdure, devient chronique, toujours sur un territoire aux limites précises, elle prend le nom d'endémie.

Les manifestations cliniques de l'Épidémie dépendent tout d'abord du microbe, c'est-à-dire de l'agent pathogène en cause, autrement dit des bactéries, virus, parasites ou prions qui lui sont associés. Lors de son expression communautaire humaine l'Épidémie dépend du « terrain », c'est-à-dire de l'homme, elle révèle alors les travers et les qualités de la nature humaine et, partant, les vicissitudes et les vertus des sociétés des hommes.

---

[10] p. 26-7 in Lombard J. *L'épidémie moderne et la culture du malheur. Petit traité de chikungunya*. L'Harmattan. 2006.
[11] Morin E. *La complexité humaine*. Flammarion. 1994.
[12] Lorenz E. *The essence of chaos*. University of Washington Press. 1995.

L'Épidémie qui souvent provoque un collapsus démographique génère régulièrement peurs, dénis, dysfonctionnements sociaux de diverses natures, remises en cause de références morales et religieuses coutumières. L'Épidémie ébranle les organisations sociales parfois jusqu'à modifier le cours de l'histoire, l'Épidémie (la pandémie) se transforme alors en Syndémie. La notion de Syndémie souligne le fait qu'étudier l'Épidémie ne signifie pas se pencher sur une problématique au champ de connaissance limité à un problème de spécialistes, un sujet quasiment ésotérique et pourquoi pas suranné. Se pencher sur le thème de l'Épidémie requiert l'aborde de domaines qui vont de la médecine à la biologie en général, de l'écologie à la problématique du vivant, de la sociologie à l'histoire, etc.

1.3. Qu'appelle-t-on Syndémie ?

Un numéro hors-série de la *Revue des Sciences Humaines* consacré à la santé (*Les maux du monde*. Sciences Humaines. 2005 ; Hors-Série 48 : 74-5.), a publié il y a déjà plus de quinze années et sous le titre « *Les maux du monde* » trois planisphères représentant les immenses territoires conquis par l'Épidémie. On note à cette occasion que l'insertion du problème de l'Épidémie dans un magazine qui n'a pas pour pratique régulière l'abord des pathologies infectieuses, montre que l'Épidémie est une infortune où l'empreinte humaine se trouve à chaque paragraphe du compte rendu de la mésaventure. Par ailleurs sur les représentations du monde proposées par la *Revue des Sciences Humaines* figurent les cartographies de trois expansions géographiques de microorganismes conquérants, trois tueurs microscopiques : les agents du paludisme, de la tuberculose, du sida. Deux des trois sont de vieux compagnons de route de l'aventure humaine : le plasmodium responsable du paludisme et le bacille de Koch agent de la tuberculose. Le dernier, virus du sida est un organisme blanchi sous le harnais de l'adaptation chez le singe mais son rôle dans les atteintes humaines appartient à l'histoire récente. La parution dans une revue traitant des sciences humaines d'une série de publications consacrées aux épidémies, pandémies et endémies souligne que ces situations souvent calamiteuses ne sont pas du seul domaine étendu de la Médecine mais touchent à divers aspects, au demeurant fort important de la vie des sociétés humaines d'où la notion selon laquelle l'Épidémie est une Syndémie ou pour le dire plus simplement, Épidémie et Syndémie sont des vocables que la nature des événements rend souvent presque synonymes.

Le terme Syndémie désigne lors d'épidémies ou de pandémies, des interpénétrations complexes de faits biologiques, sociologiques et environnementaux qui se conjuguent en majorant les conséquences délétères de ces facteurs sur la population concernée. Une syndémie est bel et bien une émergence issue d'un système complexe, système complexe à la manière de ce qu'entendait Ludwig von Bertalanffy[13] qui écrivit : « *Les entités complexes peuvent se différencier de trois manières distinctes : (1) par le nombre de leurs éléments ; (2) par l'espèce desdits éléments ; (3) par leurs relations* ».

Il est clair qu'une syndémie se situe dans les cas numéro 3 de von Bertalanffy. Les relations mutuelles des éléments d'un système complexe peuvent être à l'origine d'une maladie émergente sous forme d'une Épidémie/Syndémie. On peut définir le concept d'émergence lorsqu'un degré d'organisation-intégration de complexité supérieure apparait. Le concept d'émergence implique une ontologie pluraliste, un monde pluriel, en évolution, dans lequel de nouvelles formes d'existence, donc de microorganismes, peuvent apparaitre[14]. En pratique, on nomme maladie émergente une affection dont l'incidence[15] augmente de manière significative dans une population donnée, une région donnée, par rapport à la situation habituelle de cette affection.

Lors d'une syndémie il y a une espèce de synergie entre des événements néfastes s'aggravant mutuellement. C'est le cas par exemple lorsque la syndémie frappe les plus pauvres, les plus démunis, les moins instruits, ceux qui ont difficilement accès aux soins, aux vaccins. Les complices en associations nocives peuvent s'exprimer plus facilement au sein d'une population aux organismes affaiblis par ce qu'il est convenu de nommer une comorbidité et dans le cas de la COVID-19 par exemple ce sont particulièrement l'obésité, le diabète, l'hypertension artérielle et les maladies cardio-vasculaires ou respiratoires chroniques. Au terme d'un événement syndémique on observe habituellement que le tout délétère est supérieur à la somme des parties néfastes ce qui nous fait toucher du doigt ce qu'est un processus complexe, mécanisme dont Edgar Morin nous disait : « *Le tout est plus que la somme des parties ; des qualités, des propriétés attachées aux parties considérées isolément, disparaissent au sein du système*[16] ».

Pour être plus spécifique à propos du terme syndémie, disons qu'il se développa dès les années deux-mille lorsqu'il fut tout d'abord créé par Merrill Singer[17], professeur d'Anthropologie médicale et de Médecine à l'Université du Connecticut puis souligné à nouveau dans un article datant de

---

[13] Bertalanffy (Von) L. *Théorie générale des systèmes*. Dunod. 1993.

[14] Juignet P. *Le concept d'émergence*. Philosophie, science et société. https://philosciences.com/philosophie-generale/complexite-systeme-organisation-emergence/38-le-concept-d-emergence.

[15] En épidémiologie, le taux d'incidence rapporte le nombre de nouveaux cas d'une pathologie observés pendant une période donnée

[16] p. 280 in Morin E. *La méthode. 1. La nature de la nature*. Seuil (Point) 1977.

[17] Singer M. *Introduction to Syndemics: A Systems Approach to Public and Community Health.* Jossey-Bass 2009.

2017[18]. Depuis le concept de Syndémie est souvent utilisé dans la littérature médicale autour des affections liées par exemple au sida. Récemment le vocable a été remis à la mode dans un éditorial du 26 septembre 2020 dont l'auteur, Richard Horton, rédacteur en chef de la revue scientifique médicale *The Lancet*, invite à ne plus considérer l'épidémie de COVID-19 en tant que pandémie mais plutôt comme une Syndémie[19]. Si le terme est nouveau et disons-le, en vogue, rappelons à titre d'exemple que déjà en 1994 Johannes Sommerfeld, spécialiste des sciences sociales appliquées à la santé humaine, soulignait l'importance lors des épidémies des facteurs autres que biologiques, facteurs sociaux, culturels, comportements collectifs etc.[20]. Sommerfeld évoquait déjà la Syndémie sans la nommer.

Disons simplement, et ceci est important, que le Microbe ne fait pas l'Épidémie[21] ni à *fortiori* la Syndémie car pour que l'épidémie s'exprime il faut que le Microbe circule sur la population, Microbe et Homme constituent alors un organisme composé et complexe, un superorganisme. Interviennent en épaulant le Microbe, suivant les cas un ou des acteurs tels les facteurs écologiques, sociaux et/ou culturels c'est-à-dire les comportements collectifs et leurs représentations influencées par la société et la culture. Les attitudes culturelles et sociales des super-organismes homme-microbe dans un système écologique particulier peuvent influencer la transmission du microbe. L'Épidémie/Syndémie peut donc survenir à la suite de décisions politiques, économiques, culturelles, pour des changements sociaux aussi bien que des modifications du milieu écologique. Des phénomènes comportementaux macrosociologiques comme des mouvements de populations (migrations massives, famines, guerres, catastrophes économiques, instabilités politiques, voyages, commerce) ou des altérations de l'environnement par exemple la déforestation ou à la dégradation écologique associée aux fièvres de Lassa, de Marburg, et Ebola, urbanisation et dengue[22] contribuent à la survenue d'une épidémie nouvelle ou à la réapparition de l'épidémie ancienne. De même, des comportements à des micro-niveaux, comparables à ce que l'économiste Thomas Schelling analysant comment l'agrégation d'actions d'individus poursuivant un même but peut finir par en produire un autre. Par exemple, la ségrégation sociale peut résulter de l'addition des volontés individuelles de

---

[18] Singer M *et al. Syndemics and the biological conception of health.* The Lancet. 2017; 389, 941-50.

[19] Horton Richard. www.thelancet.com Vol 396 September 26, 2020.

[20] Sommerfeld J. *Emerging epidemic diseases* p. 276-84 in Disease in Evolution. Global Exchanges and Emergence of Infectious Diseases. Annals of the New York Academy of Sciences Volume 740. Wilson ME, Levins R & Spielman A eds. The New York Academy of Sciences 1994.

[21] Gualde N. *Un microbe n'explique pas une épidémie. L'immunité de l'humanité entre Gaïa et le chaos.* Les Empêcheurs de Penser en Rond. 1999.

[22] Kendall C. et al. *Urbanisation, dengue and the health transition: anthropological contributions to international health.* Medical Anthropology Quarterly. 1991; 5: 257-67.

vivre dans un milieu mixte, mais non-minoritaire. Schelling appela cela la *tyrannie des petites décisions*[23], elle contribue à l'émergence de maladies infectieuses (pratiques diététiques, hygiène, comportements sexuels, relations professionnelles ou cynégétiques avec les animaux). La liste des éléments complices du microbe de l'Épidémie est rassemblée par Hélène Fagherazzi-Pagel dans un rapport fort complet. Nous y trouvons entre autres : les changements climatiques dont le réchauffement de la planète, les modifications de la diversité biologique, la mondialisation, les voyages et transports internationaux, les migrations humaines et animales, la déforestation, les élevages intensifs, la pression insecticide, l'adaptation des vecteurs, les guerres etc.[24]

En cela toute épidémie d'importance et *a fortiori* toute pandémie est une syndémie. L'épidémie de chikungunya en 2005 et 2006 sur l'île de La Réunion illustre la situation d'une syndémie localisée, îlienne. C'est ce que dit François Taglioni qui étudia particulièrement la situation générale de La Réunion lors de l'atteinte virale : l'épidémie de chikungunya à La Réunion fut à l'origine d'une : « *Profonde crise sanitaire, économique et sociale*[25] » puis il ajoute : « *les variables comme le niveau de développement économique, le taux d'urbanisation, le degré d'ouverture des territoires au monde et les flux humains qui leur sont associés, les politiques nationales en matière de prévention ou encore le poids et l'influence médiatique sont autant de facteurs, qui dans le cas de l'épidémie de chikungunya, nous éclairent sur les interactions entre environnement et santé*[26] ».

Cela étant on a proposé d'utiliser le terme de Syndémie à d'autres conditions en rapport avec les épidémies et la santé humaine et certains considèrent par exemple que le concept de Syndémie s'accorde avec des situations distinctes de l'épidémie : « *Récent dans la recherche scientifique, il demeure largement méconnu mais possède néanmoins énormément de potentiel pour envisager les disparités de santé touchant la communauté LGBT ainsi que pour mettre au point des interventions permettant d'y répondre*[27] ».

---

[23] Schelling TC. *Micromotives and macrobehavior*. W. W. Norton & Compagny. 2006. Pour la traduction française : Schelling TC. *Les macroeffets de nos microdécisions*. Dunod. 2007.
[24] Fagherazzi-Pagel H. *Maladies émergentes et réémergentes chez l'homme : concepts, facteurs d'émergence, alertes, riposte et coopération mondiale*. [Rapport de recherche] Institut de l'Information Scientifique et Technique (INIST-CNRS). 2008.
[25] Taglioni F. *Chronique d'une crise sanitaire, économique et sociale. L'île de La Réunion face au chikungunya*. Version du 13/03/2006 mise à jour le 04/04/ 2011.
[26] Taglioni F, Dehecq J-S. *L'environnement socio-spatial comme facteur d'émergence des maladies infectieuses. Le chikungunya dans l'océan Indien*. EchoGéo. 2009. juin 2009 / août 2009.
[27] Ouafik M. *La syndémie, un concept neuf*. Santé conjuguée. 2019 ; 86 : 25-6

La notion de Syndémie en appelle au rôle de l'environnement, en effet, toutes ou presque toutes les épidémies humaines sont les conséquences des interactions de l'homme avec son environnement[28], particulièrement de sa pénétration dans le monde « sauvage » ce qui facilite les échanges d'agents pathogènes. Les pénétrations ici évoquées sont motivées par diverses raisons dont des nécessités réelles ou supposées, liées souvent à l'agriculture[29]. La notion de « *spillover* », de débordement dans le monde animal encore préservé s'accorde avec le danger de maladie zoonotique et par là, nous l'envisagerons plus tard avec l'approche « *One Health* » (Une seule santé), des préventions des maladies humaines. Le danger futur pourrait par exemple provenir des modifications climatiques, surgir de la fonte du pergélisol[30], être consécutif une déforestation telle celle qui aboutit à la Kyasamur Forest Disease[31] ou KFD causée par le virus éponyme (Kyasamur Forest Disease Virus) laquelle tire son nom de la déforestation de la forêt de Kyasamur (État de Karnataka en Inde) où on découvrit un singe porteur du virus. L'agent pathogène est hébergé par de petits rongeurs, les chauves-souris et les singes. Il est transmis aux humains par des tiques. Sont particulièrement victimes de la maladie ceux qui, pour diverses raisons, « pénètrent » dans les forêts hébergeant le virus. Le danger peut donc faire suite à des intrusions humaines dans des niches écologiques riches en arthropodes vecteurs. Pour toutes ces raisons le concept d'Anthropocène (cf. plus loin) s'accorde parfaitement avec la compréhension des processus épidémiques et l'approche thérapeutique de ces phénomènes délétères[32,33,34].

L'Épidémie, ainsi que nous l'avons définie et sa version dilatée la pandémie désignent pour la première l'apparition et la propagation d'une maladie infectieuse contagieuse qui frappe en même temps et en un même endroit un grand nombre de personnes et pour la seconde la forme élargie de ladite Épidémie. Ces deux vocables se limitent aux analyses des effets défavorables dans les domaines de la biologie des personnes atteintes et de celle des microbes ainsi que de l'épidémiologie de la maladie en cours. Une syndémie désigne plus globalement les épisodes qui précèdent, accompagnent et suivent l'Épidémie événements analysés sous leurs aspects biologiques

---

[28] Hirschfeld K. *Microbial insurgency: Theorizing global health in the Anthropocene*. The Anthropocene Review. 2020. 1-30.
[29] Chin A *et* al. *Anthropocene in age of pandemics*. Anthropocene. 2020; 30: 1-2.
[30] Fox-Skelly J. *There are diseases hidden in ice, and they are waking up*. 2017; BBC News.
[31] Nichter M. *Kyasamur forest disease: an ethnography of a disease development*. Medical Anthropology Quarterly.1987; 1: 406-23
[32] Sholts S, Lucey D. *Emerging infectious diseases in the Anthropocene*. International Journal of Infectious Diseases. 2016; 53S: 55.
[33] Inglesby T, Toner E. *Our lack of pandemic preparedness could prove deadly*. Washington Post. 2018. October 4.
[34] Lucey D *et* al. *One health education for future physicians in the pan-epidemic "age of humans."* International Journal of Infectious Diseases. 2017; 64: 1-3.

certes, mais également sociologiques, historiques, environnementaux interprétés en tant que systèmes complexes. En somme Épidémie et Syndémie désignent deux comparses, la seconde pouvant-être conséquence de la première.

1.4. Pourquoi évoquer l'Épidémie et non les épidémies ?

Les histoires des épidémies montrent une constance, une unicité et une cohérence des expressions et échéances des évènements biologiques et sociaux qui les composent. Les épidémies suivent pratiquement toujours la même dramaturgie aussi plutôt qu'aborder les histoires de chaque épidémie habituellement désignée par l'agent délétère en cause nous pouvons évoquer « l'Épidémie » le terme étant dans ce cas pris dans son acception générique.

L'Épidémie est une épreuve, une épreuve palingénésique[35] dont on peut dresser les traits fondamentaux, ils établissent le visage de l'Épidémie et contribuent aux caractères de la pandémie et de la Syndémie. C'est ce visage que nous proposons de peindre ici. En effet, l'auteur académique paralysé par le carcan universitaire a pour coutume des traiter DES épidémies ou, plus restrictivement, d'UNE épidémie, identifiée par le microbe qui l'accompagne. Il s'agit ici d'aborder le problème des épidémies selon une entité singulière même si, *a priori*, cela paraît peu compatible avec les règles canoniques de l'analyse. Rompant avec les normes et la pratique régulière, nous proposons de concevoir l'Épidémie ainsi qu'une matière homogène fédérant des spécificités correspondant aux diverses épidémies telles qu'elles sont habituellement décrites, nommées en référence au germe en cause. Par analogie, chacun connaît « le » diabète comme un trouble de la glycémie recouvrant en fait des diabètes forts différents, par exemple insulino-dépendant ou non insulino-dépendant. Semblablement on comprend « le » cancer selon une entité rassemblant des cancers notablement divers eu égard à leur nature tissulaire, leur évolution, leur pronostic etc.

Aujourd'hui nous savons que l'Épidémie, élément de la Syndémie est souvent consécutive aux défis lancés par l'homme aux équilibres de la nature et/ou des sociétés. Il est notoire que les comportements humains sont régulièrement impliqués dans l'apparition de l'Épidémie. L'Épidémie est, rappelons-le, la diffusion d'un microbe pathogène sur une communauté humaine et non pas le simple surgissement dudit microbe là où naît l'Épidémie. La genèse de la virulence du microbe appartient à la vie privée de ce dernier, elle peut être très antérieure à l'Épidémie voire ne pas donner lieu

---

[35] Événements se succédant dans le même ordre selon un mouvement de naissance, de mort et de renaissance.

à l'Épidémie. Disons-le une nouvelle fois, un microbe ne fait pas l'Épidémie pour que cette dernière soit manifeste le germe délétère doit bénéficier des connivences de complices. Par exemple l'éclosion dans le monde des humains du virus de l'immunodéficience humaine a de longtemps précédé la pandémie. Le funeste virus responsable du sida, le VIH bien que présent chez l'homme au moins dès 1930 ne se révéla par la pandémie que nous connaissons qu'à partir de 1981. Le virus de l'immunodéficience n'a pas, durant fort longtemps fait l'épidémie du sida. Avant la survenance de l'épidémie, le VIH est demeuré en catimini. Dans les processus de survenue du sida, le virus porteur de propriétés délétères a chargé le fusil, c'est l'homme qui a appuyé sur la gâchette. Historiquement, le VIH venu du singe a franchi la barrière des espèces singe–homme. On dit que le virus en franchissant le Rubicon de la barrière d'espèce s'est humanisé et ce sont ensuite des activités humaines qui, des années plus tard, ont favorisé cette adaptation puis la diffusion du virus.

Parmi les conduites initiatrices de l'Épidémie/Syndémie nous trouvons par conséquent celles liées à l'ignorance, la pauvreté, d'autres issues de désirs de mainmises de diverses natures, d'excès, de négligences, bref de tout ce que la nature humaine peut engendrer de pernicieux. Les agissements générateurs de l'Épidémie/Syndémie sont consubstantiels à la nature humaine.

Nous proposons de traiter ici du thème commun, générique de l'épidémie pour en souligner l'intérêt heuristique plutôt que nous pencher d'emblée sur les aspects individuels des épidémies/syndémies et par certains côtés fastidieux et répétitifs des histoires de chaque épidémie. Les épidémies qui seront abordées au cas par cas le seront à titre d'exemple de situations plus générales. Nous proposons d'appréhender l'Épidémie comme un phénomène dont la constance, l'homogénéité sont issues de ses caractères primordiaux composant son visage, caractères associés à des aspects spécifiques, ceux des épidémies traditionnelles. Puis nous aborderons des épidémies exemplaires, elles seront l'éventail d'une représentation anthologique. Comprenons que par anthologie il faut en effet avant tout entendre un choix. Le vocable anthologie fut emprunté au grec *anthologia*, il désignait un « recueil de fleurs ». Utilisé en France dès le XVIe siècle, le terme nomme aujourd'hui une réunion d'écrits choisis pour leurs qualités. En conséquence, aborder une anthologie, cela revient à faire un choix, par principe un acte volontaire et libre dans la mesure où une décision puisse l'être. Une anthologie implique également des renoncements. Une anthologie d'épidémies est bien un choix, forcément arbitraire, de textes consacrés aux divers éléments rassemblés dans la survenance du phénomène complexe qu'est l'Épidémie. Une anthologie d'exemples voués à l'Épidémie est bien une sélection forcément arbitraire de faits portant sur les divers facteurs reconnus en tant que partenaires complices, circonstanciels dans l'apparition et l'évolution de l'épidémie[36]

1.5. La découverte de la contagion.

Évoquer l'Épidémie c'est bien entendu évoquer la contagion et si Pasteur et Koch ont découvert les microbes ils n'ont pas découvert la contagion.

« *Déjà au 1er siècle avant J.-C., l'érudit Marcus Terentius Varro (116- 27 avant J.-C.), ami de Cicéron [...] écrivait que « les régions palustres sont dangereuses parce qu'il se dégage des marais, à la saison chaude, des petits animaux qu'il est impossible de distinguer avec les yeux et qui pénètrent dans le corps par la bouche et les narines pour y provoquer des troubles graves. À la Renaissance, le médecin italien Girolamo Fracastoro (dit Fracastor, 1483-1553) affirme que les maladies épidémiques sont causées par des semences, des seminaria, capables d'envahir le corps humain, de s'y multiplier par reproduction* »[37].

Le concept avait été évoqué dès l'Antiquité par les Égyptiens qui entrevirent le fait de la contagion : « *Les Égyptiens avaient pressenti l'invisible il y a près de 4 000 ans. Ils pensaient qu'un « principe » dangereux, invisible désigné ukhedu [...] pouvait atteindre les vaisseaux sanguins et se localiser n'importe où dans le corps pour tuer l'individu malade.* [...] *Les Romains avaient proposé l'existence de créatures invisibles comme cause de la maladie* [...]. *La première démonstration de la nature vivante d'un agent infectieux a été réalisée à l'occasion d'études sur une maladie parasitaire, la gale.* [...] *Le lien étiologique fut établi par un jeune médecin de 24 ans Giovanni Cossimo Bonomo (1663-1696) dans une fameuse lettre corrigée et publiée par Francesco Redi*[38] ».

Les Égyptiens furent suivis par Aristote qui, lui également, avait suggéré le phénomène de contagion : « *Pourquoi, dans certaines maladies, ceux qui s'approchent tombent-ils malades, et pourquoi personne ne guérit-il par contact avec la santé ?*[39] » À son tour, Marsilio Ficino (1433-1499), un

---

[36] « *La constitution d'un corpus documentaire (des épidémies) requiert la mise en œuvre d'une méthodologie rigoureuse et reproductible, mais elle impose aussi de faire des choix* ». p 30 in Coste Joël. *Représentations et comportements en temps d'épidémie dans la littérature imprimée de peste (1490-1725)*. Honoré Champion 2007.

[37] p. 16 in Meyer P *et al. Leçons d'histoire de la pensée médicale*. Odile Jacob. 1996.

[38] Berche P. *Une histoire des microbes*. John Libbey Eurotext. 2007.

[39] Aristote. *Problèmes. Section I-X.* (Traduction de Pierre Louis). Les Belles Lettres. 2002.

philosophe de la renaissance, nous a dit : « *La contagion se fait par des particules qui ne tombent pas sous nos sens*[40] ».

La contagiosité de certaines maladies était connue dès l'antiquité, on considérait par exemple que l'air pouvait potentiellement porter des miasmes. Le célèbre architecte romain Vitruve (90 av. J-C – 15 av. J-C) déconseillait de construire les villes au voisinage des marais susceptibles de produire des vents du matin porteurs de miasmes[41].

Les médecins arabes également connaissaient la contagion : « *Les médecins arabes comme Ibn Sina, mieux connu sous le nom d'Avicenne (980-1037) connaissaient la nature contagieuse et due à des agents du milieu externe des maladies infectieuses. Dans son « Canon de la Médecine » Avicenne écrit : « Parmi les maladies, il en est qui sont contagieuses comme la lèpre, la gale, la variole, les fièvres épidémiques, les plaies septiques, surtout lorsque les locaux sont confinés ou se situent en contre bas des vents. Il en est de même pour les conjonctives, le pannus (trachome), le vitiligo*[42] ».

1.6. Pourquoi un appel à la littérature ?

Nous avons renseigné nos propos par des arguments scientifiques, mais également en illustrant notre démarche par des extraits littéraires prélevés dans les œuvres d'auteurs ayant approché des situations où l'Épidémie sévissait. La majorité sinon la totalité des littérateurs consultés ont au demeurant décrit des phénomènes syndémiques et non pas simplement épidémiques. L'appel inusité à la littérature dans un ouvrage consacré à l'épidémie peut paraître surprenant mais nous trouvons deux éminents soutiens à notre choix que sont Locke David Millard et George Steiner. Le premier nous dit : « *L'histoire que la science raconte est une histoire vraie mais ce n'est jamais la vraie histoire et c'est toujours une histoire*[43] ».

Quant au second, plus explicite il souligne que : « *Bien qu'elles détiennent un inépuisable pouvoir de fascination et une grande beauté, les sciences naturelles et les mathématiques ne présentent que rarement un*

[40] Ficino M. *Concilio contro la pestilenza*, Florentiae, apud Sanctum Jacobum de Ripolis, 1481, a cura di E. Musacchio, Bologna, 1983, p. 58. Viallon-Schoneveld M., « *Et Venise inventa le Lazaret ou les lois sanitaires contre la peste* », *in Actes du IX colloque du Puy-en-Vellay*, « *Médecins et médecine au XVI siècle* », Saint-Étienne, Publications de l'Université de Saint-Étienne, 2002.

[41] Loviconi L. *Contagiosité et maladies contagieuses dans les écrits médicaux de l'Antiquité à la fin du Moyen Âge*. Ephémérides. 2020. 14 : 3507.

[42] p. 73 in Mazliak P. *Avicenne & Averroés. Médecine et biologie dans la civilisation de l'Islam.* Vuibert/Adapt. 2004.

[43] Locke DM. *Science as writing.* Yale University Press. 1992.

intérêt fondamental. Je veux dire qu'elles n'ont contribué que très peu à la connaissance et à la maitrise de nos limites ; il y a, indéniablement, une vision plus aigüe de l'homme dans Homère, Shakespeare ou Dostoïevski que dans l'ensemble des statistiques ou de la neurologie. On n'a rien découvert en génétique qui contredise ou surpasse ce que Proust savait de la fatalité et du poids de l'hérédité ; chaque fois qu'Othello nous remet en mémoire la rouille qu'apporte la rosée au brillant de la lame, la réalité éphémère dont nos vies sont pétries s'impose à nous avec une intensité à laquelle les démonstrations ou les projets de la physique ne peuvent atteindre. Aucune évaluation sociométrique de l'ambition ou des manœuvres politiques ne tient devant Stendhal. Et c'est précisément l'objectivité, la neutralité éthique dont elles se glorifient, par lesquelles elles arrachent d'éclatantes victoires collectives qui excluent les connaissances scientifiques du domaine du vrai savoir[44] ».

En d'autres termes, la littérature ne nous éloigne pas du monde réel, elle l'éclaire et au sujet de l'Épidémie nous pouvons en effet nous poser la question de savoir ce que valent en matière de vérité les œuvres des littéraires, celles des philosophes, ou certaines écritures dites sacrées lorsqu'elles sont comparées aux productions écrites des experts de la pathologie infectieuse quelques soient leurs appartenances académiques. *A priori* on sera enclin à penser que les premiers abordent le sujet légèrement ou métaphoriquement sans réel souci d'exactitude, animés plus par des désirs d'esthétique littéraire que de vérité factuelle alors qu'en rapprochement les tableaux des représentations produites par les auteurs de l'Université sont considérés comme exacts, précis et débarrassés de toute fioriture de style, de toute tournure de phrase superflue susceptible d'égarer un écrit scientifique. Nous considérons qu'il s'agit là, à n'en pas douter, de la simplification d'une réalité plus complexe.

Si nous examinons les compositions littéraires nous observons que souvent leurs recensions d'histoires[45] épidémiques transformées en matériau romanesque sont, par certains côtés, disons au moins le côté du vécu, celui du réalisme de la description, plus authentiques, plus détaillées que les textes d'historiens avérés. Cela peut s'expliquer par le fait que le langage scientifique possède des limites, des bornes posées par les préconçus des auteurs. Pour David Locke[46] : « *La science traditionnelle a une vue du caractère représenté par son discours qui doit être contestée. Une telle représentation n'est pas, comme la vision traditionnelle le soutiendrait, l'image verbale d'un préexistant extérieur mais plutôt une formulation*

[44] p. 11 in Steiner G. *Langage et silence*. Les Belles Lettres. 2010.

[45] Nous entendons par histoires les récits d'actions, d'événements réels attachés aux épidémies.

[46] Né en 1929, Davis Locke est professeur de littérature à l'université de Yale. Il a critiqué l'authenticité de la littérature scientifique.

conventionnelle d'un « réel » contextualisé, une représentation d'un concept, et non une représentation d'un réel[47] ».

L'historien Paul Veyne[48] spécialiste de l'antiquité romaine nous propose une observation proche de celle de David Locke : « *L'histoire demeure fondamentalement un récit et ce que l'on nomme explication n'est guère que la manière qu'a le récit de s'organiser en une intrigue compréhensible* [...]. *Puisque telle est la quintessence de l'explication historique, il faut convenir qu'elle ne mérite pas tant d'éloges et qu'elle ne se distingue guère du genre d'explication qu'on pratique dans la vie de tous les jours ou dans n'importe quel roman ou l'on raconte cette vie*[49] ».

Il est vrai que le terme histoire est polysémique, il désigne à la fois les faits du passé et la façon dont on les raconte. En somme l'historien qui retrace aujourd'hui ce qui est arrivé antérieurement accomplit peu ou prou une œuvre littéraire mais dans les limites d'une rigueur scientifique qui parfois ne peut être qu'incertaine. Qui peut nous dire précisément, avec certitude, combien de morts causa la grippe espagnole de 1918-1919 ? La réponse est simple : personne[50].

Pour l'historienne Martine Fournier un des plus fameux, sinon le plus célèbre de ses prédécesseurs, Jules Michelet, dans la préface de son *Histoire de France* rédigée en 1869, « *se pose en véritable inventeur de l'histoire*[51]. » Pour Nicolas Journet, il y a lieu de s'interroger si Michelet fut un historien ou un mythomane, s'il a écrit un « *roman national* » en créant des légendes au détriment de l'histoire et si : « *Malgré son travail sur les archives, Michelet, emporté par ses convictions a pris des libertés avec les faits*[52] ».

Erich Auerbach[53] exprime également un avis mesuré sur les récits des historiens : « *Écrire l'histoire est une entreprise si ardue que la plupart des historiens se voient contraints de faire des concessions à la technique de la légende*[54]. »

---

[47] p. 35 in Locke David Millard. *Science as writing*. Yale University Press 1992.

[48] Paul Veyne est un historien né en 1930. Ancien normalien et professeur au Collège de France il est un spécialiste de l'antiquité romaine.

[49] pp. 67-71 in Paul Veyne. *Comment on écrit l'histoire. Essai d'épistémologie*. Seuil 1971.

[50] Les nombres de morts publiés peuvent différer d'une dizaine de millions selon les auteurs !

[51] Fournier M. *Jules Michelet (1798-1874). L'invention de l'histoire nationale*. Sciences Humaines. 2015 ; Hors-Série 20 : 8-9.

[52] Journet N. *Jules Michelet, historien ou mythomane ?* Sciences Humaines. 2015 ; Hors-Série 20 : 9.

[53] Critique littéraire et philologue allemand.

[54] Auerbach E. *Mimésis. La représentation de la réalité dans la littérature occidentale*. (*Mimesis. Dargextelle Wirklichkeit in der abendländischen literatur*. (Traduction Cornélius Heim). Gallimard 1968.

Nous pouvons adjoindre en miroir à ces formes plus ou moins atténuées de désaveux des textes scientifiques d'historiens l'apologie de la littérature que fait, nous l'avons vu, l'écrivain et philosophe George Steiner[55] abondant avec son style brillant dans le sens de Paul Veyne. George Steiner dit vrai et, après tout, chez les Grecs anciens, poètes et penseurs étaient confondus et la pensée philosophique des seconds était chantée par les premiers qui le plus souvent étaient les mêmes. Pour quelle raison les romanciers se verraient-ils interdits d'écrire l'histoire de l'Épidémie ?

Terminons par les remarques de l'historien Yves-Marie Bercé portées spécifiquement à propos des épidémies de peste : « *Pendant au moins quatre siècles, les épidémies de peste ont imposé leur marque cruelle aux destins de l'Europe. Pourtant les historiens n'en ont guère tenu compte ; ils ont rédigé et continuent de composer leurs chroniques politiques ou culturelles de l'époque moderne presque sans citer les épisodes les plus meurtriers, comme si la peste, ou même toutes les maladies infectieuses, n'avaient jamais influé sur les aventures humaines*[56] ».

2. L'Anthropocène

2.1. Qu'appelle-t-on Anthropocène ?

« *L'Anthropocène est le concept philosophique, religieux, anthropologique et politique le plus décisif jamais produit comme alternative aux idées de la modernité*[57] ».

« *L'Anthropocène est la seconde transition géologique vécue par l'humanité. Pour la première fois, les humains ne sont pas seulement les témoins de ces changements, mais ils en sont les auteurs*[58] ».

Étymologiquement, le terme Anthropocène d'apparition récente est construit à partir du grec ancien *anthropos* : l'homme et de *kainos* nouveau. Anthropocène désigne selon ceux qui l'ont défini une époque du Cénozoïque. Littéralement, l'Anthropocène est donc « l'âge de l'homme ». Le concept de

---

[55] George Steiner était un érudit né à Paris en 1929, décédé à Cambridge en 2020. Ayant vécu en France, aux États-Unis d'Amérique, en Angleterre et en Suisse, il fut la figure emblématique de l'Européen intellectuel polyglotte, défenseur de la culture gréco-latine. Il a été marqué par l'histoire de la shoah.

[56] Bercé Y-M in p. 7 in Coste Joël. Coste Joël. *Représentations et comportements en temps d'épidémie dans la littérature imprimée de peste (1490-1725)*. Honoré Champion 2007.

[57] Latour B https:www.telerama.fr/idees/gaia-la-terre-mere,96905.ph.

[58] Federeau A. *Philosophie de l'Anthropocène*. Interprétations et épistémologie. Thèse de Doctorat. Université de Lausanne et Université de Bourgogne. 2016.

l'Anthropocène a été proposé par Paul Josef Crutzen, chimiste néerlandais, Prix Nobel de chimie, en collaboration avec Eugène Stoermer[59] biologiste de l'université du Michigan. Le terme *Anthropocène* suggère que la Terre a maintenant quitté son époque géologique naturelle, l'état interglaciaire actuel appelé Holocène. « *Les activités humaines sont devenues si généralisées et profondes qu'elles rivalisent avec les grandes forces de la nature et qu'elles poussent la Terre dans une terra incognita planétaire. La Terre évolue rapidement vers un état de moins grande biodiversité, moins forestier, plus chaud et probablement plus humide et tempétueux.*[60] »

L'Anthropocène confère à l'espèce humaine dans son ensemble la responsabilité du changement climatique global, changement manifestement lié à la dynamique spécifique du système-monde moderne[61]. Ces changements comportent : l'exploitation d'une grande partie de la surface terrestre, la déforestation, les changements du cycle de l'azote, l'augmentation des gaz à effet de serre, le trou dans la couche d'ozone, les pollutions industrielles. L'Anthropocène est en grande partie issu du cadre institutionnel que fut l'IGBP (International Geosphere-Biosphere Programme). Officiellement adopté et lancé à Berne en 1986 par le conseil international des unions scientifiques (CIUS, ou *International Council of Scientific Union,* ICSU en anglais), l'IGBP était un programme de recherche qui étudiait le changement global et avait pour objectif de réduire les incertitudes quant au fonctionnement de la biosphère. Il s'est terminé à la fin 2015. De nombreux scientifiques qui défendent l'Anthropocène ont participé, souvent à des postes importants, à l'IGBP.

Acceptant la notion selon laquelle nous vivons dans l'époque de l'Anthropocène nous réalisons que désormais nous avons changé d'époque, nous sommes les vivants d'un temps où l'homme est une considérable puissance de bouleversement. Les modifications écologiques liées à l'Anthropocène sont souvent en cause dans la survenue de l'Épidémie[62], en d'autres termes l'homme étant la principale cause de changements sur la terre, l'Anthropocène c'est l'homme ce qui s'accorde avec l'apophtegme que nous proposions en 1999 : « *L'épidémie c'est l'homme*[63][64] ». Lors de la revue des faits passés, présents et potentiellement à venir qui posent question sur la relation entre l'humain et les microbes et plus généralement sur nos

---

[59] Crutzen JP, Stoermer EF. « *The Anthropocene* », Global change newsletter. 2000; 41: 17-8.

[60] Steffen W, Crutzen PJ, McNeill JR. *The Anthropocene: Are Humans Now Overwhelming the Great Forces of Nature?* AMBIO: A Journal of the Human Environment. 2007; 36: 614-21.

[61] Bonneuil C, Fressoz J-B. *L'événement anthropocène. La terre, l'histoire et nous*. Seuil. 2013.

[62] Coriat B. *La pandémie, L'Anthropocène et le bien commun.* Les Liens Qui Libèrent. 2020.

[63] Gualde N. *Un microbe n'explique pas une épidémie. L'immunité de l'humanité entre Gaïa et le chaos*. Les Empêcheurs de Penser en Rond. 1999.

[64] Gualde N. *L'épidémie, c'est l'homme*. Géopolitique. 2006 ; 95 : 3-12.

interactions avec l'Épidémie il est aisé de noter la participation de l'homme générateur de l'Anthropocène à l'Épidémie que l'humain initie souvent.

« *La plus grande fréquence de survenues de pathogènes infectieux ont plusieurs raisons, toutes liées à l'impact anthropogénique croissant sur la nature. L'augmentation des survenues peut être attribuée au changement climatique, à la perte de la biodiversité, à la dégradation de l'habitat, à l'augmentation des contacts entre humain et vie sauvage, à l'introduction d'agents pathogènes et d'espèces invasives par le commerce et les voyages*[65] ». L'Épidémie est, nous le comprendrons plus loin, une épreuve collective, une maladie de la communauté humaine. Or, sans communauté pas d'Anthropocène, sans communauté pas d'Épidémie.

L'Holocène, le monde stable dans lequel s'est développée la civilisation humaine n'est plus. Pour un grand nombre de scientifiques l'Holocène est définitivement terminé, remplacé par l'Anthropocène bien que cette désignation ne soit pas officiellement reconnue par les instances géologiques internationales.

« *L'Anthropocène, c'est plus qu'une augmentation sensible de la température ou la disparition d'espèces avec lesquelles nous partagions la Terre depuis des milliers voire des millions d'années. L'Anthropocène, c'est une nouvelle ère qui implique de la part de ses habitants d'entreprendre une véritable révolution conceptuelle sans laquelle ils seront incapables de mesurer l'ampleur des changements qui vont perturber leur mode de vie*[66] ».

L'Anthropocène est le thème de débats pour les climatologues, géologues, géographes, biologistes, médecins, responsables politiques etc. Si nous considérons que l'Anthropocène est, comme l'a proposé Paul Joseph Crutzen, l'époque qui débute à la fin du XVIIIe siècle, plus précisément en 1784 lorsque James Watt inventeur de la machine à vapeur en déposa le brevet, nous possédons alors le point fixe du temps historique marqué par un événement important et servant de moment de départ à une époque déterminée, celle de l'Anthropocène. La date du début de l'Anthropocène ne fait toutefois pas l'unanimité parmi les experts, loin de là. Certains l'attribuent à la fin de la seconde guerre mondiale, lorsque débutèrent les tests des bombes nucléaires dans l'atmosphère (16 juillet 1945), d'autres plutôt lorsque la chimie industrielle prit une grande importance, d'autres y voient une origine plus lointaine par exemple au début de l'agriculture ou en 1610 lors de la reforestation des territoires enlevés aux Indiens d'Amérique alors disparus. Simon Lewis et Mark Maslin ont proposé la date de 1610 car les relevés

---

[65] Dirk S. Schmeller *et* al. *Biodiversity loss, emerging pathogens, and human health risks.* Biodiversity and Conservation. 2020; 29: 3095-102.
[66] Moies G. *Une lecture philosophique de l'anthropocène.* Mémoire de Master en Philosophie. Université de Liège 2019.

historiques de dioxyde de carbone dans l'atmosphère mesurent en effet une petite diminution à cette date. Selon ces auteurs, la baisse s'explique par la découverte du Nouveau Monde, découverte qui a entrainé plus de 50 millions de morts entre 1492 et 1650 parmi les Amérindiens. Or, les précolombiens utilisaient le feu pour leur agriculture, et le léger déclin observé de CO_2 atmosphérique s'expliquerait par la moindre utilisation du feu par une population affectée par le déclin démographique[67]. Mais pour certains scientifiques nous avons quitté l'Holocène au moment de la présence des radio nucléotides issus des explosions nucléaires ou de l'utilisation des matières plastiques. S'appuyant sur ces dernières données, en 2016 des scientifiques appartenant à l'Anthropocene Working Group ont opté pour la date de la moitié du vingtième siècle en tant que début de la nouvelle période.

Nous comprenons, compte-tenu des dates proposées pour fixer le début de l'Anthropocène que la période est, eu égard à l'âge de la terre, extrêmement récente, et qu'elle n'a pas pareillement aux autres époques connues une datation géologique. Dans tous les cas les références de datation choisies par les uns et les autres se rapportent à des dommages provoqués sur terre par l'homme. Les dates de début de l'Anthropocène qui nous sont proposées quelles qu'elles soient selon les experts, sont fondées sur les cicatrices laissées sur Gaïa par les activités humaines. Pour leur part, les géologues hésitent souvent à reconnaître en l'Anthropocène une période géologique. Ainsi dans son ouvrage consacré à l'histoire de la terre, Daniel Nahon, brillant géologue et spécialiste des sols n'évoque qu'une seule foi la notion d'anthropocène et nous dit : « *...Les deux derniers siècles des temps holocènes verront s'ajouter l'industrialisation à une agriculture fortement mécanisée et intensive au point que certains parlent « d'Anthropocène*[68] ».

En résumé, disons simplement que les 11 650 années passées constituent l'Holocène et admettons que nous vivons dans une nouvelle époque qui débuta dans les années cinquante. La question qui reste sans réponse est celle du lieu où se trouve le « clou d'or[69] » de cette époque comme on a découvert les clous d'or d'autres époques, témoins du début de chacune d'elle. Par exemple sur le site voisin de la ville d'El Kef en Tunisie se trouve le clou d'or de la fin du Crétacé il y a 66 millions d'années en raison de la présence d'iridium due à la chute d'un astéroïde cause d'une extinction majeure. Bien malin celui ou celle qui a des certitudes au sujet du clou d'or de l'Anthropocène qui, au demeurant, n'en a toujours pas[70]. La baie Beppu au

---

[67] Lewis SL, Maslin MA. *Defining the Anthropocene*. Nature. 2015; 519:171–80.

[68] p. 203 in Nahon D. *La marche de Gaïa*. Odile Jacob. 2022.

[69] Un clou d'or est un point dit « stratotypique mondial » (PSM) qui définit les limites existantes entre deux étages géologiques, ne laissant pas la possibilité de vide ou de chevauchement entre eux.

[70] Le clou d'or correspond à un ensemble continu de couches géologiques au niveau desquelles est identifiée la limite entre deux étages.

Japon est un exemple récent de la recherche du fameux clou, elle a rejoint dix autres sites considérés équivalents des « clous d'or » géologiques potentiels afin de marquer le début de l'Anthropocène. Il fallait connaître l'existence d'un clou d'or qui soit en accord avec le début de l'Anthropocène, début qui ne peut être que géologique. Or la baie Beppu est depuis des siècles un lieu de ponte des sardines par conséquent l'étude des sédiments de ladite baie permettra peut-être d'apporter un argument géologique à la date proposée[71]. Finalement, l'Anthropocene Working Group sous-commission de l'International Commission of Statigraphy devait désigner, durant la deuxième moitié de l'année 2022, le lieu de la première empreinte humaine sur la terre. Aujourd'hui douze sites sont en compétition pour le choix du clou d'or. À termes c'est l'ICS (Commission Internationale de Stratigraphie) qui décidera du site choisi[72]. En résumé, nous pouvons écrire que l'Anthropocène se divise en trois périodes majeures : la première se situant au début de l'ère industrielle, la deuxième, celle de la grande accélération a débuté au terme du second conflit mondial, quant à la troisième, elle a commencé dans les années cinquante, elle est celle de la prise de conscience du changement climatique[73].

Nous ne pouvons envisager l'Anthropocène sans nous rappeler l'alternative entre Gaïa et le Chaos. En ces temps de globalisation, la tentation est grande d'appréhender le phénomène épidémique sur un modèle fédérateur. Nous avions proposé, dans un précédent ouvrage[74], une forme de choix, véritable dilemme entre Gaïa et le Chaos. Il s'agissait d'un monde pratiquement uniforme, menacé par l'Épidémie, dans un état d'équilibre fragile entre une situation harmonieuse et un peu magique, et le maelström menaçant du chaos épidémique, une situation exposant Gaïa au Chaos de l'Anthropocène.

Gaïa et le Chaos sont deux concepts scientifiques fortement chargés de métaphores, images qui ont largement contribué au succès populaire des deux théories. Essayons de résumer lesdites théories. Gaïa a un créateur, James Lovelock pour qui la terre est un être vivant, le plus grand être vivant que nous connaissions. Ce super-organisme vivant est symbolisé par un monde créé par Lovelock sur son ordinateur : Daisyworld ou le monde des

---

[71] Vaugham A. *Birthday of the Anthropocene.* New Scientist. 2021; 8 may: 12.

[72] Vaughan A. *Hunting the Anthropocene's dawn.* New Scientist. 29 January 2022. 14-5.

[73] Moies G. *Une lecture philosophique de l'Anthropocène.* Mémoire de Master en Philosophie. Université de Liège. 2020.

[74] Gualde N. *Un microbe n'explique pas une épidémie. L'immunité de l'humanité entre Gaïa et le chaos.* Les Empêcheurs de Penser en Rond. 1999.

pâquerettes. Pour Lovelock[75,76], l'homéostasie générale de Gaïa (température, oxydation, acidité, etc.) est maintenue constante par des processus rétroactifs mettant en jeu le biotope[77] et la biocénose[78].

Dans les années soixante, Edward Lorenz, météorologiste et chercheur au Massachussetts Institute of Technology étudiait, sur ordinateur, des modèles climatologiques. Il observa alors qu'une infime modification des données climatiques, introduite dans le programme, pouvait avoir des conséquences extrêmement importantes sur les effets observés. Une telle circonstance fut appelée dépendance sensitive des conditions initiales et Lorenz la symbolisa par la métaphore de « l'effet papillon », métaphore qui illustrait le Chaos[79], théorie mathématique due à Poincaré. Le Chaos nous éloigne donc considérablement d'un déterminisme idéal, tel celui proposé par Laplace, pour qui il suffisait de connaître, à un instant donné, les propriétés de chaque objet de l'univers, pour prédire son évolution mais il nous rapproche des modifications climatiques délétères apparues durant l'Anthropocène.

Opposer Gaïa au Chaos de l'Anthropocène est une démarche dont le but est de discuter les processus généraux qui sous-tendent l'émergence de maladies infectieuses pouvant avoir des conséquences délétères sur des communautés humaines de taille plus ou moins importantes. Le principal intérêt du modèle Gaïa est qu'il symbolise une harmonie, faisant de la planète Terre un organisme à l'homéostasie autorégulée. Le Chaos épidémique et syndémique généré durant l'Anthropocène, représente au contraire un modèle de système dynamique non linéaire dont il y a de bonnes raisons de penser qu'il est une représentation théorique assez compatible avec l'état d'équilibre fragile, permanent, existant entre les espèces vivantes supérieures et les microorganismes infectieux.

La survenue de cette époque d'une grande importance est d'origine humaine mais de plus les humains causes et témoins de l'Anthropocène sont des agents capables de comprendre les dommages qu'ils ont provoqués et, partant, théoriquement capables de les corriger : « *L'Anthropocène constitue la seconde transition vécue par l'humanité. Pour la première fois, les humains ne sont pas seulement les témoins de ces changements, mais ils en sont les*

---

[75] James Lovelock décédé en 2022 était un chimiste, expert internationalement reconnu des gaz atmosphériques. Ancien collaborateur de la NASA il participa à la recherche de la vie sur Mars. Au terme de ses travaux, Lovelock observa que la composition des gaz des planètes témoignait de la présence ou de la non-présence du vivant.

[76] Lovelock JE. *Gaia as seen through the atmosphere*. Atmospheric Environment. 1972; 6: 579-80.

[77] Milieu biologique présentant des conditions de vie homogènes. (Le Robert en ligne).

[78] Ensemble des êtres vivants d'un biotope, d'un milieu donné. (Le Robert en ligne).

[79] Lorenz E. *The essence of chaos.* University of Washington Press. 1995.

auteurs. C'est aussi la première fois qu'un agent géologique est capable de comprendre la portée de ses actions[80] ».

Nous disons époque mais nous devons convenir que la géochronologie appartient à la géologie. L'Anthropocène à une définition floue, est-ce une époque ou bien une période ?

Aujourd'hui la question du début de l'Anthropocène, nous l'avons vu, reste posée et par conséquent sa temporalité l'est également. Quoi qu'il en soit, la définition que nous acceptons suffit à situer l'Anthropocène au sein des périodes bornées par les débuts de l'agriculture, la découverte de l'Amérique, la révolution industrielle, l'avènement du nucléaire, c'est-à-dire des périodes correspondant aux rôles de l'homme sur la survenue de l'Épidémie et de la pandémie.

Même si des scientifiques ont considéré l'Anthropocène essentiellement en tant que nouvelle ère géologique marquée par l'impact, les cicatrices laissées par les humains sur terre. Lesdites cicatrices étant souvent synonymes d'altérations de l'environnement et par là possiblement de la santé de tout créature du monde vivant, malgré cela, particulièrement au début du vingtième siècle on crut au succès du « progrès » et à une amélioration progressive de la santé de l'homme en particulier. On spécula particulièrement sur une victoire totale ou presque contre les maladies infectieuses et leurs expressions épidémiques et par là syndémiques délétères. De nos jours l'optimisme de rigueur paraît peu crédible devant la recrudescence des phénomènes épidémiques aidés directement ou pas par les impérities de nombreux gouvernements et les nombreuses zones de non-droit dans le monde c'est-à-dire de l'association malheureuse de la corruption et de la criminalité favorisant la survenue de phénomènes infectieux. Corruption et criminalité telles qu'elles ont été évoquées par Katherine Hirschfeld qui nous dit que des changements à des macro-niveaux de l'IPE (International Political Economy) contribuent à des crises émergentes dans les domaines de la santé et de l'environnement de l'Anthropocène en favorisant la criminalité et la corruption à deux niveaux : au sommet de l'État et au niveau de gangs[81].

Évoquer l'Anthropocène n'est-ce pas un peu suggérer les notions de lésions, blessures, cicatrices, saccages de la nature engendrés par l'homme ? En somme, l'Épidémie, autrement dit la Syndémie et l'Anthropocène, émergences[82] des communautés humaines, vont de pair. Comme l'a écrit Benjamin Coriat : « *L'Anthopocène n'est pas seulement le changement*

---

[80] p. 15 in Federeau Alexandre. *Philosophie de l'Anthropocène. Interprétations et épistémologie*. Thèse de Doctorat. Université de Lausanne et Université de Bourgogne. 2016.

[81] Hirschfeld K. *Microbial insurgency: Theorizing global health in the Anthropocene*. The Anthropocene Review. 2019; October 23. https://doi.org/10.1177/2053019619882781

[82] Dans le sens où tout est plus que la somme des parties.

climatique, l'Anthropocène c'est aussi le temps des pandémies à répétition[83] ».

2.2. La Syndémie est inhérente à l'Anthropocène.

L'origine de la COVID-19 est discutée en raison de la suspicion qui pèse sur les scientifiques chinois de Wuan mais il est légitime de s'interroger sur les liens entre l'Anthropocène et la pandémie actuelle. En particulier de nombreux épidémiologistes insistent sur la pression anthropique exercée sur les écosystèmes ce qui aboutit à terme à des zoonoses. Nous reviendrons sur les rôles respectifs de la perte de biodiversité, de l'élevage, de la destruction des forêts. La disparition des animaux sauvages, en accord avec le concept « d'une seule santé » (*One Health*), disparition liée aux restrictions des territoires de ces animaux et à leur commercialisation illégale. La disparition des animaux sauvages peut être empêchée. Par exemple le site *Our World in Data* de septembre 2022 signale le retour durant ces cinquante dernières années de mammifères européens protégés dont le castor, le bison et vingt-trois autres espèces d'animaux qui faillirent disparaitre. L'évolution et l'adaptation des microorganismes pathogènes devraient, à terme, adjoindre à l'Anthropocène une intervenante essentielle : l'Épidémie et son autre elle-même, la Syndémie. L'homme, autrement dit 8 milliards d'individus[84] qui sont eux-mêmes des incubateurs à microbes, l'homme, pour ses besoins alimentaires, participe à la création d'autres incubateurs. Ces écloseries animales de mutants bactériens et viraux potentiellement dangereux sont pour les poulets au nombre de 23 milliards (environ) et de plusieurs centaines de millions pour les bovins, les porcins, les ovins[85] etc. L'Anthropocène est ainsi le gestant d'un système détonant qui pourrait voler en éclat lors de défaillances (et elles sont nombreuses) du comportement de l'homme, lorsque s'exagèrera la perte de la biodiversité et/ou lorsque les insultes à l'environnement deviendront trop grossières.

La première période de l'Anthropocène.

Il y a 450 à 500 générations sont apparus les agriculteurs, ils ont initié des processus sédentarisant des chasseurs-cueilleurs augmentant la

---

[83] Coriat B. *La pandémie, L'Anthropocène et le bien commun.* Les Liens Qui Libèrent. 2020.

[84] L'homme sera peut-être 10 milliards à la fin du siècle.

[85] Harper K. *Plagues Upon the Earth. Disease and the Course of Human History.* Princeton University Press. Princeton. 2021.

population humaine, redistribuant les territoires de diverses espèces de plantes et d'animaux tout en les sélectionnant artificiellement. Ce fut ce qui est nommé la révolution du néolithique. Le terme néolithique vient du grec *neos* (nouveau) et *lithos* (pierre), il ne désigne pas exclusivement un phénomène de nature lithique comme l'a souligné Sandor Bökönyi : « *Le néolithique ne se caractérise pas tant par l'abandon de la pierre taillée au profit de la pierre polie ou par la présence ou l'absence de poteries que par le passage d'une économie fondée sur la chasse, la pèche et la cueillette à une économie de production. Ce changement constitue l'aspect essentiel de la « Révolution néolithique*[86] ». « *Un village néolithique est une agglomération, généralement d'étendue assez restreinte, habitée essentiellement par des personnes appartenant au « secteur primaire » dont des producteurs de nourriture, des agriculteurs et des éleveurs*[87] ».

En Mésopotamie, une région prospère dessinant une sorte d'arc de cercle allant du Nil à La Syrie a constitué le croissant fertile où naquit l'agriculture. Les hommes créèrent les premiers villages préagricoles (il y a 10 000 ans) qui devinrent des villages d'agriculteurs éleveurs (il y a 7 000 ans). Le croissant fertile fut particulièrement propice à la sédentarisation car il permettait aux sédentaires, au demeurant de plus en plus nombreux, de se nourrir suffisamment à partir de céréales sauvages, de légumineuses, et d'animaux rapidement domestiqués.

Les premiers agriculteurs auraient selon le paléoclimatologue américain William Ruddiman[88] initié le début de l'Anthropocène, début anthropogéniques, balbutiements de l'effet de serre et de l'augmentation de la production de gaz carbonique et de méthane[89].

Les hommes du néolithique connaissaient les maladies infectieuses ce qu'attestent les séquelles squelettiques (osseuses et articulaires) observées par les paléopathologistes (staphylococcies, tuberculose, lèpre, syphilis). Une transformation biologique décisive a accompagné la création de vergers, jardins et autres plantations. Il s'agissait pour les agents infectieux, du franchissement de la barrière de l'espèce. Un fort grand nombre de pathogènes mettant à profit la promiscuité entre de multiples animaux et des humains en

---

[86] Bökönyi S. *La domestication des animaux depuis les débuts de la production de nourriture jusqu'à il y a environ 5 000 ans : une vision globale*. p. 943 in Histoire de l'Humanité. Volume I. De la préhistoire aux débuts de la civilisation. UNESCO. Paris 2000.

[87] De Laet SJ. « *Des débuts de la production de nourriture jusqu'aux premiers États : une vision globale* » P 902 in *Histoire de l'Humanité. Volume I. De la préhistoire aux débuts de la civilisation*. UNESCO. 2000.

[88] L'hypothèse de l'Anthropocène précoce, ou hypothèse Ruddiman, est une hypothèse qui affirme que le réchauffement climatique d'origine humaine a commencé il y a 8 000 ans avec les débuts de l'agriculture

[89] Ruddiman W. *The Anthropocene*. Annual Review of Earth and Planetary Sciences. 2013; 41: 45-68.

abondance se sont adaptés à leurs nouveaux hôtes bipèdes. Par ses conséquences sur l'élevage et les démographies animales et humaines, la révolution agricole a favorisé le passage de microbes des animaux domestiques à l'homme : « *Sur le continent eurasien, le grand nombre d'animaux domestiques et les méthodes d'élevage qui mettaient en contact permanent l'homme et les animaux vont rapidement aboutir à l'apparition d'épidémies (variole, rougeole, tuberculose, etc.). Beaucoup de germes vont s'adapter définitivement à l'homme, et, pour se maintenir, ces germes, privés de leur réservoir animal, devront circuler selon un mode épidémique*[90] ».

Les hommes du néolithique contraints de produire toujours plus pour une famille ayant un plus grand nombre d'individus, étaient tenus d'arroser leurs cultures. L'irrigation organisée fut un facteur majeur dans la survenance de maladies infectieuses nouvelles. On créa des fossés, rigoles, mares, bassins, cuvettes servant à l'irrigation et aux usages domestiques. On convertit les divers réservoirs en nurseries de vecteurs microbiens (moustiques du plasmodium du paludisme, mouche tsé-tsé et trypanosome de la maladie du sommeil, etc.) ou en bouillons de cultures bactériens (typhoïde, choléra) viraux ou parasitaires (dracunculose, bilharziose, schistosomiase).

« *Il est fort probable que les populations de la fin du néolithique, après avoir domestiqué « l'animalité ambiante », ont contracté de graves maladies infectieuses d'origine animale (zoonose) telles la variole, la diphtérie, la grippe maligne, les salmonelloses, la peste, la tuberculose, la lèpre, dont on retrouve toujours un équivalent microbien ou viral chez les bovins, les ovins, les carnivores, les équidés domestiques*[91]. »

L'agriculteur voulant produire plus eut besoin de terre, il la trouva en déboisant. Les propagations de maladies potentiellement mortelles, dont le paludisme, les fièvres hémorragiques, les filarioses, les leishmanioses et le choléra suit souvent le déboisement. Les moustiques prolifèrent dans les zones déboisées grâce à la multiplication des eaux stagnantes (flaques, fossés, cavités) dont ils ont besoin pour se reproduire. Après la disparition de certaines espèces d'animaux des forêts (oiseaux, chauve-souris), les insectes prolifèrent, ce qui facilite la transmission de maladies[92].

---

[90] p. 23 in Saluzzo J-F. *Des hommes et des germes*. Presses Universitaires de France. 2004.

[91] Zammit J. *Maladies et émergence de la médecine chez les premiers agriculteurs du Néolithique français : état de la recherche*. Itinéraires et pôles pp. 21-8. in Maladies Médecines et Sociétés. Approches historiques pour le présent. L'Harmattan. 1993.

[92] Becker DJ *et al. Dynamic and integrative approaches to understanding pathogen spillover*. Philosophical Translations Royal Society B. 373:20190014. http://dx.doi.org/10.1098/rstb.2019.0014

La deuxième période de l'Anthropocène.

Au cours du temps, des civilisations ont confirmé leurs organisations élaborées. Ainsi apparurent les épidémies de la deuxième période en particulier en raison des velléités d'expansions militaires et/ou commerciales. L'histoire du monde est celle de rivalités, de conflits, d'apogées, déclins, conquêtes, batailles, invasions, etc. La technologie des métaux aida aux expansions. Les échanges commerciaux et les guerres permirent les transferts de microbes. Le passage à l'âge de fer ne fit qu'amplifier le phénomène (environ 1 200 av. J.-C.).

« *L'autarcie des villages néolithiques a été brisée par la production des surplus alimentaires qui ont permis d'établir des échanges entre diverses communautés pour se procurer des biens de consommation, des matières premières et bientôt aussi des objets de luxe et de prestige. Les rois et les prêtres ont accaparé ses surplus : ce sont eux et leurs collaborateurs directs qui sont à la base tantôt de l'intensification pacifique des relations commerciales, tantôt de guerres de conquêtes pour se procurer des matières premières*[93]. »

Des récits, certes fragmentaires, indiquent la survenue de l'Épidémie chez les Sumériens, les Babyloniens, les Hébreux, les Hittites, les Égyptiens, les Grecs, les Romains, les Indiens, les Chinois. Un des meilleurs exemples d'épidémie apparue lors de la deuxième période est celui de la peste. L'agent de la maladie, le bacille de Yersin profite des écosystèmes constitués par des rongeurs sauvages d'où il sera impossible de le déloger car au moins 200 espèces de ces animaux constituent le réservoir du microbe. Pour les européens, et dans la mesure où des documents dignes de foi existent, on fait remonter les preuves de peste en l'an 430 avant J.-C., c'est-à-dire à la peste d'Athènes décrite par Thucydide.

La deuxième période de l'Anthropocène fut donc, schématiquement, celle du commerce ou de la guerre, c'est-à-dire des activités humaines favorisant les contages[94] et plus précisément les rencontres entre incendie en gestation et combustible vulnérable parce que non immunisé. Ahmad Hasan Dani (archéologue et historien pakistanais) a souligné combien les marchands favorisaient les contacts entre populations éloignées : « *Au nombre des distributeurs figuraient ceux qui pratiquaient le commerce,*

---

[93] De Laet SJ. « *De la préhistoire à l'histoire* » p. 44 in *Histoire de l'Humanité. Volume II. 3000 à 700 av. J.-C.* UNESCO. 2001.

[94] Support matériel de la transmission d'une infection (origine du mot contagieux).

parcourant de longues distances à la recherche de lieux où existait une demande[95] ».

La troisième période de l'Anthropocène.

À partir du XVe siècle, forts de leurs avancées technologiques, les Espagnols possédant des voiliers capables de naviguer contre le vent et armés de canons occupèrent des archipels de l'Atlantique puis envahirent le continent américain, apportant avec eux des germes européens. Ce fut le début à grande échelle de la globalisation de l'Épidémie associée aux voyages. Les textes ci-dessous ont été rédigés par des colonisés. Ils expriment les souffrances, les malheurs, les désespoirs d'Amérindiens.

« *Laissez-nous mourir, laissez-nous donc périr, puisque nos dieux déjà sont morts* » (extrait du *Libro de los coloquios de los doce* à propos d'une conversation entre des sages indigènes et douze franciscains en 1524[96]). « *La mortalité était terrible. Nos grands-pères moururent, et avec eux moururent le fils du roi et ses frères et ses parents. Aussi nous devînmes orphelins. Oh mes fils ! Ainsi sommes-nous devenus quand nous étions jeunes. Nous tous étions ainsi. Nous étions nés pour mourir*[97] ».

Bientôt les principales puissances européennes se constituèrent des empires maritimes. L'Espagne certes, mais aussi l'Angleterre, la France, le Portugal, la Hollande, l'Allemagne eurent des colonies. Plusieurs dizaines de pays maintenant indépendants sont d'anciennes colonies... Pays colonisateurs et contrées colonisées ont connu, en raison de la relation induite par les politiques expansionnistes de considérables modifications écologiques. On ne peut nier cependant que les pays dominants ont, dans une certaine mesure, contribué à la lutte contre les épidémies. Ils voyaient probablement dans ce combat un intérêt direct pour les coloniaux. « *Le système de santé colonial fit irruption dans un univers socioculturel qui n'était pas le sien [...]. Ce nouveau système, exagéré, fonctionna comme un corps étranger*[98] ».

---

[95] Dani AH. « *Les principales tendances de la nouvelle période* » p. 54 in *Histoire de l'Humanité. Volume II. 3 000 à 700 av. J.-C.* UNESCO. 2001.

[96] p. 29 in Portilla ML. *L'envers de la conquête*. (Traduction Cortada J-P). Férédop. 1977.

[97] p. 216 in Cook ND. *Born to die: disease and New World conquest, 1492-1650*. Cambrige University Press. 1998

[98] p. 84 in Fontaine M. *Sang et culture en Afrique Noire. Une expérience au Nord-Cameroun.* L'Harmattan. 1995.

La quatrième période de l'Anthropocène marquée par les grandes migrations.

Cette période qui est celle que nous vivons correspond à ce que William Steffen expliquant l'Anthropocène a appelé « *la grande accélération* »[99,100]. Selon Steffen et ses collaborateurs, l'impact des activités humaines sur le globe au beaucoup augmenté dès le vingtième siècle et a accéléré le processus de l'Anthropocène. William Steffen explique que ce processus s'est précipité à partir du milieu du siècle passé. Lors d'un travail portant sur la grande accélération l'utilisation du système GIDEON (*Global In Infectious Diseases and Epidemiology Network*) a montré une augmentation du nombre des maladies, des épidémies et des pandémies, dans des pays atteints par la globalisation et ceci particulièrement en fonction de l'augmentation du trafic aérien. Ces augmentations accompagnent la croissance économique représentée par le Gross Domestic Product[101] (Produit National Brut). Parmi les facteurs de l'accélération l'auteur cite, outre l'augmentation de la population, la croissance économique, la consommation d'énergie primaire, la construction de barrages et l'usage de l'eau mais également les transports et le tourisme international synonymes de voyages des microbes car le plus grand voyageur reste l'homme. « *Qu'est-ce qui passe par ces routes ? Avec les hommes, les produits, les animaux, passent également les germes. On se rend compte que l'intensité des contaminations est en rapport direct avec le progrès des communications* »[102].

Touristes, Pèlerins, Étudiants, Ouvriers, Commerçants, Soldats, Réfugiés, Déplacés, Migrants. Tout voyageur emporte ses bagages qui se composent, entre autres choses, de microorganismes. Aujourd'hui les migrations sont globales, politisées, féminisées, en augmentation. Les principaux facteurs d'immigration sont d'abord la fuite en raison de guerres, les persécutions, la famine, la pauvreté, des personnes déplacées, les désastres naturels. Le second facteur d'immigration est l'attrait pour trouver la paix, la liberté, les avantages économiques.

---

[99] Steffen W *et al. The trajectory of the Anthropocene: The Great Acceleration.* The Anthropocene Review. 2015; 2: 81-98.

[100] Le terme « grande accélération » est utilisé pour désigner les changements synchrones qui se sont produits depuis les années 1960-1970 dans les écosystèmes et dans la géologie elle-même à la suite des activités humaines. C'est l'un des principaux jalons qui marque une entrée dans l'Anthropocène (bien qu'il y ait controverses sur le début de cette ère, qui peut aller du XVIIIe siècle aux années 1970, selon la perspective d'analyse)

[101] Morand S *et* al. *The accelerated infectious disease risk in the Anthropocene: more outbreaks and wider global spread.* BioRXIV. doi: https://doi.org/10.1101/2020.04.20.049866.

[102] Siegfried A. *Itinéraires de contagions.* Armand Colin. 1960. André Siegfried, (1875-1959), est un sociologue, historien et géographe français.

À ces migrations plus ou moins évaluables quant à leur nombre, il en est d'autres plus difficiles à estimer quant à leur importance ce sont les migrations environnementales dues aux modifications climatiques. Les migrations environnementales de populations sont souvent internes à chaque pays mais on considère que 25 millions de personnes sont déplacées annuellement en raison de catastrophes naturelles[103].

Il paraît évident que l'Anthropocène est de façon majeure une période source de débordement, d'accélération en raison des voyages, c'est-à-dire des déplacements de populations justifiés ou non. Citons des exemples significatifs, ceux des voyages de navires transportant hommes, bien et animaux. Ce furent les cas de navires vecteurs de maladies dont les plus exemplaires en l'espèce furent ceux qui suivirent la « découverte de l'Amérique ». Les premiers navires des conquistadores qui demeurent parmi les facteurs importants de la mondialisation atterrirent à San Salvador (Caraïbes) durant la nuit du 11 au 12 octobre 1492. Plus de 20 ans après l'arrivée de Colomb, en 1521, Hernan Cortès s'empare de Tenochtitlan la capitale de l'empire aztèque puis, plus tard, Francisco Pizarro domine les Incas. À une échelle plus modeste le Grand Saint-Antoine apporta la peste à Marseille le 25 mai 1720. Au terme de l'épidémie la ville compta 50 000 morts soit la moitié de sa population. Autre exemple de voyages calamiteux dont nous reparlerons, ceux par exemple du Léviathan transformé en transporteur du virus de la grippe espagnole ou du Diamond Princess, un navire de croisière devenu incubateur de la CIVID-19.

Il va de soi que les navires ne sont pas les seuls moyens de transports collectifs susceptibles de transporter des microbes, l'avion par le nombre de personnes transportées et la vitesse des voyages est un facteur très important de danger épidémique. Ainsi avant la pandémie de SARS-Cov-2, l'International Air Transport Association annonçait 4,4 milliards de passagers ayant voyagé en 2018 sur des vols réguliers (soit une augmentation de 6,9 %).

Enfin il convient de ne pas omettre dans la liste des voyageurs du monde les animaux qu'ils soient de compagnie, exotiques ou de rente.

« *Mais il est clair que la mondialisation peut aussi avoir des effets négatifs sur la santé. Il s'agit essentiellement d'effets secondaires des voyages et des migrations, même si le commerce des aliments ou d'autres produits peut aussi être vecteur de propagation des maladies. L'épidémie du sida est l'exemple le plus impressionnant d'une maladie dévastatrice dont la propagation dans un passé récent, a été favorisée par les voyages et les migrations. […]. L'ouverture comporte des avantages économiques, mais elle*

---

[103] p. 56 in Gemenne F, Rankovic A. *Atlas de l'Anthropocène*. Sciences Po Les Presses. 2019.

expose aussi les sociétés à des risques divers. Les politiques d'ouverture, par conséquent, doivent être complétés par de bonnes politiques sanitaires[104]. »

Les lignes qui précèdent produites par un expert de l'OMS soulignent, sans esprit polémiste, des dangers de la mondialisation. La mondialisation conçue pour favoriser les échanges commerciaux affecte la culture et la politique en général. Elle voudrait un monde qui serait monomorphe, le clonage occulte et rampant de la culture des différents groupes humains au prétexte des bienfaits d'une économie ayant transformé notre planète en Monopoly. La terre deviendrait un village. Connaît-on un village dépourvu de diversité qui soit heureux ?

La globalisation en amplifiant de façon considérable les échanges de biens, d'animaux et les déplacements des humains a très largement favorisé la dispersion des maladies infectieuses. Les besoins toujours plus importants de l'économie mondiale constituèrent l'hypostase de la survenue d'une épidémie « nouvelle ». La maladie transmissible qui est probablement la plus emblématique des relations entre pandémie et globalisation est aujourd'hui la COVID-19 qui en termes de globalisation bat de vitesse le sida.

Les voyages microbiens peuvent s'effectuer par nature car les matières sous forme de vivant microscopique peuvent voyager naturellement. Les événements météorologiques pouvant modifier l'écologie microbienne n'ont pas obligatoirement des aspects cataclysmiques. Par exemple des poussières véhiculant des microbes voyagent régulièrement autour de la planète. C'est ainsi que, chaque année, 2 milliards de tonnes de poussière s'élèvent dans l'atmosphère. Ladite poussière contient des polluants (herbicides, pesticides), et de nombreux microorganismes. Par exemple 10^{18} bactéries (des milliards de milliards) sont transportées par ces aérosols dans leurs déplacements circumterrestres. Une étude de l'air des Caraïbes après une tempête de poussière a révélé que 25 % des microbes transportés sont des bactéries ou des champignons pathogènes pour les cultures ou les coraux, 10 % sont des pathogènes opportunistes pour l'homme. Il est vrai que le danger est théorique car la plupart des microbes sont morts, mais on a constaté que dans certaines circonstances : « *Les poussières africaines ont un effet direct sur la santé humaine. Par exemple, elles seraient un vecteur de Neisseria meningitis, la bactérie responsable de la méningite à méningocoque*[105] ».

Les voyages aériens de microbes peuvent être suivis par satellite, on a constaté ainsi qu'une des plus importantes sources de sédiments aéroportés était l'Afrique, plus précisément le Sahara dont les poussières gagnent

---

[104] Dollar D. *La mondialisation est-elle bonne pour la santé ?* Bulletin de l'Organisation Mondiale de la Santé. 2002 ; 6 : 16-22.

[105] Griffin D *et* al. *La mondialisation des poussières*. Pour La Science. 2003 ; 309 : 79-85.

l'Europe et l'Amérique. Le Sahara n'a pas le monopole des exportateurs de poussière, en avril 2001, un gros nuage de poussière a quitté le désert de Gobi pour réaliser un tour du monde par l'est, gagnant successivement la Corée, le Japon, l'océan Pacifique, l'Amérique du Nord, l'océan Atlantique puis l'Europe.

3. Le Microbe.

Lors des dernières décennies du XXe siècle de nouveaux pathogènes responsables de maladies infectieuses se sont révélés. Nous avons, en introduction, rapidement survolé la liste des principaux agents délétères ayant plongé, avec la complicité de l'homme, l'humanité dans l'Épidémie et la Syndémie. Au terme de cette courte revue nous pouvons dire avec Malcolm de Chazal, écrivain et poète mauricien, que : « *L'animal qui a le plus profité de la compagnie de l'homme est le microbe* ».

Le microbe ne fait pas l'Épidémie mais il ne peut y avoir d'Épidémie sans le microbe que nous pouvons décrire en nous rapportant à la définition datant de 1878 et citée par Alain Rey : *Du grec mikrobios : dont la vie est courte. Microorganisme invisible à l'œil nu.* La définition mentionne également le terme germe connu alors comme capable de provoquer une maladie.

Pasteur réfuta la théorie de la génération spontanée en démontrant la présence de germes. Germes microbiens, pathogènes, infectieux, bactérie, microbe, virus. Être porteur de germes[106]. Cette définition s'accorde avec celle que proposait un pastorien en 1909 : « *Quels sont les êtres que l'on appelle microbes ? Que faut-il entendre par le mot microbe ? – Il vient du mot grec mikrobios ; littéralement il signifie « dont la vie est courte » mais par extension on le prend dans le sens de petit être*[107] ».

La science des microbes est nommée microbiologie : « *La naissance de la Microbiologie se situe dans la deuxième moitié du XIXe siècle. Deux fortes personnalités, deux hommes aux destins remarquables, dominent cette période. Il s'agit du Français Louis Pasteur (1822-1895) et de l'Allemand Robert Koch (1843-1910). Esprits brillants et expérimentateurs talentueux, ils s'ignorèrent le plus souvent, se combattirent régulièrement. En réalité, leurs œuvres furent remarquablement complémentaires*[108] ».

---

[106] Rey A. *Dictionnaire culturel en langue française. (Tome III)* Le Robert. 2005.
[107] p. 3 in Charpentier PG. *Les microbes*. Vuibert et Nony. 1909.
[108] p. 13 in Dedet J-P. *La microbiologie de ses origines aux maladies émergentes*. Dunod. 2007.

Afin de faciliter notre propos, renonçant à toute acribologie, par microbe nous entendrons des entités hétérogènes. Le terme rassemblera des êtres aussi différents que les bactéries, (qui vient du grec *baktera* : bâton), les virus, (du latin *virus* : poison), et les parasites auxquels, par commodité, nous adjoindrons les étranges prions, derniers nés des intervenants de l'Épidémie. Les définitions ci-dessus font référence à la fameuse expérience de Louis Pasteur prouvant l'absence de génération spontanée. Ce que démontrait Pasteur incidemment c'était la présence régulière, ubiquitaire, des microbes dans le monde vivant naturel. Que nous concevions notre planète selon le modèle Gaïa, ou dans un schéma non linéaire, chaotique, catastrophique ou suivant tout autre modèle, nous ne pouvons omettre que nous habitons chez des microbes. Ils sont des composants majeurs de notre environnement. Par exemple en Himalaya, à 8 300 mètres d'altitude on a identifié une douzaine de bactéries, ainsi que d'autres, nombreuses dans les profondeurs océanes ou sous terre (bactéries souterraines dites chimiolithotrophes).

« *12. La pluie tomba sur la terre pendant quarante jours et quarante nuits. 13. Ce jour même, Noé et ses fils, Sem, Cham et Japhet, avec la femme de Noé et les trois femmes de ses fils entrèrent dans l'arche, 14. et avec eux les bêtes sauvages de toute espèce, les bestioles de toute espèce qui rampent sur la terre, les volatiles de toute espèce, tous les oiseaux, tout ce qui a des ailes*[109] ». Le Testament cité ici ne dit pas que les microbes sont partout présents et même si l'histoire biblique de l'arche de Noé ne les mentionne pas, les microbes accompagnaient le premier commandant connu d'un navire de sauvetage. Parmi les « *bêtes sauvages de toute espèce* », les microbes étaient présents. Les microbes sont également présents sur nous, en nous (nous avons dix fois plus de bactéries intestinales que de cellules composant notre organisme) et dans notre génome notablement métissé d'ADN viral et bactérien ; sans parler des mitochondries (du grec *mitos* : filament et *condros* : grain), ces « fourneaux » cellulaires descendants de bactéries et dont l'ADN est *ipso facto* d'essence microbienne. « *Une mitochondrie est un organite intracellulaire de petite taille limité par une membrane. [...]. Les mitochondries résulteraient de la pénétration de bactéries dans les cellules primitives, phénomène appelé endosymbiose, qui se serait maintenu, sous une forme biologiquement utile, stable au cours de l'évolution. Il a également été rapporté que la bactérie la plus proche de l'ancêtre mitochondrial était l'agent du typhus Rickettsia prowasekii. Les mitochondries [...] possèdent un ADN qui leur est propre et ont ainsi la faculté de produire des protéines qui sont les leurs. [...] 99,99 % de nos mitochondries sont d'origine maternelle*[110]. »

---

109 *La Genèse*, chapitre 6, 12-14.

110 Margulis N. *Microscosmos. Four billion years of microbial evolution.* University of California Press. 1997.

Pour James Lovelock les microbes ont façonné du monde[111]. Par exemple les bactéries ont construit les stromatolithes[112], des pierres fossiles facilement identifiables par leur structure calcaire et lamellaire. Elles datent du précambrien, période se situant entre 650 millions d'années à plus de 4,5 milliards d'années ! Un bel âge, une longue filiation pour les créatures qui les constituent : des algues ancestrales et des bactéries. Ces fascinantes ancêtres ont occupé le monde que nous disons le nôtre, des milliards d'années avant nous ! Parmi les divers microbes, les bactéries apparurent très tôt, « seulement » un milliard d'années après l'apparition de la Terre. Une bactérie possède de l'ADN (Acide Désoxyribonucléique porteur du message génétique) libre dans l'enveloppe limitant la cellule microbienne. Si nous ramenions l'âge de la terre (4,54 milliards d'années) à 12 heures, les bactéries seraient apparues à la deuxième heure et l'homme dans les dernières secondes. Nous habitons chez ces microbes, nous vivons en symbiose[113] avec eux, ils sont sur nous, en nous. Le microbiote[114,115] humain, la vieille « flore microbienne », rassemble les microorganismes du corps, ils sont intestinaux, cutanés et présents dans les cavités naturelles. Ce sont 15 000 à 30 000 espèces de bactéries différentes[116], elles représentent un poids de 1.5 à 2 Kg dont 1.5 Kg dans le seul intestin où l'on en trouve $1x10^{14}$ (Cent mille milliards). Le rapport entre nombre de bactéries de notre microbiote versus cellules humaines nous indique que nous ne sommes humains qu'à 10 %. L'importance du microbiote dans l'homéostasie de l'organisme est telle que souvent on soigne en utilisant les greffes fécales[117]. Par ailleurs, nous l'avons

---

111 Lovelock James. *Scientists on Gaia*, 1991. C'est dans son article de 1972 que James Lovelock expose sa théorie scientifique selon laquelle la composition de l'atmosphère terrestre est régulée par les êtres vivants, notamment les bactéries. Cet article constituera le point de départ de sa théorie sur Gaia.

112 Pierres fossiles du précambrien constituées de calcaire et de restes de cyanobactéries. Le précambrien est la période de mise en place de la Terre. Elle s'étend de $4.5x10^9$ à $6x10^8$ années.

113 Symbiose : (du grec *ensembles vie*), association intime, durable, de deux organismes d'espèces différentes avec, plus ou moins, un bénéfice réciproque (le lichen est une association d'algue et de champignon). Parmi les découvreurs de la symbiose il convient de citer Beatrix Potter 1866-1943 auteure de Benjamin Bunny (Jeannot Lapin) et d'autres dont Anton de Bary : 1831-1888, Simon Schwandener : 1829-1919, Boris Kozo-Polyansky : 1890-1957.

114 10^{11} (cent milliards) de bactéries par gramme de selles. Taille moyenne d'une bactérie : 1mm (1 mm = 1 millième de mm). Taille moyenne d'un polynucléaire neutrophile : 12 mm. Taille moyenne d'un monocyte : 17 mm

115 Loïc Mangin. *Pour la Science 03 avril 2020*. Microbiote et SARS-CoV-2 : des liens insoupçonnés. Le nouveau coronavirus attaque surtout le système respiratoire, mais les liens de ces organes avec les intestins obligent à se pencher sur le rôle du microbiote dans l'infection.

116 Le microbiote est personnel et évolue partiellement au cours de la vie.

117 La bactériothérapie fécale ou fécalothérapie est également nommée « transplantation fécale », « greffe fécale » ou « transfusion fécale » ou pour les anglophones « *human probiotic infusion* » (HPI) et plus souvent dans les articles médicaux de « *fecal microbiota transplantation* » (FMT). C'est un traitement médical destiné à des patients souffrant de certaines maladies intestinales résistant aux traitements antibiotiques classiques. Cette thérapie vise à restaurer l'écologie microbienne et l'homéostasie du côlon en y réintroduisant une flore

dit, nos mitochondries n'appartiennent pas au microbiote mais elles sont des constituants intracellulaires d'origine bactérienne ce qu'indiquent leurs gènes[118,119]. Dans le monde animal les microbiotes sont localisés aux cavités naturelles et aux surfaces (peau), chez les végétaux le microbiote est tissulaire, entre les cellules[120].

Pour James Lovelock, les bactéries façonneuses du monde ne sont pas des microorganismes toujours dangereux, d'ailleurs la grande majorité des bactéries ne sont pas dangereuses, certaines sont utiles et d'autres sont indispensables. Au sein du microbiote les bactéries utiles disposent d'une place prééminente en raison de leur nature et de leur spécificité dans le monde du vivant. Nous devons à ces êtres unicellulaires qui sont nos hôtes foisonnants, la production de l'oxygène.

Le 21 septembre 1971, David Phillip naissait par césarienne dans une chambre stérile du Children's Hospital de Dallas au Texas. Il présentait un très grave déficit de l'immunité consécutif à une absence de lymphocyte, un Déficit Immunitaire Combiné Sévère, lui interdisant tout contact avec le moindre microbe. L'enfant vécut en milieu stérile et fut qualifié par les media « d'enfant bulle ». Il n'avait en lui ni sur lui pas le moindre microbe. À son décès, à l'âge de douze ans, malgré une greffe de moelle osseuse, on constata combien l'absence de bactérie, par exemple au niveau intestinal, lui avait été préjudiciable. Notre tube digestif a besoin de bactéries pour l'aider dans ses fonctions. Nous possédons normalement environ un millier d'espèces de bactéries intestinales, il existe entre elles et nous une vie symbiotique soulignée par Tom Wakeford : « *Aucun humain, aucun organisme, ne peut survivre longtemps dans un milieu parfaitement stérile. Les intestins humains contiennent au minimum cinq cents espèces identifiées de microorganismes qui favorisent notre digestion et contribuent pour au moins un cinquième à notre consommation alimentaire.* » [...]. *Les hommes renferment eux aussi, dans leurs intestins, des jardins microbiens qui portent l'empreinte de leur association avec le bétail. Seules les sociétés humaines qui ont vécu dans l'intimité d'ovins, bovins ou caprins pendant des milliers d'années sont capables de digérer le lactose. [...] À l'inverse, les populations de la Chine et des Amériques avant la colonisation européenne, n'avaient que peu de*

---

bactérienne saine, prélevée dans les selles provenant d'un donneur sain. Elle fait partie des approches thérapeutiques non pharmacologiques.

118 Les mitochondries sont des constituants de nos cellules qui seraient résultantes d'une endosymbiose par incorporation de bactéries dans une cellule hôte il y a plusieurs milliards d'années. L'ADN des mitochondries, différent de l'ADN nucléaire est transmis par la mère.

119 Les mitochondries sont des organites intracellulaires possédant toutes les caractéristiques d'un organisme procaryote. Son diamètre varie de 0.75 et 3 µm. On en retrouve jusqu'à 2 000 par cellule. La théorie endosymbiotique attribue la présence de mitochondries dans les cellules eucaryotes à l'incorporation de bactéries il y a plusieurs milliards d'années. L'ADN des mitochondries, transmis par la mère est différent de celui du noyau.

120 Dans un gramme de feuille on trouve 10^8 (cent millions) de bactéries.

contact avec un bétail domestiqué et la plupart des peuples indigènes de ces contrées ne digéraient pas le lactose[121] ».

Jean Baudrillard a donné une description critique, en particulier de « *l'espace immunitaire artificiel* », du cas de David : « *L'enfant-bulle, environné de tout l'espace médical dans le scaphandre offert par la NASA protégé de toutes les contagions par l'espace immunitaire artificiel, que sa mère caresse à travers les parois de verre, et qui rit et grandit dans son atmosphère extra-terrestre sous l'œil de la science (c'est le frère expérimental de l'enfant-loup, de l'enfant sauvage que les loups avaient pris en charge – aujourd'hui ce sont les ordinateurs qui prennent en charge l'enfant déficient). Cet enfant-bulle est la préfiguration de l'avenir, de l'asepsie totale, de l'exorcisme total des germes, qui est la forme biologique de la transparence*[122] ».

Nos bactéries et nous (ou, si l'on préfère, les bactéries et leurs humains) menons une vie symbiotique mais dans ce cas de nature mutualiste, c'est-à-dire que nous appartenons à deux espèces différentes dont la vie en commun est prolongée, réciproquement profitable, créant une forme de dépendance. La notion n'est pas nouvelle, déjà, Beatrix Potter (1866-1943) londonienne célèbre pour les contes pour enfants qu'elle écrivait et décorait découvrit que le lichen correspondait à un système symbiotique. Elle fut tournée en dérision par les mâles de l'Académie Royale. Nous savons aujourd'hui que les lichens sont des symbiontes entre un champignon (ascomycète, basidiomycète ou deutéromycète) et une algue verte ou une cyanobactérie. C'est un sermon de René Dubos (1901-1982), sage et savant, découvreur du premier antibiotique, qui donne une bonne description de la vie symbiotique : « *Eh bien maintenant, direz-vous, les lichens sont simplement des petites plantes, et c'est ce que les scientifiques avaient l'habitude de croire. Mais on sait maintenant que les lichens sont en réalité une association de deux formes de microbes élémentaires : un champignon et une algue microscopique. Et remarquable phénomène [...] quand ces deux microbes élémentaires deviennent associés - en un seul organisme, pour ainsi dire*[123] ».

Le modèle classique de symbiose est celui de la fluorescence symbiotique de la baudroie grâce aux bactéries lui servant de lanterne. Les bactéries jouissent du métabolisme du poisson lequel utilise leur luminosité pour attirer les proies.

---

[121] Wakeford T. p. 66 in *Aux origines de la vie. Quand l'homme et le microbe s'apprivoisent*. De Boeck. 2004.

[122] p. 67 in Baudrillard J. *La transparence du mal. Essai sur les phénomènes extrêmes*. Galilée. Paris 1990.

[123] Dialogue avec James Park Morton, doyen de la Cathédrale Saint John the Divine, à l'occasion du sermon de Carême du 9 mars 1975.

La distribution des microbes dans et sur le corps humain est issue d'une adaptation ayant débuté il y a quatre cents millions d'années. Les microbes ont développé des moyens leur permettant de survivre malgré les systèmes de défense humains. Parmi ceux-là la peau et ses vertus imperméables, les muqueuses équipées de cellules de l'immunité, et les organes de l'immunité eux-mêmes. L'aboutissement de cette coévolution explique quelles sont les bactéries trouvées régulièrement dans les différents sites du corps humain : « *immenses capacités d'adaptation des bactéries. Les biotopes qu'elles peuvent coloniser paraissent sans limite et leur multitude ressemble à une industrie chimique colossale dont les instruments sont repartis partout au sein de la biosphère. Le plus fantastique est la facilité avec lesquelles les souches peuvent évoluer grâce aux échangeurs et aux remaniements du matériel génétique, et faire apparaître de nouvelles lignées adaptées à une situation précise*[124]. »

La coévolution a sélectionné les bactéries trouvées régulièrement dans les différents sites du corps humain, elle a été évoquée par des scientifiques qui nous disent : « *La composante la plus importante de la niche écologique d'une espèce est tout simplement constituée par les espèces vivant au même endroit.*[125] » « *Les interactions hôtes – parasites sont des systèmes coévolutifs, avec des hôtes qui investissent dans des mécanismes de défense et de résistance, et des parasites qui peuvent modifier certains de leurs traits de vie avec des incidences en termes de transmission et de virulence*[126] ».

La vie symbiotique s'installe après la naissance. *In utero* le fœtus humain se développe en milieu stérile mais dès les premières heures de la vie survient pour le nouveau-né le contact avec des microbes qui vont le coloniser. Lesdits microbes viennent du vagin, du tube digestif, de la peau, de la bouche et du système respiratoire de la mère. Mais aussi de la peau, du système respiratoire, de la bouche des personnes de l'entourage, des instruments utilisés lors de l'accouchement, enfin de l'environnement immédiat. Chez le nouveau-né sont exposés les yeux, la peau, le système respiratoire, le tube digestif, la bouche, la sphère oto-rhino-laryngologique et le système uro-génital. En fait, n'importe quel microbe ne s'installe pas n'importe où, il existe un tropisme tissulaire en sorte que le microbiote humain est, *grosso modo*, le même sous toutes les latitudes, malgré les variations de climat, régime alimentaire, vêtements, hygiène, style de vie : il y a eu coévolution aboutissant à une symbiose qui ne doit presque rien au hasard. La colonisation du nouveau-né humain débute la mutualisation symbiotique des intérêts du

---

[124] p. 836 in Pelmont J. *Bactéries et environnement. Adaptations physiologiques*. EDP Sciences. Presses Universitaires de Grenoble. Grenoble 1993.

[125] Van Valen L. *A new evolutionary law*. Evolutionary Theory. 1973; 1: 1-30 (Traduction N. Gualde).

[126] Thomas F. *et* al. *Écologie et évolution des systèmes parasités*. De Boeck. Bruxelles 2007.

« *macrobiotati* » et des « *brachibiotati* » ainsi nommés par Giacomo Léopardi dans son « *Zibaldone* ». Il y a en fait trois types de symbiose : mutualisme, commensalisme, parasitisme. Ainsi que nous l'avons indiqué plus haut, dans le cas de mutualisme les individus en cause bénéficient de l'association. C'est le cas des bactéries vaginales de la femme qui, à partir du glycogène local, grâce à la température stable de leur environnement produisent de l'acide lactique issu de leur métabolisme qui protège la cavité vaginale de diverses infections, entre autres les infections mycosiques. Dans le cas de commensalisme il n'y a, en apparence aucun bénéfice mutuel ni aucun effet délétère réciproque *Staphylococcus epidermidis* présent sur la peau humaine remplirait (avec l'homme) ce type de cohabitation. Le parasitisme correspond à une situation au cours de laquelle un individu installé chez un hôte provoque des effets délétères chez ce dernier.

3.1. Le Microbe le plus anciennement connu est la Bactérie.

Nous pouvons considérer que les bactéries existent pratiquement « partout », même dans les lieux où les conditions de vie sont les plus extrêmes (on les nomme alors extrémophiles). Charles Darwin proclama il y a près de deux siècles que le désert d'Atacama était un lieu où « rien ne pouvait exister ». En effet, pour Darwin, dans la section la plus sèche de l'Atacama, nommée noyau hyper-aride, même les formes de vie les plus résilientes ne pouvaient pas durer longtemps. Darwin se trompait et les études récentes de la microbiologie locale montrent la diversité en microbes présent dans la région[127]. Par ailleurs certains de ces micro-organismes peuvent être qualifiés d'extrémophiles. Il a été découvert en Californie une bactérie pouvant se développer sur un milieu fort riche en arsenic, un produit hautement toxique et n'ayant aucun rôle dans le métabolisme en général[128,129]. Depuis peu on a eu la confirmation de la vie de microorganismes – dont des bactéries – dans l'atmosphère où il en existe 100 millions par mètre cube d'air. Les microbes de l'air participent ni plus ni moins à la formation des flocons de neige et des nuages[130,131]. Les milliards de bactéries qui vivent dans notre intimité cutanée

---

[127] Bull AT et al. *The Atacama Desert: Technical Resources and the Growing Importance of Novel Microbial Diversity*. Annual Review of Microbiology. 2016; 70: 215-34.

[128] Pennisi E. *What poison? Bacterium uses arsenic to Built DNA and Other Molecules*. Science. 2010; 330: 1302.

[129] Il faut ici reconnaître que la découverte d'une bactérie « fonctionnant » à l'arsenic est contestée. Encore des querelles d'experts… (Pennisi E. *Discover asks for time, patience over arsenic bacteria controversy*. Science. 2010; 330: 1734-5.)

[130] Womack A. *et* al. *Biodiversity and biogeography of the atmosphere*. Philosophical Transactions of the Royal Society B. 2010; 365: 3645-53.

[131] Christner B *et* al. *Ubiquity of Biological Ice Nucleators in Snowfall*. Science. 2008; 319: 1214.

et muqueuse constituent partiellement notre microbiote avec les champignons, les virus et des parasites (pratiquement ce qu'autrefois on nommait la flore). L'ensemble des gènes du microbiote constitue le métagénome. Nous possédons des microorganismes qui nous possèdent nos relations avec eux sont permanentes et très intimes et toute microbiophobie serait inutile, une sorte de temps perdu. Nous partageons régulièrement, avec le microbe, une vie symbiotique. Voici d'ailleurs ce qu'écrivait un autre médecin pasteurien il y a presque un siècle : « *Nous voudrions mettre en garde nos futurs lecteurs contre la crainte presque exagérée et maladive des microbes dont sont atteints certains de nos contemporains [...] l'existence des microbes ne doit troubler ni nos repas, ni nos digestions*[132]. »

Les bactéries occupent souvent le terrain humain sous la forme de biofilm, c'est-à-dire une communauté bactérienne enveloppée dans une matrice et attachée à une surface. Les biofilms sont habituellement formés de bactéries différentes leur complexité les a fait comparer aux tissus d'organismes développés. A leur façon les biofilms constituent des super-organismes. Les bactéries des biofilms s'adaptent aux éléments hostiles tels les phages, les amibes, les agents antimicrobiens par conséquent un nombre important d'infections bactériennes chroniques implique des bactéries des biofilms que nous portons. Les bactéries peuvent s'installer sous d'autres conditions que la formation de biofilms elles sont alors soit extracellulaires et elles forment des micro-colonies, soit intracellulaires, c'est ainsi qu'une cellule épithéliale de la bouche peut contenir jusqu'à cent streptocoques.

Gardons avec Alan Weisman la notion de cette symbiose essentielle au microbe et à l'homme : « *Quelques deux cents espèces de bactéries sont également chez elles chez nous, notamment celles qui logent dans notre grand intestin et nos narines, dans notre bouche et sur nos dents*[133] ».

L'Épidémie n'est pas, en termes de relations avec les bactéries, le fait le plus fréquent même si ses manifestations sont alors bruyantes. La plupart des bactéries de notre environnement sont pacifiques à condition que notre système de protection soit fonctionnel. Pourtant on parle plus souvent d'Épidémie que de symbiose ; il est vrai qu'un arbre qui tombe fait plus de bruit qu'une forêt qui pousse. S'il existe des bactéries qui, à des titres divers, douées d'une virulence néfaste pour l'homme, peuvent circonvenir les défenses et provoquer des épidémies, l'immense majorité du monde bactérien connu et inconnu entretient avec l'homme une relation symbiotique c'est-à-

[132] p. 9 in Berruyer L. *Le monde invisible (Les microbes)*. Paul Duval. Paris 1930.
[133] p. 300 in Weisman A. *Homo disparitus*. (Traduction Christophe Rosson). Flammarion. 2007.

dire pacifique[134], à ce propos Jean Baudrillard a écrit : « *Entre l'espèce microbienne et l'espèce humaine, il y a symbiose totale et incompatibilité radicale. On ne peut pas dire que l'autre de l'homme soit le microbe – ils ne s'opposent jamais dans leur essence, et ne se confondent pas – ils s'enchaînent et cet enchaînement est comme prédestiné, personne ne peut le penser autrement, ni l'homme ni le bacille*[135]. »

En fait, nos cellules, eucaryotes, (cellules avec noyau) descendent, *via* le périlleux parcours de l'évolution, de cellules bactériennes. Mais, d'où viennent les microbes ? Bien entendu, ainsi que chez nous tous, leurs molécules sont d'origine cosmique, mais, au-delà, où, quand et comment se sont-ils organisés en microorganismes tels que nous les connaissons ? Quel que soit son lieu d'origine, la vie a dû se former à partir de composants inertes. On admet actuellement qu'à l'occasion de circonstances favorables, des molécules plus ou moins structurées de matières appropriées ont, sous l'influence des d'agents naturels (chaleur, l'humidité, etc.), constitué des ébauches d'organisation, avant de passer à l'état d'organe élémentaire sièges des premiers mouvements de la vie.

Tout d'abord se pose la question de savoir si la vie à son origine sur terre ou autre part. L'hypothèse extra-terrestre est déjà ancienne. Il y a 2 500 ans, le philosophe grec Anaxagoras pensait que les êtres vivants venaient d'ailleurs, il a nommé cette hypothèse la « panspermie » (en grec : graines partout). Origine extra-terrestre cela signifie voyage à partir d'une autre planète. Or, le voyage interplanétaire des microbes est généralement long, par exemple, la majeure partie de la tonne de matériel martien qui atteint la Terre chaque année a passé plusieurs millions d'années dans l'espace. Le voyage n'est pas forcément calamiteux, les nakhlites, des roches arrachées à Mars par l'impact d'un astéroïde ou d'une comète il y a 11 millions d'années, n'ont semble-t-il pas eu à subir des ondes de choc de forte pression ; les impacts martiens ne les auraient pas soumises à des températures supérieures à 100°C. De nombreux procaryotes terrestres, (Un procaryote - du grec *pro* : avant et *caryon* : noyau - est un être vivant ne comportant pas de noyau cellulaire) telles les bactéries, et des eucaryotes (cellules possédant un noyau) survivraient à ces températures. C'est le cas des extrémophiles capables de réaliser des exploits en termes de résistance thermique. Mais pour que la panspermie existe, il faut que les microorganismes survivent non seulement à l'éjection de la première planète et au voyage interplanétaire mais aussi à la rentrée dans l'atmosphère de la planète récepteur. En faveur des conceptions

[134] Le pacifisme en question n'est pas innocent ; une bactérie symbiotique ne l'est que si elle dialogue avec la résilience. En cas de rupture de celle-ci, le germe innocent peut exprimer une virulence jusqu'alors empêchée par la résilience, le microbe peut devenir un pathogène « opportuniste ».

[135] p. 167 in Baudrillard J. *La transparence du mal. Essai sur les phénomènes extrêmes*. Galilée. 1990.

exobiologistes il est notoire que certaines bactéries sont capables de résister à bien des agressions physico-chimiques. *Bacillus subtilis* supporte assez bien les rayonnements, quant à *Deinococcus radiodurans* ça n'est pas par hasard qu'elle fut surnommée la bactérie « Conan ». Le super microbe fut découvert en 1956 par Arthur Anderson (de l'Oregon Agricultural Experiment Station à Corvallis) alors qu'il étudiait une méthode de stérilisation des aliments en conserve par irradiation. À la grande surprise de l'expérimentateur on put extraire d'une boite de bœuf et porc « stérilisée » par le rayonnement une bactérie six à huit fois plus résistante que le staphylocoque servant de référence. Le microbe rouge, en forme de baie fut d'abord nommé *Micrococus radiodurans* puis *Deinococus radiodurans*. Il s'agit d'une créature formidablement résistance aux rayonnements car elle possède, entre autres moyens de protection, un gène dit RecA et un complexe contenant du manganèse capable de capter les radicaux libres, l'ensemble lui permettant une réparation rapide et efficace de l'ADN fragmenté par les rayons. Ainsi *Deinococcus radiodurans* peut recevoir, irradié par le cobalt 60, près de 2 millions de rads et réparer son ADN cassé en centaines de morceaux en 24 à 48 heures, il résiste à 10 000 Grays[136] soit mille fois plus que ce que l'homme peut supporter. La bactérie Conan résiste également remarquablement bien à la dessiccation. Nous pouvons, par conséquent imaginer que des microbes Conan de l'espace puissent, sans grand risque pour eux, effectuer des voyages interplanétaires. Cela étant, accepter la panmixie déplace ailleurs la question de l'origine de la vie, même si, comme on l'a proposé, nous nous accordons sur un « scénario intermédiaire » : *« Les premiers micro-organismes sont-ils apparus sur Terre ou proviennent-ils de l'espace ? Un scénario intermédiaire est possible : la vie aurait des origines à la fois terrestres et extraterrestres*[137]. »

Quoi qu'il en soit on accepte généralement aujourd'hui que toutes les créatures vivantes ont un ancêtre commun universel, il est nommé LUCA, un acronyme signifiant *Last Universal Common Ancestor* (dernier ancêtre commun et universel soit DACU en Français). LUCA désigne la forme commune la plus primitive de vie sur terre, séparée de nous par plus d'un milliard d'années, dont toutes les formes de vie que nous connaissons découlent par l'arbre de l'évolution. Sa structure détaillée est encore loin d'être comprise et de faire l'unanimité. Bien entendu le LUCA a précédé les échanges de gènes mentionnés plus haut et nous ignorons si son génome était formé d'ADN ou d'ARN. Nous savons que le LUCA comportait au moins une soixantaine de protéines dont beaucoup interagissent avec les membranes des cellules et des ribosomes complexes. C'est d'ailleurs en étudiant l'ARN des

---

[136] Un gray est la dose d'énergie absorbée par un milieu homogène d'une masse d'un kilogramme lorsqu'il est exposé à un rayonnement ionisant apportant une énergie d'un joule, 1 Gy = 1 J/kg.
[137] Warmflash D *et* al. *Did life come from another world?* Scientific Americain. 2005; November. 40-7.

ribosomes que Carl Woese a montré l'existence de trois groupes (ou taxons c'est-à-dire les ensembles d'organismes vivants possédant en commun certains caractères biologiques définis.) à l'origine du vivant et issus du LUCA. Il s'agit d'une part des bactéries (des procaryotes - cellules sans noyau -) et d'autre part des archæa (ou archées, encore appelées archéobactéries, également des procaryotes ancestrales) et des eucaryotes qui auraient, avec les archées, un ancêtre commun issu du LUCA.

Ces filiations se sont probablement déroulées dans des conditions physico-chimiques extrêmes au point qu'on associe le LUCA aux extrémophiles. Les connaissances sur ces créatures « de l'enfer » sont rapportées par Patrick Forterre : « *C'est en 1897 qu'un botaniste américain, Bradley Davis, publia dans la prestigieuse revue Science la description de « végétaux » vivant à 85°C dans les sources chaudes du parc Yellowstone situé dans le Wyoming à l'ouest des Etats-Unis* ». [...] « *En l'an 2000, Harold Huber [...] mettait en évidence, dans une source chaude sous-marine proche des côtes islandaises, la plus petite cellule vivante connue : l'archée hyperthermophile Nanoarchea equitans qui correspond à un centième du volume d'une bactérie classique comme Escherichia coli* [...] *La vie aurait pu apparaître sous la forme d'un monde à ARN évoluant à des températures froides ou tièdes, avant de donner naissance à un LUCA hyperthermophile*[138]. »

La connaissance des génomes de microbes a compliqué les conceptions de leurs origines et les interprétations de leurs filiations. Au-delà de notre perception grossière des trois domaines du début du vivant : bactérie ordinaire, archæa et eucaryotes, il demeure difficile d'établir l'arbre de la vie des microbes parce que ces derniers ont échangé des gènes. Par exemple, *Mycobactérium tuberculosis* (le bacille de Koch) a incorporé au moins huit gènes humains, les transferts auraient été importants aux débuts de la vie sur terre. *Deinococus radiodurans* a incorporé des gènes végétaux. En dépit de ces difficultés, nous pouvons néanmoins aborder l'étude des principaux microbes nous accompagnant fidèlement, microbes janus favorables et délétères, représentants microscopiques d'un yin et d'un yang de nos relations avec les bactéries, virus, parasites, prions etc.

La relation homme - microbe a bien des côtés bénéfiques en dehors du mutualisme. Outre que les bactéries sont utiles à la production de fromages, qu'elles « traitent » les déchets de nos stations d'épurations ou les goudrons des marées noires ; elles sont naturellement des auxiliaires précieuses à la fabrication d'antibiotiques, et génétiquement modifiées, elles sont transformables en usines à protéines utilisables en thérapeutique ou dans l'industrie. N'oublions pas que ce sont des bactéries de notre tube digestif qui

[138] p. 15 in *Microbes de l'enfer*. Belin. Paris 2007.

contribuent précieusement à la synthèse de vitamine B12 et de la vitamine K. Comme l'écrit Martine Castello : « *Des blouses blanches au bleu de chauffe* [...] *Les bactéries sont notre passé. Seront-elles notre futur ? Nombre d'experts le pensent et annoncent que le capitalisme de demain sera bactérien. Brevetées, domestiquées, commercialisées, les petites vies sont devenues en l'espace d'une vingtaine d'année des agents importants du monde économique*[139]. »

Nos relations avec les bactéries sont captivantes. Ces microbes nous aident et nous agressent ; les plus virulents sont, *es* qualité, souvent mortels. Pourtant les généalogies indiquent qu'il y a entre eux et nous une lointaine parenté ; de surcroît, nous venons de l'écrire, un de leur ancêtre partage sous la forme de mitochondrie l'intimité de nos cellules ! Enfin n'oublions pas que la plupart des bactéries, agressives ou non, ont contribué à ce qui est essentiel à la vie, l'émergence de l'eau[140].

Comprenons que si toutes les bactéries étaient, à notre endroit, bénéfiques ou neutres, une anthologie de l'Épidémie n'existerait pas. En fait, certains de ces microbes sont armés et agressifs. Leur virulence s'exprime en fonction de ce que comporte leur arsenal ; ils frappent donc de diverses façons en sorte que l'Épidémie peut avoir des manifestations fort variées telle la diarrhée du choléra ou la pneumonie de la maladie des légionnaires. Les arsenaux microbiens sont également issus d'une longue évolution. Par exemple les pathogènes intestinaux Gram négatifs[141] sont responsables de diarrhées et de fièvres dites intestinales provoquant plus de trois millions de morts par an. Les bactéries intestinales virulentes que sont *Escherichia coli* et *Salmonella enterica* partagent un ancêtre commun vieux de cent quarante millions d'années. *Shigella* est aussi une parente de ceux-là. Le génome *Escherichia coli*, possède une grande plasticité, de plus, dix-sept pour cent de l'ADN de la bactérie vient d'autres espèces. Ces pathogènes ont néanmoins conservé durant l'évolution des systèmes macromoléculaires telles des molécules dites adhésines ou d'autres sécrétées et qui provoquent des lésions et/ou procurent une défense au microbe. Elles ont conservé les armes essentielles de leur virulence.

---

[139] p. 189 in Castello M *et* al. *Le grand roman des bactéries. Peuvent-elles sauver le monde ?* Albin Michel. 2005. 48526458.

[140] p. 835 in Pelmont J. *Bactéries et environnement. Adaptations physiologiques*. EDP Sciences. Presses Universitaires de Grenoble. 1993.

[141] La coloration de Gram est très utilisée en bactériologie médicale, elle permet de colorer les bactéries et de les distinguer par leur aptitude à fixer le violet de gentiane (Gram +) ou la fuschine (Gram -). Les bactéries peuvent donc être groupées en 2 catégories selon la méthode de coloration de Gram.

Le code génétique des bactéries est véhiculé par de l'ADN un chromosome directement immergé dans la cellule procaryote. Les informations des gènes de ces microbes leur ont permis de s'adapter aux aléas de leur milieu naturel durant des milliards d'années. L'ADN des procaryotes leur confère souvent l'aptitude potentielle à circonvenir les effets des antibiotiques et à se transformer en bactéries résistantes.

Les bactéries guerrières peuvent se déplacer grâce à des flagelles, pénétrer des organes vitaux, détruire des tissus, secréter des poisons (toxines). Elles possèdent des moyens élaborés pour échapper à nos défenses, certaines d'entre elles sont même capables de parasiter nos propres cellules, utilisant celles-ci en abris immunitaires. Beaucoup des agents pathogènes bactériens ont la faculté de produire un manteau si sophistiqué qu'ils se métamorphosent en spores susceptibles de résister des années durant dans le milieu naturel.

Notre propos n'est pas ici d'évoquer la longue liste des bactéries de notre planète, de notre corps, de nos maladies en fonction de leurs propriétés fort diverses (aérobies, anaérobies) de leurs particularités tinctoriales (Gram positives ou négatives) etc. Il existe pour cela des catalogues exhaustifs sur les caractères des différentes familles bactériennes[142]. À l'occasion des épidémies qui seront évoquées plus loin nous envisagerons les spécificités du microbe en cause, spécificités expliquant habituellement la virulence de l'agent pathogène et les troubles qu'il provoque.

3.2. Le Microbe le plus ancien est le Virus.

Notre organisme porterait dix fois plus de virus que de bactéries. En fait la virosphère peut être qualifiée de *terra incognita*. Il existerait $1x10^{10}$ (dix milliards) de types différents de virus[143], ils sont les composants les plus nombreux de la biosphère[144]. Il existerait plus d'un quintillion (10^{30}) de virus sur terre, alignés ils représentent 100 millions d'années-lumière ou 1 000 largeurs de la voie lactée. Autre exemple de la richesse de la virosphère, la mission Tara Océan[145] a recensé $2x10^5$ (200 000) virus différents dans les eaux du globe.

---

142 Il existe des ouvrages simples et complets comme celui de Tony Hart, Paul Shears. Olivier Gaillot (traduction de l'anglais). *Atlas de poche de microbiologie*. Flammarion 1997.

143 Un millilitre d'eau d'un lac contient plus de 200 millions de virus.

144 La taille des virus se situe entre 10 et 400 nm

145 Fondée en 2003 par Agnès Troublé dite agnès b. et présidée par Etienne Bourgois, la Fondation Tara Océan mène une révolution scientifique autour de cet écosystème. Avec ses consortiums scientifiques associés, elle développe une science de l'Océan qui permettra demain de prédire, anticiper et mieux appréhender les risques climatiques et mieux protéger la biodiversité.

Chez l'homme, ainsi que l'a dit un biologiste anglo-saxon : « *notre génome est une jungle peuplée d'animaux étranges* », ces animaux étranges viennent essentiellement des virus. En effet notre génome est riche en vestiges de rétrovirus hérités des ancêtres, son analyse a révélé, entre autres, que 8 à 10 % de sa séquence est d'origine virale[146]. Mais l'histoire des virus commence bien avant celle des humains. Les virus étaient présents sur terre au tout début et la soupe primordiale qui a donné naissance à la vie cellulaire fut vraisemblablement la matrice de la vie virale. Enfin *last but not least* les virus sont à l'origine du placenta[147] car c'est aux virus qu'on devrait, au cours de l'évolution l'apparition des mammifères[148].

Souvent la notion d'Épidémie est, selon une conception syncrétique du phénomène, confondue avec celle de virus. D'ailleurs : « *La notion de virus est communément associée à l'idée de maladie, ce qui reflète l'étymologie du mot latin virus qui signifie poison. En effet, les virus provoquent des pathologies plus ou moins graves chez les organismes dans lesquels ils se développent. On peut donc se demander quelle est leur place dans le monde vivant et à quoi ils servent*[149] ».

Les virus sont des organismes étranges et beaucoup se demandent si, en raison de leurs qualités ils appartiennent au domaine du vivant. Nous dirons ici qu'ils appartiennent à la biologie parce qu'ils possèdent des gènes, se reproduisent, évoluent et sont adaptés à des hôtes, des niches écologiques. Les virus sont des entités dont la taille se mesure en nanomètres (millionième de millimètre), c'est la raison pour laquelle ils sont invisibles au microscope conventionnel mais observables au microscope électronique. Leurs gènes, peu nombreux, sont portés par un ADN ou un ARN (Acide ribonucléique.) en position centrale dans le virus, enveloppé, protégé par une capside laquelle

---

146 Les séquences d'ADN virales sont des vestiges de l'infection, datant de plusieurs millions d'années, des cellules germinales de nos ancêtres primates par des virus appelés « rétrovirus ». La plupart de ces séquences sont inactives : elles ont subi des modifications les rendant incapables de coder pour la moindre protéine.

147 Des gènes d'origine rétrovirale ont été « capturés » au cours de l'évolution. Grâce à la capture fondatrice de ces gènes les mammifères placentaires permirent à l'embryon d'être « toléré » par le système immunitaire de la mère. Ainsi des animaux pondeurs d'œufs (ovipares) sont devenus des animaux placentaires (vivipares).

148 La syncytine est une protéine synthétisée par les rétrovirus, leur permettant de fusionner leur membrane cellulaire avec celle de leur cellule hôte. Une fois dans la cellule, le virus crée un ADN à partir de son ARN grâce à une enzyme particulière, la transcriptase inverse. Cet ADN s'intègre dans celui de la cellule hôte, et permettra la fabrication de nouveaux virus. Chez l'Homme, la syncytine est active lors de l'implantation de l'embryon : ce dernier fabrique la protéine, ce qui entraîne une fusion des cellules. La comparaison des séquences protéiques des syncytines virales et humaines montre une ressemblance à plus de 80 % : il s'agit donc, à l'origine, du même gène. On peut penser que des cellules ont intégré le gène viral, puis que celui-ci a subi au cours du temps des mutations. Cet évènement a été à l'origine du placenta, ce qui a constitué un saut majeur dans l'évolution.

149 p. 289 in Auffray C *et* al. *Dictionnaire de la biologie*. Flammarion. 1998.

peut, selon les cas, être revêtue d'une enveloppe. Un virus, non visible au microscope optique, ultra-filtrable ne peut être cultivé sur des milieux semblables à ceux utilisés pour les bactéries. « *Certains liquides ne peuvent supporter [...] une élévation même légère de température ; il faut alors recourir à la filtration pour ébarber des germes qu'ils contiennent*[150] ». C'est ainsi qu'en 1898 cet ouvrage de technique microbiologique conseillait un nouveau procédé de stérilisation. Le filtre était celui de Chamberland, un pastorien ayant proposé de faire passer l'eau au travers d'une « bougie » de porcelaine poreuse pour la stériliser. À l'usage, on observa alors que le filtre ne retenait pas tous les agents pathogènes, certains étaient ultra-filtrables : les virus.

Les virus sont les organismes biologiques les plus abondants des océans du monde. Les infections virales sont une source substantielle de mortalité pour de nombreux organismes, y compris des planctons autotrophes[151] et hétérotrophes[152] mais leur impact sur l'océan profond et la biosphère benthique est complètement inconnue. La production virale dans les eaux profondes des écosystèmes benthiques du monde est extrêmement élevée et les infections virales sont responsables de 80 % de la production des procaryotes hétérotrophes. La mortalité des procaryotes augmente avec la profondeur de l'eau et au-delà des 1 000 m la presque totalité de la production des procaryotes hétérotrophes est transformée en débris organiques. Les virus jouent un rôle important dans les cycles globaux biogéochimiques, dans le métabolisme en eau profonde et finalement dans l'écosystème de notre biosphère.

Les virus sont donc des « particules » composées d'acide nucléique (de l'ADN ou de l'ARN), de protéines et inconstamment de lipides. Certaines protéines de la surface des virus leur permettent de réaliser un processus essentiel à leur reproduction : la pénétration dans la cellule hôte à l'intérieur de laquelle le matériel génétique du virus sera, à terme recopié et englobé dans un nouveau virus. La reproduction d'un virus peut être fort rapide, généralement moins de vingt-quatre heures, les cycles reproductifs se poursuivent tant qu'il y a des cellules hôtes vivantes pour être parasitées par le virus et dans la mesure où l'immunité de l'hôte ne s'oppose pas à la reproduction virale. Les manifestations pathologiques résultent à la fois des lésions des cellules de l'hôte et des effets collatéraux de la réponse immune.

Les conceptions sur les origines des virus sont forcément spéculatives, les stromatolithes par exemple sont des fossiles bactériens mais il n'existe pas de fossiles viraux. La taille des virus et leur fragilité dans le

---

[150] p. 14 in Besson A. *Technique microbiologique et sérothérapique*. Baillière. 1898.

[151] Un organisme autotrophe génère sa propre matière organique à partir d'éléments minéraux.

[152] Un organisme hétérotrophe est incapable de synthétiser lui-même ses composants et doit avoir recours recourt à des matières organiques exogènes.

milieu extérieur a empêché toute fossilisation, toute préservation. Les modèles possibles d'évolution sont établis à partir de ce que nous savons des virus d'aujourd'hui. Ainsi ont été établis des arbres de parentés entre virus dont la complexité n'est habituellement aisément abordable que par les *aficionados* de ces étranges microbes. Ces arbres phylogéniques existent dans les divers ouvrages de virologie, nous n'envisagerons, à l'occasion des épidémies d'origine virale, que la filiation du virus en cause. En fait, eu égard à la complexité de certains virus, il est pratiquement impossible d'établir de simples ramifications les apparentant ; « l'arbre » évolutif des virus ressemble plus à un enchevêtrement complexe qu'à autre chose. Disons ici que, cela fut suggéré par Patrick Forterre[153], les virus auraient tenu un rôle très important dans l'évolution du génome des procaryotes (et par là des eucaryotes) et que, au cours de l'évolution, l'ADN viral aurait remplacé l'ARN des cellules. Le premier organisme à ADN aurait donc été le virus. Un virus « géant », le mimivirus possède un ADN remarquablement long (pour un virus), il peut synthétiser, seul, des protéines et ressemble en cela aux bactéries. Est-il le descendant d'un virus ancestral ?

À la limite du monde du vivant, le virus doit, pour se reproduire, parasiter une cellule organisée et vivante. Nous pouvons écrire que les virus ne se reproduisent pas, ce sont les cellules les hébergeant qui assurent cette fonction. Suivant la nature chimique de l'acide nucléique porteur des gènes, on distingue les virus à ADN et ceux à ARN. L'acide nucléique peut, suivant les virus ne former qu'une seule chaîne (monocaténaire) ou deux (bicaténaire). L'information génétique (génome) d'un virus est limitée eu égard à la faible quantité d'ADN ou d'ARN présente.

Il y a de bonnes raisons de penser que le monde abrite des millions de variétés de virus que nous ne connaissons pas encore. Seuls sont identifiés ceux qui, en raison de leur dépendance cellulaire, entraînent des manifestations pathologiques chez l'homme, l'animal ou les végétaux. Les maladies virales sont l'expression du conflit entre hôte et virus après l'infection par le virus. Pour se multiplier, le virus doit pénétrer dans l'organisme de sa victime puis à l'intérieur des cellules dudit organisme. Cette ultime pénétration n'est possible que si la cellule hôte possède une serrure, un récepteur, ouvrant la porte au virus. Le tropisme cellulaire de ce dernier dépend des cellules au « bon récepteur ». Ainsi le virus du sida connaît un tropisme pour les lymphocytes T CD4, CD4 étant un des récepteurs cellulaires du virus (avec un autre corécepteur la molécule dite CCR5). Le virus VIH lui-même possède deux glycoprotéines identifiées sous les noms de gp 120 et gp 41. Plus précisément, c'est la molécule gp 120 qui jouant le rôle de « clé » s'associe avec le corécepteur CD4 de la cellule.

---

[153] Patrick Forterre, né en 1949 est un biologiste français. Il a été chef d'unité et professeur à l'Institut Pasteur. Ses recherches ont porté sur les virus et leur place dans l'évolution.

Le fait que les virus se dissimulent dans les cellules explique qu'il est difficile de fabriquer des antiviraux efficaces n'ayant pas ou peu d'effets secondaires. Même lorsque l'on pense être sorti vainqueur d'un conflit avec un virus en raison de la disparition heureuse des symptômes de la maladie, l'éradication de l'agresseur n'est pas toujours certaine. Il est des virus qui persistent, camouflés durant des années chez l'hôte involontaire puis donnent des maladies tardives. Enfin il est une catégorie de virus « nouveaux », on les dits « émergents », ils sont les agents de maladies nouvellement connues et dont le virus en cause a parfois été découvert encore plus tardivement. Parmi les virus connus de fraîche date, ceux tels Ebola, les virus des fièvres hémorragiques ; le virus du Sida ; le Hanta virus ; le virus du syndrome respiratoire aigu sévère, l'herpès virus humain 8, celui de l'hépatite C, celui de la COVID-19. Terminons cette brève revue dédiée aux virus en insistant sur leur extrême abondance dans le monde vivant.

Les virus ont coévolué avec leurs hôtes, cela ne fait aucun doute. Or pratiquement tous les êtres vivants, de la bactérie à l'éléphant en passant par les végétaux, possèdent leur virus et il n'est pas surprenant que les virus existent sous des formes aussi diverses. À chaque étape importante de l'installation de la diversité de la vie sur terre les virus se sont adaptés à leurs nouveaux hôtes. Schématiquement les étapes durant lesquelles les virus s'adaptèrent furent : il y a environ 4 milliards d'années l'apparition de la vie à partir d'une « soupe primitive » ou ailleurs, puis depuis 3,5 milliards d'années la survenue des bactéries suivies il y a 1 milliard d'années les végétaux et les moisissures, il y a 700 millions d'années les insectes et les arthropodes, il y a 350 millions d'années les vertébrés et les organismes sortant des océans pour vivre sur le sol et respirer l'air atmosphérique.

3.3. Un autre Microbe est le Parasite.

« *Le parasitisme qualifie des situations où un organisme se développe aux dépens d'un autre. Il s'oppose au commensalisme, où l'un des organismes profite de l'existence de l'autre sans ne lui nuire ni l'avantager, et à la symbiose, où chacun des organismes tire avantage de la coexistence*[154] ». Les parasites sont le troisième type de « microbes » successibles de provoquer des épidémies. Le parasitisme (du grec *para* : à côté et *sitos* : blé, pain) est une relation biologique dont l'un (le parasite) tire profit (en se nourrissant, en s'abritant ou en se reproduisant) aux dépens de l'hôte. À cette description nous pouvons associer celle selon laquelle le parasitisme est une relation écologique entre deux organismes différents dont un, nommé

[154] p. 207 in Auffray C *et* al. *Dictionnaire de la biologie*. Flammarion. 1998

parasite, est physiologiquement et métaboliquement dépendant de l'autre organisme nommé hôte. Lorsque l'hôte est fortement parasité, les conséquences peuvent être extrêmement délétères, voire mortelles. Habituellement les facultés reproductrices des parasites dépassent celles de l'hôte, ils sont également de plus petite taille et les génomes peuvent être complémentaires. Ce sont les ressources de l'hôte (métabolisme, taille, homéostasie etc.) qui constituent la niche du parasite, niche qui se modifie au cours du cycle parasitaire (moustique puis homme par exemple). Les parasites peuvent, en termes de coévolution fortement influencer le génome de l'espèce hôte, ceci est particulièrement vrai pour le paludisme. Les parasites dont les propriétés générales seront abordées ci-dessous sont donc des organismes vivants au dépend d'un hôte ; nous conserverons en cela une définition « médicale » du parasitisme, laissant de côté le choix que font certains auteurs, particulièrement dans la littérature anglo-saxonne, qui assimilent aux parasites pratiquement tous les agents infectieux.

L'homme est apparu sur terre depuis peu de temps comparativement aux bactéries et, tout l'incite à penser, bien après les virus qui ont probablement précédé les bactéries. Le bref séjour de l'homme sur notre planète lui a néanmoins laissé le temps d'acquérir environ 300 espèces différentes de vers et 70 espèces de protozoaires. Tous ne sont pas des parasites habituels mais presque une centaine sont relativement communs. Ceux responsables des maladies parasitaires graves sont encore moins nombreux mais ce sont eux qui ont le plus intéressé les chercheurs et les thérapeutes. En raison des niches écologiques des parasites les plus « fameux » en termes de pathologie humaine, niches présentes le plus souvent dans les zones tropicales, la parasitologie est souvent associée à la médecine tropicale.

Les premiers documents écrits relatant des infections certainement de nature parasitaire proviennent de médecins égyptiens et datant de 3 000 ans à 400 années avant J.-C. Plus tard, les médecins grecs, dont Hippocrate, décrivirent, entre - 800 et - 300 des « fièvres » dues à des parasites. On retrouve de telles observations dans le *Corpus Hippocratorum* d'Hippocrate. Des médecins d'autres cultures, d'autres civilisations contribuèrent également aux observations fort utiles aujourd'hui et qui précédèrent également l'ère chrétienne : les Chinois, entre 3 000 et 300, les Indiens entre 2 500 et 200, les Romains entre 700 avant J.-C. et 400. Les médecins arabes dont Rhazès (850-923) et Avicenne (980-1037) contribuèrent plus tardivement à la connaissance des maladies parasitaires.

La vie parasitaire est finalement fort commune, la grande majorité des espèces vivantes possède des parasites et la moitié des espèces vivantes est constituée de parasites. Parmi les agents parasitaires en cause dans les grandes endémies humaines on trouve le paludisme, la trypanosomiase, la bilharziose, l'onchocercose. Le plasmodium du paludisme et le trypanosome de la maladie du sommeil sont des protozoaires c'est-à-dire des êtres vivants formés d'une seule cellule, telle une bactérie, mais de taille beaucoup plus grande et avec un noyau. La bilharziose et l'onchocercose sont dues à des vers (helminthes). La bilharziose est provoquée par des schistosomes, l'onchocercose est plus connue sous le nom de cécité des rivières. Pour un néophyte, les noms des parasites, des maladies qu'ils provoquent peuvent paraître austères, voire rébarbatifs. Disons simplement que ces agents infectieux connaissent durant leur cycle de vie la nécessité d'être hébergés par l'homme. La cohabitation se fait alors aux dépens du parasité. L'abord des problèmes posés par des endémies tel le paludisme nous permettra de découvrir plus précisément les pérégrinations de parasites chez et hors de leurs hôtes ainsi que les troubles qu'ils provoquent lors de leur « voyage » dans un organisme humain lorsque ces intrus s'y installent. En somme nous pouvons classer simplement les parasites en ectoparasites, présents à « l'extérieur » de l'hôte (parasites cutanés par exemple), les mésoparasites installés dans une cavité naturelle (vagin), les endoparasites localisés dans les tissus (muscles), le sang. Les virus qui pénètrent les cellules sont considérés assez habituellement ainsi que des parasites cellulaires obligatoires.

La vie d'un parasite suit un cycle, lequel cycle est particulier à chaque parasite. La transmission peut être horizontale ou verticale et n'implique pas forcément, selon le moment du cycle et l'hôte, une prolifération parasitaire chez l'hôte. Il y a pour chaque hôte rencontré dans un cycle des processus d'adaptation et d'évolution qui se sont mis en place. Avec pour chacun des avantages et des contraintes de compensation, le tout s'intégrant dans le modèle général de la coévolution et de la reine rouge. Lorsque le parasite « n'utilise » qu'un seul hôte, on parle de cycle monoxène, la nécessité de plusieurs hôtes pour la réalisation d'un cycle parasitaire caractérise les cycles hétéroxènes.

Les parasites possèdent des moyens biologiques très élaborés pour échapper au système immunitaire de l'hôte. Ils sont nombreux à circonvenir l'immunité et à ne pas paraître affectés par les moyens de défense de l'hôte. Les stratégies mises en œuvre correspondent à la définition générale d'évasion immunitaire au cours de laquelle un parasite peut se camoufler en absorbant à sa surface des protéines de l'hôte, en synthétisant des protéines ressemblant à celles de l'hôte ou en ne produisant plus d'antigène de surface, en provoquant une dépression de la réponse immunitaire etc.

3.4. Les étranges Prions.

Pasteur et Koch initièrent la formidable ère de la découverte du monde des microbes ; ils se colletèrent avec des bactéries pathogènes qu'ils purent voir et cultiver ; ils purent faire obstacle à la progression de virus dont ils n'avaient que les preuves indirectes de leur existence, ce fut le cas pour la rage. Les deux hommes explorèrent intellectuellement, techniquement et en termes de thérapie la microbiologie dont ils furent les auteurs et les soutiens. Avec la découverte des prions, Prusiner ouvrit une ère nouvelle dans la connaissance des maladies transmissibles.

Au tout début du XXᵉ siècle, on constata en Papoua Nouvelle-Guinée, l'apparition d'une maladie jusqu'alors inconnue, le kuru. On ne se préoccupa de l'étrange pathologie que plus tard. L'histoire de la découverte, de l'origine et de la nature de l'agent pathogène de ce que les Papous nommaient la « mort riante » est extraordinaire.

« *Dans les hautes terres de l'est de la Nouvelle-Guinée les soudains et maniaques éclats de rire traversèrent les parois de nombreuses huttes végétales, cylindriques, sans fenêtres ; l'écho se répandit à travers la jungle. Parfois à la place du rire rugissant, il pouvait y avoir un gloussement. Quand un homme de la tribu jeta un regard dans une de ces huttes, il ne vit aucune raison d'être gai, le rieur gisait, malade, épuisé de s'être esclaffé, la face alors sans expression. Il n'avait pas la notion d'avoir ri, ce pourquoi il était seul. La tribu des Fore de Nouvelle-Guinée souffrait d'un mal mortel. C'était le kuru, la mort riante*[155] ».

Le médecin australien qui décrivit la maladie au milieu du XXᵉ siècle ne trouva aucune explication aux troubles qu'il observa mais en fit une description impressionnante. La maladie se caractérisait par des tremblements, une incoordination, l'apparition d'une démence ; tous troubles s'aggravant inéluctablement et conduisant à la mort. Les femmes et les enfants étaient plus souvent atteints que les hommes. À la fin des années cinquante, Carleton Gajdusek consacra des années de sa vie de chercheur à l'étude de l'étrange affection. Il comprit que la mort de 200 personnes l'an, dans la tribu des Fore où il s'installa, était liée à la pratique de l'anthropophagie. Pour honorer leurs morts, les Fore les consommaient en barbecues funéraires. La tradition aurait débuté à la fin du XIXᵉ siècle et se serait maintenue jusque dans les années 1950 lorsque des colons européens l'ont fait cesser. Ce sont les membres de la famille qui pratiquaient le funeste repas durant lequel les hommes se distribuaient les muscles alors qu'on laissait aux femmes et aux

[155] Klitzman R. *The trembling moutain. A personal account of Kuru, cannibals and mad cow disease.* Plenum Trade. New York 1998.

enfants, le cerveau. Jamais ces humains vivant à l'âge de pierre ne saisirent la relation entre l'absorption de sujets malades et leur propre atteinte en raison du long délai séparant la cause de la maladie des manifestations de cette dernière. Gajdusek crut qu'un virus aux effets délétères tardifs, un virus lent, causait les lésions du cerveau, lui donnant l'aspect de fromage de gruyère. Nous savons aujourd'hui que le kuru est une maladie à prions. Les prions (*protéinaceous infectious particles*) sont des protéines infectieuses découvertes et ainsi nommées par Stanley Prusiner. Dans son article primordial, le chercheur hétérodoxe et longtemps contesté écrivit : « *Étant donné que les caractéristiques dominantes de l'agent responsable de la tremblante du mouton ressemblent à celles d'une protéine, on peut introduire un acronyme traduisant cette particularité. Je suggère de remplacer les termes « virus non conventionnels » ou « pseudo virus lents » par le mot prion. Les prions sont des petites particules protéiques infectieuses résistantes à l'inactivation par toutes les méthodes qui permettent de modifier les acides nucléiques* ».

Prusiner mit le feu aux poudres. Iconoclaste, il décrivait un agent infectieux dépourvu d'ADN et d'ARN, molécules fondamentales de la génétique. Cerise sur le gâteau de la provocation la protéine prion était l'expression anormale (PrPsc) d'une protéine normale du cerveau (PrP) codé chez l'homme par un gène du vingtième chromosome. L'accumulation de la protéine anormale dans le système nerveux central provoque les dégâts de l'encéphalite spongiforme qui porte des noms différents suivant les espèces atteintes et les manifestations cliniques.

3.5. Le Microbe mute et voyage en vecteurs.

Les microbes ont la déplaisante habitude de muter. Il en est ainsi du virus de la grippe[156] qui, semblablement aux femmes coquettes, chaque hiver change de manteau, du coronavirus[157] qui a muté et mutera encore, le VIH qui infecte et tue les cellules immunitaires est un champion des mutations qui lui confèrent d'importantes capacités d'adaptation. En général l'association de mutations chez un virus aboutit à la production de ce qui est nommé un variant. L'analyse du virus chez les patients indique l'existence d'une grande disparité des variants viraux, chaque patient étant infecté par un variant différent et chez un même patient plusieurs souches virales peuvent coexister. L'extraordinaire variabilité du VIH est liée à son cycle de réplication très rapide (à un milliard de virions peuvent être produits chaque jour). Le SARS-

[156] Chaque année la grippe saisonnière faite 4 000 à 10 000 morts en France.
[157] SARS et MERS.

CoV-2 a produit de nombreux variants dont les mieux connus sont : Alpha (identifié en Grande-Bretagne), Bêta (identifié en Afrique du Sud), Delta (identifié en Inde) et omicron (identifié en novembre 2021 en Afrique du Sud). Omicron, dernier né de la famille COVID-19, est considéré moins dangereux mais plus contagieux que le variant delta. Les apparitions de variants ne s'arrêtent pas là, par exemple les virologues chinois ont annoncé en janvier 2023 la découverte d'un sous-variant d'omicron nommé XBB.1.5 lequel est décrit comme extrêmement transmissible.

Les vecteurs sont des organismes vivants responsables de transmission de maladies infectieuses d'un hôte à un autre, ils sont capables de communiquer de façon passive ou active un microbe. Il s'agit souvent d'insectes hématophages dont la distribution géographique et le développement sont liés au climat. Avec les insectes, de nombreuses autres espèces animales jouent le rôle de « transporteurs » d'agents pathogènes. Parmi elles des oiseaux (canard, poulet et grippe), des mammifères (renard, chauve-souris pour la rage), des mollusques (moules et hépatites). Le paragraphe consacré aux animaux vecteurs de maladies pourrait être fort long. Pour ce qui est des insectes, nous n'envisagerons ci-dessous, de la façon la plus concise, que les insectes en cause dans les épidémies et les pandémies.

En 1934, Hans Zinsser, un scientifique talentueux, visionnaire et cultivé, ce qui n'est pas du plus commun, publia un ouvrage remarquable : « *Rats, Lice and History* ». Zinsser établissait clairement les relations entre épidémies et histoire. En abordant ces quelques lignes consacrées aux « vecteurs », on notera sans étonnement que dans le titre, face à l'histoire, ce sont deux espèces, un réservoir (le rat) et un vecteur (la puce) qui sont cités en tant que protagonistes principaux des relations entre épidémies et histoire de l'humanité[158]. Ainsi que les microbes, les vecteurs exercent une influence sur les comportements humains. Il s'agit là d'une question fort importante. Il suffit de noter ici que le microbe peut utiliser le comportement de l'hôte pour favoriser son infection (comportement sexuel, habitudes alimentaires par exemple), il peut également modifier le comportement de l'hôte pour favoriser sa dissémination en provoquant de la toux, de la diarrhée etc. Un vecteur peut « manipuler » son hôte.

Les vecteurs réservoirs et transporteurs.

En pratique courante sont nommés vecteurs les invertébrés, habituellement les arthropodes auxquels on associe les transporteurs, les

[158] Zinsser H. *Rats, lice and history. A chronicle of pestilence and plagues*. Black Dog & Leventhal. 1963.

fomites (objets inanimés porteurs de contagion) et les espèces animales transportant le microbe à partir d'un réservoir. Un réservoir est une « source » à partir de laquelle des microbes peuvent être disséminés (par exemple la souris *deer mouse* réservoir du Hanta virus).

Les vecteurs qui nous intéressent ici seront abordés de façon plus détaillée dans le cadre des maladies qu'ils transportent. Parmi les épidémies majeures, la puce possède une solide réputation de vecteur de la peste, elle partage cette la fonction de vecteur avec le pou. Les tiques répandent d'autres épidémies majeures dont la maladie de Lyme, la fièvre des montagnes rocheuses, certaines formes de typhus. Les moustiques demeurent les plus nombreux et ceux qui répandent le plus d'épidémies dont le paludisme, la fièvre jaune, la dengue, la maladie du virus West Nile, parmi les plus importantes. Les phlébotomes transmettent la leishmaniose ; la glossine (mouche tsé-tsé) est tristement fameuse pour communiquer la maladie du sommeil (trypanosomiase). La maladie de Chagas, une autre trypanosomiase, est transmise par les triatomes, des punaises hématophages. Les rongeurs, enfin, transmettant directement ou indirectement, certes la peste mais aussi le virus Hanta, la fièvre de Lassa, la leishmaniose, la leptospirose.

Les plus communs des vecteurs d'épidémies chez l'homme sont les moustiques et les tiques, transporteurs de bactéries, de virus ou de parasites. À ces invertébrés, on associe, bien qu'ils ne correspondent pas à la définition de vecteur, les fomites et les rongeurs transportant le microbe à partir d'un réservoir. Jusque dans les années quatre-vingt la lutte contre les vecteurs avait laissé espérer une régression importante (voire une éradication) d'épidémies telles la dengue et le paludisme. Malheureusement après le temps de l'espoir, nous connaissons maintenant celui du retour de ces affections et de l'embellie d'autres, par exemple la Fièvre du Nil Occidental plus connue, même par les francophones, sous le nom de maladie à West-Nile virus. La récente épidémie de chikungunya à la réunion illustre également l'embrasement épidémique par des microbes véhiculés par des vecteurs. On a particulièrement étudié l'extension des maladies associées à des vecteurs qui restèrent longtemps dans des territoires relativement restreints. Leur « mondialisation » actuelle est, on s'en serait douté, d'origine anthropique. Les populations américaines ont été frappées par l'arrivée du virus West-Nile à New-York (responsable de la Fièvre du Nil Occidental) tout comme la survenue de la maladie de Lyme avait frappé les esprits lors de son apparition dans la ville éponyme.

Les vecteurs sont souvent des insectes hématophages, qui, lors d'un repas sanguin, ingèrent des microbes pathogènes présents chez un hôte infecté, pour les réinjecter à l'occasion de leur repas suivant chez un nouvel hôte indemne. La distribution géographique et le taux de développement des vecteurs dépendent du climat. Les modifications du climat, en fait le réchauffement de la terre, favorise l'émergence de maladies entre autres choses en modifiant l'activité métabolique des vecteurs[159]. L'augmentation de la température s'accompagne d'une intensification du métabolisme du vecteur donc la production des œufs, du nombre de repas sanguins etc. Le moustique fait partie des animaux les plus dangereux pour l'homme, puisqu'il transmet un nombre important de maladies dont la mortalité peut être élevée[160]. *Aedes* (moustique tigre) transmet le Chikungunya[161], la dengue, la fièvre de la Vallée du Rift, la fièvre jaune, le virus Zika. Les *Anopheles* transportent le paludisme. Les *Culex, l'*encéphalite japonaise et la fièvre à virus de la fièvre du Nil occidental[162] (West Nile). À l'heure actuelle, en raison des performances des moustiques, il est estimé que 4 milliards d'individus sont à risque d'infection par la dengue dans 128 pays et la moitié de la population mondiale est à risque d'infection par le paludisme.

Parmi les autres vecteurs, certains sont connus pour des raisons historiques c'est le cas du couple rat et puce à propos de la peste[163]. Le pou vecteur du typhus, les oiseaux vecteurs de la grippe, d'autres font l'actualité, ce sont les chauve-souris[164] à propos d'Ebola et du SARS-Cov-2[165].

On appelle réservoir une espèce animale pouvant abriter un agent infectieux sans être affectée mais étant susceptible de contaminer d'autres espèces. Les espèces réservoirs sont nombreuses citons par exemple les

---

[159] *Ibid.*

[160] Une des conséquences probablement les plus visibles du réchauffement climatique est l'expansion des gîtes propices en Europe qui devient de plus en plus accueillante pour les populations de moustiques. Au cours des dernières décennies, *Aedes albopictus* (le moustique tigre) s'est propagé de l'Asie à l'Afrique puis aux Amériques et à l'Europe, aidé en cela par le commerce international. En France on a constaté la présence du moustique tigre dans 34 communes du Rhône en 2018 contre 17 en 2017. La forte progression pour toute la région Auvergne-Rhône-Alpes s'explique par le fait que Lyon et le département du Rhône représentent la plus forte densité de population et que le moustique tigre est urbain. Sédentaire, il ne se déplace jamais de plus de 100 à 150 mètres autour de son lieu de naissance. Nous sommes piqués par les moustiques qui sont les hôtes de nos domiciles, de nos jardins où nous conservons nos écuelles de pots de fleurs remplies d'une eau où le moustique peut pondre.

[161] Une épidémie de Chikungunya touche La Réunion entre le début de l'année 2005 et le milieu de l'année 2006, affectant près de 40 % de la population. Apparu en juillet 2004 aux Comores, le Chikungunya est une maladie virale transmise par les espèces de moustiques du genre *Aedes.*

[162] Le virus West Nile serait responsable de la mort d'Alexandre le grand. D'après le récit de Plutarque in *Vies parallèles*. Flammarion. 1995.

[163] Il faut attendre 1894 et la troisième pandémie apparue en Chine, pour que le pasteurien Alexandre Yersin identifie à Hong Kong non seulement le germe responsable qui porte désormais son nom, *Yersinia pestis*, mais aussi le rôle des rats dans la propagation de la peste. Quatre ans plus tard, un autre pasteurien, Paul-Louis Simond, découvre l'importance des puces comme vecteurs de transmission de la maladie, tant entre les rongeurs, que des rongeurs à l'homme. En quatre ans, ces deux découvertes majeures détruisent un mythe. Enfin, les hommes sont susceptibles d'apporter une réponse à cette maladie millénaire.

[164] Dobson AP. *What Links Bats to Emerging Infectious Diseases?* 2005; 310: 628-9.

[165] Réalités Biomédicales 10 février 2020 : *Les chauves-souris chinoises, réservoirs de coronavirus émergents*

oiseaux, particulièrement les canards réservoirs de la grippe. Le singe[166] abritant le virus de la fièvre oropouche, du sida, de la fièvre jaune (avec complicité du moustique), du virus de la Kyasanur Forest Disease, d'Ebola, enfin le porc-épic, le rat, l'écureuil, la souris, la musaraigne. Le bestiaire des réservoirs de microbe comprend aussi la civette hébergeant le SARS-CoV-1, le dromadaire réservoir du virus du MERS, le pangolin celui du SARS-CoV-2, le furet hôte de la grippe, la souris gite du virus Hanta. Le blaireau en Irlande est un véhicule de tuberculose bovine, enfin l'animal semblant détenir le record des gîtes viraux est la chauve-souris[167] qui recueille sans difficulté pour elle les virus Hendra et Nipah, celui de la rage, le virus Ebola, celui de la fièvre de Marburg et du SARS-CoV-2[168]. Peut-être n'est-il pas judicieux d'accabler les chauves-souris, animaux exceptionnels que des peuplades respectent et admirent. Certains humains utilisent le seul mammifère volant - considéré par d'autres pareillement à un émissaire diabolique – pour ses vertus thérapeutiques ou en tant qu'apport alimentaire de choix. Peut-être un jour rendrons nous justice à la chauve-souris, lui ôtant le marqueur infamant de souche à virus pour utiliser sa collaboration, situation qu'envisagent Frédéric et Antoine Laugrand : « *C'est aux humains de comprendre qu'en se positionnant à l'extrémité de la chaîne trophique comme des prédateurs capables de dominer « la nature » sur toutes les surfaces de la planète, ils ont oublié de faire attention à tous ceux qui l'environnent et le nourrissent. Ils négligent le pouvoir des plus petits, ces microorganismes à l'origine de la vie. Or, comme les biologistes marins le savent mieux que d'autres, les virus s'attaquent souvent aux plus forts d'un écosystème. Les chauves-souris, ces yeux de la nuit [...] nous font voir cette réalité qui nous attend si nous ne nous arrêtons pas*[169]. »

À propos du virus SARS-Cov-2 les observations réalisées durant la pandémie, pandémie dont nous ne savons encore pas tout, révèlent la présence du virus chez de nombreux animaux dont les félins (chat, tigre, lion), chez le renard, chez les chiens et nous savons que le virus ayant contaminé les élevages de vison[170] a été la cause de l'euthanasie milliers de ces animaux. Plus récemment, en octobre 2022, 694 survenues chez l'animal de SRAS-CoV-2 ont été signalées à l'Organisation Mondiale de la Santé Animale. Les animaux concernés sont des marmousets, lynx, chats, écureuils, chiens,

---

[166] Bermejo M *et al. Ebola Outbreak Killed 5000 Gorillas*. Science. 2006; 314: 1564.

[167] La chauve-souris, extraordinaire mammifère volant, rassemble 1 400 espèces soit 20 % des mammifères mondiaux. Sa capacité à héberger des virus fait qu'avec humour certains considèrent que l'acronyme de chauve-souris est « souche à virus ».

[168] Li W *et al. Bats Are Natural Reservoirs of SARS-like Coronavirus*. Science. 2005; 310: 676-9.

[169] Laugrand F, Laugrand A. *La leçon anthropologique des chauves-souris. Ou la crise du Covid-19 vue à l'envers*. La vie des idées. 7 avril 2020.

[170] Bas B, Munnink O *et al. Transmission of SARS-CoV-2 on mink farms between humans and mink and back to humans*. Science. 2021; 371: 172-7.

gorilles, hamsters, hippopotames, lions, mandrills, visons, mulets, loutres, furets, renards, léopards, coatis, hyènes et daims.

Le vecteur humain.

Un vecteur particulier que nous avons tendance à omettre est l'humain, aussi l'épidémie de COVID-19 est tout à fait remarquable en nous faisant réaliser combien nos semblables peuvent être dangereux[171].

Le porteur de l'agent pathogène peut se présenter de différentes façons : (a) comme un malade dont l'affection est déclarée, (b) en tant que sujet en période d'incubation dont l'infection demeure sans signe de sa maladie à venir, ou (c) demeurer un porteur sain voire parfois en tant qu'individu considéré guéri.

Lors de la pandémie de COVID-19 il fut pertinent de porter un masque, pertinent pour soi et pour les autres car le virus présent de façon occulte dans sa sphère oto-rhino-laryngologique d'un sujet devenu vecteur pouvait être transmis par les gouttelettes respiratoires, les particules de Flügge[172] enfermant le virus.

Citons entre autres exemples d'humain-vecteur ce cas de transmission d'Ebola par un homme guérit cinq ans plus tôt de la terrible maladie. Il était en effet connu que le virus Ebola pouvait persister chez un individu et initier une nouvelle émergence durant l'année qui suit la guérison mais non cinq ans plus tard. Pourtant au cours de cet événement survenu en Guinée des études génomiques montrent que le virus Ebola en cause, demeuré « dormant » chez un survivant de l'épidémie de 2013 en Afrique de l'ouest fut impliqué dans une nouvelle épidémie débutant en janvier 2021 en Guinée[173]. Le fait n'est pas surprenant car il est connu que le virus de la fièvre de Marburg peut être transmis sexuellement. Dans le contexte des pandémies, la conjonction permanente de l'espèce humaine et du pathogène ne doit pas nous égarer : *Homo homini lupus est*, le loup pour l'homme est l'homme. Nous avons écrit la responsabilité de la puce et du rat dans la peste humaine mais, à l'exemple de la peste pulmonaire à transmission interhumaine, ça n'est pas le cas[174]. Ce sont les comportements humains qui sont le plus souvent en

---

[171] Offord C. *Like the flu, COVID-19 is spread primarily via respiratory droplets*. The Scientist. 2020: 29.

[172] Carl Flügge fut un bactériologiste allemand.

[173] Kupferschmidt K. *Ebola virus may lurk in survivors for many years*. Science. 2021; 371: 1188.

[174] Dans ce cas précis, le seul vecteur de transmission est l'homme. À propos de la peste, Jean de Venette (un chroniqueur du XIVe siècle) nous laisse entendre une contagion interhumaine lorsqu'il évoque la promptitude des décès dus à la peste : « *ils n'étaient malades que 2 ou 3*

cause dans la marche de l'Épidémie, c'est-à-dire, rappelons-le, la diffusion des micro-organismes pathogènes et non pas seulement leurs survenances.

4. Le système immunitaire : la résilience individuelle et la Démorésilience[175,176].

Historiquement, le terme résilience (exprimé en Joules par centimètre carré) a été utilisé pour qualifier la résistance des métaux évaluée en fonction de l'énergie nécessaire à la rupture d'une pièce étalonnée[177]. Le mot résilience ne fut donc pas utilisé dans le champ de la psychologie qui l'a rendu célèbre ; il fut employé d'abord dans l'industrie puis en zoologie pour évaluer les capacités reproductives d'espèces animales. Le concept de résilience, s'il a pour origine la physique des matériaux a été, dès 1973, appliqué à d'autres champs des sciences, par exemple l'écologiste canadien Crawford Stanley Holling avait défini la résilience ainsi que : « *The capacity of a system to absorb and utilize or even benefit from perturbations and changes that attain it, and so to persist without a qualitative change in the system's structure*[178] ».

Le mot résilience de la mécanique physique, qui par certains côtés est, selon Holling cité ci-dessus, synonyme de ténacité, fut utilisé par Emmy Werner[179] pour qualifier la capacité de certains enfants à lutter contre le stress de situations familiales difficiles[180]. C'est sans doute la raison pour laquelle l'expression résilience désigne les qualités morales, les vertus de celui ou celle qui ne se laisse pas abattre. Le vocable résilience fut parfois mentionné en

---

jours ». La rapidité avec laquelle elle tuait sous cette forme de contamination peut expliquer la rareté des cas de peste bubonique et le nombre des pestes pulmonaires au cours d'une même épidémie.

[175] Gualde N. *L'épidémie et la démorésilience. La résistance des populations aux épidémies*. L'Harmattan. 2011.

[176] Gualde N. *Epidemics, demoresilience and sustainable development*. 4th One-Health course. Institut Pasteur. Paris. 4-20 April 2016.

[177] Barralis J, Maeder G. *Précis de métallurgie*. Afnor. Nathan. 1991.

[178] Holling, C.S. 1973. *Resilience and Stability of Ecological Systems*. Annual Review of Ecology and Systematics 4:1-23. (La capacité pour un système d'absorber et éventuellement de bénéficier des perturbations et des changements qui l'atteignent et ainsi, de persister sans changement qualitatif dans ses structures.) (Traduction N. Gualde).

[179] Née en 1929, Emmy Werner est une psychologue américaine à l'origine du concept de résilience en psychologie. Dès 1955 elle étudia le devenir de 698 nouveau-nés hawaïens de familles en difficultés (pauvreté, alcoolisme, violence, sévices, etc.). Elle observa qu'à l'âge de dix ans, les enfants rencontraient des problèmes d'apprentissage auxquels succédaient des faits de délinquance. Néanmoins, plus du tiers des enfants à haut risque arrivèrent à l'âge adulte sans problème particulier. Ces enfants avaient su tirer avantage des occasions apportées par les circonstances pour s'améliorer.

[180] Werner EE. *Children of the garden island*. Scientific American. 1989; 260: 106-11.

littérature, par exemple par André Maurois : « *Dans ce deuil, une fois encore, elle étonna ses amis par son immédiate résilience*[181] ».

Dans le cas de nos relations avec les microbes, la résilience est un état dont le degré d'activité varie selon la virulence du microbe. La démorésilience ou immunité collective, représente pour le corps social une immunocompétence collective issue de la fédération de la réponse immunitaire de chaque corps individuel. Leigh Van Valen nous avait dit : « *La composante la plus importante de la niche écologique d'une espèce est tout simplement constituée par les espèces vivant au même endroit*[182] ».

Parmi ces espèces, les microbes promoteurs de la démorésilience c'est-à-dire du fait que les groupes humains peuvent se défendre avec plus ou moins de succès contre l'Épidémie. La démorésilience est de nature biologique, associée à une composante culturelle, elle ne peut se comprendre sans avoir envisagé comment fonctionne la résilience biologique au niveau individuel.

La démorésilience est synonyme d'immunité collective ou d'immunité des populations[183], un concept proposé en 1994[184] ; elle représente pour un groupe l'immunocompétence collective issue de la fédération de la réponse immunitaire de chaque individu. La somme des réponses individuelles exprime le statut immunologique de la population vis-à-vis d'un agent pathogène donné. Le rapport entre sujets résistants et sensibles permet d'évaluer la démorésilience vis-à-vis d'une pathologie transmissible[185] ; plus une population comporte des individus répondeurs à l'agression, meilleure est sa démorésilience. En fait nos rapports avec les microbes sont fort anciens et demeureront éternels. Nos ancêtres *Homo abilis* et *Homo erectus* se

---

[181] Maurois A. 1952. *Lélia ou la vie de George Sand.*

[182] Van Valen L. *A new evolutionary law*. Evolutionary Theory. 1973; 1: 1-30.

[183] Le terme fut appliqué en mécanique physique pour désigner la résistance d'un matériau au choc. Par analogie, il fut utilisé pour qualifier la capacité de certains enfants à lutter contre le stress de situations familiales difficiles. La notion de résistance associée à résilience s'accorde également aux qualités que confère l'immunité.

[184] Gualde N. *Immunité-humanité. Essai d'immunologie des populations*. L'Harmattan. 1994.

[185] L'immunité naturelle des populations est modulée par les biotechnologies affectant la machinerie immunitaire. Cette modulation peut soit conforter l'immunité des populations (vaccinations, immunostimulants) soit l'altérer (traitements immunodépresseurs). Parfois des mesures sanitaires *a priori* louables ont eu, en termes d'immunité des populations, des conséquences imprévues et défavorables. Au XIXe siècle, aux États–Unis d'Amérique on mit en place la « *Great Sanitation Revolution* » (Grande Révolution Hygiénique) qui freina la transmission fœco-orale de l'hépatite A. Les formes mineures de cette hépatite disparurent chez l'enfant, mais on observa une recrudescence des formes graves, voire mortelles de l'adulte. Les mêmes mesures firent obstacle au passage précoce du virus de la poliomyélite chez des enfants encore sous la protection passive des anticorps maternels ayant traversé le placenta. Les contacts plus tardifs chez des enfants alors dépourvus du don immunitaire de leur mère ont favorisé la survenue de maladies aux formes paralysantes. *A contrario*, la vaccination de masse contre la variole a permis l'éradication de la maladie.

confrontèrent probablement déjà aux agents pathogènes car ces hominidés n'étaient, somme toute, que des intrus dans un monde de micro-organismes très nombreux[186]. Rappelons qu'en 3 milliards d'années d'existence, le monde microbien conquit la plupart des milieux naturels terrestres où il parvint à se développer dans des conditions physico-chimiques parfois fort contraignantes. Notre planète est celle de microorganismes[187] dont la dispersion dans le monde vivant est tout simplement fascinante[188].

La démorésilience à la peste noire, épouvantable pandémie qui a laissé un souvenir ineffaçable dans l'humanité a, par le pouvoir de la sélection des individus les plus résistants au germe *Y. pestis* favorisé la présence de gènes du système immunitaire rendant les groupes humains plus résistants à la peste mais hélas plus exposés aux maladies auto-immunes. C'est ce qu'a constaté, au terme d'un long travail, Jennifer Klunk associée à d'autres chercheurs : « *Pour identifier les loci*[189] *qui ont pu être soumis à une sélection pendant la Mort Noire, nous avons caractérisé la variation génétique autour des gènes liés au système immunitaire de 206 extraits d'ADN anciens, provenant de deux populations européennes différentes avant, pendant et après la Mort Noire. Nous montrons que les variants protecteurs « chevauchent » des allèles qui sont aujourd'hui associés à une susceptibilité accrue aux maladies auto-immunes, fournissant des preuves empiriques du rôle joué par les pandémies passées dans le façonnement de la susceptibilité actuelle aux maladies.* »

Ce travail scientifique épatant démontre combien la réponse de la démorésilience biologique vis-à-vis de la peste a, selon un modèle darwinien de sélection des plus aptes à résister à la maladie, contribué à façonner un groupe humain nouveau, mieux préparé à se confronter à la peste.

Un état de démorésilience est issu de la cohabitation[190] et lorsque cette cohabitation se prolonge, de la coévolution entre *Homo sapiens* et le

---

[186] Les stromatolithes, les plus anciens fossiles, sont formés de bactéries et d'algues datant de plus de 3,5 milliards d'années. Ils témoignent du rôle qu'ont joué des micro-organismes dans l'évolution de notre planète et dans la constitution de l'environnement terrestre.

[187] On peut dénombrer régulièrement jusqu'à $1x10^9$ (un milliard) bactéries par gramme de sol commun. Jaeger J-J. « *La terre avant les hommes* » p 31 in *Aux origines de l'humanité. De l'apparition de la vie à l'homme moderne.* Coppens Y, Picq P (Éditeurs). Fayard. 2001.

[188] Finlay BJ. *Global dispersal of free-living microbial eukaryote species*. Science. 2002; 296: 1061-3.

[189] Un locus (au pluriel loci) indique la position d'un gène sur un chromosome.

[190] Déjà, en 1923, dans son édition du 8 juillet le New York Times publiait, sous la signature de William H. Park alors Directeur des laboratoires du Département de la Santé de la ville de New Yok un article intitulé « *Doctor Says Steady Contact with Germs Makes City Dwellers Immune to Disease* » (Le médecin dit que le contact constant avec les germes rend le citadin immun à la maladie) : « *Les passagers du métro respirent tant de germes nombreux que leur système s'habitue à eux. [...] Les germes voyageant de domicile en domicile perdent une partie*

microbe, ce que nous pouvons appeler démorésilience naturelle, et de la correction culturelle, anthropique de la démorésilience naturelle. Bien entendu, démorésilience naturelle et culturelle peuvent combiner leurs effets bénéfiques. La démorésilience signifie donc dans un groupe humain, une communauté, un nombre d'individus résilients au microbe suffisamment important pour empêcher la marche de l'Épidémie[191]. La démorésilience au microbe décrit l'état de résistance à un agent pathogène[192] d'une population, d'un corps social, plus précisément un groupe humain pour ce qui nous intéresse, sachant que des états de démorésilience existent chez les espèces animales. La démorésilience n'est pas seulement d'essence biologique, elle associe la biologie à un volet culturel, celui des procédés avec lesquels les hommes gèrent les agressions microbiennes. Nous entendons par culture tout simplement ce qui est différent de la nature, ce qui est de l'ordre de l'acquis à la suite de manœuvres anthropiques et non de l'inné mais également « *L'ensemble des représentations et des comportements acquis par l'homme en tant qu'être social*[193] ».

En fait nous séparons artificiellement la démorésilience « biologique » de celle qui est « culturelle » pour des raisons didactiques et de simplification – toutes choses égales au demeurant – de nos propos. Cela étant nous sommes convaincus que la séparation entre les deux volets échappe fondamentalement à une rigueur scientifique absolue. Par exemple la vaccination, en augmentant la démorésilience d'un groupe, empêche la diffusion de l'agent pathogène ; en l'espèce la démorésilience obtenue est d'origine culturelle (bien que les vaccins ne soient efficaces que dans la mesure où ils représentent l'utilisation réfléchie, pertinente, de potentialités biologiques).

Nous pouvons définir la résilience corporelle comme une protection naturelle contre des microorganismes pernicieux[194], protection du corps

---

de leur virulence. [...] Dans le métro l'air est rempli de millions de germes qui produiraient de terribles épidémies si le corps humain n'avait pas appris à les assimiler. »

[191] Cho Y *et* al. *The impact of population immunity on antigenic drift during large epidemics and small outbreaks*. The Journal of Young Investigators. 2010; 20: 2-12.

[192] Nous écrivons « à un agent pathogène » car la démorésilience possède une notion de spécificité. Autrement dit, et à titre d'exemple, dans une population vaccinée contre la rougeole, la démorésilience contre cette maladie peut être excellente. Si la même population n'est pas vaccinée contre la poliomyélite, la démorésilience contre l'affection paralysante ne sera que le produit des éventuelles immunisations naturelles des membres de la population concernée, elle sera donc différente, et plus faible, que la démorésilience anti rougeoleuse obtenue par vaccination.

[193] Marfaux LM. *Vocabulaire de la Philosophie et des Sciences Humaines*. Armand Colin. 1991.

[194] Nous pourrions, pour décrire la résilience immunitaire, utiliser les métaphores guerrières habituelles aux salmigondis communs traitant d'immunité. L'étymologie terme d'immunité vient du latin *immunitas* : exempté de charge ; en pratique, il recouvre les mécanismes de défense d'un organisme vis-à-vis d'un agent pathogène (du grec *pathos* : malheur).

individuel entendu ici dans le sens de la partie matérielle de l'individu[195]. La résilience des défenses antimicrobiennes contribue à l'homéostasie[196] en conférant une protection et par là, une adaptation aux écosystèmes[197]. Nous pouvons la qualifier de résilience exotérique car elle s'exprime dans une relation avec l'extérieur, avec des objets allochtones. La résilience exotérique c'est le corps à corps entre le corps (individu) et d'autres corps (microbes), il s'agit-là de processus concernant l'immunité[198].

La machinerie de la résilience exotérique du corps matériel peut-être décrite selon une organisation en trois constituants d'une Dame Gigogne[199]. Le plus externe est composé de la peau et des muqueuses. Le second est celui de l'immunité innée, de la résilience essentielle[200]. Le troisième est représenté par l'immunité adaptative, celle de la parade spécifique contre l'agresseur et de la mémoire immunitaire. Il s'agit de la résilience accidentelle[201].

Tout d'abord, étymologiquement le terme d'immunité vient du latin *immunitas* : exempté de charge ; en pratique, il recouvre les mécanismes de défense d'un organisme vis-à-vis d'un agent pathogène (du grec *pathos* : malheur). Protection du corps individuel entendu ici dans le sens de la partie matérielle de l'individu. La résilience des défenses antimicrobiennes contribue à l'homéostasie c'est-à-dire à la propension d'un système à rester dans sa norme, à maintenir un équilibre tendant vers le *statu quo*, malgré les pressions de l'environnement. Notre système immunitaire[202] est un formidable système d'adaptation à nôtre milieu dominé par l'impérialisme du microbe auquel nous répondons par nos outils de la biologie et les créations extrêmement élaborées de notre intellect au point que se pose la question : notre meilleur système immunitaire n'est-il pas notre cerveau ?

---

[195] Rey A (Direction) *Dictionnaire culturel en langue française*. (Tome I) (a-deti). Le Robert. 2005.

[196] Homéostasie : propension d'un système à rester dans sa norme, c'est-à-dire à maintenir un équilibre tendant vers le *statu quo*, malgré les pressions de l'environnement.

[197] Un écosystème rassemble le biotope c'est-à-dire le milieu géophysique, l'ensemble du milieu physique-chimique et la biocénose, c'est-à-dire les interactions entre les êtres vivants peuplant le biotope.

[198] Gualde N. *Resistance. The human struggle against infection*. Dana Press. 2006.

[199] Personnage de théâtre de marionnettes qui portait une jupe cachant des enfants. À l'origine du terme utilisé à propos des objets gigognes.

[200] Par essentielle nous entendons à la fois son aspect indispensable tout autant que sa nature constitutive, consubstantielle du système immunitaire et précédant tout contact avec un ou des microbes.

[201] La résilience accidentelle n'existe pas par nature chez l'individu mais s'installe après la rencontre avec le microorganisme. Il s'agit d'une réponse temporelle dépendant de circonstances occasionnelles.

[202] Nous pouvons concevoir le système immunitaire comme l'organe des sens qui perçoit les microbes.

La cohabitation accompagnée de coévolution entre les humains et les microbes ont contribué à l'installation, chez le premier, d'un appareil de défense indispensable à la vie, le système immunitaire dont la raison d'être est la résistance au microbe. En conférant une protection, la résilience permet une adaptation aux écosystèmes étant entendu qu'un écosystème rassemble le biotope c'est-à-dire le milieu géophysique, l'ensemble du milieu physico-chimique et la biocénose définissant les interactions entre les êtres vivants peuplant le biotope.

Depuis Paul Ehrlich nous savons que la résilience immunitaire est cognitive, mnésique et régulée : « *Nous devons les bases scientifiques de l'immunisation et les fondements de la chimiothérapie à Paul Ehrlich*[203] ».

La résilience immunitaire possède la faculté remarquable de distinguer des entités qui lui sont allochtones, le « non soi », des tissus autochtones, ou « soi », le terme ayant ici une acception rigoureusement biologique. Nous savons toutefois que les termes non soi et soi biologiques sont plus du domaine de la métaphore que de la définition scientifique : « *Pour l'immunologiste, l'opposition entre le soi et le non soi est habituelle et commode lors de l'expression des concepts. Le non soi représente « l'étranger » contre lequel le soi produira une réponse mettant en jeu des mécanismes de défense*[204] ».

Pour comprendre la démorésilience, la résistance d'une population, il est utile d'approcher les mécanismes de la résistance individuelle. La résistance individuelle peut être comprise, en première approche, ainsi qu'une protection naturelle contre des microorganismes pernicieux, Nous pourrions, pour décrire la résilience antimicrobienne, utiliser les métaphores guerrières habituelles aux ouvrages traitant d'immunité. Nous ne le faisons pas car l'appareil concerné n'est pas qu'un instrument défensif, il est avant tout, en tant que dispositif en relation avec le milieu extérieur, essentiel en termes d'adaptation aux écosystèmes.

Nous pouvons résumer ce qui précède en écrivant que notre immersion permanente dans un monde microbien potentiellement agressif s'accorde avec le jaillissement d'une immunité du groupe, une immunité collective, une démorésilience, s'exprimant par une solidarité de fait entre les moyens de défense de chaque individu composant le groupe. L'homme possède des facultés de résilience naturelles, d'autres dues aux biotechnologies. La démorésilience associe donc l'immunité biologique aux outils immunitaires culturels.

---

[203] p. 276 in Margotta R. *Histoire illustrée de la Médecine*. Éditions des Deux Coqs d'Or. 1968.
[204] Gualde N. *Immunologie.* Bergeret. 2000.

4.1. La Reine rouge.

Grâce à la démorésilience les populations ont, avec une efficacité variable, résisté aux épidémies qui ont ponctionné leur quota, parfois fort important, de sujets éliminés par les microbes. Avant les progrès de l'hygiène et les avancées médicales qui sont celles que nous connaissons, des individus surmontaient l'écueil épidémiques parce qu'ils possédaient dans leur génome l'information génétique leur permettant de fabriquer les bons « outils » afin de se colleter avec l'agent pathogène diffusant dans le groupe. Les conflits épidémiques et les saignées démographiques qui s'en suivirent ont eu pour conséquence une expression certes nombrable en termes de pertes de personnes mais également, et c'est souvent le cas, la sélection, selon un modèle néodarwiniste classique, d'individus disposant de facultés de résilience particulièrement efficaces lors de conflits avec l'agent microbien ayant induit la saignée démographique. Il y a eu, et probablement il y a encore, une coévolution entre les microbes et les hommes. Le modèle de la coévolution est celui de la Reine rouge, désormais fameux pour les aficionados de l'étude des relations entre hôte et microbe. Souvenons-nous de ce que disait la Reine à Alice : « *Maintenant, ici, voyez-vous, il vous faut courir aussi vite que vous pouvez pour rester à votre place. Si vous voulez aller ailleurs il vous faut courir au moins deux fois plus vite*[205] ».

Inspiré par ces propos, Leigh Van Valen que nous avons déjà cité a proposé une hypothèse[206], il suggère que : « *La plus importante composante de l'environnement pour une certaine espèce vivante est représentée par les autres espèces de l'écosystème avec lesquelles elle interagit*[207] ». En d'autres termes, il existe entre hôte et pathogène une coévolution. « *La coévolution est le processus par lequel deux adversaires acquièrent sans cesse de nouvelles adaptations pour ne pas être distancés par « l'autre ». C'est un enchainement de pressions sélectives réciproques*[208] ».

« *Well, is our country* », *said Alice, still panting a little, you'd generally get to somewhere else if you ran very fast for a long time as we've been doing* ». « *A slow sort of country!* » said the Queen. « *Now, here, you see, it takes all the running you can do, to keep in the same place. If you want to get somewhere else, you must run at least twice as fast as that!*[209] ».

---

[205] p. 143 in Carroll L. *Alice's adventures in wonderland and through the looking glass*. Penguin Books. London 1998.

[206] Van Valen L. *A new evolutionary law*. Evolution Theory. 1973; 1: 1-30.

[207] p.172 in Combes C. *Interactions durables. Écologie et évolution du parasitisme*. Masson. 1995.

[208] p. 22 in Combes C. *Les associations du vivant. L'art d'être parasite*. Flammarion. 2001.

[209] « *Bien, dans notre pays dit Alice, toujours un peu chancelante. Vous vous retrouveriez certainement quelque part ailleurs si vous couriez très vite et longtemps, comme nous l'avions*

Le dialogue ci-dessus a lieu entre Alice et la Reine rouge du jeu d'échecs dans le chapitre 2 du roman de Lewis Caroll, « De l'autre côté du miroir ». Le modèle de la Reine rouge est désormais fameux pour les aficionados de l'étude des relations entre hôte et microbe.

La myxomatose, la Reine rouge, la coévolution et la démorésilience.

La démorésilience peut-elle s'installer naturellement ? La réponse est oui. A titre d'exemple nous pouvons évoquer ce qui est arrivé en Australie à propos de la myxomatose provoquée du lapin anglais devenu sauvage sur ce continent. Il s'agit pratiquement d'un model expérimental de démorésilience. En 1859, en Australie, les membres de la famille Austin, des émigrés anglais devenus fermiers, firent venir de leur île natale des lapins destinés à être des proies pour la chasse. Une dizaine de couples d'*Oryctolagus* furent transportés. Or il n'y a pas de prédateur naturel du lapin sur le continent austral aussi en 1865 on avait tué 20 000 lapins sur la propriété, certes étendue, des Austin. Dans ce paradis des léporidés les animaux pullulèrent et en 1880 ils furent considérés comme nuisibles. En 1940 ils étaient des centaines de millions.

On tenta de freiner la prolifération en introduisant, en 1950, la myxomatose une maladie frappant les lapins brésiliens qui furent les « donneurs » de virus. La mortalité des animaux australiens fut considérable, atteignant 99 %, puis elle décrut. Quatorze années après l'introduction du virus, 99 % des lapins étaient éliminés, le virus n'épargnant qu'une extrême minorité d'animaux. Au terme de l'effondrement démographique ne survécurent que des animaux « résistants » à la myxomatose, ces derniers réoccupèrent bientôt une partie du territoire perdu par les victimes de l'hécatombe. La démorésilience des lapins survivants se trouvait confortée, elle dépassait celle des animaux « naïfs » du début de la période d'introduction. Parallèlement le virus perdit de sa virulence. Il y a là un authentique fait de coévolution. Que s'est-il passé ? « Le » virus de la myxomatose introduit délibérément sur le continent austral associait très probablement des agents très virulents et d'autres qui l'étaient moins (ou alors, après leur introduction, des virus virulents ont donné des mutants qui l'étaient moins). Les virus *Myxoma* les plus virulents ont été mortels pour les lapins qu'ils infectaient. En détruisant leur « terreau » ils étaient voués à leur propre

---

fait ». « Une sorte de pays lent » dit la Reine. Maintenant, ici, voyez-vous, il vous faut courir aussi vite que vous pouvez pour rester à votre place. Si vous voulez aller ailleurs il vous faut courir au moins deux fois plus vite. » p 143 in Carroll L. *Alice's adventures in wonderland and through the looking-glass*. Penguin Books. London 1998.

disparition. Les virus moins virulents, provoquant une maladie plus bénigne ont, en sauvegardant leur terrain, assuré leur persistance et participé à l'installation de la démorésilience. Il ne faudrait pas tirer de cet exemple une règle générale, la coévolution ne conduit pas obligatoirement à une entende cordiale définitive, c'est l'avis entre autres biologistes évolutionnistes de l'Américain Paul Ewald : « *Tout au long du vingtième siècle, les autorités dirigeantes dans le monde des sciences de la santé crurent que la coévolution des pathogènes et de leurs hôtes mènerait inévitablement à une coexistence bénigne. Ils arrivèrent à cette conclusion erronée car ils ne prirent pas en compte les contraintes de compensation qui étaient parties de la compétition*[210] ».

La coévolution est également observée dans le cas du virus de l'immunodéficience du singe (VIS_m). Les singes *Sooty mangabey* ont un taux élevé de virus circulant[211] sans déficit immunitaire. L'absence de manifestation pathologique n'est pas due à un processus de défense particulièrement efficace mais à une adaptation du singe diminuant la susceptibilité à l'infection virale. Chez les *mangabays*, des modifications du récepteur appelé CCR5 ont rendu leurs cellules immunitaires « imperméables » au VIS_m[212]. Tout indique une évolution du virus et de ses récepteurs modifiant le rapport de susceptibilité entre l'hôte et le microbe.

En fait, la coévolution hôte-microbe est un des thèmes les plus riches en spéculations intellectuelles lors de toute réflexion en infectiologie. Semblablement à la situation où Alice et la Reine rouge se déplacent simultanément avec l'environnement, microbe et hôte, agresseur et agressé utilisent au cours du temps leurs adaptations compensatrices. Le plus souvent le microbe inventeur de virulence « tire » son hôte mais cela n'est pas une règle absolue ; nous avons vu que le virus *Myxoma*, pour sa part, avait perdu de la virulence. Disons qu'habituellement le microbe génère une ou des mutations délétères pour l'hôte qui par rétroaction évolutive installe un processus de parade adapté à la nouveauté microbienne. Un tel schéma n'a de sens que dans le contexte de conflits chroniques, de pandémies durables (peste, choléra, paludisme, sida par exemple). Il est en effet difficile d'appliquer le modèle de la Reine rouge à de brèves infections[213]. Il est également difficile d'imaginer que microbe et hôte, navires du chaos dans le

---

[210] p. 11 in Ewald PW. *Plague time. How stealth infections cause cancers, hearth disease and other deadly ailments.* The Free Press. New York 2000. (Traduction N. Gualde).

[211] Kraus A. *Diverse host responses and outcome following simian immunodeficiency virus SIV_{mac239} infection in sooty mangabeys and rhesus macaques.* Journal of Virology. 1998; 72: 9597-11.

[212] Palacios E. *Parallel evolution of CCR-null phenotypes in humans and in a natural host of simian immunodeficiency virus.* Current Biology. 1998; 8: 943-6.

[213] Ewald PW. Plague time. *The new germ theory of disease.* Anchor Books. New York 2002.

monde du vivant, se dirigeraient de conserve vers un état où leur nocivité réciproque déclinerait[214].

Le modèle de la coévolution ne peut être transposé à l'homme sans prendre en compte les aspects « culturels » de la relation de notre espèce avec les microbes. Les modèles mathématiques des épidémies, eux également, doivent intégrer l'aspect culturel de la coévolution homme-microbe[215]. L'interprétation est encore plus ardue lorsque l'agent responsable d'une endémie utilise un hôte intermédiaire. Dans le cas du paludisme, la coévolution peut potentiellement contribuer aux modifications des gènes du parasite, de l'homme et du moustique. C'est ce qu'écrivit un chroniqueur scientifique : « *On a montré que le paludisme a évolué pour transformer le moustique en l'équivalant d'un Comte de Dracula assoiffé de sang*[216] ».

Le paludisme fut et demeure la cause d'une pression sélective importante. La trypanosomiase, ou maladie du sommeil a elle aussi joué un rôle dans l'évolution des hominidés[217]. La mouche tsé-tsé sert de vecteur au parasite. La mouche et sa cargaison malsaine ont certainement voisiné avec les premiers hominidés africains, exerçant une telle influence que pour Reichholf elle aurait été le facteur déterminant du départ de la migration humaine responsable du peuplement de la terre à partir du berceau africain[218].

En somme on s'accorde actuellement sur un modèle interactif entre hôte et agent pathogène correspondant à la coévolution symbolisée par la Reine rouge. Cette conception de la marche à la fois antagoniste et commune entre l'hôte et le pathogène concorde avec le concept de polymorphisme équilibré évoqué plus haut, par exemple dans le cas de l'hémoglobine S. Théoriquement, la sélection naturelle, productrice d'hôtes résistants par rétroaction à l'agression infectieuse devrait induire des agents pathogènes de virulence supérieure[219]. Ceci n'est pas une règle. Pour le microbe, une maladie rapidement fatale réduit sa propre diffusion, voire, à termes, sa persistance. La Reine rouge a plus d'un tour dans son sac, la coévolution génère parfois des agents pathogènes qui, pour circonvenir les processus de rejet de l'hôte, l'imitent. Ainsi, le streptocoque possède des caractères antigéniques communs avec le cœur et le rein humain, le colibacille avec le colon, le trypanosome

---

214 Anderson RM. *Population biology of infectious diseases. part I.* Nature. 1979; 280: 361-7. / Anderson RM. *Population biology of infectious diseases. part II.* Nature. 1979; 280: 455-61. / May RM. *Coinfection and the evolution of parasite virulence.* Proceedings of the Royal Society of London Series B - Biological Sciences. 1995; 261: 209-15.

215 Nowak MA. *The mathematical biology of human infections.* Conservation Ecology. 1999; 3: 12-8.

216 Morell V. *How the malaria parasite manipulates its hosts.* Science. 1997; 278: 223.

217 Lotka AJ. *Elements of a physical biology.* Williams and Wilkins. Baltimore 1925.

218 Reichholf JH. *L'émergence de l'homme.* Flammarion. 1991.

219 Johnson RB. *Human disease and the evolution of pathogen virulence.* Journal of Theorical Biology. 1986; 122: 19-24.

avec le nerf et le cœur etc.[220] Face à l'adversité des épidémies, l'espèce humaine a payé le tribut pour sa survie. Elle possédait (et possède) en guise de viatique pour le long voyage de la coévolution des gènes de résistance aux maladies[221].

Le phénomène de la Reine rouge a-t-il ou aura-t-il à terme un lien avec la pandémie de COVID-19 ? Autrement dit le virus SARS-Co-V2 aujourd'hui adapté à l'espèce humaine est-il le produit d'une coévolution entre un coronavirus s'étant adapté à la chauve-souris elle-même adaptée au microbe et devenue vecteur. Ou plus précisément la coévolution du virus et de son récepteur ACE2 chez le mammifère volant est-elle parvenue à ce que la contamination de l'animal soit facilitée mais avec des effets mineurs ou nuls sur la santé de la chauve-souris ? D'autre part il n'est pas impossible, Reine rouge oblige, que la pandémie forçant à la coévolution dégage à termes un virus moins délétère pour l'homme et apte à provoquer des infections renouvelées mais pratiquement non létales.

Notre relation avec les micro-organismes pathogènes est dynamique, complexe, évolutive. Hommes et microbes essayent de circonvenir leurs effets réciproques[222]. Le virus de la grippe par exemple est extraordinaire dans ses facultés de transformation. Issu des oiseaux, le virus humain est capable d'évoluer fort rapidement et de puiser chez d'autres virus grippaux (aviaires, du porc etc.) de l'information génétique susceptible d'augmenter sa virulence[223]. Le jeu de la coévolution homme-microbe est biaisé par l'apport culturel aux défenses naturelles de l'homme (vaccins par exemple). La pression des traitements induit par ailleurs la sélection d'agents infectieux résistants[224]. Nous trouvons là, le troisième facteur, le partenaire « culturel » des protagonistes de la coévolution sachant que les microbes pourraient avoir, en raison de la longue course en commun avec l'humanité, une influence sur ses comportements[225].

La démorésilience a permis aux sociétés humaines de résister aux épidémies. Avant les progrès de l'hygiène et les avancées médicales des individus surmontaient l'écueil épidémique lorsqu'ils possédaient dans leur

---

220 May J. *The ecology of human disease*. Annals of the New York Academy of Sciences. 1960; 84: 789-94.

221 Klein J. *Les gènes de la résistance aux maladies*. La Recherche. 1980 ; 12 : 294-321.

222 Maizels RM. *Immunological modulation and evasion by helminth parasites in human populations*. Nature. 1993; 365: 797-805.

223 Webster RG. *Influenza. A model of an emerging virus disease*. Intervirology. 1993; 35: 16-25.

224 Kayser FH. *Evolution of resistance in micro-organism of human origin*. Veterinary Microbiology. 1993; 35: 3-4.

225 Gualde N. *Temps des épidémies, marqueurs tissulaires, Reine Rouge, comportements humains*. 129e Congrès des Sociétés Historiques et Scientifiques. Besançon ; 23 avril 2004.

génome l'information leur permettant de fabriquer de « bons outils » pour affronter l'agent pathogène diffusant dans le groupe. Dans l'histoire *d'Homo sapiens*, les conflits épidémiques avec leurs pertes démographiques ont sélectionné, selon un modèle néodarwinien, les individus disposant de facultés de résilience particulièrement efficaces. Ainsi il y a une coévolution entre les microbes et les hommes selon le modèle de la Reine rouge.

Par exemple un microbe peut exprimer une ou des mutations délétères pour l'hôte qui par rétroaction installe un processus de parade adapté à la nouveauté microbienne. Un tel schéma n'a de sens que dans le contexte de conflits chroniques, de pandémies durables. Il est en effet difficile d'appliquer le modèle de la Reine rouge à de brèves infections[226]. L'idée qu'un hôte s'adaptait à l'attaque microbienne n'est pas récente, déjà en 1947, Jules Bordet écrivait : « *Supposons qu'une maladie souvent mortelle, la peste par exemple, s'attaque à une collectivité humaine et admettons que sur cent personnes atteintes, vingt-cinq seulement guérissent. À quoi celles-ci doivent-elles ce privilège ? Elles sont adaptées... Agissant sur une collectivité, la maladie a opéré une sélection. Elle a donné lieu à la réaction protectrice appropriée chez les sujets qui disposaient à cet effet des potentialités, d'ailleurs fortuites, que ne possédaient pas au même degré ceux qui ont succombé*[227] ».

Antérieurement, le modèle de Lokta-Voltera[228] établit une relation prédateur-proie s'accordant avec celui de la Reine rouge[229]. Néanmoins, l'aspect coévolutif ne peut être transposé à l'homme sans prendre en compte les apports culturels à la relation de notre espèce avec les microbes. C'est ce que font les modélisations mathématiques des épidémies[230]. Il est démontré que des sujets naturellement protégés contre l'intrusion du virus du Sida portent une mutation (dite Δ32) du corécepteur CCR5 du virus[231]. Posséder un allèle muté confère une résilience naturelle[232]. La résistance au VIH est donc déterminée génétiquement *via* une mutation du gène du récepteur CCR5.

---

[226] Ewald PW. Plague time. *The new germ theory of disease*. Anchor Books. New York 2002.
[227] p 29 in Bordet J. *Infection et immunité*. Flammarion. 1947.
[228] Volterra V. *Fluctuation in the abundance of a species considered mathematically*. Nature. 1926; 118: 558-60. Lotka AJ. *Elements of a physical biology*. Williams and Wilkins. Baltimore 1925.
[229] L'équation de Lokta-Voltera décrit l'évolution de proies et de prédateurs. Si les seconds augmentent, les premiers décroissent ; les proies devenant rares, les prédateurs diminuent ; alors les proies prolifèrent et ainsi de suite.
[230] Nowak MA. *The mathematical biology of human infections*. Conservation Ecology. 1999; 3: 12-8.
[231] Libert F. *The D CCR5 mutation conferring protection against HIV-1 in Caucasian populations has a single and recent origin in Northeastern Europe 399–406* Human Molecular Genetics, 1998; 7: 399–406.
[232] Duncan CJ. *What cause the black death?* Postgraduate Medicine Journal, 2005; 955: 315-20.

Celle-ci, absente en Afrique, fréquente en Europe est apparue chez l'homme après sa migration hors du continent. C'est très probablement la variole qui a induit la sélection des porteurs de mutation[233].

Théoriquement, la coévolution productrice d'hôtes résistants par rétroaction à l'agression infectieuse devrait induire des agents pathogènes de virulence supérieure[234]. Ceci n'est pas une règle car pour le microbe, une maladie éliminant l'hôte affecte *ipso facto* sa persistance. Par exemple le virus de la grippe possède, nous l'avons vu, d'extraordinaires facultés de transformation. Issu des oiseaux, il est peut se modifier rapidement ainsi que puiser chez d'autres virus grippaux (aviaires, du porc etc.) des caractères génétiques augmentant sa virulence[235]. L'homme doit alors s'adapter aux « nouvelles grippes ». Souvenons-nous toutefois que le jeu coévolutif homme-microbe est biaisé par l'apport culturel aux défenses naturelles de l'homme, apports positifs, c'est le cas des vaccins ou parfois négatifs *via* les traitements générateurs de microbes résistants[236]. Selon toujours la même dramaturgie, le couple insécable microbe-homme assure la palingénésie de l'Épidémie. Leur complicité génère des antagonismes car ressemblant à un étrange optimum de Pareto[237], la croissance du premier contrarie le bonheur du second.

La coévolution conduit à une démorésilience synonyme de relation presque pacifique entre microbe et hôte mais un fait nouveau, génétique chez le microbe par exemple, ou écologique ou social etc. peut induire un point de rupture retournant la situation à l'état de dyade Épidémie – Démorésilience. C'est ce que nous observons régulièrement avec les épidémies et les pandémies de grippe.

Le bilan démographique post-épidémique est essentiel, il évalue les effets quantitatifs sur les populations ; il s'agit d'un moyen irremplaçable pour quantifier la hauteur des « dégâts ». Néanmoins ce bilan ne révèle pas les

---

233 Galvani AP. *Evaluating plague and smallpox as historical selective pressure for the CCR5 D32 HIV-resistance allele.* Proceedings of the National Academy of Sciences of the USA. 2003; 100: 15276-9. et Galvani AP. *The evolutionary history of the CCR5-Δ32 HIV-resistance mutation.* Microbes and Infection. 2005; 7: 301-8.

234 Johnson RB. *Human disease and the evolution of pathogen virulence.* Journal of Theorical Biology. 1986; 122: 19-24.

235 Webster RG. *Influenza. A model of an emerging virus disease.* Intervirology. 1993; 35: 16-25.

236 Kayser FH. *Evolution of resistance in micro-organism of human origin.* Veterinary Microbiology. 1993; 35: 3-4.

237 p. 614 in Le Dictionnaire des Sciences Humaines. Éditions Sciences Humaines. 2004. « *Un optimum de Pareto, du nom de l'Italien Vilfredo Pareto (1848-1923), est une répartition des ressources disponibles entre les membres de la société, telle qu'il n'est pas possible de modifier cette répartition pour améliorer le bien-être d'un individu sans détériorer celui d'au moins un autre. En d'autres termes, changer de répartition revient à déshabiller Paul pour habiller Jean* ».

conséquences biologiques et habituellement post-coévolutives de l'agression microbienne.

4.2. Une immunité précieuse, celle de la femme.

Il y a de bonnes raisons pour appréhender la nature humaine selon une démarche connotée du genre. « *La femme est-elle cette minorité du genre humain qui a reçu mission de porter l'amour et la paix au sein des sociétés alors que l'homme, y compris l'homme contemporain, seulement l'homme contemporain, ne sait qu'exprimer une permanence meurtrière ?*[238] ».

Plus personne ne peut croire sérieusement à la nature humaine comme production unique de la société, de la culture, comme si l'essence de chacun était écrite sur la page blanche (*blank slate*) proposée par John Locke au XVIIe siècle et plus tard adoptée par Émile Durkheim qui exerça une influence majeure sur la sociologie française et mondiale. Il y a un substratum biologique à la nature (aux natures) humaine(s), particulièrement à l'éthique. Ce substratum apporte un socle sous forme d'une universalité biologique source d'un potentiel fondamental à partir duquel les sociétés, les cultures bâtissent, peaufinent, des traits marqués des spécificités du groupe, de la tribu, de la cité, du pays, des ethnies constituant ainsi des communautés d'individus rassurés de se reconnaître en tant que similaires :

« *C'est la société qui, en nous formant moralement, a mis ces sentiments, qui nous dictent si impérativement notre conduite, ou qui réagissent avec cette énergie, quand nous refusons de déférer à leurs injonctions. Notre conscience morale est son œuvre et l'exprime ; quand notre conscience parle, c'est la société qui parle en nous*[239] ». « *L'homme est, je vous l'avoue, un méchant animal* » (Molière, Le Tartuffe, V, 6).

Molière avait raison, il y chez l'homme de la méchanceté et de l'animalité avec la nuance apportée par Beaumarchais *via* Antonio s'adressant à la Comtesse Almaviva : « *Boire sans soif et faire l'amour en tout temps, madame, il n'y a que ça qui nous distingue des autres bêtes*[240] ».

---

[238] Flora Tristan citée p 139 in Gualde N. *Ce que l'humanité doit à la femme*. Le Bord de L'Eau. Latresne 2004.
[239] Durkheim E. L'éducation morale.
[240] Beaumarchais. *Le mariage de Figaro*. Acte II, Scène XXI.

La femme, une héroïne de la démorésilience.

Nous avons proposé de concevoir la nature humaine de façon différente suivant le genre[241] en raison de dissemblances de nature biologique essentielles entre les deux sexes, notion importante pour comprendre la démorésilience. Il y a de bonnes raisons pour appréhender la nature humaine selon une démarche connotée du facteur sexuel. Kenneth Wilson, un parasitologue a étudié les relations entre les parasites et leurs hôtes, la taille et nombre de parasites de 106 espèces de mammifères (de l'éléphant à la souris). Le chercheur nous a indiqué que les parasites qu'ils soient monocellulaires, des vers, des mites, des puces, des tiques ou des microbes (virus et bactérie) infectent plus souvent les mâles que les femelles. Plus la différence de taille est importante entre mâles et femelles plus le mâle est parasité. D'une façon générale, les mâles meurent plus jeunes et sont les plus infectés que les femelles[242]. La femme a toujours affronté des pressions sociales, économiques, culturelles et bien entendu biologiques. Les maladies infectieuses dont elle doit se protéger et protéger sa progéniture ont de tous temps représenté pour la femme de puissantes contraintes.

Il existe une spécificité de la résilience antimicrobienne liée au sexe et il y a toutes raisons pour admettre que l'espèce humaine doit à la femme une grande partie du succès de son évolution. Ce succès est lié, avant tout, à ce que la femme a contribué et contribue de façon capitale à la reproduction de l'espèce. L'investissement parental des femmes comporte une forte connotation de résilience antimicrobienne puisque les mères apportent de l'immunité à leur fœtus puis à leur nourrisson. Lors du dernier trimestre de la grossesse, la mère exporte, au travers du placenta fonctionnant comme une pompe, des anticorps dans la circulation fœtale ; ce mécanisme permet au nouveau-né de posséder un capital d'anticorps, donc de ne pas naître immunologiquement nu grâce cette protection passive obtenue en cadeau maternel. Le don d'immunité d'origine maternelle se poursuit durant les premières semaines de la vie du nouveau-né sous la forme d'anticorps présents dans le colostrum, permettant au nouveau-né de téter de l'immunité. Durant la vie d'une femme, son système immunitaire travaille donc pour plusieurs personnes : elle-même et ses enfants.

Les statistiques portant sur les épidémies font état, habituellement, d'une plus grande mortalité féminine probablement consécutive aux circonstances économiques, sociales, coutumières. Tout porte à croire en effet que la résilience antimicrobienne de la femme est, par bien des côtés,

---

[241] Gualde N. *Ce que l'humanité doit à la femme.* Le Bord De L'Eau. Latresne 2004.
[242] Wilson K. *Parasites as a viability cost of sexual sélection in natural populations of mammals.* Science. 2002; 297: 2015-8.

meilleure que celle de l'homme. Les femmes, ayant depuis le début des sociétés humaines, été confrontées à plus de contraintes essentielles que les hommes, ont connu, affronté des processus sélectifs plus puissants que ceux subis par leur compagnons, et, en termes de démorésilience, elles constituent un groupe plus compétitif, capable, aussi bien, sinon mieux que les hommes, de se colleter avec des microbes, y compris dans des situations plus défavorables. Cette démorésilience biologique se prolonge par des aspects sociaux. La femme, un des rares mammifères à n'exprimer qu'une brève période de faculté de reproduction en comparaison de son potentiel de longévité, va, durant la période postménopause, alors qu'elle est à « l'abri » des dangers de la gestation et de la parturition, se consacrer à la protection des plus jeunes. À cette « *grandmother hypothesis* » bien connue sur le plan sociologique pourrait correspondre une réalité biologique s'exprimant dans le contexte de la démorésilience.

5. Les causes de l'Épidémie/Syndémie.

5.1. Les voyages transportent l'Épidémie et sont facteurs de Syndémie.

Pour que le microbe partenaire de la dyade épidémique homme-agent pathogène diffuse sur la population, il lui faut voyager. Le voyage est consubstantiel d'Épidémie. Durant des siècles l'épidémie et jusqu'à nos jours a souvent utilisé des navires pour se déplacer, circonstances que nous éclairerons par quatre exemples. Les récits qui suivent illustrent le fait, ils soulignent comment la peste, la grippe espagnole et la COVID-19 ont voyagé puis frappé les habitants des pays où elles arrivèrent. Ainsi que nous l'avons déjà signalé, en 1960, dans son ouvrage « *Itinéraire des contagions* ». André Siegfried soulignait l'importance des voyages dans la survenue des épidémies. D'autres, plus tard ont également insisté sur les voyages des microbes. « *L'intégration qui résulta des échanges biologiques eut des effets démographiques et sociaux massifs semblables à ceux qui suivirent les échanges de la période de Christophe Colomb dans les siècles plus récents.* [...] *Le Roy Ladurie, par exemple, parle d'une unification microbienne du monde, en la datant d'une période comprise approximativement entre 1300 et 1730 à cause de l'expansion dramatique de la peste bubonique à travers une grande partie de l'hémisphère oriental, suivie de la transmission de la variole et d'autres maladies aux Amériques et en Océanie*[243] ».

*Ces maladies ont sans nul doute eu des effets dévastateurs, mais l'unification microbienne du monde et l'échange d'espèces biologiques a constitué un processus à long terme qui commença bien avant le XIV*e *siècle. La variole, la rougeole, la peste bubonique et peut-être le choléra, en même temps que d'autres maladies, ont voyagé sur les routes du commerce et prélevé un lourd tribut démographique depuis les périodes anciennes*[244]. »

Les voyages des conquistadores.

Les conquistadores furent considérés comme les premiers protagonistes historiques de la mondialisation mais selon nous ils ne furent pas réellement les premiers. La mondialisation débuta par la découverte des îles Canaries. Premiers habitants connus des îles Canaries, les Guanches constituaient un rameau des Berbères qui, à l'aube des temps historiques, peuplèrent le nord du continent africain depuis l'Égypte jusqu'à l'Océan Atlantique. Les iles Canaries furent redécouvertes en 1342 par le navigateur Lanceletto Malocello, elles étaient alors peuplées par les Guanches, des troglodytes décrits comme des hommes de haute taille et au teint clair, momifiant leurs morts. Le 3 mai 1494 Alonso Fernandes de Lugo débarque sur l'île Grande Canarie pour réduire les Guanches s'opposant à la domination espagnole. L'Espagnol fut vaincu le 31 mai 1494 mais revint, mieux préparé en 1495. Les derniers résistants de Ténériffe durent se rendre en décembre de la même année, anéantis par une épidémie dont on ignore toujours la vraie nature (typhus ? peste ?). Aujourd'hui, les Guanches ont disparu ! La conquête espagnole précéda les conquêtes européennes responsables d'une diaspora microbienne, quasi-universelle, elles annonçaient la quatrième transition épidémique, celle de la globalisation qui connut une forme aboutie avec les pérégrinations des conquistadores.

Lorsque durant la nuit du 11 au 12 octobre 1492 Colomb aborde à San Salvador (Caraïbes) il provoque la rencontre de deux sociétés qui avaient évolué indépendamment pendant 12 000 ans après la disparition du pont de la Béringie. Le navigateur ignorait alors quels bouleversements considérables son aventure allait provoquer. La maladie et la mort arrivèrent lors de son second voyage, à la fin de l'année 1493. Les successeurs de Colomb, Hernan

---

243 Le Roy Ladurie E. *L'histoire immobile*. Annales. Économies, Sociétés, Civilisations. 1974. p. 673-92.

244 Beaujard P, Laurent B, Norel P. *Histoire globale, mondialisations et capitalisme*. La Découverte. 2009 p.503, Recherches. <halshs-00706169>

Cortès (qui s'empare de Tenochtitlan en 1521) et Francisco Pizarro ont accompli des conquêtes décisives avec des moyens limités mais avec des microbes leurs alliés. D'où le génocide sans préméditation[245]. La découverte du Nouveau Monde provoqua un des plus grand bouleversement écologique et historique de l'aventure humaine. Entre 1492 et 1650, de la baie d'Hudson au nord, à la Terre de Feu au sud, des maladies affaiblissent des peuples amérindiens, affectant leur opposition aux envahisseurs. Ces derniers eurent de façon quasi permanente à leur côté une troisième armée participant au combat, elle porta selon les cas les noms de variole, rubéole, typhus, peste, grippe.

Quoi qu'il en fût, la catastrophe démographique laissa dans la mémoire amérindienne un souvenir éternellement gravé. Tous les textes de la Méso-Amérique, par exemple, témoignent du malheur des populations affligées d'avoir perdu leurs sociétés et leurs semblables. Le texte Maya « *Chilam Balam de Chumayel* » (1782) dit ceci : « *La mortalité était terrible. Nos grands-pères moururent, et avec eux moururent le fils du roi et ses frères et parents. Aussi nous devînmes orphelins. Oh mes fils ! Ainsi sommes-nous devenus quand nous étions jeunes. Nous tous étions ainsi. Nous étions nés pour mourir* ».

Tout comme le continent américain le continent africain souffrit et souffre encore des voyages de divers natures, c'est ce que nous explique Catherine Coquery-Vidrovitch : « *Autrefois,* [en Afrique] *les foyers de grandes endémies étaient relativement localisés. C'est l'essor des déplacements de populations, surtout à l'époque coloniale, qui transforma le fléau en épidémies catastrophiques. Ce fut notamment le cas de la maladie du sommeil transmise par la mouche tsé-tsé, qui se généralisa en zone équatoriale avec le transfert accéléré des travailleurs dans la première moitié du XXe siècle ; elle ne commença à être jugulée que vers 1950. Il faut y ajouter la fièvre jaune - également transmise par un moustique -, dont le vaccin n'existe que depuis 1935, mais dont on meurt encore aujourd'hui*[246]. »

D'autres maladies furent introduites par les Arabes et les Européens, comme la variole (repérée au XVIIIe siècle), les maladies vénériennes, ou la poliomyélite et la rougeole. Ces deux dernières maladies restèrent de véritables fléaux pour les enfants avant que des campagnes de vaccination, relativement récentes et pas toujours suivies, aient été mises en place. Jusqu'au milieu du XXe siècle, la variole provoqua périodiquement des épidémies meurtrières ; quant à la tuberculose, elle fit probablement son apparition au temps de la Première Guerre mondiale, alors que les maladies

---

[245] Ruffié J, Sournia JC. *Les épidémies dans l'histoire de l'homme*. Flammarion. 1984.
[246] p. 25 in Catherine Coquery-Vidrovitch. *Petite histoire de l'Afrique. L'Afrique au sud du Sahara de la préhistoire à nos jours*. La Découverte 2011.

vénériennes étaient largement diffusées par les soldats démobilisés. Le drame occasionné par le sida n'est donc pas, hélas ! une nouveauté pour l'Afrique

Le voyage du « Grand Saint-Antoine ».

Le voyage en question valut au navire une réputation exécrable attachée à son nom, il s'agit d'un exemple primordial de la relation entre voyage et Épidémie, rien de surprenant au fait que la peste qui débarqua à Marseille en 1720 est dite peste du Grand-Saint-Antoine. Le bateau transportait, associé au fret, un voyageur fort redoutable : le bacille de Yersin et le 25 mai 1720, le navire dont des marins étaient atteints de la peste, arriva à Marseille. Le bâtiment chargé d'étoffes provenant de Syrie se dirigeait vers le port phocéen mais auparavant le capitaine souhaitait faire escale à Cagliari. Ce fut impossible car, une chance pour les Sardes, la nuit précédente le vice-roi de Sardaigne avait fait un cauchemar dans lequel la peste ravageait l'île. C'est ce que nous raconte Eugène Guinot : « *Il était arrivé au Grand-Saint-Antoine une singulière aventure durant son voyage. Avant de se diriger vers Marseille, il avait voulu relâcher à l'île de Sardaigne mais non-seulement on empêcha le Grand-Saint-Antoine d'entrer dans le port, mais encore de le faire couler bas à coups de canon, s'il ne délogeait au plus vite de la rade. Alors le capitaine Chataud vint droit à Marseille*[247] ».

La peste se déclara peu après le débarquement de la cargaison du navire. Nous possédons la narration par Chateaubriand des événements dramatiques consécutifs à l'introduction du bacille de Yersin dans la cité phocéenne. Fallait-il que son rêve ait impressionné le vice-roi de Sardaigne pour qu'il soit prêt, sur la conviction qu'il acquit à la suite d'un cauchemar, à canonner un navire marchand. Pour Artaud le rêve prémonitoire du vice-roi démontrait que la peste ainsi que tout autre fait maladif naissaient des sociétés où elle s'abattait, notion en accord avec celle de Syndémie. En somme, pour le poète parfois illuminé, la peste serait le produit de la pensée et l'expérience théâtrale est comparable à la peste dans son origine et ses conséquences.

Plus prosaïquement, début août, il mourut 100 Marseillais quotidiennement. Rapidement le nombre de décès dépassa 300 par jour. Courant août 1720, la mortalité journalière dépassa rapidement 500 pour atteindre le millier. Chateaubriand nous dit à propos de cette catastrophe : « *Marseille* » *dit M. Lemontey, sortait en 1720 du sein des fêtes qui avaient signalé le passage de mademoiselle de Valois, mariée au duc de Modène. A côté de ces galères encore décorées de guirlandes et chargées de musiciens, flottaient quelques vaisseaux apportant des ports de la Syrie la plus terrible*

---

[247] Guinot Eugène. La Revue Française. 1835 Vol 4 p. 105.

calamité [...] ainsi que la peste dévasta Marseille, et cinq ans après ces calamités, on plaça sur la façade de l'hôtel de ville l'inscription suivante, comme ces épitaphes pompeuses qu'on lit sur un sépulcre : Massilia Phocensium filia, Romae soror, Carthaginis terror, Athenarum aemula.[248] » (Marseille, fille de Phocée, sœur de Rome, terreur de Carthage, émule d'Athènes).

Au terme de l'épidémie, Marseille avait perdu la moitié de sa population. Les conséquences de la peste furent considérables au point qu'en 1720 on remania le pouvoir urbain, la société marseillaise fut modifiée. Afin d'aider le pouvoir civil (les échevins) le Duc d'Orléans alors Régent nomma un militaire à la tête de la municipalité. La police ordinaire fut doublée d'une « police de la peste[249] ».

Le voyage du « Leviathan ».

Les principaux transporteurs internationaux du virus de la grippe espagnole furent des navires. Ils le firent dans des conditions dramatiques. Un exemple typique de ces transports funestes est celui du « *Leviathan* ». Le « *Leviathan* », navire allemand saisi par les Américains quitte Hoboken un port du New Jersey, sur les rives de l'Hudson, proche de New-York City le 29 septembre 1918. Le bateau arrive à Brest le 7 octobre après avoir eu 99 morts à bord ! Lorsqu'il quitta l'Amérique, le bâtiment était surpeuplé de 10 000 soldats, de l'équipage et, par un heureux hasard, étaient également à bord 200 infirmières et des médecins militaires. Au soir du 30 septembre, on compta 700 malades qu'on logea dans les cales à la place de ceux, encore indemnes, qu'on installait à l'extérieur. On joua ainsi aux échanges de paillasses en guise de chaises musicales jusqu'au terme de la traversée où trois médecins sur onze présents furent malades ainsi que 30 infirmières. On débarqua 969 soldats grippés, d'autres passagers de ce voyage chaotique allaient contracter la grippe à leur tour en sorte que, à termes, 200 morts s'ajoutèrent aux 99 défunts de la traversée. Par ailleurs, entre le premier septembre 1918 et la fin de la guerre, 38 transports de troupes américaines ont transporté 129 000 soldats. Douze mille de ces hommes furent malades, 700 décédèrent à bord, 2 000 en transit. On peut imaginer que les statistiques furent voisines pour les 300 000 soldats transportés par des navires d'autres pays. Nous devinons sans peine que la troupe des survivants colporta le virus dans les garnisons, les hôpitaux et sur le front.

---

[248] p. 532-4 *in* livre trente-cinquième, chapitre 14. Chateaubriand F. A. R. *Mémoires d'outre-tombe. I.* Gallimard. 2008.

[249] Beauvieux F. *Épidémie, pouvoir municipal et transformation de l'espace urbain : la peste de 1720-1722 à Marseille*. Rives méditerranéennes. 2012 ; 42 : 29-50.

La croisière ne s'amuse pas : « Le Diamond Princess ».

L'histoire du Diamond Princess, un navire de croisière porteur du virus SARS-CoV-2, de 2 700 passagers et de 1 100 membres d'équipage débuta le 20 janvier 2020, jour du départ du port de Yokohama au Japon pour un périple de quinze jours en mer de Chine. Elle illustre l'aspect particulier que prend l'Épidémie en milieu confiné, circonstances qu'avaient connues les soldats du « Leviathan », et pose question à propos des conséquences de la quarantaine dans ces circonstances particulières. Le 1er février, un passager qui avait débarqué quelques jours auparavant du *Diamond Princess* à Hong Kong fut testé positif au virus SARS-CoV-2. Le navire fut mis en quarantaine dès son arrivée dans les eaux japonaises le 3 février. Les 3 800 personnes présentes à bord furent consignées. Les semaines suivantes, 700 passagers présents à bord - bien qu'ils ne représentassent pas la population générale en raison du nombre élevé de sujets âgés - contribuèrent involontairement à un modèle expérimental qui à terme attesta de la grande contagiosité de la maladie, le virus étant porté par les humains et probablement des fomites. À la suite de la détection du passager infecté, les responsables japonais de la santé publique choisirent de confiner les 3 800 personnes à bord du paquebot amarré dans le port de Yokohama. Les passagers qui présentaient des symptômes avaient été isolés autant que faire se peut. Quand la quarantaine a été levée, le 19 février, ce sont 619 voyageurs qui avaient été contaminés. Des épidémiologistes estiment que si tous les passagers avaient pu quitter le navire, et les porteurs du virus isolés, seulement 70 voyageurs auraient été infectés !

Les responsables de la santé au Japon ont réalisé 3 000 tests à bord du navire, examens permettant de mieux comprendre la diffusion du virus et de déceler la présence de porteurs asymptomatiques (pratiquement 18 % des personnes infectées). Il a été constaté que le R0 (taux de reproduction) de l'épidémie était sur le navire très élevé : une personne était en mesure d'en infecter plus de 7 autres. Ceci est dû au fait que dans un navire les espaces sont étroits et que chacun touche de nombreuses fomites contaminées par le virus.

Des virologistes japonais ont séquencé le génome des virus prélevés sur 148 passagers et membres d'équipage du navire. Ces chercheurs ont montré que selon eux *la dissémination de* SARS-CoV-2 *à bord du* Diamond Princess *avait pour origine « un seul événement d'introduction qui précéda la quarantaine ».* Selon les autorités, la quarantaine, même si elle n'a pas été parfaite a probablement évité beaucoup d'infections. Les informations fournies par le navire sur la propagation et la gravité du virus sont dignes d'intérêt mais il est difficile d'en extrapoler les enseignements à l'échelle d'un pays appliquant de telles mesures de confinement similaires[250].

L'Épidémie/Syndémie transportée en avion.

L'avion a largement supplanté les navires en termes de vecteur d'épidémie tant le nombre de passagers transportés, les distances parcourues et les vitesses de ces parcours surpassent les performances du transport maritime. Antérieurement à la pandémie de SARS-Cov-2, l'International Air Transport Association annonçait qu'en 2018 le transport aérien avait augmenté de 6,9 % et atteint les chiffres de 4,4 milliards de passagers sur des vols réguliers. Jusqu'en 2019 le transport aérien était donc en pleine croissance, croissance qu'on peut évaluer à l'aide de ce qui est appelé « kilomètre-passager payant » estimé par le produit nombre de billets achetés par distance parcourue. Le « kilomètre-passager » payant n'a cessé d'augmenter ces dernières années passant de 109 milliards à 83 000 milliards de Km. L'avion est un facteur clé de la propagation des épidémies sur le plan mondial. Des études à partir de modèles mathématiques très élaborés ont montré que les aéroports et les lignes aériennes, où passe un gros flux de passagers, sont des chemins préférentiels pour la maladie.

Les passagers transportés sont en majorité des touristes (1,4 milliard en 2017), mais aussi des pèlerins, étudiants, ouvriers, commerçants, soldats, réfugiés, déplacés, migrants. Tous ont pour bagage leurs microorganismes. Avant la pandémie due au SARS-Cov-2, le transport aérien battait des records et l'International Air Transport Association a publié ses statistiques (avant les effets de l'épidémie de Covid-19), qui indiquent que la connectivité aérienne mondiale devient « *encore plus accessible et plus efficiente* » aussi les statistiques mondiales soulignaient qu'en 2018 qu'un niveau d'efficience record avait été obtenu, alors que 81,9 % des sièges offerts étaient effectivement occupés.

5.2. Le duetto entre voyage et maladie.

Lorsqu'en 1918 un vapeur apportait la grippe aux Samoa, il rompait, ainsi que l'avaient fait les conquistadores et les navires génois transportant la peste depuis Caffa, un cordon sanitaire naturel, dû à la géographie physique.

---

[250] *What the cruise-ship outbreaks reveal about COVID-19*. Nature.com le 26 mars 2020 ; 580 : 18.

Le *duetto* entre voyage et maladie n'est pas nouveau. La différence entre hier et aujourd'hui tient à l'importance, à la fréquence, à la « masse » (vivante ou inorganique) et à la rapidité des « mobilités ». La peste fut une maladie des ports et les épidémies actuelles, la grippe notamment, sont fréquemment consécutives à des intrusions aéroportuaires. La mobilité des hommes, des animaux et des objets sont des éléments fort importants dans la survenance et/ou la diffusion d'épidémies. Nous vivons une époque où, sommairement, la plupart des conflits sont remplacés par le commerce. Les pays industrialisés se battent entre eux, le plus souvent, avec ce qu'ils produisent plus qu'avec leurs canons. La colonisation n'est plus militaire, elle est surtout économique. Le libéralisme, nouvelle idéologie dominante, incite aux voyages de toutes natures. Les Pizarro d'aujourd'hui, ceux de la mondialisation, en costume, portant attaché-case, ordinateur portable et téléphone cellulaire, sont de nouvelles formes d'aventuriers avides de domination (économique). Sur la terre transformée en village, le vivant et l'inanimé bougent sans cesse. Entre 1 800 et 2 000, le nombre de kilomètres parcourus en moyenne par les Français s'est multiplié par 1 000. Les microbes accompagnent tout ce qui voyage. Pour diverses raisons, les hommes voyagent plus loin, plus souvent, plus rapidement.

La rupture des résiliences géographiques débuta avec les passages des océans. Les traversées allaient se poursuivre, lentes et d'un volume modeste, jusqu'à l'ère industrielle. La vapeur remplaçant l'utilisation d'Éole, on connut les navigations plus rapides et massives jusqu'aux transports aériens où les microbes sont déplacés à des vitesses subsoniques, de part et d'autre des océans, dans un véritable ping-pong des agents infectieux. Ainsi, à partir de complexes pathogènes de Max Sorre[251] peuvent se déplacer les agents pathogènes, c'est tout le problème des « *Itinéraires de contagions* » qu'a si brillamment évoqué André Siegfried[252] au tout début des années soixante. Il écrivit par exemple : « *Une question complémentaire se pose : qu'est-ce qui passe par ces routes ? Nous savons qu'il y passe des hommes, des produits, des animaux sauvages ou domestiques. Ce n'est pas tout, car avec les hommes, les produits, les animaux passent également les germes transmis soit d'homme à homme, soit indirectement par des vecteurs [...]. On se rend compte tout de suite que l'intensité des contaminations est en rapport direct avec le progrès des communications*[253] ».

---

[251] Sorre M. *Complexes pathogènes et géographie médicale*. Annales de géographie 1933 ; 235 : 1-18.

[252] André Siegfried, né au Havre le 21 avril 1875 et mort à Paris le 28 mars 1959, est un sociologue, historien et géographe français.

[253] p. 32 in Siegfried A. *Itinéraires de contagions. Épidémies et idéologies*. Armand Colin. Paris 1960. (On notera que déjà André Siegfried évoquait la contagion des idées bien avant que cette notion soit reprise par l'inventeur des memes !)

Aujourd'hui, menacés par le SRAS-CoV-2, on conseille aux voyageurs d'être totalement vaccinés ou d'être exempts de virus (contrôles par PCR ou par des tests sérologiques). On recommande également le port du masque, le respect des distances sociales et l'évitement des foules, d'observer le lavage des mains (eau ou gel hydroalcoolique) de surveiller son bien-être physique (dont la température).

Des voyages disons « conventionnels » nous pouvons rapprocher les migrations humaines. La mobilité *d'Homo sapiens* est d'origine préhistorique, vieille comme l'humanité elle débuta par départ de nos ancêtres du berceau africain. À l'échelle internationale le nombre des migrants est de l'ordre de 214 millions, ce qui représente 3 % de la population mondiale[254].

5.3. Les voyages des animaux.

Avec hommes et objets, les animaux sont un autre facteur important de la transmission de maladies. Nous touchons là au domaine des zoonoses. Parmi elles, la peste, maladie des rongeurs et transportée par eux. De façon similaire, poulets, porcs, canards peuvent véhiculer la grippe.

Les conquêtes coloniales et le commerce colonial, qui représentent les débuts de la mondialisation, confirmèrent l'avènement du temps des épidémies associées aux voyages, aux échanges intercontinentaux d'hommes, d'animaux, d'objets inertes. Nous savons aujourd'hui que les voyages, les migrations, les déplacements des populations sont des facteurs d'épidémie majeurs. Le terme mondialisation, associé à celui de globalisation, est devenu un lieu commun et aujourd'hui, plus aucun barrage physique ne peut empêcher la marche des épidémies, ce que démontrèrent la récente pandémie de grippe H1N1 initialement apparue au Mexique et l'actuelle pandémie de COVID-19. De fait la globalisation fut initialement un phénomène d'origine européenne, avis que nous partageons avec John N Hays de la Loyola University de Chicago : « *À la fin du dix-neuvième siècle les Européens avaient réalisé une domination sans exemple du reste du globe. Cette domination comprenait une extension remarquable des aires occupées par les Européens, une expansion du commerce européen, des voies pour le transport dans tous les points de la terre et l'imposition de contrôles européens (de*

[254] Le programme des Nations Unies pour le développement (PNUD) estime qu'il y aurait 740 millions de migrants internes dans le monde. Les migrants internationaux représentent eux 200 millions de personnes. Le nombre total de migrants internationaux s'est accru ces dix dernières années, passant d'environ 150 millions de personnes en 2000 à 214 millions de personnes aujourd'hui. En revanche, le pourcentage du nombre de migrants par rapport à la population mondiale est resté stable ces cinquante dernières années. (Information La Cimade).

différents types) sur presque toutes les terres où les Européens ou leurs descendants n'étaient pas réellement installés[255]. »

Les échanges entre l'Europe et l'Asie furent continus quel qu'en furent les raisons ; la route de la soie aurait facilité le transport du rat et de la peste. Les croisades maintinrent les échanges. Les navires de la traite des Noirs ont apporté au Nouveau Monde *Ædes œgypti* et la fièvre jaune. Le choléra porté par des voyageurs quitta l'embouchure du Gange pour le reste du monde. Les mouvements humains ont pris une grande part dans la diffusion du sida en Afrique, aussi a-t-on écrit « *AIDS goes where people go* » (Le sida va où les gens vont)[256]. Il y a clairement une responsabilité humaine dans le phénomène épidémie *stricto sensu*. En voyageant, l'homme favorise la dispersion et par là la survenance de l'épidémie qui lui est associée[257]. C'est ce que rapportent beaucoup de personnes informées comme, par exemple Alan Weisman[258].

La maladie à virus Marburg et des voyages de singes.

Contrairement aux autres fièvres hémorragiques, celle-ci ne porte pas de patronyme exotique. Bien que due à un virus hébergé en Afrique, elle se révéla officiellement en Europe. En août 1967, les médecins de l'hôpital universitaire de Marburg furent confrontés à une maladie dont ils ignoraient tout. On avait admis en trois jours trois hommes présentant des symptômes similaires : une immense fatigue, de la fièvre, des courbatures. Les médecins songèrent tout d'abord à la grippe, en s'étonnant toutefois de cette survenue estivale. L'évolution permit d'éliminer le diagnostic d'autant plus que, observation intrigante, les patients étaient des employés d'une importante société allemande de biotechnologies. La firme Behringwerke AG, spécialisée dans la production de vaccins, elle-même propriété du géant pharmaceutique Hoetchst AG.

L'aggravation de l'état général s'accompagna de troubles digestifs, de manifestations hémorragiques oculaires et d'une forme d'agressivité. La maladie affecta bientôt 33 autres ouvriers de la même compagnie ainsi qu'un médecin traitant et une infirmière de l'hôpital. Presque simultanément se déclarèrent des cas similaires dans la ville proche de Francfort. Une troisième survenue de même acabit se fit ensuite jours à Belgrade en Yougoslavie

---

[255] p. 179 in Hays JN. *The Burden of Disease. Epidemics and Human Response in Western History*. Rutgers University Press. 2009.

[256] p. 73 in Brookesmith P. *Biohazard. The hot zone and beyond. Mankind's battle against deadly disease*. Barnes & Noble. 1997.

[257] Mann J. *AIDS in the world.* Harvard University Press. Cambridge 1992.

[258] Weisman A. *Homo disparitus*. (Traduction Christophe Rosson). Flammarion. 2007.

(devenue depuis la Serbie). Deux épouses des malades ayant été contaminées, on en conclut que l'agent mystérieux de ce qui allait devenir la fièvre de Marburg pouvait être sexuellement transmissible[259]. À la période d'état de leur maladie, les malades saignaient par tous leurs orifices. Tous ceux qui furent atteints avaient travaillé sur des tissus d'origine simiesque, les singes en cause, des vervets, étaient tous originaires d'Ouganda et tous de la même espèce : *Cercopithecus æthiops*. Les singes avaient voyagé d'Ouganda à Francfort via Belgrade et Marburg. À l'arrivée des vervets à Belgrade, 49 des 99 singes étaient morts ! Rien d'étonnant puisque c'est dans le sang et les tissus du singe qu'on trouva le coupable : un *Filoviridæ* nommé, cela va de soi, virus Marburg. Le virus fit de nouveau parler de lui en 1975 en Afrique du Sud chez des touristes arrivant de Rhodésie. (En 1980, la Rhodésie est devenue le Zimbabwe). Il réapparut en 1980 au Kenya, entre 1998 et 2000 en République Démocratique du Congo, entre 2004 et 2005 en Angola. Il est apparu depuis qu'outre la transmission par le singe, le passage interhumain nécessitait un contact étroit avec le sang ou d'autres fluides corporels (fèces, vomissements, urine, salive, sécrétions respiratoires). Sans doute pour des raisons liées au contage, les enfants sont rarement atteints.

Le mystère du réservoir a longtemps persisté. Après tout, il existe tellement de moyens de transport pour les micro-organismes, ne serait-ce pas la force éolienne ? Songeons qu'en une année, 13 tonnes de poussières africaines partent pour le continent américain en transportant des microbes ! Après avoir suspecté les divers composants possibles de l'Arche de Noé africain, on considère aujourd'hui qu'il s'agit d'une chauve-souris : la roussette d'Égypte. La description de la fièvre de Marburg fut donc effectuée au décours d'un accident de laboratoire. Ce dernier souligne la contagiosité des singes, qui n'étaient en l'espèce que des hôtes fortuits, eu égard au danger de maladies virales.

Depuis la maladie se manifeste régulièrement, le 11 août 2021 l'OMS signalait deux cas confirmés de fièvre de Marburg à Gueckedou en République de Guinée. Il s'agissait d'un homme et d'une femme, fait remarquable ces deux patients présentent les premiers cas de fièvre de Marburg en Guinée et en Afrique de l'Ouest. Autre fait remarquable, c'est à Gueckedou que débuta l'épidémie d'Ebola en 2014, première atteinte d'Ebola en Afrique de l'Ouest. La dernière attaque importante du virus de Marburg a eu lieu en Angola entre le 13 octobre 2004 et le 18 mai 2005, provoquant 311 décès parmi les 377 malades. Le cas le plus récent a été observé en 2021 en Guinée. De nouveaux cas de la maladie sont signalés actuellement par exemple au Ghana ou il y a eu trois décès début août 2022.

---

[259] p. 54 in Garrett L. *The coming plague. Newly emerging diseases in a world out of balance.* Farrar, Straus and Giroux. 1994.

Les voyages d'autres animaux sauvages.

Le commerce illégal d'animaux sauvages ne cesse de se répandre, augmentant en cela le risque de pathologies infectieuses sources d'épidémies. Les animaux sont chassés tout d'abord dans le but d'être consommés en qualité de viande de boucherie. C'est le cas en Afrique pour les singes, les antilopes voire des animaux de plus grande taille (hippopotames). Le commerce de ces animaux ou de leur viande nécessite leur transport dans des lieux plus ou moins lointains. Il s'agit là le plus souvent de commerces illégaux, sans contrôle, sans respect des normes de la sécurité alimentaire des produits commercés mais il s'agit bien-entendu d'un commerce lucratif. Ledit commerce représente un réel danger de transmission de zoonoses. Depuis mai 2022 il est signalé des cas en Europe de variole du singe chez l'homme (Monkeypox). Il n'est pas exclu que l'épidémie en question soit consécutive à l'importation d'animaux exotiques comme cela avait été observé avec des rats de Gambie porteurs du poxvirus. Le phénomène fut observé dans des États du Midwest des États Unis en 2003, avec plus de 70 cas humains identifiés. Les rats importés d'Afrique puis vendus tels qu'animaux de compagnie contaminèrent des chiens de prairie devenus vecteurs secondaires. Précisons néanmoins que les cas mondiaux de variole du singe notés depuis quelques mois ne seraient pas forcément liés à une importation illicite d'animaux sauvages mais plutôt aux comportements imprudents d'hommes pratiquant le sexe avec d'autres hommes. (Cf. la variole du singe paragraphe 8.6.)

5.4. Le concept « Une Seule Santé » (*One Health*).

Le problème des maladies zoonotiques a incité les responsables sanitaires à établir le concept d'une seule santé, concept que nous aborderons plus loin et plus longuement en envisageant la prévention des épidémies/syndémies. Limitons-nous à dire ici que *One Health* est une résolution datant des année 2000 qui promeut une approche intégrée, systémique et unifiée de la santé publique, animale et environnementale aux échelles locales, nationales et mondiales[260].

[260] Zinsstag J *et al. From "one medicine" to "one health" and systemic approaches to health and well-being (http://www.sciencedirect.com/science/article/pii/S0167587710002023).* Preventive Veterinary Medicine. 2011; 101: 148-56.

5.5. L'Épidémie/Syndémie est consécutive à des dommages écologiques.

Pratiquement toutes les maladies infectieuses sont consécutives aux interactions humaines avec l'environnement, à la pénétration des hommes en milieux sauvages ainsi qu'à l'expansion de l'agriculture[261]. À tout cela s'ajoutent les modifications climatiques qu'elles résultent de manœuvres d'origines anthropiques ou non : « *En 1998 l'ouragan Mitch 1998 libéra en trois jours des masses de pluie en Amérique centrale. Il s'en suivit une augmentation d'incidence du paludisme, de la dengue, du choléra et de la leptospirose. En 2000 la pluie et l'association de trois cyclones inondèrent le Mozambique durant six semaines ayant pour conséquence une multiplication par cinq des cas de paludisme*[262]. » Les troubles de l'écologie peuvent entraîner l'Épidémie/Syndémie.

L'Épidémie due à des blessures du milieu naturel.

L'exemple de la maladie à virus Oropouche.

Le virus Oropouche (OROV) fut découvert au Brésil en 1960 lors de la construction de l'autoroute Belém-Brasilia qui débuta en 1950. Le tracé de l'autoroute traverse la forêt amazonienne. Des virologistes de l'Institut Rockfeller, présents à l'occasion des travaux, mirent en évidence des virus peu connus ou inconnus dans des prélèvements sanguins d'ouvriers ouvrant la voie à travers la forêt et par conséquent en contact avec un environnement considéré comme sauvage. On préleva également du sang d'animaux. Enfin on décela le virus Oropouche dans le cadavre d'un paresseux (*Bradypus tridactylus*) trouvé près du chantier. La sortie du virus de son milieu naturel fut suivie au début de 1961 dans la ville de Bélem par une épidémie due à ce virus, elle frappa onze mille personnes. Le vecteur était un moucheron proliférant dans les amas de gousses de cacaoyers plantés en abondance par des colons mettant à profit l'effraction autoroutière de la forêt. Le déséquilibre écologique, l'incursion dans le milieu naturel avait permis le passage de l'animal à l'homme, de la forêt à la ville, du virus jusqu'alors exclusivement animal[263].

---

[261] Chin *et al. Anthropocene in an age of pandemics.* Anthropocene. 2020; 30: 1-2.
[262] Epstein PR. *Climate Change and Human Health.* The New England Journal of Medicine. 2005; 354: 1433-6.
[263] Gibbons A. *Where are « new » diseases born?* Nature 1993; 261: 680-1.

L'exemple du SARS.

Une épidémie qui intéresse les gazetiers des Business-Week[264] ou de Forbes est une épidémie perçue par les hommes d'affaire comme une vraie menace. Ceci fut le cas du SARS (Sigle anglo-saxon du Syndrome Respiratoire Aigu Sévère). Le SARS possède une spécificité chronologique qu'il conservera, il fut l'agent infectieux de la première épidémie du XXIe siècle, il correspondait à l'émergence d'un virus nouveau et fit craindre la survenue d'un épisode semblable à la pandémie grippale de 1918. La chronologie de l'épidémie a quelque chose d'un roman policier.

Le 16 novembre 2002 restera le jour J du début de l'épidémie à Fusham, dans la province de Guangdong en Chine. Un homme d'une quarantaine d'années fut hospitalisé pour ce qui ressemblait à une pneumopathie grippale. Il guérit, mais communiqua sa maladie à quatre infirmières. Par la suite le personnel soignant paiera fort cher son tribut à la participation aux soins des malades atteints de SARS. Il y a là au moins deux explications : tout d'abord, la promiscuité avec les patients puis une forme de déni car des soignants refusèrent de considérer, tout au moins à ses débuts, la maladie avec la gravité qu'elle présentaient. Les jours suivants apparurent des cas semblables, toujours dans la même province. On continuait de parler de grippe et d'ailleurs les autorités chinoises ne souhaitaient pas ébruiter l'indésirable survenance. Le 10 février 2003 : « *Le bureau de l'OMS reçoit un coup de téléphone alarme de l'ambassade des États-Unis, qui s'inquiète de rumeurs sur une mystérieuse maladie faisant de nombreux morts à Canton*[265] ».

Le 14 février, une courte note de la publication de l'OMS, Weekly Epidemiological Record, rapporte 305 cas dont 5 mortels d'une pneumonie jusqu'alors inconnue entre le 16 novembre et le 9 février, dans la province de Guangdong, en Chine. Le ministère de la santé de Chine reconnaît (enfin) la réalité de l'épidémie. On pense au charbon (anthrax des anglo-saxons), à la peste pulmonaire, à une fièvre hémorragique, à la leptospirose etc. Bref, les médecins sont perdus. À Canton, un néphrologue, le docteur L aidera ses collègues à soigner des patients atteints de la nouvelle pneumopathie, il observera que le personnel soignant est particulièrement exposé à la contagion. Le 21 février ce même médecin arrive toussotant à Hong Kong et loue une chambre au neuvième étage de l'hôtel Métropole. Le lendemain, au retour de courses en ville, le docteur L est saisi d'une violente quinte de toux dans le hall de l'hôtel. On l'aide à gagner l'ascenseur puis sa chambre où il

---

[264] Engardio P. *Deadly virus.* BusinessWeek. 2003; April 14: 22-5.
[265] p. 47 in Bricaire F. *SRAS. Pneumonie atypique. Symptômes, risques et évolution.* L'Archipel. 2003.

demeure peu de temps avant d'être hospitalisé. Le bref séjour du médecin cantonnais à l'hôtel Métropole a pour conséquences la contamination de 12 autres personnes, des clients de l'hôtel ou des visiteurs. Le docteur L fut hospitalisé à Hong Kong le 22 février, il décéda dix jours plus tard. Parmi les personnes contaminées à l'hôtel Métropole, une hôtesse de l'air qui, soignée à Singapour, initiera directement ou indirectement 100 nouveaux cas de SARS. Le 26 février, un premier cas apparut au Vietnam à Hanoï, à l'hôpital français. Le malade arrivait de Hong Kong où il avait rendu visite à un ami à l'hôtel Métropole. À la suite de son hospitalisation, vingt agents hospitaliers présentèrent les symptômes du SARS. Le 28 février, un médecin de l'OMS, le docteur Urbani, informé de la présence de la nouvelle pneumonie à l'hôpital français avisa l'OMS de la survenue possible d'une nouvelle grippe. Le docteur Urbani fut également victime du SARS, il décéda le 29 mars. Fin mars, 63 personnes furent infectées à Hanoï. Le 15 mars, l'OMS émit un état d'alerte, particulièrement des conseils concernant les voyageurs, personnels soignants etc. devant se rendre dans les régions où sévit l'épidémie. Le 17 mars, à la demande de l'OMS, 11 laboratoires de 9 pays, s'organisèrent en réseau pour découvrir l'agent de la maladie et mettre au point un outil de diagnostic biologique. Deux jours plus tard, on accepta l'éventualité de la survenance d'un agent pathogène nouveau. Le 24 mars, il sera reconnu par un laboratoire du CDC et par un autre à Hong Kong comme étant un coronavirus. Un journaliste a écrit : « *Un mois, presque jour pour jour, s'est écoulé entre l'alerte de l'OMS et l'identification du virus*[266] ».

C'est somme toute un délai fort court mettant en valeur les facultés d'adaptation et de réaction des institutions internationales. Un coronavirus doit son nom à son aspect en couronne. Il s'agit d'un virus à ARN, celui du SARS est désigné SARS-CoV-1, son génome est maintenant connu. L'épidémie ne se limita pas à la province de Guangdong, Hong Kong et le Vietnam. Rapidement elle atteignit Toronto. Le virus fut introduit au Canada par une femme, Mme K, Canadienne originaire de Hong Kong où elle rendit visite à des parents et pour cela logea à l'hôtel Métropole, au neuvième étage. De retour à Toronto, la dame présenta des troubles le 25 février, elle décéda neuf jours plus tard de sa pneumopathie. Le 28 février c'est le fils de Mme K qui fut hospitalisé. À son tour, il décèdera le 13 mars dans une grande détresse respiratoire.

Fin mai 2003, les études d'échantillons d'animaux sauvages vendus pour l'alimentation humaine sur des marchés de la province du Guangdong ont montré la présence de coronavirus du SRAS chez des civettes. En 2005, deux études avaient trouvé des coronavirus proches du coronavirus du SARS chez des chauves-souris en Chine. Des analyses phylogénétiques de ces virus

[266] Nowak M. *Pneumopathie, les lendemains d'une épidémie*. La Recherche. 2003 ; 365 : 38-45.

ont conclu à une forte probabilité que le syndrome respiratoire aigu sévère provienne de chauves-souris et se soit propagé à l'homme, *via* des chats et/ou des civettes. Les chauves-souris infectées ne montraient pas de signes visibles de maladie.

Le 15 mars 2003, l'OMS avait identifié 100 cas à Hong Kong, 16 à Singapour, 9 au Canada. On parla alors officiellement de SARS (de l'Anglais *Severe Acute Respiratory Syndrome*) devenu SRAS en Français. Le bilan allait rapidement s'alourdir. Le 21 mars, on comptait à Hong Kong 165 cas, puis 470 le 29. Le 30 mars à Hong Kong, l'épidémie apparaît dans un ensemble d'immeubles nommé Amoy Garden (10 immeubles de 35 étages) hébergeant 15 000 personnes. Pour empêcher la diffusion de l'épidémie, les autorités de la santé consignent chez eux les habitants du block E, ils y demeureront jusqu'au 9 avril avant de gagner un camp d'isolement rural où ils demeureront durant dix jours. À Amoy Garden, on comptera 320 cas en 3 semaines. Le virus serait « arrivé » sur les lieux portés par un malade atteint d'insuffisance rénale et aurait ensuite diffusé à la copropriété en raison d'une fuite au niveau d'une conduite d'eaux usées. Fin mars on estime qu'il y aurait eu en Chine environ 800 malades et une quarantaine de morts. À cette date, au CDC d'Atlanta on identifiait un nouveau coronavirus à partir de prélèvements effectués chez la malade de Toronto (Mme K). La situation s'aggravant toujours, l'OMS va pour la première fois depuis que l'organisation existe, émettre, le 2 avril un avis de restriction de voyage concernant Hong Kong et la province de Canton ! Taïwan fut le troisième territoire asiatique le plus atteint. La maladie se déclara le 14 mars au sein d'un couple dont le mari avait voyagé dans la province de Guangdong ainsi qu'à Hong Kong en février. Le 26 mars, un Taïwanais vivant à Hong Kong revint au pays et prit le train pour gagner la ville de Taichung. L'homme habitait Amoy Garden, il contamina son propre frère ainsi qu'un passager du train. Le 10 avril, le nombre de cas augmenta nettement. On attribue la responsabilité de l'aggravation à un employé de la blanchisserie d'un hôpital. Âgé d'une quarantaine d'années, diabétique, souffrant de diarrhée, il continua de travailler, demeurant au contact de patients, d'agents hospitaliers et de visiteurs. Finalement hospitalisé le 16, il fut reconnu atteint du SARS. Le nombre de personnes exposées en raison de « contacts » possibles avec le patient fut évalué à 10 000 patients et visiteurs et 980 agents (en 6 jours). Le 24 avril, on mit en quarantaine les patients, les soignants et les visiteurs de l'hôpital. Un agent hospitalier malade du SARS, mais non reconnu, fut donc involontairement une cause d'explosion de l'épidémie. Ça n'est qu'à la mi-juin que l'épidémie débuta son déclin, les spécialistes mondiaux réunis à Kuala Lumpur estimèrent l'avoir jugulée grâce aux mesures de restrictions de voyage, quarantaines, etc.

Le SARS illustre parfaitement le modèle de « L'Épidémie » devenue « Syndémie ». Un virus acquiert, dans son intimité, des propriétés nocives et infectantes. Un homme, on l'admet pour la mésaventure d'Amoy Garden, porteur de virus, rend visite à des amis et va participer à l'initiation de l'épidémie de SARS. L'invité d'un soir, devenu vecteur d'épidémie utilise les toilettes car il souffre de diarrhée, lesquelles toilettes possèdent une défectuosité de la conduite d'évacuation ce qui libère un aérosol de microparticules de matières fécales dans la copropriété ! Ailleurs, un agent hospitalier, vecteur du virus, met potentiellement en danger plus de 10 000 personnes ! L'Épidémie, la Syndémie c'est l'homme.

Le virus du SARS, comme beaucoup de ses semblables, est probablement hébergé par de petits animaux. Parmi ces derniers, on a mis en cause la civette, animal vendu vivant sur les marchés humides chinois pour la consommation humaine. La transmission interhumaine est extrêmement facile, en particulier par les particules de Pflügge véhiculant le virus. Le virus pourrait également « survivre » sur les surfaces de l'environnement durant un délai encore mal connu. L'existence de super-transmetteurs est une spécificité de SARS mais elle a été observée également avec son cousin, le virus SARS-CoV-2. On a désigné ainsi des malades en cause dans la contamination de nombreux autres sujets, probablement parce que les particules de Pflügge qu'ils émettent sont particulièrement riches en virus. Les malades émettent également du virus dans les selles et les urines.

L'exemple de la COVID-19.

La COVID-19 débuta également dans une situation de déni, elle se poursuivit dans une situation de crise[267]. Alain Bauer et Roger Dachez nous disent d'ailleurs : « *dans le cas de nombre de pays, dont particulièrement la France : une crise de l'organisation sanitaire qui révèle l'erreur fondamentale qu'a représentée la volonté de considérer la santé publique comme un coût et non comme un investissement* ».

C'est donc dans un contexte calamiteux que survint la nouvelle maladie. La COVID-19 se manifeste classiquement par un syndrome grippal compliqué d'une pneumopathie. Dans sa forme initiale on constata que chez 40 % des contaminés la virose était asymptomatique, elle pouvait se compliquer de manifestations respiratoires plus graves chez des sujets plus fragiles en raison de leur âge ou de l'existence d'une comorbidité[268]. En raison de l'agressivité potentielle du virus contre (entre autres) les poumons, le taux

---

[267] p. 10 in Bauer A, Dachez R. *Comment vivre au temps du coronavirus ? - Un manuel pour comprendre et résister*. Éditions du Cerf. 2020

[268] p. 490 in Berche P, Perez S. *Pandémies. Des origines à la COVID-19*. Perrin. 2021.

de létalité avoisinait 2 %, chiffre supérieur à la mortalité d'une grippe saisonnière.

Le nouveau coronavirus SARS-Cov-2 à l'origine de la maladie COVID-19 a été officiellement découvert pour la première fois en Chine, dans la ville de Wuhan. Le SARS-Cov-2 aurait été transmis à l'homme par l'intermédiaire du pangolin, intermédiaire entre la chauve-souris[269] et l'homme.

Le 30 décembre 2019 le Program for Monitoring Emerging Diseases informa ses abonnés, c'est-à-dire des professionnels du monde entier, qu'une pneumopathie jusqu'alors inconnue était apparue dans la ville de Wuhan en Chine. Depuis la diffusion de cette information d'énormes progrès ont été réalisés par les chercheurs du monde à propos du virus en cause (SARS-CoV-2) de sa transmission, pathogénicité, des effets des traitements et des vaccins. Pour ce qui est de l'origine du virus, il est formellement admis que provenant de la chauve-souris il a été transmis à l'homme probablement par l'intermédiaire du pangolin vendu sur les « marchés humides ». Si la majorité des chercheurs ont initialement adhéré à ce scénario, d'autres ont douté des hypothèses proposées par les responsables chinois qui refusaient le principe d'une « fuite » du virus depuis le laboratoire de virologie de Wuhan. Les doutes manifestes ont incité le directeur général de l'OMS à initier une enquête en collaboration avec des scientifiques chinois. L'investigation a conclu qu'il était « extrêmement improbable » qu'il y ait eu fuite du laboratoire du virus en cause mais une contamination à partir d'un vecteur animal. La conclusion de l'enquête diligentée par Tedros Ghebreyesus directeur de l'OMS laisse de nombreux chercheurs dubitatifs. Depuis l'OMS a renouvelé des demandes d'informations auprès des autorités chinoises, sans pour l'instant avoir obtenu de réponse pertinente[270]. Pour certains scientifiques l'origine du SARS-CoV-2 est toujours suspecte et certains n'hésitent pas à remettre en question l'intégrité de chercheurs officiellement impliqués dans les travaux sur le virus. Par exemple parmi les scientifiques impliqués dans les recherches des origines de la COVID-19 le virologiste Peter Daszak considère que le SARS-CoV-2 est d'origine naturelle. L'hypothèse est contestée par certains de ses collègues qui estiment par ailleurs que la nomination du scientifique anglais est entachée d'un conflit d'intérêts. En effet Peter Daszak possède une solide réputation de scientifique « chasseur » de virus qui avait souligné que les prochaines pandémies viendraient du monde animal. Depuis 2010 Peter Daszak dirige l'ONG américaine EcoHealth

---

[269] La chauve-souris est un mammifère extraordinaire, le seul capable de voler, capable d'écholocation, d'une longévité exceptionnelle, possédant une immunité remarquable. La chauve-souris représente plus de 20 % de la diversité des mammifères vivants on lui accorde 50 millions d'années d'évolution.

[270] Cohen J. *WHO chief pressures China on pandemic origin Agency director calls for lab audits and more studies of how SARS-CoV-2 emerged.* Science 2021; 373: 378.

Alliance dont le projet est de prévenir la survenue de maladies émergentes liées aux modifications des écosystèmes et les liens de Peter Daszak avec le laboratoire de virologie de Wuhan sont la source du potentiel conflit d'intérêts[271].

À propos de l'origine de la pandémie de COVID-19 nous avons observé que les déclarations radiophoniques d'un ancien ministre des Affaires étrangères français peuvent apporter de l'eau au moulin des complotistes : Hubert Védrine était l'invité de la matinale de Radio Classique le vendredi 27 mars. *L'ancien ministre des Affaires étrangères a avancé l'idée que « des organisations militaires » et « la CIA » avaient prédit l'épidémie de coronavirus. La crise est pour lui « l'occasion » de construire « une communauté internationale » chargée de créer une alternative à « la mondialisation dérégulée » et au « sans-frontiérisme » actuels. La CIA aurait « décrit depuis des années » le scénario de l'épidémie de Covid-19 [...] Tout cela est décrit depuis des années... », a-t-il déploré*[272].

Le SARS-Cov-2 appartient à une famille de virus affectant principalement les animaux. Certains infectent l'Homme et occasionnent le plus souvent des rhumes et des syndromes grippaux bénins. Des scientifiques affirment qu'il ressemble beaucoup à des coronavirus prélevés sur la chauve-souris qui serait probablement l'animal réservoir du virus. Toutefois, le virus retrouvé chez la chauve-souris ne peut pas se transmettre à l'homme. Le SARS-Cov-2 aurait été transmis à l'homme par l'intermédiaire du pangolin également porteur d'un coronavirus ayant une forte parenté génétique avec le SARS-Cov-2. Le pangolin est un petit mammifère menacé d'extinction dont la chair, les os, les écailles et les organes sont utilisés dans la médecine traditionnelle chinoise. Des recherches sont en cours en Chine pour confirmer cette hypothèse. La piste animale est donc la plus probable pour le moment car les premières personnes ayant contracté le COVID-19 en décembre s'étaient rendues dans un marché de Wuhan (épicentre de l'épidémie) où étaient vendus des animaux parmi lesquels des mammifères sauvages. Fin janvier, la Chine a décidé d'interdire temporairement le commerce d'animaux sauvages afin d'enrayer l'épidémie.

Les coronavirus sont connus pour pouvoir, c'est le cas du SARS-Cov-2, passer de l'animal à l'homme. Il a été découvert en Malaisie huit enfants atteints de pneumonie par un autre coronavirus venant du chien. Le fait avait déjà été démontré en Haïti. Il n'est pas certain pour l'instant que ce

---

[271] Jon Cohen. *Prophet in Purgatoty. Peter Daszak is fighting accusations that his work on pandemic prevention helped spark COVID-19*. Science. 2021; 374: 1040-5.

[272] Par Nicolas Gomont Publié le 27/03/2020 à 11:18 | Modifié le 30/03/2020 à 08:10

nouveau coronavirus puisse s'échanger entre humains comme le fait le SARS-Cov-2[273].

Le 5 janvier 2020 les scientifiques chinois annoncèrent que le virus était isolé et séquencé. Puis il fut mis au point un test dit RT-PCR permettant de déceler sa présence chez ceux qui en sont porteurs. Les autorités chinoises firent état du premier mort de l'épidémie, un homme de 61 ans alors que 41 patients étaient atteints dont sept sérieusement affectés. Finalement, le 23 janvier de confinement de la ville de Wuhan est décidé. L'OMS traînant les pieds n'émet une alerte de santé publique que le 30 janvier. Le 16 janvier on signale le premier cas en France métropolitaine, celui d'un touriste chinois. Suivent deux autres cas de personnes de retour de Chine, aussi fin janvier Air France suspend ses vols vers la Chine. Fin février on compte 80 134 cas en Chine dont 2 592 personnes décédées et 2 476 décès hors de Chine. À cette date on dénombre une centaine de cas en France alors que 56 pays sont touchés.

À ce stade de la maladie on en connaissait les symptômes essentiels, ceux d'une affection infectieuse débutant comme une grippe mais ayant des manifestations caractéristiques telle que l'anosmie (perte de l'odorat) et l'agueusie (perte du goût), cela chez les personnes symptomatiques sachant que 40 % des cas étaient asymptomatiques et que la COVID-19 épargnait les enfants. Pour les adultes, particulièrement les plus âgés ou ceux souffrant de comorbidité la maladie pouvait, particulièrement en raison de complications respiratoires et/ou d'un syndrome inflammatoire grave ainsi que d'accidents thromboemboliques, prendre une tournure péjorative voire mortelle. La létalité atteignait alors 2 %.

Le 12 mars, l'OMS proclama enfin l'alerte pandémique

Entre le 17 et le 20 février 2 500 Évangélistes se retrouvent étroitement réunis à Mulhouse lors d'une manifestation religieuse. On reprochera à ce rassemblement l'initiation de l'épidémie française[274] et d'être cause de difficultés[275]. Rapidement en France on découvre la désorganisation et un fait affligeant : la carence. Carence de masques, de blouses, de seringues, de gels hydroalcooliques, en moyens pour le diagnostic biologique etc. Sans parler des services hospitaliers débordés… Dans le monde, le nombre de cas dépasse les 110 000. Le gouvernement interdit le rassemblement de plus de 1 000 personnes. Les établissements scolaires de l'Oise et du Haut-Rhin, départements les plus touchés par l'épidémie, sont fermés pour deux semaines. Dans le sport et les spectacles les annulations se multiplient. Le Président de

---

[273] King A. *Two more coronaviruses may infect people*. Science. 2021; 372: 893.

[274] Vanlerberghe C. Le Figaro. 24 mai 2020.

[275] Martin P. *Les religions face aux épidémies. De la peste à la COVID-19*. Les Éditions de Cerf. 2020.

la République annonce la fermeture des crèches, écoles, collèges, lycées et universités « jusqu'à nouvel ordre ». De plus en plus d'entreprises arrêtent partiellement ou totalement leur activité.

Le 17 mars le confinement entre en vigueur en France alors que le bilan de l'épidémie grimpe à 148 morts et 6 633 cas confirmés. Mais la situation s'aggrave également en Europe aussi, le 26 mars, réuni en session plénière, le Parlement européen adopte les mesures d'urgences de soutien financières proposées par la Commission européenne pour répondre à la crise. Avec l'épidémie s'hypertrophie la querelle à propos de l'utilisation de l'hydroxychloroquine, médicament proposé par Didier Raoult mais médicament qui laisse sceptique tout le reste ou presque de la communauté médicale[276]. La querelle entre experts et thérapeutes va empoisonner l'ambiance déjà peu plaisante qui règne autour de l'épidémie, cela augmentera la suspicion des Français vis-à-vis de l'establishment.

Le 30 mars le nombre de décès s'élève à 3 000 dont 884 en Ehpad. Le 10 avril le nombre de décès en France dépasse le seuil des 13 000 dont un enfant de 10 ans. Le bilan, selon le communiqué du ministère de la Santé du 12 avril est de 95 403 cas de COVID-19 confirmés et 14 393 décès. Aux États-Unis on compte 530 000 cas de COVID-19 avec 21 000 décès alors qu'en Europe le nombre des morts s'élève à 74 000. À la fin du mois d'avril le bilan européen est affligeant avec 23 293 décès en France ; 26 977 en Italie, 28 822 en Espagne, 21 092 au Royaume Uni.

En France il est décidé de prolonger l'état d'urgence sanitaire avec levée progressive du confinement à partir du 11 mai. La réouverture des écoles et des collèges est décidée alors que le nombre de cas d'hospitalisés et de décédés baisse. Le 22 mai la revue médicale *The Lancet* considérée en tant que référence indiscutable publie un article mentionnant une augmentation des décès par troubles cardiaques chez les malades atteints de la COVID-19 et traités par la chloroquine. Le 4 juin *The Lancet* annonce le retrait de l'article ! Les auteurs de l'article ont menti, la revue s'est ridiculisée, on parlera de *Lancet gate* !

L'épidémie recule et début juin sont décidées les réouvertures des piscines, des restaurants, des cafés.

À ce stade de la pandémie on en connaît plus sur le virus responsable de la maladie qui est appelé SARS-CoV-2. Il est apparenté aux coronavirus (dont il possède comme eux un aspect en couronne) il est responsable de rhumes et des affections rhinopharyngées, affections bénignes, mais est également voisin de deux autres coronavirus plus virulents responsables du

---

[276] p. 79 in Raoult D. *Carnets de guerre. COVID-19*. Michel Lafon. 2021.

SARS ou du MERS[277]. Les informations officielles maintiennent que le virus aurait pour réservoir la chauve-souris et serait incidemment transmis à l'homme, en Chine, par le pangolin. Les contaminations interhumaines sont les plus courantes et aisées. Le virus possède une surface hérissée de « *spikes* », de pointes protéiques, lui permettant de s'amarrer aux cellules humaines par leur ligand dit ACE-2 (*Angiotensin-Converting Enzyme 2*) puis de pénétrer dans les cellules. Le virus serait issu de la chauve-souris (*Rhinolophus affinis*), virus RATG3 dépourvu de *spikes* lesquels existent chez le coronavirus du pangolin. Le virus responsable de la pandémie est-il issu d'une recombinaison entre les deux coronavirus précités ?[278] L'apparition de mutants du virus laisse entrevoir des risques de perte d'efficacité de la vaccination.

Fin juillet apparaissent les prémisses de la deuxième vague, on insiste officiellement sur le respect des gestes barrière et sur le port du masque. Fin septembre la deuxième vague confirme son installation ainsi le 27 septembre 2020, il y a 11 123 nouveaux cas confirmés en 24h et 4 204 nouvelles personnes hospitalisées ces 7 derniers jours, dont 786 nouveaux patients admis en réanimation.

Le 15 octobre, le couvre-feu est décidé et le 20 est appliqué un nouveau confinement.

En décembre on établit, avec plus ou moins d'efficacité, un plan de vaccination, on utilisera au début le vaccin de Pfizer-BioNTech.

À Noël beaucoup de français partent en vacances.... On signale l'apparition inquiétante de mutants du SARS-Cov-2.

En janvier 2021 le couvre-feu est appliqué mais le virus se montre de plus en plus présent particulièrement dans 20 départements où début mars 2021 les mesures de protection sont renforcées avec pour certains départements des confinements durant le weekend.

Devant l'importance de la deuxième vague, les contraintes pour lutter contre l'épidémie augmentent, et fin mars il est décidé un nouveau confinement devant débuter le 3 avril. La pandémie a fait à la mi-avril, 3 000 000 de morts dont le monde dont 100 000 pour la France. Les campagnes de vaccination se poursuivent avec différents bonheurs selon les pays.

---

[277] Le MERS ou Syndrome respiratoire du Moyen-Orient est une pneumopathie due à un coronavirus (MERS-CoV) qui serait transmis par les camélidés.

[278] Tang X et al. *On the origin and continuing evolution of SARS-CoV-2*. National Science Review. 2020; 7:1012-23.

Quelle que soit le point initial de l'épidémie, la pandémie de SARS-CoV-2 nous rappelle qu'un microbe ne fait pas l'épidémie et que l'épidémie c'est l'homme. Comme le souligne Anne Chemin (Le Monde 25/05/2020) :

« *Avec l'épidémie de COVID-19, la planète urbanisée et hyperconnectée de ce début de XXIe siècle s'est révélée extrêmement vulnérable : pour un virus aussi contagieux que le SRAS-CoV-2, les flux, les rhizomes, les plates-formes, les liens et les réseaux constituent un véritable paradis. La lutte contre le coronavirus a donc imposé aux habitants de la planète un revirement radical : il a fallu immobiliser brutalement un monde qui vénérait depuis des décennies le principe de la mobilité.* »

La vaccination débute en France en janvier 2021, le couvre-feu est avancé à 18 heures dans 15 départements.

À la mi-janvier les conditions d'entrée en France sont plus drastiques, 700 centres de vaccination sont ouverts.

À la fin du mois de janvier on renonce à un troisième confinement mais le gouvernement met en place de nouvelles restrictions : les écoles et les petits commerces restent ouverts, les grandes surfaces devront fermer. Le télétravail est renforcé.

En mars 2021 la pandémie a provoqué 2,7 millions de décès dans le monde, 91 196 en France, la vaccination avec AstraZeneca qui avait été suspendue en raison de cas de thrombose est à nouveau autorisée.

Le 31 mars, en raison de l'augmentation des cas de Covid-19 les restrictions aux déplacements se généralisent et le premier avril un troisième confinement à l'échelle nationale est décidé.

Les contraintes se libéralisent à la fin du mois d'avril avec réouverture des établissements scolaires mais maintien du couvre-feu.

En mai débutent les deux premières étapes du déconfinement. Au début du mois le gouvernement annonce la réouverture des lycées en demi-jauge et la fin de l'attestation pour les déplacements en journée. Le couvre-feu est maintenu ainsi que le télétravail. Puis à la fin du mois on annonce la réouverture des terrasses des bars et des restaurants, des commerces, des musées, monuments, théâtres, cinémas, salles de spectacles, des établissements sportifs de plein air et couverts pour les spectateurs. Le couvre-feu est décalé à 21 h puis à 23 heures début juin le pays débute la troisième phase du déconfinement. Néanmoins, le 12 juillet en raison de la menace du variant Delta, le Président de la République annonce que la vaccination sera imposée aux personnels des établissements de santé (hôpitaux, cliniques, Ehpad et maisons de retraite).

Le 22 juillet, Le pass sanitaire est élargi à tous les lieux de culture et de loisirs rassemblant plus de 50 personnes, à partir de 12 ans.

Le 9 août, l'obligation du pass sanitaire entre en application pour les bars, restaurants, hôpitaux et les trains de longue distance. Et à la fin du mois il devient obligatoire dans les restaurants, cinémas, musées ou encore les trains grandes lignes, là où il était déjà requis pour les clients.

Le 2 septembre, la rentrée scolaire des 12,4 millions d'élèves en présentiel est possible.

Le 22 novembre l'épidémie de COVID-19 reprend de la vigueur.

Le variant omicron se répand très rapidement dans le monde entier. En décembre nous devons faire face à la cinquième vague de COVID-19. D'où les renforcements des contrôles des passes sanitaires, fermeture des discothèques pour quatre semaines, le télétravail est renforcé, la vaccination ouverte pour les enfants à risque dès le 15 décembre.

Fin décembre la Haute autorité de santé donne un avis favorable pour étendre la vaccination sans obligation à tous les enfants âgés de 5 à 11 ans, avec le vaccin Pfizer. Malgré ces mesures les contaminations augmentent fortement, et en janvier 2022 sont décidées de nouvelles règles sanitaires : télétravail obligatoire dans les entreprises, masque obligatoire pour les enfants de plus de 6 ans, le pass sanitaire est transformé en en passe vaccinal.

Début février la plupart des restrictions sont levées, mais comme nous le savons, ce ne fut pas la fin de l'histoire de la COVID-19.

L'Épidémie due à des atteintes de la biodiversité.

Pour Edward Osborne Wilson[279] : « *La biodiversité est la diversité de toutes les formes du vivant. Pour un scientifique, c'est toute la variété du vivant étudiée à trois niveaux : les écosystèmes, les espèces qui composent les écosystèmes et, enfin, les gènes que l'on trouve dans chaque espèce* ».

La définition du fameux naturaliste passe aujourd'hui au-dessus de la tête du grand public qui ne possède de la biodiversité qu'un conception vague, confuse. Selon l'opinion générale, biodiversité est synonyme de nature, sans plus de détail, la biodiversité est une notion floue pour laquelle il y a plus de militants que de personnes qui comprennent le concept. Cela étant, la rupture de l'équilibre de la biodiversité permet d'expliquer la survenue de certaines épidémies.

---

[279] Wilson EO. *Biodiversity*. Academic Press. 1988. Edward Osborne Wilson (1929-2021) biologiste américain fondateur de la sociobiologie et qui, en 1988 a créé le terme biodiversité.

Biodiversité est un mot valise apparu dans les années quatre-vingt, il concerne la faune, la flore, les bactéries, les milieux mais aussi les espèces, les gènes et les variétés domestiques[280]. Le terme de biodiversité est, à l'usage, devenu un terme flou mais pratique, désignant la nature, l'environnement, la vie de diverses espèces etc. La perte de la biodiversité est très souvent en cause dans la survenue de l'épidémie. Néanmoins, ne perdons pas de vue qu'avec la rupture de la biodiversité les survenues de pathogènes infectieux ont plusieurs raisons, toutes liées à l'impact anthropogénique croissant sur la nature. L'augmentation des survenues peut également être attribuée au changement climatique, à la dégradation de l'habitat, à l'augmentation des contacts entre humain et vie sauvage, à l'introduction d'agents pathogènes et d'espèces invasives par le commerce et les voyages[281].

L'exemple de la pneumonie à Hanta virus.

À la mi-mai 2005, nous nous trouvions, à une centaine de miles du Pueblo San Domingo, hébergés par des amis vivant dans des conditions rudimentaires au milieu du désert du Nouveau-Mexique. Ledit désert était alors anormalement humide, on trouvait même encore une louche d'eau au fond de l'arroyo voisin. Nos hôtes avaient déjà noté l'abondance des souris attirées par leur demeure et la proximité de quelques crotales intéressés par la gent murine. En bons écologistes, les habitants du lieu préservaient les serpents à sonnette afin de se débarrasser des souris et de la maladie qu'elles risquaient de transporter. On ne souhaitait pas voir se renouveler « l'affaire » survenue douze ans plus tôt. Durant l'été 1993, j'avais eu l'occasion de m'entretenir avec mon ami Frederic (Fred) Koster, spécialiste des maladies infectieuses à l'Université du Nouveau-Mexique et au Bernalillo Country Medical Center, l'hôpital universitaire de la ville d'Albuquerque, à une centaine de miles au sud de Santa Fe. Sur les bords du fleuve Rio-Grande, on s'inquiétait de cette nouvelle maladie apparue chez les indiens Navajos de la région de « Four Corners », celle de la coïncidence des frontières des quatre États (Nouveau-Mexique, Arizona, Colorado et Utah). Début mai 1993, dans ce comté siège d'une réserve d'indiens Navajo, on avait observé le décès extrêmement rapide d'une jeune indienne, après un épisode infectieux assez banal initialement mais très vite aggravé d'une grande insuffisance respiratoire. Le fiancé de la jeune femme présenta, après les funérailles de la demoiselle, des symptômes identiques conduisant à la même issue. Le jeune indien était un athlète chez qui rien ne laissait présager une détresse

---

[280] Triplet P. *Dictionnaire de la biodiversité biologique et de la conservation de la nature*. 2015.
[281] Schmeller DS, Courchamp F, Killeen G. *Biodiversity loss, emerging pathogens and human health risks*. Biodiversity and Conservation. 2020; 29: 3095-102.

respiratoire. Le docteur James Cheeck de l'Indian Health Service (service de santé indien) s'alarma de l'apparition presque simultanée de la même maladie chez un jeune couple. On rechercha donc d'autres cas similaires dans la région de Four Corners. Le docteur Bruce Tempest du service de santé indien de Gallup identifia rapidement cinq cas mortels parmi d'autres jeunes indiens. La maladie fit d'autres victimes, le petit hôpital local de Crown-Point se révéla rapidement en tous points inadapté ce qui inquiéta le vieux chef Zah. Les tests de laboratoires écartèrent la responsabilité de *Yersinia pestis* responsable de survenances annuelles de peste au Nouveau-Mexique. Initialement la mortalité due à la nouvelle maladie atteignit 75 %. On alerta le *Special Pathogens Branch* du CDC. On découvrit rapidement que la détresse respiratoire était consécutive à une infection par un Hantavirus encore inconnu. La maladie prit le nom de « *Hanta Virus Pulmonary Syndrome* » (syndrome pulmonaire à Hanta virus). Le virus en cause fut successivement nommé *Four Corners*, *Muerto Canyon* et enfin *Sine Nombre*. Les troubles qu'il entraîne ont fait l'objet de nombreux rapports. On savait que les virus du groupe Hanta étaient transmis par des rongeurs dont les rats et les souris, on entreprit donc de capturer, dans la région de Four Corners, ces petits animaux en piégeant les abords et les intérieurs des domiciles des malades. Environ 1 700 rongeurs furent capturés et autopsiés. On découvrit ainsi l'hôte principal du nouvel Hantavirus : la souris *Peromyscus maniculatus* encore nommée *deer mouse*. 30 % des animaux furent reconnus porteurs du virus, ou témoignaient d'une infection ancienne. Le virus, un *Bunyaviridœ* possède, sur d'autres continents, des parents connus fort avant les péripéties infectieuses de Four Corners.

En raison des caprices *d'El Niño*[282], en 1992 et 1993, les hivers furent pluvieux et neigeux dans la région de Four Corners. Les excès de pluie et de neige dans le désert provoquèrent une production extraordinairement abondante de pignons de pins, un débordement de nourriture qui permit la multiplication des souris locales. Il se créa un déséquilibre dans la biodiversité. À la recherche d'espace vital, les souris plus nombreuses apportèrent près des demeures amérindiennes le virus dont elles sont le réservoir silencieux, asymptomatique. Lors de l'opération de capture des souris, les chercheurs notèrent que les demeures des malades hébergeaient plus de rongeurs que d'autres domiciles choisis comme témoins. Ainsi, les victimes du virus, côtoyèrent plus de souris que ceux que la maladie épargna. Par ailleurs on nota que dans les habitations des malades, plus que dans celles des témoins, on maniait le balai (pour tenir propre) et la bêche (pour entretenir le jardin). Le danger venait-il des actes eux-mêmes ou du moment où on ouvrait le placard à balai et/ou l'appentis à instruments de jardinage ? En fait,

[282] *El Niño*, et son pendant La *Niña* sont des phénomènes océaniques à grande échelle du Pacifique équatorial, affectant le régime des vents, la température de la mer et les précipitations.

la contamination a lieu par inhalation de particules issues d'excrétions des animaux (crottes, urines). Les éléments secs volatiles peuvent, véhiculant le virus, contaminer *via* une plaie cutanée, les conjonctives, les muqueuses respiratoires ou digestives. On a observé des contaminations également par morsure de rongeur.

Le syndrome pulmonaire à Hanta virus est une fausse nouvelle maladie, en effet l'étude rétrospective de tissus de patients autrefois soignés pour des affections non étiquetées, révéla qu'un malade avait été atteint en 1978, 15 ans avant l'épidémie de 1993. D'ailleurs, la tradition orale des tribus du territoire, la mémoire indienne, relate des incidents semblables dans les temps passés. L'émergence de 1999 est d'origine écologique. Durant les hivers 1992 et 1993, le temps fut exceptionnellement pluvieux au Nouveau-Mexique, il favorisa la prolifération des insectes et une abondante production de graines du « *pinon tree* ». Plus d'alimentation pour *Peromyscus maniculatus*, eut pour conséquences, une prolifération des souris. La population murine fut multipliée par dix. Terminons en notant qu'en octobre et décembre 1996, des épidémies de syndrome pulmonaire à Hantavirus sont survenues au Chili, puis en Argentine. D'autres cas furent rapportés au Brésil, au Canada, en Uruguay, au Paraguay. En septembre 1997, on avait compté 31 cas au Nouveau-Mexique, 22 en Arizona, 11 en Utah, 10 au Colorado. Depuis des cas de maladie à Hanta virus sont rapportés régulièrement, les derniers en Argentine, à Taïwan, au Panama, en Bolivie. Depuis Hanta Virus réapparait régulièrement, à titre d'exemple en 2022, au Guatemala on a observé 39 cas de maladie à Hanta Virus dont 2 mortels.

L'exemple de la maladie de Lyme.

La maladie de Lyme est une affection consécutive à des modifications écologiques d'origine anthropique[283]. Elle se révéla en 1975 par une symptomatologie jusqu'alors inconnue et pour le moins étrange qui étonna initialement deux mères de famille de la petite bourgade de Lyme dans le Connecticut. Les mamans vigilantes avaient noté que certains de leurs enfants étaient fébriles depuis de nombreux jours et se plaignaient de douleurs articulaires. Initialement, on évoqua une forme juvénile de l'arthrite rhumatoïde, un rhumatisme inflammatoire à forte connotation immunitaire[284]. L'hypothèse fut abandonnée lorsque la maladie frappa une douzaine d'enfants de la ville, incidence exagérément forte pour l'arthrite rhumatoïde

[283] Garrett L. *The coming plague. Newly emerging diseases in a world out of balance*. Farrar, Straus and Giroux. 1994.
[284] Karlen A. *Plague's progress. A social history of man and disease*. Phoenix. 2001.

conventionnelle, compte-tenu des données épidémiologiques de ladite maladie au demeurant non transmissible.

« *Ainsi, durant l'été 1976, un groupe de cas, à Lyme, Connecticut, a capturé l'attention du Dr Alleen C. Steere, un rhumatologiste de l'Université de Yale qui décrivit la maladie et lui donna le nom de la ville*[285] ».

L'étrange maladie se manifestait durant l'été dans une localité appartenant à une banlieue rurale, toutes choses suggérant une pathologie parasitaire associée à des arthropodes. La difficulté vint de ce que les symptômes ne correspondaient à aucune infection connue jusqu'alors, tandis que la maladie touchait un territoire bien particulier qui, en 1977, rassemblait des villes proches : Lyme, Old Lyme et East Haddam[286].

À cette date, la curieuse pathologie avait atteint 39 enfants et 12 adultes. Il s'avéra que, pour certains malades, les troubles s'accompagnaient de la présence de la tique du daim *Ixodes dammini*, aujourd'hui nommé *Ixodes scapularis* porteuse du micro-organisme en cause. La tique provient de l'éclosion d'un œuf donnant une larve de la taille d'une tête d'épingle. La larve, parasite des petits mammifères (rongeurs), en hiver, elle se transforme en nymphe chargée des micro-organismes de son hôte. La nymphe choisit pour hôte n'importe quel animal à sang chaud : raton laveur, écureuil, oiseau et homme, mais s'installe de préférence sur un daim (ou à défaut une vache, un cheval, un chien, un chat) à qui elle passe l'agent de la maladie de Lyme. La tique est un ectoparasite qui vit du sang d'un individu parasité. En 1981, le Dr Burgdorfer isola l'agent de la maladie en disséquant les tiques, un spirochète spiralé maintenant nommé *Borrelia Burgdorferi*[287]. Depuis cette date, le nombre de cas de maladie de Lyme n'a cessé d'augmenter aux États-Unis et dans le reste du monde. La maladie est maintenant bien connue en Europe, en fait on la trouve là où sont présentes les tiques *Ixodes* susceptibles d'héberger *B. burgdorferi*. Phénomène remarquable de complicité entre la tique et la bactérie, le microbe utilise une protéine de la salive de l'ectoparasite pour faciliter l'infection du parasité. *B. burgdorferi* utilise une protéine d'arthropode pour infecter des mammifères[288,289].

---

[285] p. 190 in Tierno PM. *The secret life of germs*. Pocket Books. 2001.

[286] Outre la lésion cutanée consécutive à la piqûre, la maladie se manifeste par un érythème migrant à partir du point d'inoculation. Plus tardivement apparaissent des complications neurologiques (névrites, méningites), des arthrites voire une myocardite. L'évolution spontanée peut se faire vers la guérison, les antibiotiques sont utilisés particulièrement en cas de complications.

[287] Burgdorfer W. *Lyme disease, a tick-borne spirochetosis?* Science. 1982; 216: 1317-9. / p. 191 in Tierno PM. *The secret life of germs*. Pocket Books. New York 2001.

[288] Ramamoorthi N. *The Lyme disease agent exploits a tick protéine to infect the mammalian host.* Nature. 2005; 436: 573-7.

[289] Une équipe de 41 chercheurs est parvenue à des résultats étonnants lors du séquençage du génome de Ötzi: l'homme de Similaun souffrait d'artériosclérose et également de la maladie de

La déforestation est en grande partie la cause de la survenance de la maladie de Lyme. L'arthrite de Lyme a émergé en raison de modifications écologiques induites par les activités humaines accompagnant le développement agricole et industriel de l'Est des États-Unis et cela précocement après l'arrivée des pèlerins du *May Flower*. Bien entendu, l'agent pathogène existait auparavant, mais demeurait méconnu parce que n'ayant jamais diffusé sous une forme épidémique jusqu'à l'éruption de 1975. Le désordre écologique mentionné est lié à la destruction anthropique des forêts de l'Est des Etats-Unis. À la suite de l'arrivée des colons anglais, le Massachusetts était devenu le premier centre métallurgiste du continent. On y produisait du fer, ce qui nécessitait beaucoup de charbon de bois, aussi on détruisit systématiquement la forêt de la Nouvelle-Angleterre. Au début du XVIIe siècle, la Nouvelle-Angleterre était couverte d'hêtres et de cèdres. Les Indiens avaient pour habitude de brûler certaines parties de la forêt deux fois l'an, mais les destructions restaient minimes. Au début du XIXe siècle, il n'y avait pratiquement plus d'arbres à la pointe des Etats-Unis. D'immenses quantités de bois avaient été utilisées à des fins domestiques ou industrielles (sous forme de charbon de bois). Les forêts si chères à Thoreau[290] avaient été réduites pour la construction des voies ferrées. En 1860, la forêt de Nouvelle-Angleterre était très restreinte, ne représentant que 20 % de la forêt de 1992 après sa « récupération ». Le transfert de l'agriculture vers les grandes plaines centrales du pays facilita la reforestation. Le daim « *white-tailed deer* » (*Odocoilus virginianus*) résidant dans les bois servait de nourriture aux prédateurs carnassiers, particulièrement pendant les périodes enneigées. De 1600 à 1900, les daims furent considérés comme pratiquement disparus d'ailleurs Thoreau les décrivit comme une tradition locale. Le déboisement fut également favorisé par l'installation de fermes d'importance croissante. Au début du XIXe siècle, la région était ainsi dépourvue de forêt, d'où la disparition des daims amateurs des orées des bois ; également disparurent les prédateurs naturels des herbivores, loups, coyotes, couguars. À la fin du XIXe siècle, l'industrie métallurgique de l'est des Etats-Unis déclina, parallèlement l'agriculture intensive se déplaça vers le Midwest alors que les exploitations fermières de l'Est diminuaient en nombre et en taille. Enfin les gouvernements locaux et fédéraux allaient progressivement mettre en place des politiques de préservation de la forêt. Elle réapparut sous la forme de bois de taille, moins

---

Lyme, probablement causée par une piqûre de tique. Il s'agit du plus ancien cas documenté de maladie de Lyme dans l'histoire de l'humanité, ainsi que de la première preuve chez un individu qui n'est plus en vie. « *Ötzi souffrait de la maladie de Lyme depuis longtemps* », explique le généticien moléculaire de Tübingen, Carsten Pusch, l'un des chercheurs impliqués. « Nous avons trouvé l'agent pathogène dans ses os ». Cela prouve qu'il y avait des tiques avec l'agent pathogène *Borrelia burgdorferi* dans les régions chaudes de la vallée alpine il y a 5 300 ans.

290 Henry David Thoreau (1817-1862) est une philosophe et poète né dans le Massachusetts, amoureux de sa région il consacra de nombreux écrits à la nature de Nouvelle-Angleterre, rédigeant ses ouvrages en demeurant dans une cabane isolée du monde civilisé.

importants mais éparpillés sur le territoire et circonscrits de broussailles. Son biotope était recréé, les daims revinrent. Entre 1900 et 1960, la démographie des daims a connu une croissance explosive, particulièrement entre 1960 et 1970. Alors débarrassés de leurs prédateurs, ils prolifèrent et avec eux la tique Ixodes qui put s'installer sur d'autres mammifères du voisinage et parmi ces mammifères, l'homme. Les tiques Ixodes sont abondantes et diverses. Aux Etats-Unis, *I. dammini* et *I. capillaris* sont trouvées dans l'Est, *I. pacificus* à l'Ouest. En Europe, on connaît *I. ricinus*. Le parasite européen a étendu son territoire à certaines villes, avide de Parisiens, des Londoniens, des Berlinois.

Beaucoup d'Américains trouvèrent le foisonnement des daims exaspérant ; ils nommèrent l'animal « *rat with hooves* » (rat à sabots). Les daims se multipliant, on en vit s'approcher des demeures et brouter dans les parcs municipaux. La contamination humaine fut facilitée par les citadins de Nouvelle-Angleterre, désireux de s'installer dans une vie suburbaine associant charmes campagnards et commodités urbaines. Les banlieues devinrent des villes à la campagne où les contacts hommes-ixodes devinrent plus fréquents grâce à un médiateur murin, la souris « *white-fooded mouse* » hôtesse appréciée du parasite. La maladie de Lyme illustre une situation où l'*Homo sapiens* a détruit un milieu écologique avec la disparition des forêts, celle de leurs habitants, mammifères herbivores et des prédateurs de ces derniers. Cet état de déséquilibre écologique dura environ deux siècles, avant que débuta la convalescence sylvestre. La cicatrisation écologique ne restitua pas la situation initiale. À terme dominèrent trois espèces animales : le daim, la souris, la tique et son hôte bactérien. Les prédateurs des grands mammifères ne regagnèrent jamais le terrain perdu.

La rupture de la biodiversité fut un facteur déterminant de la propagation de la maladie, d'où le concept de *One Health* que nous avons déjà évoqué, concept basé sur la nécessité d'établir le lien entre santé et environnement. Certains considèrent qu'en termes de diminution de la biodiversité, la disparition de l'opossum, gros consommateur de tiques, a peut-être contribué à la multiplication du parasite[291].

---

[291] L'épidémie et la guerre bactériologique en accusation : Erich Traub (1906-1985) était un vétérinaire et virologue nazi spécialisé dans la fièvre aphteuse, la peste bovine et la maladie de Newcastle. De 1938 à 1942 Traub membre du parti nazi travailla sous les ordres d'Heinrich Himmler et dirigea un laboratoire de guerre biologique nazi sur l'île de Riems sur la Baltique. Traub aurait collaboré au programme d'infection par des tiques mené par les Japonais au sein de l'unité 731 en Mandchourie lors de la guerre sino-japonaise. Les Japonais travaillaient sur des cobayes humains sous la direction du microbiologiste Shiro Ishii. Traub, exfiltré en juillet 1948 de l'île de Riems par les Britanniques est confié aux États-Unis sous les auspices d'un programme destiné à récupérer les scientifiques nazis. Traub a travaillé après-guerre sur les tiques infectées dans le laboratoire de Plum Island une petite île à l'Est de New York et proche de la ville d'Old Lyme. Faute d'un confinement suffisant les tiques se seraient retrouvées, dans les années soixante-dix sur la rive en face dans la ville voisine de Old Lyme. La tique texane

La maladie de Lyme existe également en Europe et dernièrement on a observé une augmentation du nombre de cas dans la région de Berlin. (851 cas en 2019, 959 en 2020, 994 en 2021). L'augmentation serait consécutive à une augmentation de promeneurs dans les forêts d'où un contact plus fréquent avec les tiques.

Est contesté le rôle de l'opossum considéré comme un tueur de tiques et par là en tant que protecteur de la maladie de Lyme. Cette notion est rejetée par les experts de l'espèce en cause.

L'exemple des batraciens qui disparaissent.

Le déclin mondial des amphibiens dû au champignon pathogène *Batrachochytrium dendrobatidis*[292] (Bd) est un autre exemple des relations entre l'atteinte de la biodiversité et les pathologies humaines. Les amphibiens qui connaissent un recul important utilisent normalement les apports alimentaires constitués par les moustiques transmetteurs du paludisme. Il a été observé la réalité d'un lien entre l'effondrement des amphibiens causé par le Bd au Costa Rica et au Panama et une incidence accrue du paludisme chez les habitants de ces pays. L'impact de la perte des consommateurs de moustiques, perte de la biodiversité, illustre l'importance de sauvegarder la biodiversité en limitant la propagation d'agents pathogènes émergents semblables, comme le *Batrachochytrium dendrobatidis*, dont la prolifération est liée au commerce international[293].

5.6. L'Épidémie et la modernité : la légionellose, une histoire de climatisation.

« *Peu de groupes aux États-Unis prennent le patriotisme aussi sérieusement que l'American Legion, et durant l'année du bicentenaire du pays, il était plus qu'approprié qu'une organisation dominée par des anciens combattants de la seconde guerre mondiale se réunisse à Philadelphie, le berceau de la Déclaration d'Indépendance et de la Constitution. Durant*

---

utilisée comme vecteur n'existait pas dans cette région des États Unis à l'époque puis est devenue présente. Comprenne qui pourra.

[292] *Batrachochytrium dendrobatidis* est un champignon aquatique, parasite des amphibiens qui provoque la *chytridiomycose*, une maladie infectieuse occasionnant la mort des individus infectés en bloquant leurs organes respiratoires

[293] Springborn MR et al. *Amphibian collapses increased malaria incidence in Central America.* Environ. Res. Lett. 17 (2022) 104012 https://doi.org/10.1088/1748-9326/ac8e1d

quatre jours, en juillet, plusieurs centaines de membres de la division des légionnaires de Pennsylvanie tinrent des meetings, banquetèrent, dansèrent et sirotèrent des cocktails dans 4 hôtels de Philadelphie[294] ».

Ce fut en 1976 que des anciens combattants se rassemblèrent dans un des plus grands hôtels du centre-ville de la capitale de Pennsylvanie, le Bellevue-Stratford hôtel. On compta 4 400 participants dont 221 présentèrent les symptômes d'une pneumonie dès le troisième jour de leur villégiature. Trente-quatre de ces malades qui n'étaient déjà plus de tous jeunes hommes décédèrent. La bactérie responsable, alors inconnue, reconnue depuis et nommée *Legionella pneumophilœ* avait proliféré dans l'eau du système de climatisation de l'hôtel. La contamination de la tour réfrigérante provoqua une pulvérisation permanente de *L. pneumophilœ* au sein des clients de l'établissement et également dans Broad street, la rue où se situe l'hôtel, provoquant ce qui fut nommé la « *Broad street pneumonia* » (pneumonie de Broad street). Des enquêtes épidémiologiques ont alors révélé qu'en 1974, déjà, dans le même hôtel il y avait eu une première attaque (alors non diagnostiquée) de légionellose affectant 20 participants d'une Convention. On découvrit également que la maladie dès 1965 atteignit un hôpital de la ville de Washington puis en 1968, un autre à Pontiac dans le Michigan où elle affecta 144 employés et visiteurs. À cette époque, on étiqueta la nouvelle maladie « fièvre de Pontiac ».

La légionelle est une bactérie des milieux hydriques, elle prolifère volontiers dans des réservoirs naturels ou artificiels. Les réservoirs naturels sont la boue, les torrents, les lacs, les sources d'eau chaude. Dans le milieu naturel, la bactérie peut prélever des substances nutritives apportées par des algues ou, mieux, s'abriter au sein d'amibes, protozoaires transformés en véritables chevaux de Troie où les légionelles trouvent milieux nutritifs et abris contre les antiseptiques. Dans les milieux artificiels créés par l'homme, tels les bassins des systèmes de climatisation, *L. pneumophilœ* se développe parfaitement. La température, le fer, le milieu nutritif *ad hoc*, l'absence de compétition avec d'autres micro-organisme, situation idéale pour la bactérie pathogène. Comprenons que cette bactérie aquatique existe pratiquement partout dans les demeures modernes (chauffe-eau, douche, robinetterie, etc.).

Somme toute, il y a peu de malades, eu égard à l'ubiquité du microbe. Ce dernier frappe surtout les individus à l'immunité déficiente. Les légionnaires de Philadelphie, ceux qui donnèrent leur nom à la maladie avaient tous un âge avancé. Y-aurait-il eu une telle épidémie si à la place des vieux héros s'étaient retrouvés de jeunes athlètes pleins de santé ? Par ailleurs les femmes sont moins sensibles que les hommes aux effets délétères de *L.*

---

[294] p. 171 in Garrett L. *The coming plague. Newly emerging diseases in a world out of balance.* Farrar, Straus and Giroux. 1994.

pneumophilæ. Il convient pour analyser la différence de sensibilité homme-femme de tenir compte du risque d'exposition et de l'hygiène de vie (tabagisme). Selon l'InVS[295], il y a eu en France entre 1996 et 2004, 4282 cas masculins et 1 505 chez la femme. Comprendre les facteurs de risque à la légionellose n'est pas un objectif toujours aisé. Plus de la moitié des 800 cas de légionelloses reconnus en France en 2001, représentaient des formes isolées dont l'origine de la contamination est demeurée inconnue. Il est maintenant certain que la légionellose s'est urbanisée, le microbe s'accorde parfaitement avec tous les équipements de régulation thermique ou de distribution « sanitaire » de l'eau. En France, existe un plan gouvernemental dit « plan de prévention des légionelloses 2004-2008 » dont le projet vise à réduire de 50 % l'incidence des cas de légionelloses d'ici à 2008. Les priorités sont les suivantes : améliorer les connaissances sur la maladie et la prise en charge des cas précoces ; prévenir le risque sanitaire lié aux légionelles, maîtriser le risque sanitaire dû à la bactérie.

Les cas de Légionellose sont fréquents et réguliers dans notre monde moderne, les derniers en date (octobre 2022) ont été diagnostiqués au Canada à Orillia dans l'Ontario où furent signalés 19 cas.

5.7. Des facteurs de Syndémie favorisent la survenue de l'Épidémie.

Connaître le microbe ne suffit pas, en tous cas pas toujours, pour lutter contre l'épidémie. L'examen de ses causes profondes indique que les conduites humaines sont, répétons-le, régulièrement impliquées dans son apparition.

Facteurs de Syndémie (1) : les désordres sociaux et politiques, les guerres.

La causalité de l'Épidémie ne se limite donc pas au microbe, les comportements humains représentent souvent des défis lancés aux équilibres naturels et sont fréquemment en cause dans son installation. À titre d'exemple, il y a de bonnes raisons de penser que l'existence du virus de l'immunodéficience humaine (VIH) a de longtemps précédé l'épidémie de sida proprement dite. Le virus de l'immunodéficience n'a pas, *es* qualité, fait le sida.

295 Institut national de Veille Sanitaire.

Les désordres politiques, sociaux et particulièrement les guerres sont de puissants cofacteurs d'épidémies. En 1498, Albert Dürer gravait sur bois « Les quatre cavaliers de l'Apocalypse ». La xylographie fait référence à l'Apocalypse de Jean, dernier livre du nouveau testament où sont mentionnés les fameux cavaliers : « *Le Parthe archer, alors terreur des Romains, la Guerre, la Famine et la Peste sur un cheval pâle vont ravager la Terre* »[296]. La guerre trouve tout naturellement comme alliée la peste. L'Épidémie est la compagne coutumière des conflits.

Le récit de la guerre du Péloponèse (481 à 404 av. J.-C.) de Thucydide, ouvrage référence de l'histoire de la Grèce antique[297] rapporte comment, en 430 av. J.-C. la peste fut un élément du couple guerre – épidémie. La guerre de Cent-Ans accompagna l'épidémie de peste noire. La guerre et l'épidémie, deux cavaliers de l'Apocalypse chevauchant de conserve... Cela représenta beaucoup de dégâts pour la France : « *Les ravages furent sans commune mesure avec ce qu'avaient provoqué les maladies ordinaires. [...]. En France, la première poussée (1348-1349) qui traversa le pays en son entier, du sud au nord, fut désastreuse : selon les lieux, le quart, le tiers, la moitié, parfois quatre-vingts pour cent de la population disparurent.* »[298].

Le fait essentiel demeure le lien de causalité associant deux malheurs quasiment ontologiques de l'histoire de l'humanité : la guerre et l'Épidémie, deux des quatre cavaliers de l'apocalypse. L'Épidémie est régulièrement le malheur ajouté à la guerre, le microbe s'invite banalement comme représentant de la « troisième armée » durant un conflit. En 1347, l'épidémie de peste noire, transportée par des navires génois fuyant le siège de Caffa (devenue Feodossia) atteignit Marseille, peu de temps après la chute de Calais. En août 1348, elle avait traversé la France et atteint l'Atlantique. Les conséquences démographiques furent épouvantables. Boccace précisa dans le Décaméron : « *Je dis donc que les années de la fructueuse incarnation du fils de dieu avaient déjà atteint le nombre de mille trois cent quarante-huit lorsque, dans l'excellente cité de Florence [...] parvînt la mortelle pestilence [...] aux hommes comme aux femmes, venaient d'abord à l'aine ou sous les aisselles certaines enflures, dont les unes devenaient grosses comme une pomme ordinaire, d'autres comme un œuf, d'autres comme un peu plus ou un peu moins, et que le vulgaire nommait bubons. Et des deux parties du corps susdites un peu de temps, les bubons mortels s'étendaient indistinctement à tout le reste du corps ; après quoi, le symptôme du mal se changeait en taches noires ou bleuâtres qui chez beaucoup de malades apparaissaient aux bras, aux cuisses et en toute partie du corps, larges et rares chez les uns, petites et*

296 p. 31 in Fouilloux D. *Dictionnaire culturel de la Bible*. Cerf Nathan. Paris 1992.
297 Thucydide. *La guerre du péloponèse*. Gallimard (Folio). Paris 2000.
298 Braudel F. *L'identité de la France. Les hommes et les choses*. Arthaud-Flammarion. Paris 1986.

serrées chez d'autres [...]. Cette pestilence fut d'autant plus forte qu'elle se propageait soudainement des malades aux personnes saines, comme le feu prend quand des objets sont secs et gras en sont approchés de tout près [...] « De ces choses, et de beaucoup d'autres semblables ou pires, naquirent diverses peurs et imaginations chez ceux qui restaient en vie, et presque tous tendaient cruellement à éviter et à fuir les malades ainsi que leurs affaires : chacun, ce cette manière, croyait assurer son propre salut. [...] Certains pensaient que vivre avec modération et se garder de tout excès constituait un bon moyen de résister au fléau [...]. D'autres, à l'opposé, estimaient que, face à un si grand mal, nul remède n'était plus sûr que de boire beaucoup, se donner du bon temps, [...] tenter de satisfaire toutes ses envies[299]. »

La retraite de Russie immortalisée par le poème de Victor Hugo ne fut pas, comme nous l'avons vu, pour la Grande Armée qu'un échec militaire compliqué d'une météorologie sibérienne. L'aigle baissa la tête parce que ses soldats furent en grand nombre décimés par la troisième armée microbe qui avait pour nom typhus, allié des Russes, responsable de l'effondrement de la démorésilience des militaires français.

À la fin de la première guerre mondiale, une pandémie extraordinairement virulente emporta, selon les estimations, toujours vagues en l'espèce, environ cinquante millions de victimes. Les évaluations extraordinairement variables varient de 20 à 100 millions de morts[300] ! Comme l'écrit Alfred Crosby, un historien expert de l'histoire de la grippe espagnole : « *Le virus (de la grippe) a tué plus d'humains que n'importe quelle autre maladie durant une période de durée similaire dans l'histoire du monde.* »[301]

En Ouganda, on découvrit la « *slim disease* » (maladie de la maigreur)[302] dans un village de pêcheurs du lac Victoria. Cette étrange affection dont nous savons aujourd'hui qu'il s'agissait du sida fut apportée dans le pays par des pillards de l'armée tanzanienne ainsi que par des contrebandiers protagonistes d'un commerce illégal entre l'Ouganda et la Tanzanie[303].

[299] pp. 38-40 in Boccace. *Décaméron*. Livre de Poche. Paris 1994.
[300] Kaplan MM. *L'épidémiologie de la grippe*. Pour La Science. 1978 ; 4 : 26-39./Theillet F. « *Encore la grippe* ». L'histoire. 1980 ; 29 : 91-2.
[301] Crosby AW. *America's forgotten pandemic. The influenza of 1918*. Cambridge University Press. Cambridge 1999. (Traduction N. Gualde).
[302] Di Costanzo B. *Du syndrome d'immunodéficience acquise africain*. Médecine d'Afrique Noire. 1991 ; 38 : 12-6.
[303] 10 des 15 « commerçants » tanzaniens testés à l'époque étaient séropositifs.

On trouve dans la littérature historique de forts nombreux exemples d'épidémies associées aux guerres[304]. Nous avons choisi ci-dessus que quelques exemples classiquement qualifiés d'emblématiques.

Facteurs de Syndémie (2) : la pauvreté, les inégalités, la faim.

Le 9 novembre 2001 au Collège de France lors de sa leçon inaugurale intitulée « *Une réalité horriblement intéressante* » Paul Farmer nous disait : « *La distribution du sida et de la tuberculose comme celle de l'esclavage autrefois, est donnée historiquement et modelée économiquement* ».

Aujourd'hui 155 millions de personnes sont en situation de crise alimentaire en raison des conflits, des modifications climatiques et de la COVID-19. Le nombre de personnes en situation d'extrême pauvreté devrait atteindre 745 millions fin 2021, soit une hausse de 100 millions de personnes depuis le début de la pandémie.

Les inégalités ont augmenté de manière spectaculaire dans les vingt dernières années. L'écart entre les 20 % les plus riches et les 20 % les plus pauvres est passé de 1 à 30 vers 1950 à 1 à 78 vers la fin des années 1990. Les inégalités n'ont pas épargné les pays occidentaux, avec une sensible augmentation des enfants vivant dans la pauvreté[305].

La pauvreté et la faim détruisent la démorésilience ; l'Épidémie accroît la pauvreté et majore les crises frumentaires. Ce cercle vicieux, d'une consternante simplicité et incontestable vérité est illustré par le sida. La maladie a frappé des pays pauvres qu'elle appauvrit rendant les populations vulnérables au sida et aux autres maladies. Tout d'abord la pauvreté augmente le risque de contamination car régulièrement les plus pauvres sont les moins informés, les moins éduqués ; la pauvreté rend l'accession au traitement difficile voire impossible. Le rôle de la pauvreté dans la survenue par exemple de la tuberculose avait été signalé 1998 par l'Organisation Mondiale de la Santé[306]. Les causes spécifiques du retentissement des carences nutritionnelles sont connues, au moins pour partie. Par exemple le déficit en vitamine A est fort délétère pour la résilience antimicrobienne et l'apport de cette vitamine à

---

304 Smallman-Raynor MR, Cliff AD. *War Epidemics: An Historical Geography of Infectious Diseases in Military Conflict and Civil Strife, 1850-2000*. Oxford University Press. Oxford 2004.

305 Hachimi Sanni Yaya. *Le défi de l'équité et de l'accessibilité en santé dans le tiers monde. Entre droit fondamental, Justice sociale et logique marchande. Chapitre 10. La santé des pauvres dans un monde globalisé : défis, opportunités et choix stratégiques*. L'Harmattan. 2009.

306 World Health Organization. *The World Health Report 1998*. Geneva: WHO, 1998.

titre préventif prévient la mortalité infantile par diarrhées infectieuses ainsi que par la rougeole car cette vitamine est bénéfique dès l'allaitement *via* la nutrition maternelle[307]. Parmi les éléments essentiels à la résilience antimicrobienne et qui devraient entrer dans la composition de la ration alimentaire, le zinc, indispensable au développement du système immunitaire, apporte de nettes améliorations lorsqu'il est ajouté à la ration quotidienne En Inde, en Indonésie, au Bengladesh, l'apport de zinc dans l'alimentation des enfants a réduit la durée et la gravité des diarrhées infectieuses et des pneumonies. Au Pérou, l'apport de zinc durant la gestation améliore la santé des nouveau-nés, particulièrement sur le plan de leur immunité[308]. La dénutrition fait donc le lit de la virulence du microbe pathogène. Dans les pays en voie de développement, la longue liste des microbes auxquels les enfants sont exposés, depuis pratiquement le jour de leur naissance, est hétérogène et comporte des agents forts virulents. Certes, initialement les nourrissons bénéficient de l'immunité passive venant de la mère durant la gestation ou lors de l'allaitement, mais progressivement, après le sevrage, ils perdent cette protection ce qui aggrave le dénuement de leur résilience antimicrobienne. Les conditions d'hygiène souvent déplorables, l'absence de vaccination associée à ce déficit acquis de la résistance expliquent la fréquence des pneumopathies virales et bactériennes (rougeole, tuberculose) et des diarrhées infectieuses (virus, choléra). À cela s'ajoutent les parasitoses endémiques (schistosomiase, leishmaniose, trypanosomiase), sans oublier la malaria si souvent cause de mortalité infantile. À ce bilan affligeant et se perpétuant depuis des décennies il faut ajouter, comme dans beaucoup de pays d'Afrique et d'Asie, le sida, dont la transmission d'origine maternelle n'est pas exceptionnelle.

Dans les pays en voie de développement, la démorésilience infantile est un problème de la plus grande importance qui ne peut être résolu que par l'association de rigoureuses mesures d'hygiène, de vaccinations et d'une alimentation non carencée. Dans les pays pauvres les premières victimes sont les enfants atteints parce qu'ils sont malades et / ou parce qu'ils sont orphelins. En 2008, dans son rapport aux Nations Unies Jean Ziegler soulignait que quotidiennement, dans le monde 100 000 personnes mouraient de la faim, qu'il décédait, pour la même raison 1 enfant de moins de dix ans toutes les 5 secondes (rapport de la FAO[309] également) mais que cela n'a pas empêché les USA de transformer 138 millions de tonnes de maïs en agrocarburant[310].

---

[307] Banque mondiale. *Rapport sur le développement dans le monde 1993 : investir dans la santé.* Washington DC. 1993; 79.

[308] Total GDP table. World Development Indicators 1997. International Bank for Reconstruction and Development/World Bank. 1997.

[309] Organisation des Nations Unies pour l'alimentation et l'agriculture.

[310] Un réservoir d'agrocarburant de 50 litres représente la nourriture en maïs d'une année pour un enfant.

Les observations en période de disette, de famine et les modèles expérimentaux démontrent clairement que, particulièrement chez l'enfant, les carences alimentaires se compliquent d'un effondrement de la démorésilience. À l'opposé une bonne nutrition corrige les défenses. Dans les situations de famine, le retentissement sur la démorésilience des enfants carencés reste majeur et en partie irréversible.

« *La faim dans le monde s'est terriblement aggravée en 2020, en raison d'une combinaison de facteurs et avec six fois plus de personnes qu'en 2019 « dans des conditions proches de la famine. 155 millions de personnes sont désormais en situation de crise alimentaire, c'est-à-dire exposées à des difficultés d'accès à la nourriture, selon ce rapport. C'est « l'équivalent de la population de la France, l'Allemagne et la Belgique réunies », et c'est 20 millions de plus qu'en 2019. En cause, le « cocktail explosif des trois C », à savoir « les conflits, le COVID-19 et le changement climatique », qui pourrait, « sans action immédiate », d'ici la fin de l'année, faire mourir de faim onze personnes par minute, une cadence « supérieure au taux de mortalité actuel dû à la pandémie, qui est de sept personnes par minute », selon l'ONG. Les conflits restent toutefois « la principale cause de la faim depuis la pandémie, poussant plus d'un demi-million de personnes dans des conditions proches de la famine, soit six fois plus » qu'en 2019, indique Oxfam*[311] ».

Parmi les foyers connus de faim extrême, l'Afghanistan, le Yémen, la région sahélienne d'Afrique de l'Ouest, le Soudan du Sud et le Venezuela, notamment, ont vu leur situation s'aggraver encore en 2020. « *On assiste aujourd'hui à une superposition des crises : conflits incessants, conséquences économiques du COVID-19 et une crise climatique qui s'affole, tous ces événements ont poussé plus de 520 000 personnes dans une situation catastrophique de famine »* déclare Hélène Botreau, chargée de plaidoyer pour la sécurité alimentaire et l'agriculture à Oxfam France. Parmi les 155 millions d'êtres humains en situation de crise alimentaire, deux sur trois vivent dans un pays en guerre ou en conflit. À cela s'est ajouté *« l'impact massif »* des chocs économiques, *« Exacerbés par la pandémie de coronavirus, et l'aggravation de la crise climatique, plongeant des dizaines de millions de personnes supplémentaires dans la faim ».* C'est une des conséquences de la gestion de la crise sanitaire liée au COVID-19. La faim dans le monde a augmenté de 18 % en un an selon l'agence spécialisée des Nations unies FAO.

[311] Oxfam International (Oxford Committee for Famine Relief : confédération d'une vingtaine d'organisations caritatives indépendantes à travers le monde. Elles travaillent ensemble et en collaboration avec des partenaires locaux répartis dans 66 pays dans le monde, pour s'attaquer de manière globale à la pauvreté et aux inégalités.

« En 2020, entre 720 et 811 millions de personnes dans le monde ont été confrontées à la faim, soit environ 118 millions de personnes de plus qu'en 2019 » rapporte la FAO dans ce document publié avec le concours du Fonds international pour le développement de l'agriculture, de l'Unicef, du Programme alimentaire mondial (PAM) et de l'Organisation mondiale de la santé.

La pauvreté, le rejet social sont des facteurs propices à l'Épidémie et par là à la Syndémie. Certes, on nous expliquera que la pauvreté de certains pays est un phénomène pratiquement inéluctable, que cela est dépendant entre autres, de la géographie physique, c'est-à-dire d'une espèce de fatalité. « *La géographie joue un rôle important dans la répartition des richesses mondiales et de la croissance économique... Les régions côtières et celles qui bordent les voies navigables sont bien plus riches et plus peuplées que les régions intérieures, mais le climat joue également un rôle primordial dans le développement économique. Les habitants des pays situés dans les zones tropicales sont généralement exposés à davantage de maladies infectieuses que les habitants des zones tempérées ; de surcroît, la production agricole y est moindre*[312] ». Sans nier la part due aux facteurs économiques inévitables dans la détresse de pays soumis à la pression des agents infectieux, il convient de prendre en compte que pauvreté est habituellement synonyme d'ignorance et d'une forme de résignation au désespoir. La pauvreté favorise incontestablement la marche de l'Épidémie, comme l'ignorance favorise la survenue de maladies microbiennes[313]. Tout cela est d'une logique implacable et, déjà, René Dubos, médecin et humaniste avait souligné l'importance des carences sociales dans la survenue des maladies[314].

En 2019, la France comptait 9,1 millions de personnes dites « *pauvres* », c'est-à-dire vivant avec moins de 1070 euros nets par mois, un chiffre en recul de 0,3% par rapport à 2018 mais qui pourrait fortement augmenter durant les années 2020. Ces derniers mois, les associations ont alerté sur une explosion des demandes, notamment alimentaires, le nombre d'allocataires du RSA passant la barre des deux millions (+ 4,8% en un an), et le chômage augmentant de 6,3 % sur un an, selon les derniers chiffres officiels. « *La crise a agi autant comme un révélateur que comme un accélérateur de la pauvreté* » explique à l'Agence France-Presse la députée Fiona Lazaar, présidente du CNLE (Conseil national des politiques de lutte contre la pauvreté et l'exclusion sociale). Ruptures d'activité, poids du logement dans le budget, fermeture des services publics, inégalités de santé,

---

[312] Sachs J. *Richesses, pauvreté et contraintes géographiques*. Pour La Science. 2001 ; 283 : 86-92.

[313] Farmer P. *Social inequalities and emerging infectious diseases*. Emerging Infectious Diseases. 1996; 2: 259-69.

[314] Dubos R. *Mirage of health. Utopias, progress and biological change*. Harper & Raw. New York 1979.

jeunesse « *sacrifiée* ». La pandémie, « *a empêché des sorties de la pauvreté, précipité dedans des personnes qui étaient déjà sur le fil et entraîné des arrivées inattendues dans les permanences sociales, comme celle des indépendants (commerçants, artisans, autoentrepreneurs...) qui ont été particulièrement exposés au choc économique* ».

Selon un rapport de Louis Maurin, directeur de l'Observatoire des inégalités, rapport rendu public fin novembre 2021, la moitié des personnes pauvres en France sont âgées de moins de 30 ans. « *Les personnes âgées ont payé les plus lourdes conséquences du coronavirus en matière de santé, les jeunes vont subir l'essentiel de ses retombées économiques* ».

Les inégalités mondiales sont une menace pour la santé des pauvres. Il est vrai qu'avec la mondialisation, les cloisonnements traditionnels entre individus et communautés disparaissent. Pourtant, d'autres formes de clivage apparaissent : les inégalités économiques à grande échelle ont rarement été aussi marquées qu'aujourd'hui, tant entre les pays pauvres et les pays riches qu'à l'intérieur même de ces pays, entre couches sociales aisées et défavorisées. Les inégalités sont augmentées de manière spectaculaire dans les vingt dernières années. L'écart entre les 20 % les plus riches et les 20 % les plus pauvres est passé de 1 à 30 vers 1950 à 1 à 78 vers la fin des années 1990. Les inégalités n'ont pas épargné les pays occidentaux, avec une sensible augmentation des enfants vivant dans la pauvreté[315].

6. Les réactions à l'Épidémie/Syndémie

6.1. Le Déni.

Le déni par les autorités.

Lors de l'Épidémie, le premier fait constaté et cela de façon presque invariable, c'est le refus de reconnaître la vérité c'est-à-dire le déni. Quand survint le SARS en 2003, les responsables de la République Populaire de Chine nièrent longtemps la réalité de la situation. Le 3 avril 2003, le ministre de la Santé Chinois, Monsieur Zhang Wenkang, au cours d'une conférence de presse télévisuelle rassurait les populations, particulièrement les habitants de Beijing. Scandalisé par les mensonges, le médecin militaire Jiang Yan Yong,

---

[315] Hachimi Sanni Yaya. *Le défi de l'équité et de l'accessibilité en santé dans le tiers monde. Entre droit fondamental, Justice sociale et logique marchande.* L'Harmattan. 2009. Chapitre 10. La santé des pauvres dans un monde globalisé : défis, opportunités et choix stratégiques.

pourtant membre du parti communiste et vétéran de l'Armée de libération populaire adressa aux média une lettre officielle dénonçant ce qu'il considérait comme étant un mensonge mortel. Arrêté avec sa femme en juin, le médecin connut la « rééducation ». Yan Yong devint à 72 ans une espèce de héros que les autorités durent bientôt libérer en raison des pressions de l'opinion internationale.

Les autorités chinoises n'ont pas, malgré cet épisode, abandonné la politique du déni. En juillet 2005, une équipe de scientifiques chinois travaillant à Hong Kong démontrait que le virus de la grippe des oiseaux (H5N1) tuant les migrateurs de la réserve du lac Qinghai venait du sud de la Chine. En somme ces oiseaux représentaient un danger pour d'autres pays. Une seconde équipe de scientifiques chinois confirmait la découverte dans un autre journal scientifique prestigieux. Le chef du bureau vétérinaire du ministère de l'agriculture chinois, monsieur Jia Youling s'est empressé de très officiellement contester les rapports scientifiques en disant à l'organe officiel d'information chinois (Xinhua) que les informations apportées par les chercheurs étaient erronées.

L'exemple le plus récent de déni par le pouvoir est celui de la pandémie de la COVID-19 qui débuta officiellement en décembre 2019 (certains considèrent que le virus délétère était présent en Chine dès novembre 2019). Un médecin chinois, le docteur Li Wenliang médecin de 34 ans observateur avisé et clinicien compétant alerta sur internet en signalant la survenue chez certains malades d'une pneumonie grave évoquant le SRAS. Le 30 décembre Li Wenliang s'adressait à ses collègues en leur conseillant de se protéger de la nouvelle maladie avec masques et combinaison. Les autorités chinoises irritées par la publication d'une information pour elles insupportable arrêtèrent le lanceur d'alerte qui décéda de la maladie le 07 février 2020 à l'hôpital de Wuhan parce que frappé par COVID-19 dont il avait signalé le danger[316]. Les mêmes autorités chinoises expertes en déni continuèrent sur la voie de cette pratique en niant la réalité de la transmission interhumaine de la maladie. Les bureaucrates chinois ont accusé le médecin de propager des rumeurs et lui ont imposé de signer une lettre selon laquelle il admettait ses soi-disant erreurs. Nous savons aujourd'hui combien le donneur d'alerte avait raison.

Du déni avéré nous pouvons rapprocher une forme de négligence, de dénégation proche du refus. C'est ce que les Réunionnais ont connu au début de l'épidémie de chikungunya. En janvier 2007, une importante station de radio privée nous interroge au sujet d'une épidémie survenue en France en mars de l'année précédente mais dont jusqu'à ce moment précis, personne, au moins dans les media, ne s'était vraiment préoccupé. Il s'agissait du

---

[316] p. 488 in : Berche P, Perez S. *Pandémies. Des origines à la COVID-19*. Perrin. 2021.

chikungunya, puisqu'il faut dire son nom et le territoire concerné était le département de La Réunion. Il était alors évident que pour notre interlocuteur le chikungunya était une maladie bénigne et que, somme toute, ce département français se trouvait fort loin de l'hexagone maternel. Nous avons alors souligné la fréquence des cas, environ 47 000 par semaine en janvier, le fait qu'à La Réunion, ainsi qu'ailleurs en France il existait des sujets âgés, donc potentiellement fragiles tout comme les nouveau-nés, les enfants et les immunodéprimés, notre propos étonnait l'homme de radio. L'épidémie lointaine avait été négligée par la presse et, y compris selon les îliens, par les autorités sanitaires. Le premier cas de la maladie avait été enregistré le 22 février. Fin novembre, 4 500 personnes étaient contaminées. Au 24 février 2006, le virus du Chikungunya infectait plus de 150 000 personnes, soit 20 % de la population de l'île, avec près de 120 000 nouveaux cas rien que pour le début de l'année 2006. Finalement l'épidémie a, entre avril 2005 et juillet 2006, touché plus de 266 000 personnes.

L'île de La Réunion ne fut d'ailleurs pas la seule région affectée. Le chikungunya a fait son apparition aux Comores en juillet 2004. Le nord de Madagascar, Maurice, et Mayotte, avec plus de 5 000 cas recensés, ne furent pas épargnés, on en parla peu, il s'agissait de pays du tiers monde.

« Dire que peu de scientifiques se souciaient du chikungunya c'est s'exprimer avec modération. La maladie véhiculée par un moustique a provoqué des épidémies massives durant au moins un demi-siècle mais elles sont toutes survenues dans des pays en développement en Asie et en Afrique. Même si le virus provoquait des éruptions sévères et des douleurs articulaires il ne paraissait pas être fatal, beaucoup le qualifiaient de « bénin ». Peu de chercheurs y accordèrent un intérêt »[317].

Le déni de la nature microbienne de l'Épidémie.

Il est habituel d'observer, lorsqu'apparaît une l'épidémie, des individus, des groupes humains, voire des responsables qui nient la réalité infectieuse de la pathologie. Un des exemples le plus malheureux fut celui du Président de la République Sud-Africaine qui, au début des années deux mille, s'appuyant sur l'hypothèse erronée de Peter Duesberg, un authentique savant qui alors se trompait, nia le rôle du VIH dans la survenue du sida[318]. L'entêtement du Président Thabo Mbéki freina, au grand dam des responsables internationaux de la santé, l'utilisation de la trithérapie en Afrique du Sud.

---

[317] Enserink M. *Chikungunya: no longer a third world disease.* Science. 2007; 318: 1860-1.
[318] Duesberg P. *L'invention du virus du SIDA.*

Plus récemment, le 29 mai 2021 selon le ministère de la santé brésilien on comptait dans le pays 67 467 nouveaux cas de COVID-19 en 24 heures avec 2 245 décès. Tout le monde s'accordait pour voir dans de tels résultats les effets de la gestion de la pandémie par le président du pays, Jair Bolsonaro, un homme inconséquent qui, lui également, aurait qualifié la maladie de « grippette » en contestant l'origine virale de la maladie, l'intérêt du confinement, du port du masque et de la vaccination contre le SRAS-Cov-2. En somme le président Bolsonaro s'est distingué en accumulant les dénis.

Le déni des populations.

À la négation de la réalité de l'épidémie nous pouvons joindre le « syndrome de la grippette » connu en France au début de la pandémie de COVID-19. Ils furent nombreux les habitués de la télévision, les Saint Jean Bouche d'Or, versés dans le domaine de la santé ou pas, à annoncer des lendemains sereins devant ce qu'ils présentaient comme une épidémie bénigne, sans parler des déclarations catégoriques anti-masques de telle personne missionnée par le gouvernement français pour mentir aux citoyens.

Une vraie névrose ou presque psychose, le résultat demeure le même : la victoire de l'épidémie en raison de la complicité de l'homme. On a vu parfois, déni oblige, des futures victimes rire de l'arrivée d'une épidémie. Par exemple en 1889, en attendant la venue du choléra à Paris, il y eut des prédictions apocalyptiques mais également des avis opposés mentionnant des dépréciations de la gravité de la maladie. Aristide Bruant, artiste populaire chantait alors une rengaine de bienvenue au choléra disant : « *Paraît qu'on attend l'choléra, La chose est positive. / On n'sait pas quand il arriv'ra, Mais on sait qu'il arrive. / V'là l'choléra ! V'là l'choléra ! V'là l'choléra qu'arrive ! / De l'une à l'autre rive/Tout le monde en crèv'ra !*[319] ».

Déjà en 1832 les Parisiens avaient pris à la légère l'arrivée d'une épidémie de choléra, arrivée à laquelle on refusait de croire. À cette occasion Heinrich Heine écrivit : « *Comme c'était le jour de la mi-carême, qu'il faisait beau soleil et un temps charmant, les Parisiens se trémoussaient avec d'autant plus de jovialité sur les boulevards où l'on aperçut même des masques qui, parodiant la couleur maladive et la figure défaite, raillaient la crainte du choléra et la maladie elle- même. Le soir du même jour, les bals publics furent plus fréquentés que jamais* ».

Au début du sida aux États-Unis, les homosexuels mâles, eux-mêmes les plus atteints semblaient vouloir ignorer la gravité de la maladie :

---

319 p. 71-8. Bruant Aristide. *Dans la Rue : chansons et monologues*. Vol. 1. Paris, Aristide Bruant.

« *Lorsque l'épidémie de sida est apparue aux États-Unis au début des années quatre-vingt la réaction initiale à l'épidémie dans la communauté gay a été le déni. La sévérité de l'épidémie de sida fut minorée afin de préserver les valeurs sexuelles et les institutions qui représentaient acquis obtenus durant les combats politiques pour la libération des gays*[320] ».

Quant à la défaillance des autorités s'ajoutent la complicité des populations, alors tout s'aggrave. En République Démocratique du Congo, sida voulait dire, selon une partie importante de la population : « *syndrome imaginaire pour décourager les amoureux* » !

Plus dramatique encore quand le déni vient d'intellectuels ayant un fort pouvoir d'influence sur le public : « *C'est Bill qui le premier me parla de la fameuse maladie, je dirais en 1981. Il revenait des États-Unis où il avait lu, dans une gazette professionnelle, les premiers comptes rendus cliniques de cette mort particulièrement engendrée.* [...] *Dînant seul à seul avec Muzil, je lui rapportai dès le lendemain l'alarme colportée par Bill. Il se laissa tomber par terre de son canapé, tordu par une quinte de fou rire : Un cancer qui toucherait exclusivement les homosexuels, non, ce serait trop beau pour être vrai, c'est à mourir de rire*[321] ». Nous savons que Muzil dans le roman de Hervé Guibert est Michel Foucault. Le philosophe connaissant parfaitement la problématique des relations entre santé et société, l'intellectuel décédé d'une maladie de l'immunité ne s'est jamais vraiment intéressé, et c'est étonnant, au système immunitaire, système qui porte à penser. C'est ce que souligne le philosophe italien Roberto Esposito : « *Pour ma part, je crois avoir fait le tracé de la clé interprétative du paradigme « d'immunisation » que semble avoir éludé Foucault*[322] ». En fait Michel Foucault reconnaîtra en février 1984, lors d'une conversation avec l'historien Paul Veyne que la

---

[320] p. 102 in Inhorn MC, Brown PJ. *The anthropology of infectious disease*. Annual Review of Anthropology. 1990; 19: 89-117.

[321] p. 5 in Guibert Hervé. *A l'ami qui ne m'a pas sauvé la vie*. Gallimard 1990. Hervé Guibert (1955-1991) fut écrivain et journaliste. À 32 ans il a séjourné à la villa Médicis. Il y a appris qu'il était atteint du sida. Il a publié alors *À l'ami qui ne m'a pas sauvé la vie* puis *Le protocole compassionnel* suivi de *L'Homme au chapeau rouge*, dernier ouvrage d'une trilogie narrant l'histoire de sa maladie. *Le protocole compassionnel* décrit le prolongement de la dégradation physique de l'auteur et les essais de nouveaux traitements.

[322] p. 45 in *Bios: biopolitic and philosophy*. (Traduction de l'italien en anglais par Timothy Campbell). University of Minnesota Press. 2008.Roberto Esposito (1950-) est un philosophe italien enseignant à Naples (Instituto Orientale), versé dans la philosophie politique ses travaux sont exposés sous la forme d'une trilogie : *Communitas, Immunitas* et *Bios*. La communauté selon Roberto Esposito n'est pas une propriété d'un territoire à protéger mais une dette, un don pour les autres. Dans *Bios* : Roberto Esposito applique l'immunisation à la transformation de la politique à la biopolitique.

maladie dont il souffrait existait réellement, aveu qui était en accord avec ce qu'il nommait *parrêsia*[323] c'est-à-dire le droit et le courage de tout dire[324].

Le déni peut aller jusqu'à récuser l'existence même de la maladie. Il s'agit d'une forme extrême d'incrédulité, de refus même de penser à la maladie et qui sait, une façon de se déculpabiliser, d'éviter la stigmatisation. Le mal dont on ne veut pas dire le nom est celui qui fait honte, il est le mal de la culpabilité : « *Le mal qui ne doit pas être prononcé. [...] Parce que cette maladie révèle les coucheries de tout un chacun. Dans d'autres contrées on parle de la maladie des jeunes. Entendre les jeunes pervertis, écervelés qui ne savent pas se retenir, gens sans éducation qui sont prêts à toutes sortes de folies*[325] ». Et : « *Il me dit qu'il ne pouvait pas croire qu'il avait le sida, seulement il ne pouvait pas prononcer les mots sida ni VIH. Pour parler de la maladie il disait cette cochonnerie*[326] ».

Poursuivons dans la gravité du déni, gravité qui fut observée lorsque des personnes cultivées, en Europe par exemple, des rédacteurs dans des magazines ou des médecins refusaient la réalité ainsi que le rapporte ce dialogue dû à Dominique Fernandez :

« - *Libé, en champion de la vertu, s'est élevé contre la rumeur qui attribuait au sida la mort de Michel Foucault. En d'autres circonstances s'eût été comique de voir un journal de gauche juger calomnieuse l'idée que le premier philosophe de France eût des mœurs qui l'exposaient à ce genre de contamination.*

- *Gai Pied aussi commence par nier la gravité du sida.*

- *Les médecins gays ont attendu l'an dernier pour recommander le safe sex... Bravo ! Quatre ans après le début de l'épidémie*[327] ».

Assimilé à un processus de défense permettant de lutter contre l'angoisse, contre la peur, mécanisme conscient ou inconscient, le déni du sida persiste et demeure un vrai problème de santé publique[328].

---

[323] Foucault M. *La Parrêsia*. Anabases. 2012 ; 16 : 1-22.

[324] Deleersnijder H. *Les grandes épidémies dans l'histoire. Quand peste, grippe espagnole, coronavirus... façonnent nos sociétés*. Mardaga. 2021.

[325] p. 31 in Sayouba Traoré *Belle en savane*. Vents d'ailleurs. 2011.

[326] Kincaid Jamaica. P 34 in Kincaid Jamaica. *Mon frère*. (*My Brother* 1997. Traduction de Carasso Jean-Pierre et Huet Jacqueline). Éditions de l'Olivier/Le Seuil 2000.

[327] Fernandez D. *La gloire du paria*. Grasset 1987.

[328] *Le Sida : le déni, notre ennemi*. Borillo D, Kirstetter M, Marty-Lavauzelle A. Libération 09-12-2014.

Comment expliquer le déni.

Le déni est une permanence au cours de l'Épidémie, permanence soulignée par l'historien Jean Delumeau : « *Quand apparaît le danger de la contagion, on essaie d'abord de ne pas le voir. Les chroniques relatives aux pestes font ressortir la fréquente négligence des dirigeants à prendre les mesures qu'imposait l'imminence du péril*[329] ».

Lors d'épidémies on a vu, cela est signalé plus haut, des gouvernants eux-mêmes essayer de cacher la vérité au peuple. C'est ce que nous narre Albert Camus dans *La peste* : « *Rieux pouvait lire les petites affiches blanches que la préfecture avait fait rapidement coller dans les coins les plus discrets de la ville. Il était difficile de tirer de cette affiche la preuve que les autorités regardaient la situation en face. Les mesures n'étaient pas draconiennes et l'on semblait avoir beaucoup sacrifié au désir de ne pas inquiéter l'opinion publique*[330] ». Le même auteur souligne des faits analogues dans l'*État de siège* : « *Le premier alcade : Votre honneur, l'épidémie se déclenche avec une rapidité qui déborde tous les secours. Les quartiers sont plus contaminés qu'on ne croit, ce qui m'incline à penser qu'il faut dissimuler la situation et ne dire la vérité au peuple à aucun prix*[331] ».

Au moment de la survenue du SRAS, les responsables de la République populaire de Chine nièrent longtemps, c'est ce que nous rapportions plus haut, la gravité de la situation. On pourrait retracer littérairement leurs agissements en s'inspirant de Thomas Mann narrant le déni chez les responsables de la cité dans « La mort à Venise » : « *Écoute ! dit le solitaire d'une voix étouffée et presque machinalement. On désinfecte Venise pourquoi ? Le bouffon répondit d'une voix rauque : « A cause de la police ! C'est le règlement, monsieur, par ce temps de chaleur et de sirocco. Le sirocco est accablant et il n'est pas bon pour la santé... » Il avait en parlant l'air surpris qu'on pût demander des choses pareilles et expliquait avec un geste démonstratif du plat de la main combien le sirocco est accablant. « Ainsi il n'y a pas d'épidémie à Venise. »*[332] ».

On pourra trouver au déni, cette opposition à la réalité, des explications psychanalytiques. Explications proposées par Sigmund Freud en 1924 qui voyait dans le déni le refus de reconnaître la réalité telle qu'elle est

---

[329] Delumeau Jean. *La peur en occident*. Hachette. 1999.

[330] p. 53 in Camus A. *La peste*. Gallimard. 1963.

[331] p. 61 in Camus A. *L'état de siège*. Gallimard 1998. *L'état de siège* met en scène la peste, il s'agit d'une pièce de théâtre écrite contre les systèmes totalitaires (l'URSS, l'Allemagne nazie, l'Espagne franquiste). Camus aimait beaucoup la pièce qui n'a pas eu le succès qu'il escomptait.

[332] p. 110 in Mann T. *La mort à Venise*. (*Der Tod in Venedig* 1913. Traduction de Félix Bertaut, Geneviève Bianquis, Charles Sigwalt). Fayard 1971.

car trop pénible à appréhender en tant que telle. Ainsi le psychiatre Patrick Ajchenbaum nous dit, à propos du déni et de la phrase habituelle : « *Cela ne m'arrivera pas ». Moi, ça ne m'arrivera pas : cette phrase univoque en apparence est en réalité porteuse d'un double sens, ou plutôt de deux sens différents. Ça ne m'arrivera pas, parce que je suis inaccessible au réel, parce que l'overdose, ce n'est pas pour moi, parce que mon corps réel n'a rien à voir, dans sa banalité, sa médiocrité et sa vulnérabilité, avec mon corps fantasme fétiche, érigé et tout puissant, phallus manquant et donc mégalomaniaque de mon image maternelle. On comprend bien que c'est là le déni de la réalité qui est à l'œuvre, la logique ici est quasi psychiatrique*[333] ».

Vraie névrose ou presque psychose, le résultat demeure le même : le déni facilite la diffusion de l'Épidémie. Le déni a-t-il été une des causes, au moins partielle, de la propagation du sida à son début ? Il y a de bonnes raisons de penser que oui.

Si le déni a toujours existé au cours de l'Épidémie, ce qu'on a connu avec le sida dépasse tout, pour notre période contemporaine, en termes d'irrationalité et de conséquences catastrophiques. Aussi lors du congrès international sur le sida de Durban, en 2001, les scientifiques présents ont signé une déclaration solennelle en accord avec le : « *compendium de l'ONUsida sur la discrimination, la stigmatisation et le déni* ». Dans un résumé d'orientation de « *L'épidémie de VIH : SIDA : en parler ouvertement* » l'ONUsida[334] donne les précisions suivantes : « *Le déni amène des personnes à refuser de reconnaître qu'un virus autrefois inconnu les menace, situation exigeante d'eux qu'ils évoquent et qu'ils changent leur comportement intime éventuellement jusqu'à la fin de leurs jours. Le déni amène également les communautés et les nations à refuser de reconnaître la menace du VIH et le fait que les causes et conséquences de cette menace aillent les obliger à aborder de nombreux sujets complexes et prêtant à controverse, par exemple la nature des normes culturelles régissant la sexualité masculine et féminine, le statut économique et social des femmes, la prostitution, les familles séparées à cause de la migration du travail, les inégalités face à l'éducation et aux soins de santé, la consommation de drogues injectables.* »

Certains des tenants du déni furent si actifs qu'on les rassembla sous le terme de « *denialists* ». Est-ce le résultat de billevesées trouvées en abondance sur internet mais il y a encore peu de temps, aux États-Unis, une personne sur cinq doutait de la responsabilité du VIH dans la survenue du sida[335].

---

[333] Ajchenbaum P. *L'homme contaminé, la tourmente du sida.* Autrement. 1992.
[334] 20, avenue Appia-1211 Genève 27 Suisse http://www.unaids.org]
[335] Steinberg J. *The AIDS denialists.* NewScientist. 2009; 20 June: 32-6.

Paul Veyne nous rappelle ce qui se disait parmi des intellectuels français ayant l'oreille des media : « *À la fin des années quatre-vingt on notait en France un certain renouveau de Sénèque en particulier dans le cercle intellectuel lié à Michel Foucault dont les protagonistes vivaient sous la menace du sida sachant que devant la mort le moi qui peut faire la dénégation est la seule arme possible* [...] *Le stoïcisme est pour nous, au sens biologique du mot, un « système immunitaire » : l'individu ne peut prendre appui que sur lui-même [...] Il ne lui reste alors qu'à penser ou croire que, malgré Freud, la dénégation n'est pas une illusion et qu'il suffit de dire : « le malheur n'est rien pour moi », pour qu'il en soit ainsi*[336] ».

Dans le cas du sida c'est encore plus désolant lorsque ce sont les contaminants eux-mêmes qui refusent de reconnaître le rôle du virus qu'ils abritent et, par-là, leur dangerosité. Cette conduite est illustrée par le récit de l'action suivante qui se déroule en Afrique noire : « *Césaria s'adresse à son oncle qui l'a violée six mois plus tôt : « Un papier, un petit papier imprimé qui ressemble à un résultat d'analyses. [...] « Regarde, oncle : lis » Il ne pouvait l'éviter. Ses yeux se firent plus petits pour détailler les syllabes de l'imprimé et les incruster dans sa tête.*
- Toi, Non ! Pas toi ma fille ! Non, Pas toi !
- Si mon oncle, si !
- Pourquoi toi ?
- Parce que c'est... toi. Il y a six mois.
- Non ce n'est pas vrai. Mensonges, mensonges ![337] »

Césaria, l'héroïne du roman de Florent Couao-Zotti appartient à ces femmes qui, particulièrement en Afrique, furent et demeurent toujours victimes du sida accompagné de déni et de violence. Nous avions écrit « *L'épidémie c'est l'homme*[338] » mais dans des circonstances aussi douloureuses ça n'est pas tant l'homme espèce mais l'homme genre qui est condamnable. Les rapports de l'ONUsida sont à ce sujet éloquents ![339]

---

[336] Paul Veyne in p VI de l'avant-propos aux *Entretiens de Sénèque*. Robert Laffont 1993.
[337] Couao-Zotti F. p. 65-66 in *L'homme dit fou et la mauvaise foi des hommes*. Le Serpent à Plumes 2000.
[338] Gualde N. *Comprendre les épidémies. La coévolution du microbe et des hommes*. Les Empêcheurs de Penser en Rond/Le Seuil 2006.
[339] Il n'est peut-être pas inutile de souligner combien les femmes dont certaines ont été mentionnées plus haut, soufrent de la maladie par la faute des hommes. En l'espèce l'épidémie ça n'est pas l'homme en tant qu'espèce mais en tant que genre dominateur et violent. Les rapports de l'ONUsida sont à ce sujet édifiants. Nous incluons ce rapport car il rend la littérature plus compréhensible : À l'échelle mondiale, 16 millions de femmes vivent avec le VIH, soit 50 % de tous les adultes atteints du VIH/Sida (ONUSIDA, 2014, The Gap Report, p. 127). Selon l'OMS, le VIH/Sida constitue la cause principale de mortalité chez les femmes en âge de procréer, à l'échelle mondiale (OMS Aide-Mémoire n°334.). En 2013, environ 60 % de tous les nouveaux cas d'infection par le VIH/Sida constatés chez les jeunes touchaient les adolescentes et les jeunes femmes, soit près de 1 000 jeunes femmes nouvellement infectées

Avec l'oncle violeur c'est également le mari niant qu'il est malade qui transmet la maladie, (Il est question ici de la troisième épouse qui est enceinte) : « *N'Deye Marème n'avait pas l'air de se rendre compte qu'elle n'avait pas bonne mine. Seul son ventre grossissait en elle et au fur et à mesure que cela se faisait, elle pâlissait, ses os devenaient plus visibles. Elle avait perdu l'appétit et sa faiblesse était telle qu'un matin, pendant qu'elle*

---

par le VIH/Sida chaque jour. (Estimations 2013 ONUSIDA, citée dans The Gap Report p. 127, 135.) Il existe des différences régionales considérables entre la proportion des femmes vivant avec le VIH/Sida et celle des hommes infectés : En Afrique subsaharienne, les femmes représentent 58 % des adultes vivant avec le VIH/Sida. Au Moyen-Orient et en Afrique du Nord, les femmes représentent 39 % des adultes vivant avec le VIH/Sida. En Amérique latine, 30 % des adultes vivant avec le VIH/Sida sont des femmes. Dans les Caraïbes, 50 % des adultes vivant avec le VIH/Sida sont des femmes. En Asie du Sud et du Sud-Est, les femmes représentaient 38 % des adultes vivant avec le VIH/Sida en 2013. En Asie, on constate aussi une proportion accrue du nombre d'infections par le VIH/Sida chez les femmes, qui est passée de 21 % en 1990 à 38 % en 2013. En Europe orientale et en Asie centrale, les femmes représentent 36 % des adultes vivant avec le VIH. En Europe centrale et occidentale ainsi qu'en Amérique du Nord, les femmes représentent 22 % des adultes vivant avec le VIH. En Afrique subsaharienne, une nouvelle infection par le VIH/Sida sur quatre touche les adolescentes et les jeunes femmes (ONUSIDA, 2014, The Gap Report, p.5.). Parmi les facteurs qui alimentent les infections par le VIH/Sida la violence contre les femmes et les filles accroît leur risque d'infection par le VIH. Une étude longitudinale réalisée en 2010 en Afrique du Sud a démontré que les inégalités de pouvoir au sein des relations et la violence infligée par le partenaire intime étaient associées à une augmentation respective de 11,9 % et de 13,9 % du risque d'infection chez les jeunes femmes subsahariennes. (Jewkes, R. et al. *Intimate partner violence, relationship power inequity, and incidence of HIV infection in young women in South Africa: a cohort study*, The Lancet, 3-9 July 2010, pp 41-48.)

Les femmes vivant avec le VIH/Sida sont souvent victimes de violence à cause de leur séropositivité au VIH/Sida y compris à travers la violation de leurs droits à la sexualité et à la procréation. L'interruption de grossesse involontaire et la stérilisation forcée chez les femmes vivant avec le VIH/Sida sont des pratiques constatées dans au moins 14 pays dans le monde.

L'accès aux droits à la propriété et à l'héritage peut s'avérer critique dans la prévention du VIH/Sida chez les femmes. Une étude de base menée dans neuf pays (Cameroun, Ghana, Kenya, Malawi, Nigeria, Rwanda, République-Unie de Tanzanie, Ouganda et Zimbabwe) a montré que la stigmatisation associée à la séropositivité dissuade considérablement les femmes à rapporter ou à faire reconnaître en justice leurs droits à la propriété et à l'héritage.

Les normes juridiques influencent directement les risques d'infection à VIH/Sida chez les femmes Dans de nombreux pays où elles doivent faire face à un risque élevé d'infection, les lois qui les protègent ont une faible portée. Un manque de droits juridiques vient renforcer la condition de subordination des femmes, particulièrement en ce qui concerne leurs droits au divorce, à la propriété et à l'héritage, leur droit à signer un contrat, à intenter une action en justice ou à témoigner, à consentir à un traitement médical et à ouvrir un compte bancaire.

Des lois pénales et discriminatoires relatives au VIH/Sida peuvent affecter les femmes de manière disproportionnée, vu qu'elles sont plus susceptibles d'être dépistées et de connaître leur condition au cours des soins prénatals. En Afrique occidentale et centrale, les mères séropositives sont considérées comme des criminelles par toutes les lois relatives au VIH/Sida, qui leur interdisent explicitement ou implicitement d'être enceintes ou d'allaiter, de peur qu'elles ne transmettent le virus au fœtus ou à l'enfant. (ONUSIDA, 2014, The Gap Report)

balayait la cour, la jeune femme fut saisie d'un vertige qui lui fit perdre connaissance[340] ».

Ainsi que l'écrit Emmanuel Dongala, en Afrique le mariage tue aussi du sida : « *Morte du sida* (la sœur cadette). *Injuste mot. C'est à peine si elle y avait cru, lorsqu'elle s'était aperçue que tous symptômes de la maladie pointaient vers le sida : le zona, l'amaigrissement, le début des diarrhées et la toux tuberculeuse. Lorsqu'elle avait reçu les résultats des tests et qu'elle t'avait dit qu'ils indiquaient de façon irréfutable qu'elle était malade du sida, une soudaine peur panique l'avait saisie avant de se transformer en une virulente colère envers son mari, et pour cause* [...] *Triste à dire, mais en Afrique il n'y a pas que le sida et la malaria qui tuent, le mariage aussi*[341] ».

Le déni est encore plus tragique lorsque les porteurs du VIH s'opposent à l'utilisation du préservatif voire refusent de nommer la maladie :

« *Il avait le Sida. Lui Mogbé*[342], *avait le Sida. Ainsi cette maladie existait réellement ! Ce n'était pas une simple invention des Blancs pour jeter le discrédit sur les gens de sa race ! Il se souvenait encore des discussions sur les gens de sa race ! Il se souvenait encore des discussions qu'il avait autrefois avec ses amis au sujet de cette terrible maladie. Pour eux, c'était l'unanimité, une unanimité sans faille, sans ombre ; le Sida n'existait pas, c'était de la rigolade. Sida ? Quel Sida ? Syndrome Inventé pour Décourager les Amoureux !* [...] *Mais pire, et de très loin, ils (les Blancs) recommandaient l'usage de préservatifs. Las ! Ces gens-là ne comprenaient rien à rien*[343] ».

Les femmes continuent d'être victimes de la violence associée au VIH, comme le souligne un rapport récent de l'ONUSIDA : « *Chaque semaine, environ 4 900 jeunes femmes âgées de 15 à 24 ans sont infectées par le VIH. En Afrique subsaharienne, six nouvelles infections au VIH sur sept chez les adolescents âgés de 15 à 19 ans concernent des filles. Les filles et les jeunes femmes âgées de 15 à 24 ans sont deux fois plus susceptibles de vivre avec le VIH que les jeunes hommes. En Afrique subsaharienne, les femmes et les filles représentaient 63 % de toutes les nouvelles infections au VIH en 2021.* »

La désignation populaire du sida en tant qu'un syndrome « inventé » souligne les oppositions, particulièrement dans les premières années de l'épidémie, entre ceux qui adhéraient aux croyances populaires et ceux qui

---

340 p.173 in Abibatou Traoré. *Sidagamie*. Présence Africaine 1998.
341 Dongala E. *Photo de groupe au bord du fleuve*. Babel/Actes Sud. 2010.
342 Mogbé transporte de la drogue en France, arrêté à l'aéroport, incarcéré, il est violé en prison et contaminé par le VIH.
343 Djinadou M in pp. 168-169 in *Mo Gbe, le cri de mauvais augure*. L'Harmattan 1991. *Mo Gbe Le cri de mauvais augure* est un des premiers témoignages littéraires africains traitant du sida raconte la descente aux enfers d'un jeune homme noceur et trafiquant de drogue. (Mo Gbe en Yoruba signifie « c'en est fait de moi »).

firent faire leurs premiers pas aux programmes de prévention. Les logiques des uns et des autres furent différentes, opposées ; souvent la rationalité scientifique se casse les dents sur les cultes et les superstitions populaires.

« *Et alors j'ai fait* (La narratrice parle à une informatrice), *il a le sida, et elle a dit, oui*... [...] *Il* (Le frère de la narratrice) *menait une vie dont on dit qu'elle est typique de ceux qui contractent le virus qui cause le sida : il prenait des drogues (j'étais sûre seulement de la marijuana et de la cocaïne) et il avait de nombreux partenaires sexuels (à ma connaissance seulement des femmes). Il était négligent ; je ne peux l'imaginer prenant le temps d'acheter ou d'utiliser un préservatif.* [...] *Un jour* [...] *je luis dis de mettre un préservatif quand il couchait avec quelqu'un, je lui dis de se protéger du virus VIH et il me rit au nez, disant qu'il ne se procurerait jamais une telle bêtise*[344] ».

Par ailleurs, le VIH objet de tous les dénis fut, et demeure, matière à fantasmagories qui nous mènent du sida « vérité » au VIH arme bactériologique : « *Selon lui le VIH, c'est une maladie créée par l'armée américaine comme arme pour une guerre bactériologique. Le virus a été testé sur des hommes homosexuels, dissimilé dans le vaccin expérimental de l'hépatite B* » et : « *Plus je lisais les documents d'Albert, plus j'étais convaincu. Sa théorie selon laquelle le VIH a été créé dans de laboratoires et testé sur des humains n'est pas plus bizarre que celle que nous sert l'appareil médical depuis des années. Le virus qui passe d'une espèce à l'autre vers la population africaine, arrive chemin faisant à Haïti pour finir quelques temps plus tard chez les homos mâles à Manhattan. Enfin, ne me faites pas rigoler*[345] ».

Le VIH est sans doute le virus le plus souvent considéré ou présenté comme le produit d'un laboratoire militaire préparant une guerre bactériologique, particulièrement aux États-Unis. C'est ce que Susan Sontag rappelle par exemple à propos de la « rumeur » que le KGB avait si habilement répandue (le VIH étant une invention américaine issue des laboratoires militaires de Fort Detrick)[346].

En préambule de cet ouvrage nous nous proposions de trouver dans la littérature romanesque et accessoirement dans les écritures sacrées des

---

[344] p. 14, p. 54, p. 68 in Kincaid Jamaica. *Mon frère*. (*My Brother* 1997. Traduction de Carasso Jean-Pierre et Huet Jacqueline). Éditions de l'Olivier/Le Seuil 2000. Kincaid Jamaica, écrivaine antiguaise née en 1949, enseignante, elle vit aux États Unis.

[345] pp. 123-124 in *À l'origine*. (*Love Ruins Everything* 1998. Traduction de Cécile Dumas). KTM éditions 2004. De Karen Tulchinsky écrivaine et scénariste canadienne. Connue comme une lesbienne militante. C'est cet aspect de la vie de l'auteure qu'aborde le roman *À l'origine*.

[346] p. 179 in Sontag Susan. *La maladie comme métaphore, le sida comme métaphore*. Christian Bourgois 2009, 231 p.

données de vérité, des informations sur les histoires des épidémies absentes des ouvrages didactiques. Les éléments en question ne sont bien entendus pas de nature spécifiquement ou exclusivement médicale, mais plutôt des informations, des détails précisant les contextes tragiques des épidémies expérimentées par les populations le plus souvent dans le désarroi. Les écrits rapportés soulignent combien l'Épidémie est partenaire de la Syndémie et que le déni peut précéder le désarroi. Le désarroi peut être en effet le produit du mensonge, du déni. Rieux lisant les affiches trompeuses apposées par la préfecture prenait conscience du déni des autorités (Camus, *La peste*) et mensonges de l'alcade désirant dissimuler la situation (Camus, *l'État de siège*).

6.2. Le déni est suivi de peur, d'anxiété, de panique, de fuite.

La peur.

Début mars 2020 une chaîne de télévision française proposait à la une la question suivante à propose de la pandémie de COVID-19 : « *Les foyers de contamination se multiplient en France et le coronavirus prend chaque jour plus de place dans la vie des Français. Ruées dans les supermarchés, limitation des contacts humains, suspicion... Sommes-nous en train de céder à la panique ? Pourquoi l'épidémie nous fait-elle si peur ?* ».

La Fontaine avait déjà résumé l'essentiel des épreuves que posait la peste aux hommes des siècles passés[347], il le fit en indiquant la peur comme première émotion perçue par les victimes : « *Un mal qui répand la terreur, / Mal que le Ciel en sa fureur...* »

Disons en premier lieu que bien que les populations du Moyen Âge vivaient à une époque très éloignée de la nôtre c'est-à-dire il y a plus de huit ou dix siècles et selon Georges Duby ils « *n'étaient ni plus ni moins inquiets que nous* ». Effectivement pour les hommes d'aujourd'hui les inquiétudes demeurent, dominées par la peur, la crainte de la mort. La menace que représente une épidémie est toujours présente et l'humanité la craint. L'Épidémie s'associe à un imaginaire de finitude, connue comme un des plus grands fléaux de l'histoire de l'humanité, elle s'associe à la mort. Dans son ouvrage *An 1 000, an 2 000, sur les traces de nos peur,* Georges Duby affirme que le sentiment d'angoisse relié à la maladie existait déjà, il y a plusieurs centaines d'années, au Moyen Âge[348].

---

[347] La Fontaine. « *Les Animaux malades de la peste* », livre VII, Fables, 1679.

[348] Duby G. *An 1 000 an 2 000, sur les traces de nos peurs.* Textuel. Paris 2001.

L'Épidémie effraie. La peur de l'Épidémie est une peur récurrente. De l'Antiquité à nos jours l'Épidémie a terrifié et de l'Antiquité au Moyen-âge elle est vécue en tant que châtiment divin. Pour être épargné on fait appel à l'intercession divine. La peur appartient à l'imaginaire de l'Épidémie : « *Au lendemain de la peste, en ce mois de septembre 1348, le spectacle offert par Orvieto était lamentable. La Discorso historica et les Riformagioni en donnent quelques échos [...]. C'est d'abord la notion d'une catastrophe démographique sans précédent : les neuf dixièmes de la population auraient disparu [...] les survivants sont épouvantés. Le Discorso parle même d'un choc psychologique : « les survivants restèrent malades ». Signes visibles de la désolation qui atteint la ville et du désarroi qui règne parmi les survivants : les maisons abandonnées*[349]. »

Le mal qui répandait la terreur est dû au bacille *Yersinia pestis*. La peste qui n'était pas encore appelée par ceux qui la connurent « *la peste noire*[350] », représente un cas d'école d'extraordinaire Épidémie/Syndémie. Après la découverte du bacille, on a longtemps ignoré les vecteurs de la contamination : « *L'homme prend la peste, soit par les plaies de la peau, soit par le tube digestif*[351] » disait-on. On a probablement beaucoup de difficultés à imaginer ce que fut la frayeur des hommes et des femmes qui connurent la quintessence des malheurs, la pandémie qui n'était pas encore nommée peste noire du XIVe siècle. Comment ne pas comprendre leur désespoir ? Les survivants désarçonnés par le fléau (c'est la signification du mot latin *pestis*) avaient perdu tous leurs repères sociologiques, religieux, familiaux. Revenons à La Fontaine qui dans « *Les animaux malades de la peste* » a résumé en cinq vers l'essentiel des problèmes que posa la peste aux hommes des siècles passés. Nous y retrouvons l'effroi d'une punition divine, « *Un mal divin sanctionnant les fautes des hommes, mal que le ciel en sa fureur inventa pour punir les crimes de la terre* », enfin apparaît la sémantique guerrière des dirigeants politiques : « *faisait aux animaux la guerre* » d'ailleurs on nous parlera beaucoup de guerre durant la pandémie de COVID-19.

L'épidémie, la contagion : ces deux notions ont dû fortement et définitivement impressionner l'inconscient humain au point d'acquérir une formidable puissance métaphorique. On a peur. L'Épidémie qui affecte la démographie génère régulièrement peurs, dénis, dysfonctionnements sociaux, remises en cause de références morales et religieuses coutumières.

---

[349] p. 149 in Carpentier E. *Une ville devant la peste. Orvieto et la peste noire de 1348*. De Bœck Université. 1993.

[350] Le vocable de peste noire n'exista que beaucoup plus tard, peut-être guère avant le XVIIe siècle Le vocable de peste noire n'exista que beaucoup plus tard, peut-être guère avant le XVIIe siècle on dit peste « noire » car le corps des malades se couvraient de plaques brun-foncé, représente un cas d'école d'extraordinaire pandémie. (p. 29 in Herlihy D. *La peste noire et la mutation de l'occident*. Gérard Montfort. 1999).

[351] p. 406 in Besson A. *Technique microbiologique et sérothérapique*. Baillière. Paris. 1898.

Habituellement, la référence à la punition divine s'accompagne d'une notion de culpabilité globale. On paye pour ses péchés, l'Épidémie est l'expression de la colère divine. Les épidémies réveillent nos peurs ancestrales, il y aura toujours la peur des épidémies et il y aura toujours des épidémies[352]. « *Ces comportements apparemment « irrationnels » résultent pourtant de mécanismes psychologiques qui sont bien documentés. L'excès de précaution relève le plus souvent de phénomènes de surprise, c'est-à-dire de situations dans lesquelles les événements indésirables observés sont discordants avec ceux qui étaient attendus. [...]. Quels sont les facteurs psychosociologiques qui favorisent l'activation d'un certain type de réponse comportementale face aux risques sanitaires ? D'une manière générale, les économistes et les psychologues s'entendent pour dire que l'incertitude perçue par les individus quant à l'ampleur et la nature des risques pour la santé joue un rôle fondamental dans leur « acceptabilité » par cette population*[353] ».

Pour les Aztèques victimes de la variole, la peur était exacerbée par l'ignorance de l'origine du mal[354]. Au Moyen-Âge on attribuait volontiers à l'épidémie une origine divine, elle est le mal envoyé par un Dieu vengeur pour punir les hommes de leur inconduite. Beaucoup voient encore aujourd'hui dans le sida une origine divine ou, version plus « guerre des mondes », une origine extra-terrestre. Dieu ou démon, extra-terrestres ou CIA, on a souvent en période d'épidémie craint une origine irrationnelle, surnaturelle.

En effet, les peurs collectives sont, par bien des côtés, irrationnelles, elles sont le plus souvent exagérées. L'exemple récent, lors de l'épidémie de COVID-19, est celui des populations prises de panique et dévalisant les commerces de denrées et de papier toilette ! Lors de graves crises sanitaires une attitude irraisonnée nous renvoie à nos incertitudes et à nos fragilités individuelles et fragilité en tant que groupe. Les comportements au sein de la société peuvent changer : lors des grandes épidémies de la période médiévale, si la peur conduisait la majorité au mysticisme presque fanatique, elle incita d'autres aux relâchements des mœurs les plus étonnants. Boccace a parfaitement rendu compte du comportement paillard d'une partie des Florentins. On courait les tavernes et les maisons de tolérance, les beuveries se prolongeaient durant des jours et des nuits, la fornication ignorait les classes

---

[352] Gualde N. *Face aux épidémies, les fantasmes se sont modernisés.* Libération le 2 février 2016.

[353] Raude J. *Comment les populations réagissent-elles aux risques sanitaires. in* La santé en action. Dossier Risques et urgences sanitaires : agir pour et avec les populations. Juin 2015. Numéro 432.

[354] « *La déliquescence de la société accompagne la décomposition des chairs. À l'image des corps pourrissants du patient en lambeaux dans l'eau du ruisseau, le tissu social, lui aussi se déchire, part en morceaux, se putréfie et se dissout. Devoirs et fonctions sont abandonnés. Médecins et magistrats saisis de terreur quittent la ville, laissant les malades sans secours et les pillards faire leur œuvre* » nous dit à propos de la peste Annick le Guerer anthropologue et philosophe.

sociales, on brûlait la chandelle par les deux bouts. Au décours des épidémies, les liens sociaux se rompent. Deux facteurs sont déterminants dans les ruptures sociales : la peur et la mort. On perd toute référence sociale, et cela, ajouté à la peur, conduit à des comportements violents.

« *Dans la région Aquitaine, Périgueux inaugure ce mouvement de massacre dès 1323, en brûlant et en spoliant les lépreux de la ville*[355] ».

Les réactions des populations face au danger demeurent les mêmes y compris lorsque ledit danger ne correspond pas à la réalité du risque. *« Quelques heures après l'annonce, le 16 mars 2020 au soir, du confinement général en France par le président de la République, nombreux sont (les plus riches) ceux qui ont quitté leur résidence principale en ville pour aller dans leurs lieux familiaux de villégiature. Ce fut le cas dans l'ensemble des zones touristiques balnéaires françaises : les côtes. Dans l'Ouest, pas moins de 2 000 personnes originaires pour la plupart de Paris sont arrivées à Belle-Île-en-Mer, grande île au large du département du Morbihan, habituellement beaucoup plus calme en cette saison. Cela a fait craindre de gros problèmes de ravitaillement, doublé d'un problème sanitaire évident : la crainte que dans leurs bagages ces familles ramènent le virus dans une région, la Bretagne, jusqu'alors assez épargnée. Et la réaction des iliens ne s'est pas fait attendre : une crainte a envahi la population locale et des comportements anti-parisiens se sont fait jour*[356]. »

La fuite.

L'Épidémie est perçue ainsi qu'une menace de caractère mortel, ce qui, bien sûr, est souvent très exagéré. On craint avant tout la contagion. Lors des épidémies, la population, qui sait généralement peu de chose sur la vraie nature des événements, redoute beaucoup car les craintes collectives sont disproportionnées devant la réalité du risque. Cela contribue par ailleurs au doute, au malaise, à l'hostilité contre les institutions de santé et les solutions qu'elles préconisent. La fuite face à l'Épidémie peut être mobile : on quitte au plus vite le foyer épidémique, ou « immobile », on s'enferme chez soi ou dans un lieu choisi en s'éloignant des malades, donc de la contagion. François Citoys, médecin de Louis XIII n'écrivit-il pas : « *C'est tenter Dieu que de vouloir rester dans un lieu où on risque la contagion*[357] ».

---

[355] p. 106 in Mornet T. 1988. *La peste en Aquitaine au quatorzième et au début du quinzième siècle*. Thèse Médecine. Université de Bordeaux 2.
[356] Barbara Krief B. *Les Parisiens se réfugient à Belle-Île-en-Mer*. 2020 ; *L'Obs*, 18 mars
[357] p. 129 in Lucenet M. *Les grandes pestes en France*. Aubier. Paris 1985.

Souvent les craintes facteurs de bouleversement social contribuent à transformer l'Épidémie en Syndémie. Durant la peste noire, Conformément aux préceptes médicaux du temps, les populations, pensant trouver leur salut dans la fuite, ne font que répandre la maladie en abandonnant les lieux sinistrés. La rapidité de propagation du fléau accompagnant les fuyards est telle qu'il se manifeste par exemple à Toulouse en avril 1348 et à Agen moins d'un mois plus tard. Entre juin et août, ce sont aussi Bordeaux, Lyon et Paris qui sont atteintes, puis la Bourgogne, la Normandie, *etc.* La peste franchit les Alpes, frappe la Suisse et progresse vers l'Est. Au même moment, en Europe du Nord la maladie traverse la Manche et frappe Melcombe Regis, actuelle Weymouth, dans le Dorset au sud-ouest de l'Angleterre. En 1349, le fléau touche l'Irlande, l'Ecosse, l'Allemagne et les Pays–Bas. En 1350 la Scandinavie est atteinte à son tour puis tout l'espace hanséatique. En 1352, elle touche Moscou, emportant dans son sillage le grand-duc de Moscovie et le patriarche de l'Église russe. Puis elle s'étend dans le sud, semble-t-il, jusqu'à Kiev. Ce fut une catastrophe révélant la fragilité et l'infortune des populations.

On a peur, on fuit, la fuite au cours de la peste était une attitude finalement banale : « *La peste, bien sûr ! Voilà deux mois qu'elle joue au chat et à la souris, tuant en une nuit deux cents personnes puis s'apaisant, au point qu'on la croit partie, alors elle revient, choisit ses victimes.* [...] *Il ne reste que les miséreux dans la ville. Les gens de qualité ont fui à la campagne...* [...] *Les médecins refusaient d'assister les malades ; un édit les obligea à le faire sous peine d'emprisonnement*[358] ».

On a peur, on fuit, même des médecins désertent parfois les lieux du désastre afin d'éviter la contamination : « *Tout avait fui, même les médecins ; l'évêque, M. de Belsunce, écrivait : On devrait abolir les médecins, ou du moins nous en donner de plus habiles ou de moins peureux. J'ai eu bien de la peine à faire tirer cent cinquante cadavres à demi pourris qui étaient autour de ma maison*[359] ».

Les autorités prennent des mesures drastiques pour arrêter la circulation donc la fuite responsable de la diffusion de la maladie : « *Voici, selon un règlement de la fin du XVIII*^e^ *siècle, les mesures qu'il fallait prendre quand la peste se déclarait dans une ville. D'abord un strict quadrillage spatial : fermeture, bien entendu, de la ville et du « terroir », interdiction d'en sortir sous peine de la vie, mise à mort de tous les animaux errants* [...]. *Ne circulent que les intendants, les syndics, les soldats de la garde* [...]. *L'inspection fonctionne sans cesse*[360] ». Aussi : « *Pratiquement tous les*

---

358 p. 115 & p. 230, in Bordes G. *La peste noire. La conjuration des Lys.* XO Éditions 2006.

359 Chateaubriand (de) François-René. *Mémoires d'outre-tombe.* Gallimard 2008.

360 p. 228 in Foucault M. *Histoire de la folie à l'âge classique.* Gallimard 1972, 583 p.

traités de peste citent le conseil : Cito, longe fugeas et tarde redeas. C'est-à-dire « Fuis vite, longtemps et reviens tard[361] ».

On avait peur donc on abandonnait tout, on se sauvait où l'on s'enfermait : « *Le désastre avait jeté tant d'effroi dans le cœur des hommes et des femmes, que le frère abandonnait le frère, l'oncle le neveu, la sœur le frère, souvent même la femme le mari. Voici qui est plus fort et à peine croyable : les pères et les mères, comme si leurs enfants n'étaient plus à eux, évitaient d'aller les voir et de les aider*[362] ». « *On fuyait donc le malheureux comme un coupable ; on lui refusait tout secours et toute compassion craignant par-là de se rendre complice de la faute et de prendre part au châtiment*[363] ». « *La maladie infernale, monseigneur, la mal-mort ! [...] Oui la peste qui tue sans rémission ! [...] Parfois elle sème des taches grises sur la peau, fait vomir du sang pourri et une bave verte, parfois les glandes des bras et du bas-ventre grossissent exagérément. Les deux manières tuent tout aussi vite, souvent en moins d'une journée, dans des douleurs infernales*[364] ».

On se procure n'importe quoi pour se soigner, mais avant tout on décampe : « *Les apothicaires vendaient toutes sortes de poudres dans des petits sachets, pour boire en infusion, mettre dans la poche, suspendre autour du cou, mais il n'y avait qu'une poudre infaillible, tout le monde le savait, c'était la poudre d'escampette*[365] ».

On ferme les portes des villes, on se sauve : « *Ce départ peu honorable n'en est pas moins compréhensible si l'on s'en réfère aux idées du temps sur la nature du fléau. Le 6 septembre, le fléau de Dieu qu'on nomme la peste tomba dans cette ville en la maison d'un cordonnier, écrit le témoin d'une peste en Avignon. Aucune thérapeutique, et donc aucun médecin, ne saurait en avoir raison. C'est un mal sans explication, et sans raisons particulières. Il sort de l'intérieur du corps social et ne peut que l'atteindre tout entier. De soi épidémique, il ressortit à une sorte de physique sociale et divine. Contre la peste, il n'y a finalement rien à faire. On attend qu'elle se consume elle-même*[366] ».

---

[361] p. 163 in Vargas F. (Frédérique Audoin-Rouzeau) *Pars vite et reviens tard*. Viviane Hamy 2001.

[362] Boccace. *Décaméron*. (Traduction Christian Bec) Livre de Poche 1994, 894 p.

[363] Leopardi G. *Zibaldone*. (*Zibaldone*, parution posthume en 1900. Traduction de Bertrand Schefer) Allia 2003.

[364] p. 28 & p. 80, in Bordes G. *La peste noire. La conjuration des Lys*. XO Éditions 2006.

[365] p. 17 & p. 45, in Carrière J. *La caverne des pestiférés. 1. Lazare*. Jean-Jacques Pauvert 1978.

[366] pp. 31-32, in Certeau (de) M. *La possession de Loudun*. Gallimard 2005. Michel de Certeau né en 1925 et mort en 1986 fut un érudit, jésuite et philosophe possédant une intelligence remarquable. Il a voyagé et étudié à Paris, en Europe, aux États-Unis. Sa démarche intellectuelle fut affectée par la religion et la psychanalyse. La possession de Loudun est un ouvrage retraçant comment en 1632 la possession des Ursulines de la ville de Loudun succède à la peste qui venait d'affecter durement la cité.

Plus tard on observa un comportement identique lors de la survenue du sida : « *Un infirmier a encore refusé de poser le repas sur la table du 15. « Ce n'est quand même pas un chien ! » que je lui ai dit.* [...] *Quand je lis qu'en Allemagne on envisage de mettre en fiche les homosexuels, qu'en Australie les compagnies aériennes refusent de transporter des séropositifs, qu'à New York les maquilleurs de La Cage aux Folles ne veulent plus fréquenter les mêmes lavabos que les acteurs, qu'à Bruxelles la présidente de la chambre des mises en accusation a levé la séance pour ne pas siéger dans la salle où comparaissait un prévenu atteint du sida, qu'à Atlanta les fidèles de l'église épiscopale ont renoncé à boire le vin de la messe dans le même calice*[367] ».

L'invasion microbienne annihile les malades et fait fuir les rescapés. On a peur, on décampe. Les premiers à fuir sont des riches et des notables. Par crainte de l'Épidémie on choisit l'exode. On fuit le mal, la puanteur qui épouvante, on quittait au plus vite le foyer épidémique[368]. On fuyait, on fuyait.

6.4. La fuite immobile : le confinement et ses conséquences.

Néanmoins la fuite pouvait être « immobile », on s'enfermait volontairement pour s'éloigner des malades, donc de la contagion. Il s'agissait du confinement semblable à celui que nous avons connu lors de la première poussée de COVID-19[369]. Par crainte de « l'autre », porteur potentiel de la

---

[367] pp. 9-11, in Fernandez D. *La gloire du paria*. Grasset 1987.

[368] Defoe D. *A journal of the plague year*. Penguin. London. 1986. Publié en 1722, cinquante-sept ans après l'événement qu'il raconte : la peste qui a ravagé Londres en 1665. Le narrateur rapporte les événements qu'il voit, les statistiques officielles qu'il compile, mais également les bruits qui courent, les fausses nouvelles, et bon nombre d'anecdotes. À l'époque de sa publication, ce texte a été considéré comme un essai historique rédigé par un témoin direct plutôt que comme un texte de fiction. Ce n'est évidemment pas le cas étant donné qu'en 1665 Defoe avait cinq ans, mais la construction de son récit et l'importante recherche que l'auteur (dissimulé derrière un pseudonyme, les simples initiales H.F) a dû mener pour l'étayer expliquent fort bien qu'on ait pu le penser.

[369] Le 16 mars 2020, le Président de la République a décidé de prendre des mesures pour réduire à leur plus strict minimum les contacts et les déplacements. Un dispositif de confinement est mis en place sur l'ensemble du territoire à compter du mardi 17 mars à 12 heures, pour quinze jours minimums. Les déplacements sont interdits sauf dans les cas suivants et uniquement à condition d'être munis d'une attestation pour se déplacer de son domicile à son lieu de travail dès lors que le télétravail n'est pas possible. Faire ses achats de première nécessité dans les commerces de proximité autorisés. Se rendre auprès d'un professionnel de santé ; se déplacer pour la garde de ses enfants ou pour aider les personnes vulnérables à la stricte condition de respecter les gestes barrières. Faire de l'exercice physique uniquement à titre individuel, autour du domicile et sans aucun rassemblement. L'attestation nécessaire pour circuler sera disponible sur cette page ce mardi 17 mars. Les infractions à ces règles seront sanctionnées d'une amende allant de 38 à 135 euros.

maladie, on choisit de se reclure, procédé différent de la fuite mais répondant au même objectif. Souvent la claustration est obligatoire, imposée par les autorités : « *Le jour désigné, on ordonne à chacun de se renfermer dans sa maison : défense d'en sortir sous peine de la vie. Le syndic vient lui-même fermer, de l'extérieur, la porte de chaque maison ; il emporte la clef qu'il remet à l'intendant de quartier ; celui-ci la conserve jusqu'à la fin de la quarantaine*[370]. »

L'enfermement ou fuite sans déguerpir, va intéresser des États entiers. En 1720, année de la grande peste de Marseille, la France est gouvernée par le régent Philippe d'Orléans. Le Saint Siège possède, voisins de la vallée du Rhône, deux états : le Comtat Venaissin (depuis 1271) et l'État d'Avignon (depuis 1348). En août 1720, devant l'ampleur de l'épidémie marseillaise les comtadins prennent peur. Rainier d'Elci, représentant du pape dans les deux États interdit toute relation avec Marseille. On décide d'établir des lignes sanitaires mais elles demeurent perméables. En mars 1721, Avignon et le Comtat lèvent ses hommes afin de construire la « muraille de la peste », une muraille de pierres sèches. Le mur de la peste, qui fut appelé « ligne de malédiction » est long de 25 km sur les parties dominantes des monts du Vaucluse. Il débute au Pas du Viguier et prend fin au sud de Cabrières-d'Avignon.

Les lépreux furent probablement les plus célèbres des confinés parce qu'ils faisaient peur aux bien portants. L'Église participa de façon très officielle, canonique, à leur exclusion. On les enferma dans les léproseries (encore nommées lazarets ou maladreries). Le plus souvent ce furent les lépreux « nantis » qui eurent droit au lazaret, les pauvres n'avaient d'autre issue que la mendicité. Lorsque ces malheureux se déplaçaient, ils agitaient leur cliquette (ou flabel) pour alerter les sujets « normaux ». Les lépreux furent condamnés au rejet social ultime, incarné par une pseudo-inhumation. Le bannissement succédait à une cérémonie religieuse évoquant un enterrement.

Si l'Église participa au processus, la décision d'écartement fut du pouvoir de la société civile. Il fallait préalablement être sûr du diagnostic afin que le malheureux, ou la malheureuse, soit éligible pour le rejet. On prenait la décision au terme d'une séance nommée épreuve[371]. Le plus souvent on était averti par la rumeur publique ; la lèpre étant considérée comme une maladie honteuse et dangereuse, ceux qui décelaient en eux les premiers signes de l'atteinte les camouflaient au mieux. D'autres les dénonçaient. Le suspect était

---

[370] p. 228 (Troisième partie, paragraphe III : Le panoptisme) in Foucault M. *Surveiller et punir. Naissance de la prison*. Gallimard. 1975.

[371] Bourgeais A. 1972. *Lépreux et maladreries du Pas-de-Calais, Xe-XVIIIe*. Mémoires de la Commission Départementale des Monuments Historiques du Pas-de- Calais. Tome XIV2. Arras.

convoqué par des échevins ou des officiers seigneuriaux. L'épreuve avait habituellement lieu dans une maladrerie : le jury se composait de ladres, d'un médecin, d'un barbier-chirurgien. Si le verdict-diagnostic confirmait qu'il s'agissait de la lèpre, voici ce qu'écrit un témoin : « *Le malade est mis hors la ville, il est « congié » et tout dépendra alors de sa naissance, de sa qualité pour lui donner le droit d'entrer dans une maladrerie ou pour en faire un ladre forain, un mendiant errant*[372] ». « *Au jour fixé pour sa mise « hors siècle », le curé envoyait au malade, après l'avoir bénie, la triste livrée grise qui devait être désormais son partage ; il gardait seulement le manteau, le chaperon, les gants, la cliquette, la ceinture et le couteau. Bientôt les prêtres l'amenaient en procession à l'église, avec son cortège de parents, d'amis, de voisins convoqués comme pour un convoi. On célébrait l'office des morts, que le patient, isolé des siens, entendait, le visage couvert, comme un mort dans un cercueil. L'office terminé, le curé après lui avoir remis le manteau, le conduisait au cimetière. Là, prenant trois fois de la terre et la lui mettant sur la tête : « mon ami » lui disait-il, « tu es mort au monde ». Puis lui montrant le ciel, il l'exhortait à la résignation*[373] ».

« *Le médecin examinateur doit d'abord réconforter le suspect en lui disant que la lèpre constituera son purgatoire sur la terre, mais qu'il sera sauvé, comme le montre bien l'amour de Dieu pour Lazare. Il lui fait jurer de dire la vérité et lui demande s'il appartient à une famille de lépreux, s'il a été en contact avec eux, quel est son régime alimentaire, il s'enquiert de ses mœurs, de ses songes et désirs, des sensations de piqûres et de brûlures qu'il peut ressentir…*[374] ».

Les ladres, c'est ainsi qu'on appelait les lépreux, étaient contraints au regroupement, c'est un euphémisme. Joris-Karl Huysmans a donné une narration circonstanciée du cérémonial sacré et funèbre accompagnant l'enfermement des porteurs du bacille de Hansen dans des léproseries : « *Pendant le Moyen Âge, les lépreux, considérés comme incurables, car toute la pharmacopée et ses docteurs, l'ellébore, les bains de soufre, la chair de vipère usités dès l'antiquité déjà, l'arsenic essayé par Paracelse, n'avaient pu parvenir à en guérir un, furent enfermés par peur de la contagion, dans des hospices spéciaux ou isolés dans de petites maisons, dans des bardes qu'il leur était interdit, sous menace des plus dures peines, de quitter. Ils durent même revêtir un costume distinctif, une sorte de housse grise ou*

[372] p. 48 in Larcena D. *La muraille de la Peste. Pierre Sèche en Vaucluse*. Les Alpes de Lumière. Avignon. 1993.

[373] Cabanès. *Mœurs intimes du passé. Les fléaux de l'humanité*. Albin Michel. 1955.

[374] Guy de Chauliac cité page 19 in Bourgeais A. *Lépreux et maladies du Pas-de-Calais (Xe-XVIIIe siècles)*. Mémoires de la Commission Départementale des Monuments Historiques du Pas-de-Calais. Tome XIV2. Arras. 1972, 360 p. Guy de Chauliac, né à la fin du XIIIe siècle et mort vers 1369 écrivit la « Grande Chirurgie », un document de référence durant plus de deux siècles.

d'esclavine[375]*, agiter avec une main toujours enveloppée d'un gant une crécelle dite tartavelle pour empêcher les gens de s'approcher. Le lépreux était un paria, mort civilement, séparé à jamais du monde et on l'enterrait après son trépas, dans un lieu à part. La liturgie était pour lui, terrible ; avant de le séquestrer, l'Église célébrait, en sa présence, une messe du Saint-Esprit avec l'oraison "pro infirmis", puis elle le conduisait processionnellement à la cabane qui lui était destinée ou à la maladrerie, s'il en existait une, dans le pays ; on lui lisait les effrayantes prohibitions qui le retranchaient du nombre des vivants, l'on jetait trois pelletées de terre, prises dans le cimetière, sur son toit, l'on plantait une croix devant sa porte, et c'était fini du mésel*[376] ».

On culpabilisait les lépreux de façon éhontée : « *Toutes les nations et les sociétés primitives, et les sauvages aujourd'hui considèrent l'infortuné, le malheureux comme un ennemi des dieux, soit à cause des vices et des délits dont il s'est rendu coupable, soit à cause de l'envie ou de quelque autre passion ou caprice qui poussait les divinités à haïr sa personne ou son engeance, etc. [...] On fuyait donc le malheureux comme un coupable ; on lui refusait tout secours et toute compassion craignant par là de se rendre complice de sa faute et de prendre part au châtiment*[377] *»*.

La léproserie, la cliquette éloignaient les lépreux ; ils étaient voués à la quarantaine éternelle. On leur attribua de plus des vocables désobligeants, méprisants, non seulement ladres ou maladres, mais aussi mérels, voire crétins. Les plus avilissants des sobriquets furent ceux de cagots ou cachous, les étiquettes infâmantes d'exclus[378]. Des cagots existaient encore dans le Sud-Ouest de la France au début du XXe[379]. Par exemple, un certain nombre de villes landaises connaissent encore des quartiers cagots et à Orthez existe la « maison du cagot » qui fut habitée après le départ des cagots par Jacques-Émile Blanche (le poète Francis James).

Les maladreries étaient plus ou moins abandonnées à elles même ; ainsi au début de l'installation des lépreux à Spinalonga, une île jouxtant la Crête, on les laissa seuls, sans médecins. Souvent les léproseries manquaient de tout : « *On avait toujours grand besoin de remèdes à la maladrerie de Saint Gilles. Même quand il y avait peu de lépreux. La maladrerie avait pour but de les surveiller et de leur porter assistance, il ne manquait jamais d'âmes*

---

375 Vêtement d'homme, généralement à manches et à capuchon, servant pour le voyage, le travail ou par temps de pluie.

376 Terme ancien pour désigner un lépreux (voir l'Annonce faite à Marie : *Pierre de Craon ! Ce ladre, Ce mésel ! Ce voleur !*).

377 Leopardi G. *Zibaldone.* Allia. 2003.

378 Bériac F. 1990. *Des lépreux aux cagots*. Fédération Historique du Sud-Ouest. Bordeaux.

379 Cabarrouy JE. 1995. *Les cagots exclus et maudits des terres du sud.* J. et D. Éditions. Descazeaux R. 2002. *Les Cagots. Histoire d'un secret.* Princi Negue. Loubès G. 2006. *L'énigme des cagots*. Éditions Sud-Ouest. Bordeaux ; Ricau O. *Histoire des cagots (race maudite)*. Bordeaux 1969.

indigentes et souffrantes à soigner. [...] *Les lépreux, à qui il était interdit d'aller dans les rues populeuses des villes, devaient également, dans les campagnes, se tenir à distance pour mendier. Saint Gilles, leur patron, avait délibérément choisi le désert et la solitude pour vivre, mais eux n'avaient d'autre choix que de rester à l'écart de tous*[380] ».

Alors qu'en 1955, en Europe on fermait une des dernières léproseries, le docteur Albert Schweitzer construisait à côté de son hôpital à Lambaréné, le « *Village lumineux* » destiné aux lépreux. Il ne s'agissait pas d'une maladrerie de type européen mais d'un lieu, aujourd'hui fermé en tant que léproserie, où les malades trouvaient de l'aide. La dernière léproserie qui ait existé en France se trouvait à Saint-Mesmin, aux environs d'Orléans. Un édit de Louis XIV (1692) ordonnait que les derniers lépreux du royaume y soient rassemblés.

Déjà au début du XXe siècle on s'élevait contre ces pratiques moyenâgeuses d'enfermement, c'est ce que fait le docteur Decourt lorsqu'il s'en prend aux écrivains de son époque : « *Emprisonner des hommes dont le seul crime est d'être malade. Cette conception médiévale, venue de la Bible*[381], *doit disparaître.* [...] *Les écrivains parlent volontiers de cette maladie dont le nom éveille chez le lecteur un sentiment d'étrangeté ; l'effet qu'ils en tirent ne montre malheureusement que trop une ignorance qu'ils n'ont pas cherché à dissiper tout à leur idée préconçue de cette affection*[382] ».

Cependant il semble que le chiffre habituellement publié de 2 000 léproseries en France soit exagéré, erroné, et Bruno Tabuteau nous précise une évaluation reprise sans contrôle par les universitaires les plus fameux : « *La nécessité de préserver de la contagion en isolant les lépreux se fit sentir de plus en plus : asiles, hôpitaux spéciaux se fondèrent en grand nombre dans toute l'Europe sous le nom de léproseries, ladreries, maladreries, maladières, misellaria, mézelleries, lazarets, etc. On évalue leur nombre à plus de 20 000 en Europe, 2 000 ou environ en France*[383] ».

En dépit de ces propos bienveillants pour les malades une léproserie telle que celle de l'île de Spinalonga n'a été fermée par les autorités grecques

[380] p. 9 & p. 13 in Peters E. (Edith Pargeter) *Le lépreux de saint Gilles*. (*The Leper of Saint Giles* 1981. Traduction d'Anne Bruneau). Claude Bourgois 1991.
[381] Chapitre XIII du Lévitique & le Talmud, traité Negaiym.
[382] p. 20 & p. 56 in *La psychologie du lépreux et le problème de la lèpre à Paris*. 1928. De Philippe Decourt (1902-1990). Médecin, il étudia le paludisme avant de découvrir les effets psychotropes de la chlorpromazine. *La psychologie du lépreux* est le titre de sa thèse inaugurale publiée en 1933.
[383] Tabuteau B. *Vingt mille léproseries au Moyen Âge ? Tradition française d'un poncif historiographique*. *In*: Revue belge de philologie et d'histoire. Histoire médiévale, moderne et contemporaine. 2010 ; 88 : 1293-300.

qu'en 1953, date à laquelle le docteur Schweitzer inaugurait son village pour lépreux.

En France, en 2020, la réclusion fut imposée par le gouvernement, il faudrait écrire les réclusions car nous avons connu deux confinements, un premier au printemps d'une durée de deux mois (avec fermeture des écoles, accès limité aux espaces publics, fermeture de la plupart des lieux de travail). Le second confinement, à l'automne empêchait les réunions publiques et maintenait la fermeture des bars et des restaurants.

Bon gré, mal gré, on s'accommoda et les différentes religions elles-mêmes acceptèrent les contraintes du confinement et par exemple les autorités musulmanes dirent : « *Concernant les mosquées, les théologiens et juristes musulmans autorisent les personnes qui craignent pour leurs vies de ne pas se rendre à la mosquée. C'est un cas de force majeure ; la fermeture des mosquées par prévention n'est justifiée par aucun juriste classique. Toutefois, des mosquées ont été fermées à cause des pestes, des guerres et des épidémies, y compris la mosquée du Prophète à Médine lors de l'insurrection chiite au IXème siècle, et aucune prière collective n'y a été faite pendant un mois*[384]. »

Si le confinement ralentit la diffusion du virus, il ne se fit pas sans complications sociales (difficultés pour les plus pauvres, pour les plus mal logés, etc.). La façon dont la population comprend, accepte malgré elle et se soumet au confinement est d'importance. Nous avons observé comment en Chine un confinement imposé à l'extrême exaspérait le peuple, devenant la cause d'une situation quasi insurrectionnelle. Certes le confinement a des effets positifs du plus grand intérêt en limitant la marche de la pandémie, la mortalité, les formes graves de la maladie mais on ne peut oublier les effets délétères. Le confinement fut également à l'origine d'une augmentation des violences domestiques. Le fait fut souligné par l'Académie de médecine qui par un communiqué du 18 décembre 2020 évoquait, parmi les impacts sociaux de la pandémie de COVID-19 l'augmentation des brutalités domestiques. Le document soulignait que parmi les nombreux effets collatéraux de la pandémie de COVID-19, l'augmentation des violences conjugales était notable. L'Académie entend la notion de violence telle que la définit l'OMS, c'est-à-dire : « *L'usage délibéré ou la menace d'usage délibérée de la force physique ou de la puissance contre soi-même, contre une autre personne ou contre un groupe ou une communauté qui entraîne ou risque fort d'entraîner un traumatisme, un décès, un dommage moral, un mal-développement ou une carence*[385] ».

---

384 p. 6 in Belhaj A *et* al. *Musulmans et islams face à la pandémie et au confinement : balises et enjeux divers*. in Cismoc Papers-on-line, avril 2020.

385 OMS, *Global Consultation on Violence and Health in Violence*: a public health priority, 1996 Genève.

En France les violences faites aux femmes auraient augmenté de 30 % lors du premier confinement. Les observations signalées en décembre 2020 furent confirmées par le bulletin publié en janvier 2021[386].

On fit des observations semblables au Canada : en février 2022, la revue québécoise « Terriennes[387] » rapportait que : « *L'épidémie de Covid a eu un impact majeur sur les femmes au Québec.* », *particulièrement en accroissant les inégalités hommes-femmes.*

Le magazine canadien « Intervention » notait également, dès 2020, les conséquences de l'épidémie de COVID-19 sur les violences conjugales et celles dirigées contre les enfants[388].

Il est regrettable que lors des épidémies et pandémies historiques personne ou presque personne ne s'attacha aux histoires des violences faites aux femmes et probablement aux enfants. Il y a de bonnes raisons de penser que le sort des unes et des autres ne valut souvent guère mieux que de ce qui a été observé lors de l'actuelle syndémie. Plus récemment une étude réalisée par des médecins de l'hôpital Necker à Paris, a montré que durant l'année 2021 il y a eu, liés au confinement, un nombre élevé de syndromes du « bébé secoué » ayant entraîné une augmentation de la mortalité et des séquelles cérébrales chez les victimes de sévices[389].

Le confinement n'a pas été appliqué partout avec la même rigueur. Néanmoins les anthropologues ont souvent parlé à propos de la période de confinement de Coronapocène tout simplement en s'inspirant de la terminologie Anthropocène. Des études ont montré que le Coronapocène n'était pas observé partout avec la même rigueur, par exemple l'application autoritaire et centralisée du confinement en France n'a pas été la même en Italie et aux États-Unis où les structures politiques moins jacobines permirent un confinement moins oppressif[390].

Enfin le retentissement économique du confinement est souvent important[391], il participe au retentissement économique de l'Épidémie en général.

---

[386] Published online 2021 janv. 14. French. DOI: 10.1016/j.banm.2021.01.013.
[387] Terriennes. 10/02/2022.
[388] Lavergne C *et al. La COVID-19 et ses impacts sur la violence conjugale et la violence envers les enfants : ce que nous disent la recherche et la pratique. Intervention.* Hors-Série n°1 27-35.
[389] Avec 32 cas en 2021, les chiffres ont doublé et la mortalité multipliée par neuf. Les cas observés furent plus fréquents et plus graves. Lăzărescu A-M *et al. Abusive Head Trauma in Infants During the COVID-19 Pandemic in the Paris Metropolitan Area.* JAMA Network Open. 2022;5(8):e2226182. doi:10.1001/jamanetworkopen.2022.26182.
[390] Sams K et al. *« But not gagged » Responding to Covid-19 and its control measures in France, Italy and the USA.* Anthropology Today. 2021; 37: 5-8.
[391] Comment vivre au temps du coronavirus ? - Un manuel pour comprendre et résister. Bauer A, Dachez R. Cerf. 2020.

Le confinement, est-ce un bien ou un mal ? Comme nous le dit Jean-Paul Demoule, le confinement utilisé pour lutter contre la pandémie est historiquement en accord avec les tendances des hommes à installer le confinement et, par-là, à participer à l'Épidémie[392]. Selon l'archéologue, le confinement provoqué par la pandémie de COVID-19 est en conformité avec l'histoire de l'humanité qui depuis dix mille ans n'a eu de cesse de réduire notre mobilité. La progressive urbanisation et la prise de contrôle de la nature par l'homme ont par ailleurs favorisé la propagation de pandémies. Jean-Paul Demoule précise : « *La naissance des épidémies dévastatrices, la notion même d'épidémie, est indissociable de l'apparition des villes et des villages. Les humains sédentaires sont plus nombreux et fréquentent des animaux, soit des animaux domestiques, soit des animaux qu'on appelle commensaux, comme le rat qui a des puces apportant la peste ou les moutons donnant la brucellose* »

6.5. Les quarantaines.

Les lazarets, lieux emblématiques de la quarantaine ont été conçus et mis en place par les responsables de pays désirant installer une protection efficace contre l'Épidémie en même temps qu'ils affirmaient leur prééminence sur le territoire concerné. La quarantaine, c'est ce que connurent les voyageurs qu'on enferma dans des lazarets. Dès la fin du XIVe siècle et les premières décennies du XVe siècle, certaines grandes villes portuaires de la Méditerranée créèrent des lieux d'isolement pour les malades. Des mesures réelles de quarantaine auraient été instaurées pour la première fois à Raguse, actuelle Dubrovnik (Croatie), en 1377[393]. Le terme lazaret[394] vient du mot italien *lazzaretto* qui serait lui-même une déformation de Nazareth. Ce fut sur un îlot de la lagune de Venise, dénommé Santa Maria di Nazareth, que fut fondé en 1423 le premier établissement destiné en Europe à mettre en quarantaine les pestiférés. Les lazarets étaient, depuis 1471, au nombre de deux : le *lazzaretto vecchio* et le *lazzaretto nuovo* (ce dernier destiné à l'hébergement des convalescents). Les lazarets servirent à l'isolement temporaire de voyageurs arrivant d'un pays où sévissait une épidémie.

Il n'est pas étonnant qu'autrefois on se protégea de la variole, comme de coutume en mettant en quarantaine tous les individus suspects de porter le germe de la maladie : « *Il y a quelques heures que nous avions débarqué sur*

[392] Demoule J-P. *Une longue histoire de confinement.* L'Histoire. 2020 ; 475 : 38-41.
[393] p. 30 in Grmek M. D. *Quarantaine à Dubrovnik.* 1959. Symposium Ciba 7.
[394] Lazaret n'a donc rien à voir avec saint Lazare (par ailleurs patron des lépreux et non des pestiférés), mais résulte néanmoins très vraisemblablement d'une contamination linguistique avec le nom de Lazare (Nazaretto / Lazzaretto).

Plate, et il me semblait que cela faisait des jours, des semaines. C'étaient des heures très longues, où chaque instant était différent, bousculés comme nous l'étions par le vent et la pluie, à la recherche d'un endroit où rester. Des heures sans parler...[395]. » Le héros de Jean-Marie Le Clézio est mis en quarantaine, une pratique longtemps utilisée pour faire barrage à l'Épidémie, quarantaine dont l'histoire de Typhoid Mary est un exemple authentique et caricatural. Typhoid Mary[396] a été sans doute la personne qui effectua le plus long séjour solitaire en quarantaine. L'histoire de Typhoid Mary, est indissociable de celle de la quarantaine aux États-Unis, un pays de liberté où l'on ne sut comment gérer le cas de cette extraordinaire « porteuse saine ».

La quarantaine fut un moyen souvent utilisé pour éloigner ceux et celles, résidants et non voyageurs, suspects de maladie transmissible, c'est ce que nous raconte par exemple Philip Roth à propos d'une épidémie de poliomyélite dans le New Jersey : « *Ensuite il lisait l'encadré, sur la première page, qui s'intitulait « Bulletin quotidien de la polio » et se trouvait immédiatement au-dessous de la reproduction d'un avis de quarantaine. « Service de santé de Newark, New Jersey, disait l'avis. N'approchez pas.*

---

[395] p. 73-74 in *La quarantaine*. Gallimard 1995. De Jean-Marie Le Clézio. Écrivain français né en 1940. Son premier livre, Le procès-verbal, lui vaut la postérité. Durant son service militaire il est coopérant en Thaïlande puis au Mexique. Il enseigne ensuite à Bangkok, Boston, Albuquerque et continue de s'intéresser aux cultures asiatiques. En 2008 il obtient le prix Nobel de littérature. *La quarantaine* est un ouvrage partiellement autobiographique consacré aux origines mauriciennes de l'auteur.

[396] Mary Mallon naquit le 23 septembre 1869 à Cookstown, en Irlande. Pauvre, elle gagna les États-Unis à l'âge de 15 ans dans l'espoir d'une vie meilleure. Entre 1900 et 1906, elle fut la cuisinière de familles new-yorkaises aisées, et donna toutes satisfactions à ses employeurs. En août 1906 on observa un nombre élevé des cas de typhoïde dans une résidence d'été sise dans le quartier riche d'Oyster Bay, à Long Island. On chercha l'origine de la contamination, il s'avéra que la principale suspecte était la nouvelle cuisinière, Mary. Celle-ci venait de quitter la résidence. On rechercha la « suspecte » avec d'autant plus de détermination qu'on avait noté, rétrospectivement, la survenue de 22 cas de fièvre typhoïde (avec 2 décès) dans les familles où Mary avait été précédemment employée. Mary retrouvée refusa de se soumettre à des examens ; on la contraignit et on mit en évidence les bacilles de la typhoïde dans ses selles. Elle fut considérée comme une « porteuse saine » ayant probablement été victime d'une forme mineure de la maladie 5 à 6 ans plus tôt. Elle fut maintenue en quarantaine sur une île de l'East River (North Brother Island), jusqu'en 1910. Les contrôles biologiques répétés se révélèrent régulièrement positifs. Pouvait-on maintenir confinée une personne qui n'avait enfreint aucune loi ? L'opinion publique voyait la cuisinière avec sympathie... Mary fut libérée à deux conditions : ne jamais faire un métier comportant la manipulation d'aliments destinés au public et se soumettre régulièrement à des examens. En 1915, au Sloane Maternity Hospital de Manhattan, on constata une épidémie de typhoïde (25 malades et 2 décès). L'enquête épidémiologique révéla que la responsable de la calamité était sans doute Mrs Brown, la nouvelle cuisinière qui n'était autre que Mary ayant contrefait son identité. On comprend que Mary Mallon perdit toute la sympathie du public ; en connaissance de cause, sous un pseudonyme, elle était revenue aux fourneaux. Mary était coupable. On la renvoya à North Brother Island où elle demeura confinée durant 23 années ! Victime d'un accident vasculaire cérébral fin 1932, envoyée dans un hôpital, elle y termina ses jours en 1938.

Cette maison abrite un cas de polio. Toute personne qui violera la règlementation en vigueur du service de la santé concernant l'isolement et la quarantaine ou qui arrachera, dégradera ou masquera délibérément cette pancarte sans autorisation, sera passible d'une amende de 50 dollars[397]. »

La notion de quarantaine servira par ailleurs à Michel Foucault pour différencier la peste de la lèpre. En 1974, lors d'une série de cours au Collège de France Michel Foucault recourt à un modèle, le différentiel de traitement des épidémies de lèpre et de peste. Schématiquement la lèpre c'est l'exclusion (punition) et la peste la surveillance. Les thèmes seront repris dans son ouvrage *Surveiller et punir.* Dans l'attention à la vie de la population tel qu'il est mis en évidence dans la quarantaine, Foucault voit les débuts de ce qu'il va appeler la biopolitique. Il s'agit de la prise en compte progressive, par le pouvoir, de la vie de la population. Cela ne veut pas dire simplement un groupe humain nombreux, mais des êtres vivants traversés, commandés, régis par des processus, des lois biologiques. C'est une application visant à optimiser la démorésilience. Et c'est ainsi que l'on peut lire le dispositif de la quarantaine : maximaliser la vie de la population[398].

De cette prise en compte de la population, de nouveaux types de problèmes vont se poser ce sont ceux de l'habitat, des conditions de vie dans une ville, de l'hygiène publique, de la modification du rapport entre natalité et mortalité. L'État prend en compte non seulement les biens matériels mais également la vie (des individus), d'où l'émergence de la surveillance individualisante, et du pouvoir disciplinaire.

De nos jours, ce sont les médecins qui ont en apparence un rôle prépondérant dans les décisions de gestion des crises sanitaires. Néanmoins même si les quarantaines appartiennent au passé le confinement décidé par les politiques s'en approche et l'exemple récent de celui imposé lors de la pandémie de COVID-19 nous a montré que la perception de la contrainte pouvait provoquer des réactions passionnelles au sein des populations. De nos jours le débat de la quarantaine qui autrefois accordait aux malades le statut de « maudit », est médicalisé, politisé et, lors de pandémies, internationalisé[399].

Le confinement a été imposé lors de la pandémie de COVID-19 même si de nos jours, la quarantaine est considérée par certains comme une mesure vaine, c'est ce qu'écrit Alan M. Kraut, professeur d'histoire à l'American

---

[397] Roth Philip. *Némésis (Nemesis 2010)* Traduction de Marie-Claire Pasquier. Gallimard. 2021.
[398] p. 12 in Foucault M. *Sécurité, territoire, population.* Cours au Collège de France, 1977-1978, Gallimard/Seuil, Hautes Études, 2004.
[399] Mafart B, Perret J-L. *Histoire du concept de quarantaine.* Médecine Tropicale. 1998 ; 58 : 14-20.

University de Washington : « *viruses and bacteria don't ask for a green card*[400] ».

Un excellent abrégé du concept de quarantaine nous a été proposé par Bertrand Mafart et Jean-Louis Perret qui nous disent[401] : « *Les quarantaines représentent des schémas d'organisation de la société face aux crises épidémiques. Ils sont apparus dans le contexte culturel propice de l'Occident médiéval et trois composantes fondamentales peuvent être discernées dans le concept qui les sous-tend : 1 – la personnalisation du fléau, d'inspiration religieuse, a conduit à de nombreux débordements mais a favorisé l'établissement d'un lien objectif entre la circulation des personnes et le développement des épidémies ; 2 – la structuration des pouvoirs a rendu possible un cloisonnement sanitaire institutionnel qui s'est matérialisé par la construction d'édifices spécifiques et l'adoption de règlements coercitifs mis en œuvre par des représentants autorisés ; 3 – l'appropriation scientifique a permis de dépasser le stade des mesures locales au terme d'un long processus ayant combiné une médicalisation et une internationalisation du débat. Ces trois perspectives ont fait porter à l'infecté les statuts de maudit désigné, de délinquant potentiel puis de contaminé naturel. Si le système concret des quarantaines humaines appartient maintenant au passé, les ressorts passionnels qui animent des populations exposées à une menace épidémique demeurent n néanmoins vivaces comme ont pu le montrer des exemples récents. Accordant désormais une place prépondérante aux médecins, la gestion d'une éventuelle crise épidémique future aurait à tenir compte de ces facteurs.* »

À propos de quarantaine, rappelons que l'une d'entre elles parmi les plus récentes et les plus absolues fut celle des astronautes ayant marché sur la lune. Le 24 juillet 1969, Neil A. Armstrong commandant de la mission Apollo 11, Michael Collins, pilote du module de commande de la mission et Edwin (Buzz) E. Aldrin, pilote du module lunaire, amerrissaient dans le Pacifique, de retour du premier voyage humain sur la lune. Afin d'éviter tout risque de contamination terrestre par un microbe lunaire, les astronautes furent, dès leur sortie de la capsule Apollo, équipés d'un masque à gaz, vêtus d'une combinaison hermétique, avant d'être installés dans un caisson étanche où ils connurent un isolement de 21 jours.

La quarantaine s'avère utile dans certaines circonstances exceptionnelles, c'est le cas lors de la lutte contre l'épidémie d'Ebola en Afrique de l'Ouest. L'épidémie nécessita des mesures thérapeutiques

[400] « Les virus et les bactéries ne demandent pas de carte verte » p. 255, in Kraut Alan M. *Silent travelers. Germs, genes, and the "Immigrant menace"*. Basic Books 1994.

[401] Mafart B, Perret J-L. *Histoires du concept de quarantaine*. Médecine Tropicale. 1998 ; 58 : 14-20.

particulières la création des Centres de Traitement d'Ebola (CTE)[402] qui sont une version de la quarantaine.

6.6. Les accusations contre ceux devenus boucs émissaires.

Selon la Bible (*Lévitique 16*), les boucs émissaires destinés à Azazel le démon du désert étaient chassés sur une terre désolée. Les souffre-douleurs de la croyance religieuse étaient censés emporter avec eux les péchés d'Israël.

Lors des épidémies de peste, les docteurs, la foule, l'Église proposèrent des explications et à défaut d'éclaircissements satisfaisants, désignèrent des coupables. Après tout le bouc émissaire était d'essence religieuse : « *Une des allusions bibliques les plus employées, parce que, hélas ! elle correspond à un phénomène social des plus répandus. Il y a plusieurs espèces de boucs émissaires. La situation de base est celle d'une communauté coupable dans sa totalité et qui, pour ne pas porter sa responsabilité, la délègue à un de ses membres qui paiera pour les autres. Mais cette culpabilité peut être réelle ou supposée. Dans la mentalité primitive, en effet, tout fléau est considéré comme une punition divine et suppose donc un péché commis par la communauté. C'est la situation des « animaux malades de la peste » de La Fontaine, où l'âne est désigné comme le bouc émissaire pour purifier la cour du lion. Dans ce cas, il n'y a manifestement pas de faute à expier – ou, si elle existe, elle n'a rien à voir avec l'apparition du fléau. Comment dès lors désigner le meilleur bouc émissaire ? [...] Très prisées également pour tenir ce rôle, les minorités ethniques ou sociales (Juifs, francs-maçons, homosexuels, travailleurs immigrés...) : lors de la grande peste de 1349-1350, les Juifs furent les boucs émissaires de la France, où on les accusa en maintes villes d'avoir empoisonné les puits et les sources*[403]. »

Le vocable de bouc émissaire a pris par la suite une signification anthropologique, George Frazer utilisa le terme dans l'évocation de nombreux rituels[404].

À propos de boucs émissaires, le Larousse nous dit : « *Personne rendue responsable de toutes les fautes* (*par allusion à la coutume biblique qui consistait à charger un bouc de tous les péchés d'Israël et à le chasser dans le désert*) ».

---

402 p 68 in Gomez-Temesio V, Le Marcis F. *La mise en camp de la Guinée Ebola et l'expérience postcoloniale.* L'Homme. 2017 ; 222 : 57-90.

403 Bologne J-C. p. 53 in *Les allusions bibliques*. Paris 1991.

404 Frazer G. *Le Rameau d'or 4. Balder le magnifique*. Robert Laffont 1984.

Lors de l'Épidémie, on s'acharna régulièrement à trouver le ou les boucs émissaires. C'est la mésaventure que connaît Angélo, étranger dans un pays ravagé par le choléra, il est l'hétérodoxe arrivé à point nommé pour libérer, en payant de sa vie si nécessaire, l'angoisse, le stress du peuple qui a peur. La situation d'Angélo, le héros du « *Hussard sur le toit* » de Jean Giono, est en tous points comparable à celle de l'âne des « *Animaux malades de la peste* ». Le baudet est hétérodoxe par essence car né peu malin et plébéien dans la gent animale ; il est le coupable, la victime expiatoire désignée. Angélo et l'animal sont destinés à une forme aboutie de l'utilisation du bouc émissaire : le lynchage.

La définition de bouc émissaire par les dictionnaires s'accorde avec la notion de « *transfert du mal à des personnes ou des objets* », tout comme l'a proposé James George Frazer.

C'est bien le sens psychosocial de bouc émissaire qui nous concerne et nous intéresse davantage. Bouc(s) émissaire (s) désigne une personne ou un groupe de personnes accusées injustement et délibérément d'un dommage dont elles sont innocentes, souvent pour masquer les vraies responsabilités et protéger les vrais auteurs trop puissants. Toujours les boucs émissaires sont minoritaires, victimes de violences ou de discriminations injustes alors que les persécuteurs sont majoritaires. Le mécanisme de production du bouc émissaire a été particulièrement étudié et mis en avant par le philosophe René Girard[405] qui y voit un processus essentiel, sinon le seul, de formation des mythes de communautés humaines soudées et dynamiques. Le processus le plus complet et le plus typique suppose une situation de crise qui menace gravement une communauté humaine. Ce fut le cas des épidémies de peste qui ont souvent suscité la mise en cause de boucs émissaires dont les Juifs en particulier et souvent les lépreux.

Dans leurs efforts désespérés pour trouver un remède à la crise, les hommes en viennent à chercher frénétiquement un coupable ou une victime expiatoire. Les pauvres, ainsi que les lépreux et les juifs, tous considérés en tant que créatures hétérodoxes, furent mis au ban de la société. À Venise on légiféra en période de peste pour écarter et/ou enfermer les pauvres supposés transmettre le mal : « *En 1630, avec la survenue de la terrible épidémie qui devait éliminer plus de 30 % de la population de Venise, le sénat vénitien passa deux décrets destinés à éliminer des mendiants envahissant des quartiers particuliers de la cité. Publié le 22 juin, le premier décret semblait entièrement dédié à apaiser la colère de Dieu dont la peste était, sans erreur possible, le signal. Il cherchait à créer trois lieux spécialement sacrés, comme les maisons de piété réparties à travers la cité : autour de St Marc, la chapelle des doges, autour de l'église St Roch le saint thaumaturge de Montpellier dont*

[405] Girard R. *Le bouc émissaire*. Grasset 1982.

les os reposaient à Venise et autour de la cathédrale de San Pietro di Castello. [...] Un autre décret, passé quatre mois plus tard, le 22 octobre 1630, apportait une plus grande attention à l'éloignement des mendiants d'autres lieux sacrés. [...] Les responsables de l'hôpital des mendiants San Lazzaro dei Mendicati furent incités à aider leur transport dans l'île abritant le monastère mis à leur disposition par le patriarche. »[406].

En 1721, lors de la grande peste provençale, (celle due à l'arrivée du « Grand Saint-Antoine » qui provoqua la construction du mur de la peste), l'évêque de Carpentras publie une remontrance édifiante : « *Le public est prié de faire attention que les Juifs sont dits ennemis de Jésus-Christ et des Chrétiens. Qu'ils sont nos esclaves. Qu'ils nous regardent comme des idolâtres et comme des usurpateurs des biens que nous possédons ; bien qu'ils disent leur appartenir parce qu'ils croient que toute la terre est leur domaine*[407] ».

Dans la majorité des cas, le bouc émissaire était autre, différent, hétérodoxe, opposé, il était lépreux, Juif, Gitan, vagabond, prostituée, bossu, ou suspect de sorcellerie. Dans le texte du chroniqueur Guillaume de Machaut on accuse les Juifs, d'avoir empoisonné les rivières ; on s'en prend aux Juifs sans pitié : « *Rivières et fontaines qui étaient claires et sereines. En plusieurs lieux d'empoisonnement Car tuit Juïf furent destruit, : Li uns pendus, li autres cuit, : L'autre noié, l'autre ot copée : La teste de hache ou d'espée*[408] ».

On les pend, on les « cuit », on les décapite. Lors de l'épidémie de peste noire leur sort fut encore pire. Par exemple, à Strasbourg on massacra sans raison les juifs en février 1349[409]. Le 14 février, en pleine épidémie de peste noire survient le massacre de la Saint-Valentin, véritable tuerie. On estime à 2 000 le nombre de Juifs brulés vifs, accusés d'empoisonner les puits et d'ainsi répandre la peste. Et bien d'autres périront sur le bûcher, victimes de ces mêmes accusations infondées[410]. En ces périodes de peur irrationnelle il était commun de s'en prendre aux Juifs coupables par nature. Ainsi en Dauphiné, au cours du mois d'avril 1348, la région est touchée par la peste

---

406 Pullan B. *Plague and perceptions of the poor in early modern Italy.* in Ranger T. & Slack P. (editor). *Epidemics and ideas. Essays on the historical perception of pestilence.* Cambridge University Press. 1995.

407 Fabre G. *Épidémies et contagions. L'imaginaire du mal en occident.* Presses Universitaires de France. Paris 1998.

408 De Machaut G. *Le jugement du roi de Navarre. 1349.* Tome premier. Texte établi par Ernest Hœpffner. Librairie Firmin-Didot 1908.

409 *Février 1349, le massacre des Juifs de Strasbourg* - Le Monde Juif 18/02/2021 : La populace, ulcérée par les ravages du mal, cherchait un bouc-émissaire : les Juifs, comme il va de soi, étaient tout désignés pour ce rôle. Pour s'attaquer aux Juifs en toute quiétude, il fallait détenir des preuves de leur culpabilité : on en trouva sans peine. Des juifs torturés à Wintzenheim avouèrent tout ce que les tortionnaires voulaient.

410 Barry S, Gualde N, « *La plus grande épidémie de l'histoire* », L'Histoire ; 2006 : 310.

noire. La mortalité est telle que la population cède à la fureur et à l'aveuglement[411] et ses violences contre les Juifs accusés de propager l'épidémie en empoisonnant puits et fontaines[412] : « *L'apparition de l'épidémie est concomitante aux premières persécutions qui apparaissent également dès le mois d'avril 1348. Les comptes de la châtellenie de serres indiquent en effet une dépense de trente-cinq sous en avril pour l'achat d'une grange où sont brulés des Juifs. Humbert Pilat, le secrétaire du dauphin, ne mentionne pas cette localité dans ses mémoires mais fait état du massacre de quatre-vingt-treize Juifs à Veynes*[413] ».

Les Juifs payaient pour une faute dont ils étaient innocents : « ... *Un prêcheur légèrement vêtu d'une robe blanche haranguait une foule considérable rassemblée sur le parvis* [...] « *la faucheuse est servante du diable », tellement heureuse d'emporter les âmes en enfer. Dieu la laisse faire pour nous montrer une nouvelle fois le bon chemin est en colère ! Car qu'avons-nous fait depuis que notre seigneur a été crucifié ? Nous avons laissé les Juifs, ces ennemis de la vraie foi, s'incruster dans toutes nos villes, s'enrichir et devenir des personnes influentes. Dieu nous abandonne à la faucheuse qui est fille de Satan. À mort les juifs* [...] *Les Juifs étaient poussés par une foule hystérique jusqu'à la place où des hommes armés de lances les obligeaient à se tasser sur le bûcher. Ceux qui refusaient étaient transpercés.* [...] *Déjà les fagots crépitaient. Les flammes montaient dans le jour gris de l'hiver. La foule hurla sa joie lorsque les premiers cris stridents s'élevaient du tas informe des malheureux*[414] ».

Quel meilleur bouc émissaire que le Juif ? En 1348, des Juifs furent, en Europe, brûlés et leurs biens saisis au profit des villes et des églises. À Mayence 12 000 Juifs furent brûlés en quelques jours et le feu fut si intense qu'il fit fondre le plomb des vitraux de l'église de Saint-Quirus auprès de laquelle se dressaient les bûchers. À Paris, la rue Transnonain dut son nom au verbe transnoniser (massacrer) après qu'on y eut assassiné les Juifs en 1348. En 1349, à Strasbourg, les habitants mécontents remplacèrent leurs magistrats qui s'opposaient au massacre des Juifs. Le 14 février 1349, près de 1 000 Juifs,

---

[411] Les conséquences démographiques sont épouvantables : dans le diocèse de Gap, des localités perdent 60 % de leur population entre 1348 et 1360, tandis que la population de Briançon est réduite de plus de deux tiers. (Paravy P.,*De la chrétienté romaine à la Réforme en Dauphiné*. École Française de Rome « collections de l'École française de Rome » ; 1993 ; 183 :27.)

[412] Verdier R. *Les violences antijuives en Dauphiné en 1348. Des stéréotypes de persécutions aux enjeux locaux*. 2012 ; 23 : 11-24. PU de Grenoble.

[413] Pouvreau F. *Les violences antijuives en Dauphiné en 1348. Des stéréotypes de persécutions aux enjeux locaux*. p. 11 in La pierre et l'écrit. 23. 2012. PU de Grenoble.

[414] p. 116 & p. 122 in *La peste noire. La conjuration des Lys*. XO Éditions 2006. De Gilbert Bordes. Né en 1948 en Corrèze, d'abord instituteur, il devint journaliste puis écrivain dit populaire. Gilbert Bordes appartient à l'École de Brive. Dans *La peste noire* il met en scène ses personnages durant la pandémie de peste noire, créatures cédant aux trahisons et conjurations.

hommes, femmes, enfants, vieillards furent brûlés dans une fosse. Les survivants ne durent leur salut qu'à leur fuite. Souvent l'Épidémie n'est qu'un prétexte pour se débarrasser des Juifs et par la même occasion de ses créanciers. Peu importe si la chronologie des faits infirme toute culpabilité. On brûle les Juifs en 1348 à Stuttgart où la peste ne se montre qu'en 1350. À Strasbourg et à Cologne, plusieurs mois s'écoulèrent entre le supplice des Juifs et l'apparition de la peste. Pourtant Guillaume de Machaut situe nettement l'empoisonnement des sources par les Israélites avant l'apparition de la peste noire. Celle-ci éclata donc dans une atmosphère déjà lourde d'antisémitisme.

On soupçonna, sans raison apparente, des individus d'être les responsables des épidémies. En 1545, on décapita à Toulouse un nommé Cadoz accusé d'être un « graisseur »[415]. En 1630, le Milanais Guglielmo Piazza, officier de santé, fut convaincu d'être un semeur de peste. On le soumit à la question. Le malheureux avoua, bien entendu, il accusa Giangiamo Mora, son barbier de complicité. Le second, considéré comme le producteur de l'enduit pesteux fut supplicié en compagnie de son acolyte. On détruisit la maison du barbier pour la remplacer par une colonne « souvenir » dite colonne infâme[416].

Avec les Juifs, les bossus et les lépreux, les étrangers étaient culpabilisés. Louis-Ferdinand Céline dans sa biographie de Semmelweis qui fut sa thèse de médecine raconte comment les médecins autrichiens rendaient les étudiants étrangers responsables des fièvres puerpérales qu'ils transmettaient eux même aux parturientes avec leurs mains souillées : « *Klin, dont l'activité obstétricale s'entoure d'une réputation tragique dans l'Autriche tout entière, tente alors d'expliquer que ce sont les étudiants étrangers qui propagent la fièvre puerpérale*[417] ».

Aujourd'hui parmi les manifestants anti-pass sanitaire et/ou opposés au vaccin contre la COVID-19 on a vu apparaitre des pancartes notoirement

---

[415]Les graisseurs, semeurs de peste, étaient accusés de déposer du pus de bubons mêlés à la graisse animale sur les poignées de porte des demeures.

[416]Voici ce que nous dit Jean Delumeau à propos des boucs émissaires, on ne peut être plus clair et plus didactique : « *Le mouvement premier et le plus naturel était d'accuser autrui. Nommer des coupables, c'était ramener l'inexplicable à un processus compréhensible. C'était aussi mettre en œuvre un remède en empêchant des semeurs de mort de continuer leur œuvre néfaste. Mais il faut descendre à un niveau plus profond : si l'épidémie était une punition, il fallait rechercher des boucs émissaires qu'on chargerait inconsciemment des péchés de la collectivité. Longtemps les civilisations anciennes ont cherché à apaiser, par des sacrifices humains la divinité courroucée* ».

[417] p. 62 in *Semmelweis (1818-1865)*. Gallimard 1990. De Louis-Ferdinand Céline (1894-1961), de son vrai nom Louis-Ferdinand Destouches. *La vie et l'œuvre de Philippe Ignace Semmelweis* est le titre de la thèse du docteur Destouches. L'auteur y raconte comment le médecin hongrois pratiquant à Vienne a compris que les microbes des fièvres puerpérales étaient véhiculés par le personnel de l'hôpital.

antisémites après que les mêmes eurent arboré l'étoile jaune telle qu'elle fut rendue obligatoire pour les Juifs par les nazis. En 2020, en France on s'en prend également à ceux qui ont quitté leur demeure dans les grandes villes, fugitifs qu'on soupçonne de transporter le virus. Nombreux sont ceux qui sont considérés comme assez fortunés pour pouvoir abandonner leur résidence principale pour un lieu de villégiature supposé être la marque de déplacés volontaires et favorisés. C'est ce qu'on observa dans les villes côtières et touristiques du sud et de l'ouest de la France. Par exemple environ 2 000 personnes arrivèrent de Paris et de ses environs à Belle-Île-en-Mer, alors s'installa une forme d'hostilité contre les gens de la capitale, hostilité qui fut manifeste dans la Manche où à Agon-Coutainville on écrivit sur des murs « *Parigots dehors !* » (Ouest France 7 Avril 2020) ou encore sur le macadam de la route Ramatuelle – Saint Tropez où on put lire : *« Parisiens, vous comptez les morts dans 15 jours ? »* (Var-Matin 8 avril 2020). Les Parisiens avaient leurs boucs émissaires sur place dans la capitale ainsi lors de la survenue de l'épidémie de COVID-19 à Paris on accusa la population asiatique du 13e arrondissement de favoriser la diffusion du virus.

Les pauvres furent semblablement menacés : « *Toutes les nations et les sociétés primitives, et les sauvages aujourd'hui, considèrent l'infortuné, le malheureux comme un ennemi des dieux, soit à cause des vices et des délits dont il s'est rendu coupable, soit à cause dès l'envie ou de quelque autre passion ou caprice qui poussait les divinités à haïr sa personne ou son engeance, etc.* [...] *On fuyait donc le malheureux comme un coupable ; on lui refusait tout secours et toute compassion craignant par-là de se rendre complice de la faute et de prendre part au châtiment. On doit rappeler ici l'infamie publique dont étaient frappés les lépreux chez les Hébreux et qui frappe encore, si je ne m'abuse chez les Indiens*[418] ».

Ce qui précède indique que la pérennité du phénomène du bouc émissaire est connue. Beaucoup plus proche de nous, le sida connut et connaît encore ses boucs émissaires. Ainsi Gaëtan Dugas fut considéré à tort aux États-Unis, en tant que patient O, l'homosexuel mort en 1984 fut accusé d'avoir apporté le virus de l'immunodéficience humaine en Amérique du Nord. On lui reprocha d'avoir contaminé les 250 homosexuels, qu'il « rencontrait » annuellement. Tous les homosexuels furent mis à l'index, on qualifia le sarcome de Kaposi de « gay-cancer ». Les gais eurent leur épidémie et leur tumeur. Semblablement on accusa les toxicomanes qui marginaux

---

418 p. 1402 in *Zibaldone*. (*Zibaldone*, parution posthume en 1900. Traduction de Bertrand Schefer) Allia. 2003. De Giacomo Léopardi (1798-1837). Poète et philosophe italien. Il appartient à une famille noble. Handicapé par une gibbosité il est un écrivain pessimiste. Il vit dans la maison familiale qu'il quitte à 22 ans. Désargenté il voyage malgré tout. Il travaille comme bibliothécaire à Rome puis retourne dans sa ville natale Recanati. Il fut un patriote italien et un des poètes les plus connus de son peuple. *Zibaldone* est un long ouvrage colligeant les pensées souvent pessimistes de Léopardi.

parmi les marginaux, délinquants parfois, ne se constituèrent jamais en groupe de pression[419]. En France, la contamination d'hémophiles et de transfusés par des produits sanguins a jeté le discrédit, c'est un euphémisme, sur les politiques et leurs factotums ministériels. Même si nous analysons le drame en considérant que : « *L'inculpation de trois personnalités politiques répond au refus de la société d'assumer la responsabilité de la médecine*[420] ».

Le rejet des institutions par l'opinion publique fut une réalité. Ainsi le sida a, nous venons de le voir, généré la création de boucs émissaires.

Quand on connaît l'histoire du sida à ses débuts telle qu'elle fut rapportée par les médias, il n'est pas tout à fait étonnant que les a priori aient concerné le monde artistique : « *Figurez-vous qu'il n'a pas voulu aller au théâtre hier soir. J'avais obtenu à grand-peine des places pour le dernier Duras. Tu te rends compte ! Une super pièce. Duras, ce n'est pas ton beau style d'accord, mais enfin, de temps à autre, il faut se montrer moderne ! Eh bien ! Poursuivit-elle sans remarquer la grimace de Bernard, il a refusé de venir, parce que c'étaient des places au premier rang. Il s'imagine qu'on attrape ça par les postillons des acteurs*[421] ».

Les acteurs suspectés d'homosexualité n'étaient pas les seuls visés par l'ostracisme, on suspectait également bien entendu les homosexuels connus : « ... *dans le crâne du boucher, homosexuel est devenu synonyme d'infecté par le sida*[422] ».

Même à l'hôpital, et on comprend un peu pourquoi, les malades porteurs du virus de l'immunodéficience sont « marqués », tagués ainsi qu'on le dit actuellement : « *Sur la porte de la chambre 1326, il y a une pancarte avec la mention, précaution pour le sang et les liquides biologiques. La pancarte est rouge sombre. Elle signale le mal en cours. Tout le monde met des gants pour s'approcher de moi, c'est normal, terrifiant, cela désigne, cela campe, cela parque*[423] ».

On avait connu le même phénomène pour une autre maladie sexuellement transmissible, la syphilis : « *Il demanda (à propos de la syphilis) s'il s'agissait du mal écossais. Certains l'appellent aussi « le mal indien », répondit le docteur Milroy. D'autres parlent du « mal de la Baie Saint-Paul », ou du mal « mal de la Baie ». C'est la même chose, les maladies honteuses viennent toujours d'ailleurs*[424] ».

---

[419] Shilts Randy. *And the Band Played On: Politics, People, and the AIDS Epidemic*. San Francisco Chronicle. 1987.
[420] Miller G. *Le sida, la médecine et l'opinion*. La Recherche. 1995 ; 272 : 92-4.
[421] p. 8 in Fernandez Dominique. *La gloire du paria*. Grasset 1987, 250 p.
[422] *Ibid*, p. 10.
[423] p. 54 in Navarre Yves. *Ce sont amis que vent emporte*. H & O éditions 2009.
[424] p. 122 in Ouellette-Michalska Madeleine. *L'été de l'île de Grâce*. Québec/Amérique 1995. Le roman concerne l'épidémie de typhus qui, durant l'été 1847, provoqua la mort de milliers

Parfois les animaux firent partie des boucs émissaires, ainsi le chien du lépreux de la vallée d'Aoste est tué également : « *Malgré le soin que j'en avais, il s'échappait quelquefois et je n'avais jamais pensé que cela pût être nuisible à personne. Cependant quelques habitants de la ville s'en alarmèrent, et crurent qu'il pouvait porter parmi eux le germe de la maladie ; ils se déterminèrent à porter des plaintes au commandant, qui ordonna que mon chien fût tué sur-le-champ*[425] ».

Frédérique Audoin-Rouzeau (alias Fred Vargas), une experte en épidémies de peste et en romans policiers précise dans un de ses ouvrages comment on « inventait » des coupables, (C'est Marc, un protagoniste du roman policier qui parle) : « *A chaque attaque de peste* [...] *la terreur était telle qu'on cherchait, hormis Dieu, les comètes et l'infection de l'air qu'on ne pouvait pas châtier, des responsables terrestres à punir. On cherchait les semeurs de peste. On accusait des types de répandre le fléau à l'aide d'onguents, de graisses et de préparations diverses qu'ils étalaient sur les sonnettes, les serrures, les rampes, les façades.* [...] *On a pendu des tas de gens. On les a appelés les semeurs, les graisseurs, les engraisseurs*[426] ».

La mythologie elle-même n'échappe pas aux références aux boucs émissaires, Œdipe qui débarrassa Thèbes du sphinx ne put en faire de même de la peste. Banni de la cité il est contraint de fuir. Œdipe bouc émissaire n'est pas banni par la religion comme le bouc des Hébreux mais simplement par la loi de la cité.

Les boucs émissaires sont les victimes des peurs de la majorité. Gérard Fabre[427] en donne un exemple quasi caricatural. Entre 1580 et 1587, la région et la ville d'Aix-en-Provence sont dévastées par une épidémie de peste. Au terme du désastre contagieux il est instruit un procès collectif dont l'accusé le plus exposé est l'Hermite Valério de Faynis de l'ordre de saint François connu en tant que guérisseur et « parfumeur ». Après avoir été un religieux respecté pour ses soins il est par rumeur changé en étranger (il est Milanais), espion et semeur de peste. En fait les motifs de la condamnation à mort sont nombreux : « *Impostures, séduction de peuple, hypocrisie, scandale public,*

---

d'émigrants irlandais. Plus précisément le roman suite le cours de l'épidémie entre le premier mai et le premier novembre 1847. Durant cette période le docteur James Milroy aidé de quelques collaborateurs officie dans la station de quarantaine de l'île de Grâce, station crée en 1832 en raison d'une épidémie de choléra.

425 p. 10 in Maistre (de) Xavier. *Le lépreux de la cité d'Aoste*. Reycend. 1830.

426 p. 158 in Vargas F. *Pars vite et reviens tard.* Viviane Hamy 2001. Fred Vargas (Frédérique Audoin-Rouzeau) née en 1957. L'écrivaine fut d'abord archéo-zoologue avant de se consacrer à la rédaction de romans policiers dont le héros est le commissaire Adamsberg. *Pars vite et reviens tard* est la recommandation qu'on donnait jadis à ceux qui risquaient d'approcher des pestiférés. Le roman policier met en scène le peste qui est l'arme des crimes.

427 Fabre G. p. 85 in *Épidémies et contagions. L'imaginaire du mal en Occident.* Presses Universitaires de France 1998.

hérésie, apostasie, magie et autres impiétés, stupre, paillardise, abus et malversations au faict de la peste et entretenement d'icelle en plusieurs villes, lieux et infirmeries de ce pais de Provence ». Condamné à être brûlé vif celui que l'on assimilait à un saint homme avant de l'accuser d'être une canaille sera : « *Livré ès mains de l'exécuteur de haute justice pour estre traîné sur une claye par tous les lieux et carrefours accoustumés de ceste ville d'aix, ayant la hart au col jusques à l'église St-Sauveur dudict aix, illec faire amende honorable teste et pieds nus tenans une torche ardente en ses mains demander pardon à dieu, au roy et à justice, de là conduit en la place des Jacobins de ladicte ville et illec estre ars et bruslé et son corps mis en cendre* ».

Même la compagne de Valério, Jeanne Arnaude considérée comme la « *putain de l'Hermite* » est condamnée à être fouettée au sang puis bannie.

Si ce ne sont pas les Milanais, les lépreux ou les bossus, ce sont les « indigènes » qui, dans un contexte colonial sont frappés de l'opprobre. C'est ce que Jean-Paul Sartre met en scène dans *Typhus*. Au cours d'une épidémie de typhus un Malais suspect, sans preuve, de contamination monte sur le toit d'un autobus d'où le dialogue :
« Le chauffeur s'adressant au Malais : - *Est-ce que tu vas descendre ? Dis, est-ce que tu vas descendre ? Faut-il que je monte ?* [...]
Un passager : - *Oui, oui, faites-le descendre ! Faites-le descendre !*
Une passagère : - *Faites-le descendre, il va nous contaminer !*
Cris dans l'autocar : - *Faites-le descendre !* [...]
Une dame : - *Tous les indigènes sont malades... Ça n'est pas la peine de quitter la ville si c'est pour en emmener un avec nous.* [...]
Un passager : - *Le typhus se propage par les poux, mademoiselle ; et cet indigène est sûrement plein de poux*[428] ».

Des étrangers formant un ensemble identifiable dans une ville, dans un pays pouvaient être les victimes de présomptions : « *Les gens s'insurgent. Les gens sont terrifiés. Tout le monde a peur pour ses enfants.* [...] *Les conducteurs d'autobus de la ligne 8 et de la ligne 14 disent qu'ils refusent de traverser Weequahic si on ne leur donne pas des masques de protection.* [...] *Les facteurs refusent de venir distribuer le courrier. Les chauffeurs de camion qui livrent les marchandises aux magasins, aux épiceries, ceux qui ravitaillent les stations-service, et ainsi de suite, refusent aux aussi de venir.* [...] *Les antisémites disent que c'est parce que ce sont des Juifs que la polio s'y propage* [...] *Le premier matin, ils s'étaient tous deux réveillés avec une forte fièvre et la nuque raide. Et le soir du deuxième jour, comme ils s'étaient mis à ressentir une faiblesse extrême dans les bras et dans les jambes, et à avoir du mal à respirer, il avait fallu les transporter d'urgence en ambulance à*

[428] p. 208 In Sartre J-P *Typhus*. Gallimard 2007. *Typhus* est le scénario d'un film qui ne fut jamais tourné plus tard, en 1953, dans une version modifiée par Yves Allégret sous le titre *Les orgueilleux*.

l'hôpital. [...]. *En l'espace de quarante-huit heures, il eut onze cas supplémentaires et, même si aucun des malades n'avait été présent sur le terrain de ce jour-là, la rumeur se répandit dans le quartier que la maladie avait été propagée dans le Weequahic*[429] *par les Italiens.* [...] *Étant donné que personne à l'époque ne connaissait la source de la contagion, on pouvait soupçonner à peu près n'importe quoi, y compris les chats de gouttière qui envahissaient les boîtes à ordures dans nos arrière-cours et les chiens errants qui se glissaient, affamés, autour des maisons et déféquaient sur le trottoir et dans la rue, et les pigeons qui roucoulaient sous les toitures et salissaient les marches de leur fiente blanchâtre*[430] ».

Le bouc émissaire peut-il avoir les dimensions d'un continent ? C'est ce que pensèrent beaucoup d'Africains qui considérèrent que situer l'émergence du sida sur le continent noir est non seulement une attitude raciste mais qu'elle fait jouer au Africains le rôle de boucs émissaires. Aujourd'hui ce sont les soupçons portés par certains ayant leur domicile proche de celui de personnels soignants de l'épidémie de COVID-19 qui fait des soignants des boucs émissaires.

7. Les conséquences de l'Épidémie/Syndémie et comment la prévenir.

Les conséquences des épidémies sont nombreuses et souvent durables. À ce sujet la peste noire est un cas d'école, il y a à cela deux raisons majeures ; la première c'est l'extraordinaire traumatisme qu'a représenté cette attaque bactériologique pour les contemporains. Il faut faire l'effort d'imaginer ce que le tsunami de *Yersinia pestis* a constitué. La seconde raison est qu'encore de nos jours nous connaissons des prolongements du séisme : si nous parlons le Français, la peste noire y est un peu pour quelque chose, si dans la campagne anglaise l'activité pastorale l'emporte sur le fermage l'épidémie du XIVe siècle a contribué à cela. Il y a d'autres exemples contemporains montrant que les sociétés humaines expriment dans une certaine mesure les contrecoups des effets de l'Épidémie/Syndémie. On pourra dire qu'il ne s'agit là que de faits antérieurs, des « histoires

---

[429] Weequahic est un quartier en périphérie de la ville de Newark dans le New Jersey.

[430] p. 272 In Roth P. *Némésis* (*Nemesis* Traduction de Marie-Claire Pasquier). Gallimard. Philip Roth, écrivain américain né en 1933 appartient à une famille d'origine juive. Il passe son enfance à Newark dans le quartier juif de la ville. Certains de ses livres moquent la classe moyenne judéo-américaine. Il partage ensuite sa vie entre les États Unis et Londres et publie des livres à succès dont Le théâtre de Sabbath. *Némésis* est l'histoire d'un athlète juif américain de Newark qui est réformé en raison de sa myopie. Néanmoins il se dévoue pour les jeunes d'un gymnase. Plus tard, atteint de la poliomyélite il réalisera qu'il a été un vecteur de contagion.

anciennes ». N'oublions pas que nous connaissons depuis des décennies trois pandémies permanentes, celles du paludisme, du choléra, du sida et de nos jours celle de la COVID-19. Par ailleurs nous ne sommes pas à l'abri d'une pandémie de grippe. Il ne s'agit pas d'avoir peur mais de se souvenir que, par exemple, lors de la dernière pandémie de grippe, la vaccination, moyen idéal de prévention, fut gérée de façon tellement grotesque par les responsables de la santé que dans les populations s'est installé la pire des pestes sociales : le doute.

Certes nous sommes à l'ère de la vie dans l'espace mais les structures politiques et sociales des pays sont, à des niveaux différents, guères éloignées de celles du Moyen-Âge et nous nous comportons souvent semblablement à notre ancêtre Cro-Magnon. L'Épidémie étant un phénomène palingénésique, elle reviendra et il y a de bonnes raisons de penser que nous reproduirons, dans des contextes biopolitiques différents, ce que nos prédécesseurs ont antérieurement effectué.

7.1. Des exemples de conséquences sur la mortalité et la démographie.

Nous pouvons séparer ce qu'il est convenu de nommer « conséquences des épidémies » en événements immédiats, essentiellement consécutifs à la peur, événements qu'il est possible de désigner sous le vocable de « réactions » puis en faits plus tardifs que nous nommerons « prolongements » engendrés essentiellement mais non exclusivement par les effets démographiques et sociaux, les chocs sociétaux et psychologiques consécutifs à l'agression des populations par un microorganisme délétère.

À propos de conséquences, la peste noire et celle de Marseille par exemple ont-elles eu des conséquences durables sur la démographie ? Certains historiens pensent que non en évoquant les capacités de récupération des populations humaines, d'autres sont d'un avis contraire.

« *Les temps d'épidémie s'offrent au regard anthropologique comme des temps d'exacerbation : de l'atteinte des corps, de la mortalité, des réactions et des comportements sociaux, du délitement et de l'anomie, des vécus de la maladie et du corps, de l'altérité*[431] ».

« *Au Moyen-Âge et à la Renaissance, la plupart des gens succombaient à une infection bactérienne ou virale, ou encore lors d'épisodes*

---

[431] Aicardi-Cheve D. *Les corps de la contagion. Étude anthropologique des représentations iconographiques de la peste (XVIème – XXème siècles en Europe).* Thèse Doctorat Anthropologie biologique. Université Aix-Marseille II. 2003.

critiques comme la guerre ou la famine ; bien peu mourraient de vieillesse. La peste ne faisait pas que tuer les gens, elle détruisait des communautés. Il ne s'agissait pas d'un simple danger, habituel et tenace, que chacun devait affronter une fois dans sa vie, elle était l'incarnation de la Mort[432] ».

La peste est métaphorique de l'épidémie mortelle. Après tout, toute épidémie ne prélève-t-elle pas dans le monde des vivants son quota de défunts ? Cela dépend aussi bien de la virulence du germe que des facultés de résilience de l'hôte. Parfois l'agressivité microbienne est des plus faibles c'est le cas de la varicelle que presque tous les enfants contractent à l'école ; parfois au contraire les populations furent et seront décimées. Le choc démographique est également contingent de l'étendue du territoire envahi après que les facteurs d'épidémie circonstanciels, plus ou moins nombreux, aient combiné leurs effets accordant à celle-ci une ampleur variable.

La peste noire du XIVe siècle a frappé l'Asie et l'Europe. Nous savons quel fut l'extraordinaire sentiment d'impuissance des Européens emportés par le mal dont ils ne savaient rien de la nature essentielle. Tout le monde fut frappé. L'historien Pierre Miquel évoque un authentique bouleversement de l'ordre social : « *Le XIVe siècle découvrait son imaginaire de mort, en forçant la note égalitaire pour évoquer la vulnérabilité des pêcheurs devant la colère de Dieu. À quoi bon les hiérarchies, la puissance, la richesse, si elles ne pouvaient en rien protéger les troupeaux des mortels ? En refusant de tenir les maîtres de la cité que des justes, Dieu suggérait la mise en place d'une nouvelle échelle de valeurs, avec des hommes nouveaux, capables de sacrifice, de responsabilité, de sainteté. La peste noire était grande niveleuse*[433] ».

La grande niveleuse ne fit pas de quartier, la démographie européenne connut un effondrement quantitatif, un chamboulement qualitatif dont les conséquences ne sont pas évaluables de façon exhaustive. On a comparé les effets démographiques de la peste noire à un conflit nucléaire ; l'analyse pertinente dans ses aspects quantitatifs, néglige les spécificités sociales de certaines victimes et les conséquences de la disparition majoritaire des prêtres, des médecins, des notaires. En Europe, le pourcentage de personnes décédées varie, selon les estimations, de 30 à 50 % selon les pays, les provinces, les villes. La pression démographique fut telle que, deux ou trois siècles furent nécessaires pour retrouver la densité initiale, celle qui précédait le cataclysme épidémique. Il est admis que dans les grandes villes du Midi de la France (Marseille, Avignon, Montpellier) la mortalité a emporté de la moitié aux quatre cinquièmes des citadins. Il n'y a pas d'explication

---

432 p. 142 in Naphy W. *La peste noire. Grandes peurs et épidémies 1345-1730.* Autrement (Collection Mémoires n°95). 2003.

433 p. 76 in Miquel P. *Mille ans de malheur. Les grandes épidémies du millénaire.* Michel Lafon. 1999.

pertinente aux différences des bilans européens : 80 % de morts à Majorque, 65 % pour les Génois, 60 % des Londoniens. Huit cents morts par jour à Paris, six cents à Vienne. Les écarts de dépeuplement ont-ils une explication biologique ? sociale ? les deux associées ? s'agit-il tout simplement d'erreurs dans les évaluations ? lorsque les bilans atteignirent de tels niveaux comprenons que les campagnes, les bourgs, les régions se vidaient de leurs habitants. Les mourants furent abandonnés à eux-mêmes, la gestion des corps devint un problème insoluble. Dans de telles conditions pouvait-on opérer des bilans exacts ?

En 1720 la peste frappa Marseille pour la dix-neuvième fois de son histoire. La première épidémie pesteuse connue survint un demi-siècle avant notre ère et mentionnée par Jules César dans sa recension de la Gaule. Le 25 mai 1720, le Grand Saint-Antoine, un navire que nous avons déjà évoqué et dont des marins sont atteints, arriva à Marseille. Début août, il mourut 100 Marseillais quotidiennement. Rapidement le nombre de décès dépassa 300 par jour. Courant août 1720, la mortalité journalière dépassa rapidement 500 pour atteindre le millier. Fin août, on ne trouva plus personne pour évacuer les 8 000 corps de pestiférés abandonnés aux chiens errants affamés. Alors on sollicita les forçats pour qu'ils deviennent « corbeaux », c'est ainsi qu'on nommait ces fossoyeurs extraordinaires. Presque tous moururent durant leur macabre ouvrage. Le premier septembre, l'échevin Moustier procéda, aidé par des forçats à l'enlèvement de 1 200 cadavres. Pour sa part le chevalier Roze se chargea du quartier populaire de la Tourette où 1 000 cadavres pourrissaient sur l'esplanade alors que les survivants demeurèrent cloîtrés dans leurs demeures. Au terme de l'épidémie, Marseille compta 50 000 morts soit la moitié de sa population.

Les bilans des épidémies de pestes mondiales sont de longues énumérations de bulletins morbides où des milliers de morts s'ajoutent à d'autres milliers. Certes la peste frappa tout le monde, mais certaines professions étaient plus exposées : les prêtres, mes médecins, les notaires.

« *À Marseille, les 150 frères Cordeliers meurent tous, de même tous ceux de Carcassonne et tous les Augustins à Avignon, à Maguelonne, sur 160 frères, il n'en reste que 7 et à Montpellier, sur 140, 7 aussi. Le clergé séculier est un peu moins décimé : à Bordeaux, sur les 20 chanoines de Saint-Seurin, 8 survivent et à Paris, les 136 religieuses de Sainte-Catherine n'éprouvent que 36 décès au lieu de 4 ou 5 les années précédentes*[434] ».

L'épidémie de 1629-1630, à Venise, provoqua 46 490 morts dans la seule ville de la République. En 1633 le recensement officiel évaluait à

[434] Biraben JN. « *Le temps de l'apocalypse* » p. 189 in Les malheurs des temps. Histoire des fléaux et des calamités en France. Delumeau J, Lequin Y. (Direction). Larousse. 1987.

102 243, le nombre de citoyens Vénitiens, valeur la plus basse depuis le XVe siècle.

La découverte du Nouveau Monde provoqua après la révolution du Néolithique, un des grands bouleversements écologique et historique de l'aventure humaine. Entre 1492 et 1650, de la baie d'Hudson au nord, à la Terre de Feu au sud, des maladies affectèrent des peuples Amérindiens et sapèrent leur résistance aux envahisseurs. Espagnols et Portugais, Anglais et Français eurent à leurs côtés, de façon permanente, une troisième armée invincible, l'armée Épidémie dont les noms font frémir : variole, rougeole, typhus, peste, grippe. Les conquérants jouirent d'une alliée majeure, la variole, une des plus terribles des troisièmes armées.

L'histoire des guerres est souvent connotée de l'intervention de la troisième armée. Xercès voulant envahir la Grèce entra en Thessalonique avec une armée considérable. Rapidement il en perdit la moitié en raison d'une épidémie de peste. En 1098, les croisés assiégèrent Antioche, une épidémie équine tua 5 000 de leurs 7 000 chevaux. À la croisade de 1190, ils partirent 100 000 et ne revinrent que 5 000 : avec les morts au combat et les déserteurs, la maladie préleva son quota. En 1566 l'Empereur d'Allemagne Maximilien II décida, à la tête de 80 000 hommes, d'attaquer les Turcs en Hongrie. Son armée anéantie par le typhus, il renonça. Haïti acquit son indépendance en grande partie grâce à la fièvre jaune qui emporta 22 000 des 25 000 soldats du général Leclerc envoyé sur l'île par Napoléon. L'empereur connut semblable déboire. La Grande Armée partit pour la Russie avec 450 000 hommes, seulement 6 000 revinrent, 150 000 furent éliminés par la dysenterie et le typhus. Parti d'Hispaniola, Hernan Cortès atteignit le continent Américain en 1518, année « *Ce Atl* » du calendrier Aztèque, celle annonçant le retour de Dieu serpent à plumes « *Quetzacoat*l ». Hernan Cortès lui-même dans sa narration de la prise de Téhotihacan utilise le terme peste qu'il faut comprendre comme épidémie : « *...Je l'engageai (Ciguacoazin, général en chef de l'armée aztèque) à rejoindre les siens et qu'ils se préparassent à combattre, car j'allais les attaquer et les massacrer ; ce qui arriva.* [...] *la faim et la peste avaient enlevé plus de cinquante mille âmes à la ville*[435] ».

Les Aztèques, les Mayas puis les Incas connurent une presque extinction due à la troisième armée (essentiellement la variole, la rougeole, la grippe). L'histoire des Pinans illustre bien le malheur des Amérindiens confrontés aux microbes Européens. Le premier document espagnol relatant l'existence des Indiens Pinans à *Tchoowaka* date de 1726, pratiquement 205 années après la chute de Tenochtitlan. Il s'agit des écrits du père jésuite missionnaire Joseph Agustin de Campos qui arrivait de la mission St Ignatius

[435] p. 280 in Cortés H. *La conquête du Mexique*. (Traduction Désiré Charnay). La Découverte. 1996.

à *Caburica* se trouvant 100 km au sud. Le jésuite écrit, en 1726, qu'il a baptisé un enfant à *Tubaca* (ex Tchoowaka) qui deviendra Tubac. Mais dans les années 1730, les Pinans vont quitter leurs demeures et les incendier. Le comportement inhabituel était consécutif à l'arrivée des blancs, deux siècles plus tôt. On craignait depuis les maladies et les crises frumentaires. Entre 1728 et 1729 il y eut une épidémie de rougeole. « *Mexico la ville la plus peuplée du Royaume éprouva le plus la punition de la rougeole*[436] ». Fin 1728 la maladie atteignit les Pinans, alors qu'elle s'éparpillait, transportée par les missionnaires de *Saint Ignatius* (ou *San-Ignacio*) et les Indiens travaillant en ville. En 1729, la mortalité due à la rougeole dépassa les 60 % à *San-Ignacio* où l'on baptisait *in periculo mortis* ceux atteints par le virus. Les survivants, désespérés fuyaient en pratiquant une forme de politique de la terre brûlée. Pour ce qui est de la variole, il y a de bonnes raisons de penser qu'apportée par des commerçants Aztèques, elle avait déjà frappé les Pinans en 1520, elle n'aurait été qu'un avant-goût de ce qui allait suivre. S'ils furent épargnés par l'épidémie de rougeole en 1531 ainsi que par celle de typhus (qui fut peut-être une fièvre hémorragique et qui toucha les Indiens *Tlaxcalan*) ; ils connurent très probablement celle de 1576. L'épidémie de 1576 aurait fait au moins deux millions de morts parmi les natifs des territoires occupés par les Espagnols[437]. L'épidémie de rougeole de 1595-1596 épargna les Pinans, mais ils n'échappèrent pas aux épidémies qui suivirent et accompagnèrent l'élargissement des conquêtes espagnoles. Parmi elles, l'épidémie de variole de 1607-1608, celle de 1641 puis celle de 1646. À la fin de 1709, *San-Ignacio* fut de nouveau atteint par la variole après un répit, l'épidémie reprit en 1724. Le père de Campos écrivit alors : « *Ai quitté San Ignacio le vingt-quatrième jour de février pour visiter mes enfants du Nord en raison des maladies qui y sont habituelles et de la variole qui maintenant arrive, une journée durant laquelle, j'ai traversé 160 lieues* ».

La mortalité considérable, s'ajoutant aux effets de la conquête, poussa les Pinans au désespoir. Ainsi : « *Plus de 90 % des Amérindiens sont morts d'infections d'origine étrangère*[438] ».

Au XVIIIe siècle, le peuple Pinans est un peuple qui se mourrait. Plus tard les survivants n'eurent d'autre choix que la conversion au catholicisme. La mortalité des Amérindiens fut un événement démographique majeur : « *The biggest population shift of modern times has been the colonization of the New World by Europeans, and the resulting conquest,*

436 p. 233 V III in Alegre FX. *Historià de la Compania de Jesus*. JM Lara. Mexico 1841.

437 Bancroft HH. *History of Mexico. VII. 1521-1600*. AL Bancroft and Co. 1883.

438 p. 206 in Cook ND. *Born to die: disease and New World conquest, 1492-1650*. Cambrige University Press. Cambridge 1998.

numerical reduction or complete disappearance of most groups of Native American[439] ».

Néanmoins, pour Jared Diamond, les armes des Européens furent également importantes pour circonvenir les armées ennemies : « *Le moment le plus dramatique dans les relations entre les Européens et les Natifs Américains fut la première rencontre entre l'empereur Inca Atahuallpa et le conquistadore espagnol Francisco Pizarro à Cajamarca, la ville des hautes terres péruviennes le 16 novembre 1532*[440] ». Il y avait 168 Espagnols entourés d'Incas 500 fois plus nombreux. Entre Cajamarca et Cuzco après la mort d'Atahuallpa, il y eu 4 batailles où les Espagnols étant 80, 30, 110 ou 40 contre des milliers à des dizaines de milliers d'Indiens. Chevaux, armes d'acier, fusils ont paralysé les Incas à Cajamarca. Si les avantages technologiques ont permis aux Espagnols de gagner des batailles, c'est incontestablement l'Épidémie qui a dévasté la Mésoamérique.

Le malheur des Hawaïens représente à ce sujet un cas d'école, un véritable « modèle ». En 1778 quand le capitaine James Cook découvrit l'archipel Hawaïen, sa population polynésienne était, selon les estimations, de 250 000 à 800 000 habitants. Un siècle plus tard on ne comptait que 48 000 îliens. Avant l'intrusion anglaise, il y avait très peu de microbes pathogènes, les aborigènes vivaient à 3 200 kilomètres du continent Nord-Américain et des centaines de kilomètres des îles les plus proches. Si l'effondrement culturel (alcoolisme, tabagisme, avortement, infanticide) contribua à la dépopulation ; la variole, la rougeole, la coqueluche, la lèpre, la grippe entraînèrent une mortalité considérable.

La catastrophe épidémique a laissé dans la mémoire amérindienne, un souvenir éternel : « *Dans la gigantesque fresque historique que propose Jared Diamond pour expliquer la suprématie de l'Europe sur le reste du monde, les épidémies jouent en effet un rôle de premier plan. L'immunité dont auraient bénéficié les Européens par rapport aux autres peuples du monde serait l'une des sources principales de la supériorité du continent eurasien du point de vue industriel, culturel, politique*[441] ».

---

[439] p. 67 in Diamond J. *Guns, germs and steel. The fates of human societies.* WW Norton. 1997.
[440] *ibid*
[441] p. 9 in Coste F, Adrien Minard A, Robert A. *Contagions. Histoires de la précarité humaine.* 2011 ; 21 :11.

La palingénésie de l'Épidémie chez les Amérindiens (inspiré de Luis Villarreal[442]).

Date	Épidémie
Début du XVIe	Épidémie de nature inconnue ayant précédé l'arrivée des Conquistadores : « *D'après une idée communément répandue au XVIe siècle, l'état de santé des peuples précolombiens était satisfaisant avant qu'ils ne soient touchés par les épidémies européennes. [ ] La question de l'existence d'épidémies pré-cortésiennes est un sujet peu connu et peu étudié, en partie à cause des sources documentaires possibles. [ ] À la lecture des rapports et des chroniques du XVIeme sur l'histoire des Mexicas il semblerait que les épidémies sont apparues au Mexique central au cours des deux derniers deux cents ans qui ont précédé la conquête.* » (p 23 à p 26 in Pinjon-Brown N. *Choc et échange épidémiologique : Espagnols et Indiens au Mexique (1520-1596)*. Thèse de Doctorat Université Paris IV. 1er décembre 2006.)
1513	Variole et/ou rougeole en Floride due aux tentatives d'intrusion de Juan Ponce de Léon qui fut repoussé.
1517	Probable épidémie de grippe apportée par Christophe Colomb lors de son second voyage. Collapsus de la population des Indiens Arawak (incluant les Taïnos).
1520	Épidémie de variole au Mexique apportée par Pañfilo de Narvaez, rival de Cortès.
1524-1525	Épidémie au Pérou, de nature inconnue et précédent l'arrivée de Francisco Pizarro.
1540	Épidémie de nature inconnue apportée par les hommes de Hernando de Soto (un conquistador compagnon de Pizarre) en Caroline du sud et dans la vallée du Mississippi. Choc démographique chez les Amérindiens. En 1700, les colons français notent la faible densité en population.

7.2. Des exemples de conséquences historiques.

Sheldon Watts est un historien Américain qui n'est probablement pas de ceux qu'on classe dans son pays comme politiquement correct. Dans son ouvrage consacré aux relations entre Épidémie et Histoire il explique que l'Épidémie ne peut être séparée du contexte politique et historique du moment où elle sévit[443]. Watts évoquait, il y a plus de vingt-cinq ans la syndémie sans la nommer. Pour Watts on ne peut aborder l'impérialisme des nations ou les processus de leur histoire, sans tenir compte du rôle des maladies infectieuses. Ci-dessus nous avons rapporté un certain nombre de situations où l'histoire a basculé en raison du poids des microbes. Elles s'ajoutent aux situations connues lorsque les micro-organismes devenaient des protagonistes de l'Histoire, qu'il s'agisse des microbes jouant le rôle de la troisième armée, de la famille de Louis XIV décimée par le virus de la variole, des groupes humains ébranlés historiquement par la grippe, des microbes contribuant à la

[442] Villarreal LP. *Viruses and the evolution of life*. ASM Press. Wahington DC. 2005.
[443] Watts S. *Epidemics and history. Disease, power and imperialism.* Yale University Press. 1997.

disparition de civilisations. D'autres exemples illustrent de façon très pertinente un aspect de ce que nous pourrions qualifier de patho-histoire.

L'influence historique de l'Épidémie est aisément discernable dans les communautés humaines de taille limitée, les isolats dont l'exemple typique est celui de l'île. Ainsi des groupes géographiquement isolés furent particulièrement exposés aux bouleversements sociaux et par là, historiques. Nous avons déjà évoqué l'invasion de certaines îles par le virus grippal lors de l'épidémie de grippe espagnole. Nous ne reviendrons pas sur les nombreux exemples déjà narrés.

Parfois une épidémie pourra avoir des effets inattendus sur la politique internationale. En 1793 Edmond-Charles Genet est envoyé aux États-Unis par la Révolution française pour obtenir le support sinon l'alliance militaire de Washington. À Philadelphie, une foule enthousiaste manifeste en faveur d'un engagement aux côtés des Français contre les Anglais. Ira-t-on jusqu'à une nouvelle guerre anglo-américaine ? L'épidémie de fièvre jaune survient alors... Lorsqu'elle s'achèvera, on préfèrera la neutralité à l'alliance à des révolutionnaires considérés alors beaucoup trop radicaux.

En 1348, l'évêque de Bayonne Pierre de Saint-Johan avait négocié une alliance entre l'Angleterre et la Castille confortée par un mariage entre Pédro, l'Infant de Castille et Joan, fille du roi d'Angleterre Edouard III. Le mariage devait assurer à la flotte Anglo-castillane la suprématie maritime sur la façade Atlantique. Le projet capota lorsque Joan fut emportée par la peste. Après la bataille de Crécy (1346), Edouard III pouvait raisonnablement songer à étendre son influence vers les terres espagnoles. Joan, quinze ans, devrait donc épouser Pédro. La princesse arriva à Bordeaux en bateau, accompagnée d'une centaine de ces fameux archers qui avaient anéanti la chevalerie française. Joan fit halte au château de l'Ombrière d'où elle devait rejoindre la Castille. En 1348, à Bordeaux, la peste dévastait tout. Le maire de la ville, Raymond de Bisquale, se rendit au château pour rendre honneur à la princesse et informer les Anglais du mal alors fort proche. On prêta peu attention à l'avertissement (toujours le fameux déni). Bientôt Joan vit mourir les nobles de sa cour puis fut emportée à son tour. À la même époque, dans la même région, le Béarn, pays montagneux épargné par la peste, profita du désarroi des Aquitains pour proclamer son indépendance.

Déjà, dans sa « *Guerre du Péloponnèse* », Thucydite rapportait les conséquences militaires, donc historiques, de l'épidémie : « ... *Hagnon, fils de Nikias, et Cléopompos, fils de Cleinas, qui étaient stratèges avec Périclès, prirent le commandement des forces avec lesquelles ce dernier avait attaqué le Péloponèse et partirent immédiatement en expédition contre les Calcidiens de Thrace et contre Potidec dont le siège durait toujours...L'expédition se solda finalement par un échec... L'épidémie, en effet, se déclara parmi les troupes athéniennes qui furent durement éprouvées... Hagnon dut rentrer à Athènes avec la flotte, après avoir, en une quarantaine de jours, perdu, du fait de la maladie 1 050 hoplites sur les 4 000 qu'il avait amenés*[444] ».

L'impact de la peste sur l'histoire d'Athènes fut en fait considérable, autant politique que militaire. La mort de Périclès, en 429, laissa le champ libre à des démagogues incapables de diriger correctement la Cité. Les autres exemples militaro-historiques associés aux épidémies ne manquent pas. Rome connut, elle aussi, des épidémies calamiteuses, décisives peut être dans la chute de l'empire comme l'épidémie de charbon en 125 (au moins 10 000 morts), celle de la peste en 169 (2 000 décès romains par jour) qui emporta l'empereur Marc Aurèle.

L'Épidémie a donc transformé l'histoire de pays, de sociétés. Les remaniements observés sont divers, touchant différents degrés de la hiérarchie sociale. Plus spécifiquement on attribue aux épidémies l'élimination de personnages historiques importants. Citons Ramsès II (tuberculose ou variole), Périclès (peste ?), Marc Aurèle (peste), George Washington (variole), Louis XV (variole). Pierre Miquel raconte comment les Bourbons furent presque totalement balayés par la variole. La même épidémie de variole emporta également l'empereur Joseph I de Habsbourg ainsi que trois des héritiers du duc de Lorraine. Le seul survivant de l'hécatombe ayant frappé la famille royale française, le duc d'Anjou, futur Louis XV, échappa au virus, épisode salvateur pour la dynastie puisque Louis « le Bien-Aimé » ne mourra de la variole qu'en 1774.

7.3. Des exemples de conséquences religieuses.

Comment ne pas comprendre le désespoir des populations lors de la survenue de l'Épidémie ? Les survivants désarçonnés par le fléau perdaient tous leurs repères sociologiques, religieux, familiaux. Néanmoins, « *Habituellement, la référence à la punition divine s'accompagne d'une notion de culpabilité globale. On paye pour ses péchés. L'épidémie est l'expression de la colère divine. Les épidémies réveillent nos peurs ancestrales, il y aura toujours la peur des épidémies comme il y aura toujours des épidémies*[445]. »

« *La fin du premier mois de peste fut assombrie en effet par une recrudescence marquée de l'épidémie et un prêche véhément du père Paneloux.* [...] *Il s'était fait le défenseur chaleureux d'un christianisme*

---

[444] *La guerre du péloponèse*. Gallimard (Folio). 2000.

[445] Gualde N. « *Face aux épidémies, les fantasmes se sont modernisés* ». Libération. Février 2016

exigeant, également éloigné du libertinage moderne et de l'obscurantisme des siècles passés. [...] *Or, vers la fin de ce mois, les autorités ecclésiastiques de notre ville décidèrent de lutter contre la peste par leurs propres moyens, en organisant une semaine de prières collectives. Ces manifestations de la piété publique devaient se terminer le dimanche par une messe solennelle placée sous l'invocation de saint Roch, le saint pestiféré.* [...] *La semaine fut suivie par un nombreux public*[446] .»

Lors des grandes peurs microbiennes, la religion a été, est et probablement demeurera une donnée constamment instrumentalisée ou, à l'opposé, rejetée même si « *face aux épidémies les fantasmes se sont modernisés*[447] ». En 2011, au treizième congrès de la Société Européenne de Biologie Évolutive, David Hughes, un biologiste de la Pennsylvania State University signalait la coïncidence des émergences de religions avec la diffusion de maladies épidémiques et suggéra que les deux événements s'épaulaient mutuellement[448]. Rien de bien surprenant à cela quand nous observons qu'aujourd'hui certains croient encore que le sida est un châtiment divin. Durant la pandémie de COVID-19 que nous connaissons les psalmistes ont redonné de la vigueur au psaume 91 connu pour aider les chrétiens à faire face aux dangers exceptionnels (guerre, épidémie, ect[449].).

Au Moyen-Âge, la majorité du peuple effrayé se tourne vers la religion. Le culte marial connut, après chaque épidémie, un nouveau regain. La raison de l'appel à la Vierge remontait à 590, date à laquelle le Pape Grégoire le Grand éloigna la peste de Rome en organisant dans la ville une procession qui suivait une représentation de la Vierge. À cette occasion, le Pape eut en vision un ange depuis symbolisé par une statue au sommet du château Saint-Ange. Les saints thaumaturges usuels lors de la survenue de la peste furent Saint-Sébastien dont on assimilait les flèches des hommes à la peste divine et Saint-Roch représenté montrant son bubon inguinal. La religion catholique ne fut pas toujours charitable avec les victimes de microbes délétères.

L'utilisation religieuse d'une calamité telle qu'une épidémie ou une pandémie pour frapper les esprits et agir sur l'imaginaire de la crainte du divin n'est pas une nouveauté. Habituellement, la référence à la punition divine s'accompagne d'une notion de culpabilité globale. On paye pour ses péchés, l'épidémie est l'expression de la colère divine.

---

[446] p. 74-76 in Camus A. *La peste*. Gallimard (Livre de Poche). 1963.

[447] Norbert Gualde cité par Christian Losson. Libération 2 février 2016.

[448] Pennisi E. *Does Religion Influence Epidemics?* Science NOW 23 August 2011.

[449] Psaume 91 : Sous les ailes divines. (Dieu est notre refuge) Disant à Yahvé/Mon abri, ma forteresse/Mon Dieu sur qui je compte !/Tu ne craindras ni les terreurs de la nuit,/ni la flèche qui vole le jour,/ni la peste qui marche en la ténèbre,/ni le fléau qui dévaste à midi.

« Les témoignages sont innombrables qui ont exprimé à travers les âges ce discours religieux sur le malheur collectif selon lequel tout le monde est coupable et non pas seulement quelques boucs émissaires... Une peste est « un décret de Dieu, un châtiment envoyé par lui » (Luther). Elle est « un des fléaux de l'ire de Dieu, nous ne pouvons, sinon tomber en toute extrémité de maux, quand l'énormité de nos péchés a provoqué sa bonté à retirer sa main favorable de nous et nous envoyer une telle plaie » (A. Paré). Elle est « le jugement de Dieu », la « punition », écrit D. Defoe qui rappelle le texte de Jérémie : « est-ce que je ne visiterai pas ceux-ci, dit le Seigneur, et d'une pareille nation mon âme ne se vengera-t-elle pas ?[450] ».

La Peste Noire a des répercussions socioreligieuses catastrophiques. Une des conséquences de cette épouvante est la réapparition de mouvements d'hystérie collective, comme les flagellants. Cette secte, qui utilise la flagellation en public comme pénitence, renaît en Italie où elle s'était déjà manifestée au XIIIe siècle. Le *Chronicon Henrici* de Hervordia rapporte comment ils se mutilaient :

« *Chaque fouet se composait d'un bâton avec, à son extrémité, trois lanières comportant des nœuds. Chaque nœud était transpercé en son centre par deux pointes métalliques, tranchantes comme des rasoirs, qui dépassaient de chaque côté en formant une croix de la longueur d'un grain de blé à peu près. C'est avec ce fouet qu'ils cinglaient leurs corps nus jusqu'à ce qu'ils ne forment plus qu'une masse de chairs gonflées, lacérées, dégoulinantes de sang qui éclaboussait les murs. Il m'est arrivé de voir pendant les flagellations les pointes de métal entrer si profondément dans la chair qu'il fallait s'y reprendre à deux ou trois fois pour les en faire sortir.* »

Représentant, comme l'écrit Jean-Noël Biraben, une « *expression du sentiment mystique des populations angoissées devant un fléau naturel* », les flagellants se répandent en Europe centrale alors que la France est assez peu touchée. Mais leurs manifestations ostentatoires, le caractère d'association secrète qui lie les anciens pénitents et leurs participations aux persécutions des juifs, décident rapidement le Pape ainsi que les autorités laïques à les condamner, car « *Les flagellants sous prétexte de piété ont fait couler le sang des juifs que la charité chrétienne doit préserver et protéger* ». Le successeur de Saint-Pierre ajoute « *on peut craindre que par leur hardiesse et impudence, un grave degré de perversion ne soit atteint si des mesures sévères ne sont pas prises immédiatement pour les supprimer* ». Pour toutes ces raisons, en France, le Roi Philippe VI ordonne, le 13 février 1350 « *que cette secte damnée et réprouvée par l'Église cesse.* »

---

[450] Delumeau Jean, Lequin Yves. *Les malheurs des temps. Histoire des fléaux et des calamités en France*. Larousse 1987.

L'Église institutionnelle trouva des alternatives aux « excès » des flagellants. On pria d'autres saints thaumaturges connus pour intervenir favorablement lors des épidémies de peste. On associait aux flèches tirées par les tortionnaires de saint Sébastien les attaques de la peste. Saint Roch pour sa part montrait clairement un bubon pesteux ; certes la situation anatomique de la lésion est invraisemblable, déplacée de l'aine sur la cuisse par pruderie religieuse, cela n'empêcha pas le Montpelliérain de devenir un des plus fameux « guérisseur » de la peste. Saint Roch serait né à Montpellier au XIIIe siècle. À Rome où il se livra à la charité et aida les pestiférés il fut atteint par l'épidémie. Expulsé (bouc émissaire lui aussi ?), il survécut grâce à un chien lui apportant quotidiennement du pain chapardé à son maître, un noble du lieu. Roch guérit. De retour à Montpellier il fut emprisonné par erreur et décéda dans le dénuement de sa geôle. On découvrit près de son corps une inscription considérée être d'origine divine : « *eris in peste patronus*[451] ». Alors débuta la vénération du prisonnier surnaturel. On lui consacra moult prières, telle celle du chevalier Romieu en 1720, supplique non dépourvue de sens pratique : « *Accablés de malheurs, entourés de la peste Grand Saint-Roch nous ne craignons rien / Et rien ne nous sera funeste : Si vous êtes notre soutien / Secourez ce peuple chrétien, / Et venu apaiser la colère céleste, / Mais n'amenez pas votre chien, / Nous n'avons pas de pain de reste.* » Le thaumaturge aimé des chiens aura d'ailleurs progressivement des facultés thérapeutiques « étendues » à d'autres maladies. Comme l'écrit Guy Devaux : « *À partir du XVe siècle, le culte populaire de saint Roch se développe, avant même sa canonisation qui ne surviendra qu'au XVIIe siècle, sous le pontificat d'Urbain VIII. On demande son intercession lors de chaque assaut de peste qui périodiquement ravage l'Europe. Par transfert de « spécialité », on l'invoque également contre le choléra lors des épidémies de 1835 et de 1854, et même contre le phylloxéra, cette véritable « peste de la vigne ». Enfin dans les campagnes, il est réputé protéger le bétail de diverses épizooties*[452] ».

Dans le monde musulman on attribua également aux épidémies une origine divine : « *Les traités théologiques ont attribué les épidémies à Dieu et aux djinns, contredisant les traités médicaux. Les réactions et les croyances autour de l'épidémie ont été largement déterminées par les discours théologiques jusqu'au 19ème siècle. Reflétant à la fois l'expérience des épidémies dans l'histoire islamique et la norme théologique et éthique prescrite dans la doctrine islamique, la tradition prophétique contient de nombreux dits attribués au Prophète Muhammad. [...] La tradition 5426 assure que « La peste est un châtiment que Dieu fait tomber sur qui Il veut*[453]. »

---

451 Tu seras le patron des pestiférés.

452 Revue d'Histoire de la Pharmacie. 1973 ; 217 : 437-43.

453 Abdessamad Belhaj. *Épidémies, guerres et confinements dans l'histoire des peuples musulmans*. In Musulmans et islams face à la pandémie et au confinement : Balises et enjeux

Aujourd'hui l'Épidémie ne produit plus de tels bouleversements, le retentissement est plus social et culturel que religieux néanmoins les religions pour leur part tiennent généralement, à propos du sida par exemple, un discours essentiellement empreint de charité et d'empathie pour ne pas dire de compassion. Si le Pape condamne l'utilisation du préservatif et prône la chasteté, il a, en décembre 2001, adressé un message de soutien et d'affection à ses « *frères et sœurs malades du sida* » à l'occasion de la journée mondiale du sida (communiqué de l'agence France-Presse, 1er décembre 2001). Le Judaïsme et la tradition juive prônent la charité, l'éducation visant à empêcher d'autres contaminations. Par exemple, aucune congrégation de l'importante United Synagogue of Conservative Judaïsm ne doit exclure une personne atteinte de sida. Si dans le monde musulman on connaît, comme dans les autres religions monothéistes, des intégristes dont le radicalisme soutient l'exclusion des sidéens, une association telle l'organisation musulmane Jamra dont le siège se trouve au Sénégal (94 % de musulmans) soutient matériellement et spirituellement les malades. Le Hadj Latif Gueye a déclaré au journal « Afrique » (supplément au numéro 3) : « *Nous croyons que le sida n'est pas une malédiction divine car nous croyons que Dieu est bon* ».

Les autorités des religions monothéistes ne font plus référence à la malédiction divine, elles ne condamnent pas, au moins officiellement, les malades atteints du sida. Les croyants n'ont donc, en principe, aucune raison d'en appeler à l'ostracisme. Samir Abdulhalim, un médecin musulman donne à propos du sida des conseils médicaux et religieux[454] : « *Le SIDA est l'épidémie de la fin du 20ème siècle. Cette maladie se propage rapidement parmi les homosexuels, les prostituées et dans les milieux aux pratiques sexuelles illégales. Cette maladie menace de détruire toute l'humanité plus que n'importe quelle autre maladie sur Terre. Elle est liée à un virus appelé VIH (Virus Immunodéficience Humaine) qui est très sensible à la chaleur et aux désinfectants chimiques* ».

Tout le monde ne courrait pas à l'église ou au temple, certains préféraient la débauche à la foi salvatrice : « *Les premiers cas se manifestèrent en Janvier dans les quartiers pauvres sans alarmer vraiment une population accoutumée à toutes sortes de maladies et que sa débauche éhontée prédisposait au courroux divin. En mars, les rapports firent état de trois cents morts*... [...] *En juillet, enfin, il fallut bien se rendre à l'évidence : la Mort Noire était à Rome, tuant et ravageant davantage que la plus horrible des guerres. Les gens mourraient dru comme des mouches, si bien qu'il fallut les*

---

divers. Un dossier du Centre Interdisciplinaire d'Études de l'Islam dans le Monde Contemporain. Avril 2020

454 Docteur Samir Abdulhalim. *Les secrets scientifiques du Coran.* Tome 1.

enterrer la nuit et par charrettes entières dans les fosses communes creusées à la hâte vers les faubourgs. Faisant son profit d'un terrain si favorable à ses turpitudes naturelles, le Démon s'empara des âmes les plus faibles ; l'hérésie la plus exécrable réapparut. Sachant leur mort probable, sinon prochaine, les biens portants se vautraient dans l'orgie jusqu'aux abords des cimetières, blasphémant Dieu et morguant la malemort[455]. »

Pagnol avait entendu les histoires des anciens rapportant également les débauches lors de la peste de Marseille : « *D'autre part, l'ennui et la peur commencèrent bientôt à dérégler les mœurs de ces bonnes gens, et il y eut un grand nombre d'adultère, dont personne d'ailleurs ne sembla se soucier beaucoup, sauf le boucher Romuald, qui enrageait d'être cocu, mais que Pancrace consola par des considérations philosophiques d'une si grande beauté que le boucher, ayant fait cadeau de sa femme au boulanger, se mit en ménage avec la petite servante de l'épicier*[456]. »

Toujours à Marseille : « *Il se souvint également que la grande peste de Marseille avait, au milieu d'un épouvantable charnier, déchaîné la luxure parmi les survivants : on s'accouplait frénétiquement dans l'odeur de la décomposition qu'exhalaient les monceaux de cadavres précipités directement par les fenêtres dans la rue ; la veuve, pleuré le défunt le temps qu'il refroidisse, ouvrait son lit est ses cuisses au voisin. C'était (dixit la chronique de l'époque) Sodome et Gomorrhe, le défi odieux que le Vice lançait à la Vertu : en avant la musique !*[457] »

Antithèse de la référence à la volonté divine, on verra dans les pestilences, si ça n'est pas la volonté du Diable, au moins une « absence » de Dieu. Si la grande peste noire fut aisément perçue par la majorité de l'époque en tant qu'expression du *Deus irae*, les esprits du début du XVIIIe n'étaient plus disposés à accepter une telle explication. En Angleterre, les Niveleurs n'hésitent pas à dire : « *S'il faut que la peste soit, Christ n'est point-là.* »

Et à propos du moment où Dieu perd du terrain, Gérard Fabre écrit : « *Sur la piste de l'absence de Dieu, deux indices nous arrêtent : le premier tient dans l'émergence de personnes charismatiques sur la scène politique, au moment où, l'épidémie provoque, avec la fuite des possédants et le discrédit des autorités, un vide institutionnel. Comme si la grâce divine, devenue soudain incertaine, devait être déléguée à de simples mortels. Le second renvoie à une autre forme de grâce, à travers le cas des ex-voto peints pendant la période du fléau avec l'hypothèse suivante : le geste votif, par le truchement*

---

455 Blas de Roblès J-M. *Là où les tigres sont chez eux*. Zulma 2008.

456 p. 235 in Pagnol M. *Souvenirs d'enfance. Le temps des amours*. Chapitre 9 : *Les pestiférés*. De Fallois 2014.

457 p. 79 in Carrière Jean. *La caverne des pestiférés. 1. Lazare*. Jean-Jacques Pauvert 1978.

d'une iconographie codifiée de longue date, contribue à (se) cacher l'impuissance du Dieu de bonté devant l'offensive du mal[458]. »

Le concept du Dieu vengeur ne sera, de toute façon, jamais totalement abandonné. Un des héros de la peste de Marseille, Mgr de Belsunce dira : « *Dieu irrité veut punir les péchés du peuple, et, en particulier, le mépris des censures et des excommunications de l'Église, le peu de respect, de soumission pour les pontifes de Dieu... les sacrilèges multipliés des appelants sont la principale cause de la peste qui nous concerne*[459] ».

L'Épidémie incite à la ferveur religieuse, laquelle est associée souvent à des sites miraculeux : fontaines, arbres, rochers. On mêle chrétienté et superstition. L'Église préfère s'en accommoder, au moins jusqu'au XIVe siècle. À défaut de faire appel aux mages locaux à la crédibilité religieuse parfois sujette à caution, on aura recours à des personnages à la sainteté indiscutable. Les saints thaumaturges usuels lors de la survenue de la peste furent Saint-Sébastien dont on assimilait les flèches qui le frappent sur ses représentations à la peste d'origine divine et Saint-Roch représenté montrant son bubon inguinal.

7.4. Des exemples de conséquences culturelles.

L'Épidémie a inspiré des artistes, célèbres ou inconnus. Les incidences culturelles des émergences microbiennes sont innombrables, leur revue exhaustive demanderait un ouvrage entier. Nous nous limiterons aux faits les plus importants ou les plus contemporains sachant que le présent ouvrage fait appel à la littérature pour éclairer la vérité, sans omettre que la culture de nos jours, au sens large du terme cela veut dire : la musique, les arts visuels, le spectacle vivant, le livre, les jeux vidéo, la presse, l'architecture, la publicité, la radio et l'audiovisuel[460].

Les conséquences, particulièrement celles que nous considérons comme des « prolongements », sont nombreuses et durables. Il existe d'autres exemples contemporains montrant que les sociétés humaines sont dans une certaine mesure les contrecoups des effets de l'Épidémie. On pourra dire qu'il ne s'agit là que de faits antérieurs, des « histoires anciennes ».

---

[458] Fabre Gérard. *Épidémies et contagions. L'imaginaire du mal en occident.* Presses Universitaires de France 1998.
[459] Carrière Claude. *Marseille ville morte. La peste de 1720.* Maurice Garçon 1968.
[460] Les dix secteurs représentaient 4,4 % de l'ensemble du PIB comptaient pour 7,6 millions d'emplois avec un chiffre d'affaires estimé à 643 milliards d'euros.

« *Bouleversés, frappés dans leur chair ou témoins impuissants, les artistes ont raconté, vécu, tenté de transcender, chacun à sa manière, ces maux terribles qui n'ont épargné aucune civilisation*[461] ».

Historiquement, la peste fut, parmi les calamités transmissibles, celle dont la représentation picturale fut la plus constante, la plus fréquente, probablement avec la plus forte valeur symbolique. Au demeurant un des mythes fondateurs de notre civilisation, l'Iliade due à Homère débute par une épidémie de peste. Le « *Triomphe de la mort* » peut être admiré aussi bien au musée du Prado (Madrid) en tant que chef d'œuvre de Breughel l'ancien qu'au Campo Santo à Pise et au musée National à Palerme peint par des talents inconnus. (La peste, troisième cavalier de l'Apocalypse, est représentée sous l'aspect d'un squelette chevauchant un cheval famélique). Si, en termes de symbole, Fra Angelico et Durer ont représenté la peste sous la forme de flèches tirées par Dieu, elle fut également figurée de façon plus explicite : « *Peste de Tournai de Gilles le Muisit* » (miniature de la Bibliothèque Royale de Bruxelles), « *Procession pour la cessation de la peste à Rome* », miniature des « *Très riches heures du Duc de Berry* » (musée Condé de Chantilly), « *Pestilence* », une gravure de Hans Weiditz pour le « *De Remediis* » de Pétrarque, « *La peste* » d'Arnold Böcklin, etc. La lèpre possède également son iconographie au Campo Santo de Pise par exemple. En rapport avec les épidémies, les nombreuses représentations des saints thaumaturges (Saint-Antoine, Saint-Michel, Saint-Sébastien, Saint-Roch). Les œuvres sculpturales sont le plus souvent dédiées aux saints protecteurs. On peut voir, un peu partout en Europe, des statues de Saint-Roch accompagné de son chien et montrant son bubon inguinal. L'épidémie est souvent picturalement associée à l'effroi, voire à l'épouvante comme le suggère l'œuvre sur bois de Hans Baldung intitulé « *Baiser de la mort à une jeune fille* ».

---

[461] Bétard D, Lavrador J. *Les pandémies vues par les artistes*. Beaux-Arts. 2020 ; 431.

Dans le tableau suivant sont notés quelques œuvres crées par des artistes inspirés par l'épidémie.

Artiste	Production
Paul Fuerst	Le docteur Schabel de Rome. « *Docteur bec* » de la peste. 1656. Gravure sur cuivre.
Hans Baldung	*Baiser de la mort à une jeune fille*. Lien sexualité-maladie. 1517. Détrempe sur bois.
Pieter Bruegel l'Ancien	*Triomphe de la mort*. (1562).
Mathias Grünewald	Le retable d'Issenheim représentant Saint Antoine victime du mal des ardents.
Hartmann Schedel	Incunable « *La chronique de Nuremberg* ». (1493). Représentant le massacre de 2 000 Juifs brûlés à Strasbourg.
Nicolas Poussin	*La peste d'Asdod*.
Juan de Valdes Leal	*Finis Gloriae Mundi* (Fin de la gloire terrestre.
Camprobin Passano	*Le chevalier de la mort*.
Jules Delaunay	*La peste à Rome*.
Barthelemy Togo	*Vaincre le virus*. 2016. Vases en porcelaine créés en hommage atteints d'Ebola.

Tout comme des peintres, des écrivains tels Apollinaire et Schiele ont payé de leur vie la rencontre de l'épidémie. La littérature[462] a, cela va de soi, connu l'influence des microbes, mais, il s'agit selon nous d'un domaine culturel où ladite influence fut particulièrement marquée après le passage abrasif de la peste noire. On ignore souvent que *Yersinia pestis* a modifié le nombre des auteurs, la langue utilisée par les écrivains, le volume et la qualité du lectorat. En Europe, on abandonna le grec et surtout le latin, langue véhiculaire, pour l'Anglais et le Français, langues jusqu'alors vernaculaires. De tels changements furent des conséquences de l'épidémie. Les lettrés, les érudits, appartenaient dans leur grande majorité au milieu ecclésiastique. Exposées à la contagion, leurs communautés se dépeuplèrent. On abandonna l'enseignement du latin faute d'enseignants. Avant la peste noire, on estime qu'Oxford comptait 30 000 étudiants, ils étaient moins de 6 000 dix ans plus tard. Les livres en grec et en latin furent alors traduits dans les langues vernaculaires. Les moines, scribes réguliers ayant disparu en majorité, on fit appel à des laïcs avant de céder la production des ouvrages à l'imprimerie. Le nombre de livres produits augmenta, l'imprimerie rendit les ouvrages plus accessibles en même temps que l'économie reprit progressivement. Parallèlement à l'amélioration économique, émergea une « classe moyenne »

[462] Gualde N. *Les épidémies racontées par la littérature*. L'Harmattan. 2016.

comportant de nombreux lecteurs, en même temps que les lectures publiques de poèmes et de fictions connurent un véritable succès. Sans donner l'énumération exhaustive des innombrables ouvrages de fiction qui ont un rapport avec les épidémies ; rappelons les classiques, toujours cités, tels que le « *Décameron* » de Boccace (peste) et la « *Peste* » de Camus. Notons que d'autres classiques auxquels on fait habituellement référence pour la tuberculose comme « *La dame aux camélias* » (Dumas fils) et « *La montagne magique* » (Thomas Mann) ne concernent pas vraiment le phénomène Épidémie. Ont réellement trait à des épidémies, et à titre d'exemple : « *Le journal de l'année de la peste* » (Defoe), « *Le hussard sur le toit* » (Giono), « *L'amour au temps du choléra* » (Garcia Marquez), « *La quarantaine* » (Le Clézio, variole). Il existe de nombreux autres ouvrages ou textes littéraires liés à l'épidémie, nous pouvons citer par exemple : d'Andreas Frangias « *L'Épidémie* », de Stephen King « *Le Fléau* », d'Eugène Ionesco « *Le rhinocéros* », de Bram Stokes « *Dracula* », de Claude Darbellay « *L'Épidémie* », de Victor Segalen « *L'observation médicale chez les écrivains naturalistes* », de Jean Delumeau « *La peur en Occident* », de José Saramago « *L'aveuglement* » et « *La lucidité* »de Karl Taro Greenfeld « *Le syndrome chinois* », de Thomas Mann « *La mort à Venise* », *d'*Octave Mirbeau « *L'Épidémie* », de Earl Merkel « *Final epidemic* », de Maria Bellatin « *Salon de belleza* », de Gabriel Garcia Marquez « *Cien años de soledad* », de Steven G Kellman « *Fiction an resistance* », de Carlos Reis « *Dialogos com José Saramago* », de Randy Shilts « *And the band played on* », de Susan Sontag « *Illness as metaphor* », de Boccace « *Decameron* » 1349-1353, de Fred Fargas « *Part vite et reviens tard* », de Gilbert Bordes « *La conjuration des lys* », de Bruno Leydet « *Sortez vos morts* », de Robert Merle « *Les hommes protégés* ». Parfois les épidémies sont du domaine de la science-fiction comme la « *La peste écarlate* » (Jack London) ou « *Virus* » (Richard Preston).

Remarquons que si, d'une façon générale l'Épidémie a été la source d'inspiration, elle a pu être UN véritable processus d'éradication culturelle. Ainsi les maladies de la *Conquista* sont en grande partie responsables du collapsus des cultures amérindiennes.

La petite ville d'Oberammergau, en Bavière illustre combien des épidémies ont pu exercer une influence sur le comportement des hommes, influence encore perceptible aujourd'hui sur le plan culturel. L'agglomération alpine crût échapper à la peste en 1633, pendant la guerre de Trente ans, en barricadant ses portes. Un habitant de la bourgade enfreint l'interdiction pour, de retour d'un séjour extra-muros, rejoindre sa demeure à l'insu des autres habitants. Le résultat de cette désobéissance ne se fit pas attendre, il prit la forme d'une épidémie faisant 83 victimes ! Les survivants trop heureux d'échapper à l'issue fatale décidèrent de jouer la passion du Christ tous les 10 ans. Les comédiens amateurs initièrent alors un spectacle biblique ayant un tel succès que les représentations décennales se comptent par centaines et que les places pour le prochain spectacle sont déjà réservées ! Cette aventure mêlant religion, dévotion et épidémie n'est pas le seul témoignage de la ferveur religieuse durable qui succéda aux attaques de micro-organismes[463].

Plus proche de nous, l'expression cinématographique a permis d'utiliser les invasions microbiennes en protagonistes essentiels supportant le thème de films. Ce fut souvent le cas pour la peste (tableau ci-dessous), ça l'est également pour le sida. Le tableau suivant, du au travail de Nathalie Giraudeau, rapporte les longs métrages de fiction traitant du sida. On notera le grand nombre de films qui, de près ou de loin, abordent et « utilisent » le sujet. Certaines des œuvres ont fait la une des journaux (« *Les nuits fauves* », « *Philadelphia* »). Que retiendra de tout cela la mémoire du cinéma ? S'agit-il dans tous les cas de réalisations d'une réelle valeur culturelle ? L'histoire du septième art le dira !

Quelques représentations cinématographiques de la peste

Auteur	**Titre**	**Année**
F. Murnau	Nosferatu le vampire	1922
O. Preminger	Ambre	1947
M. Cloche	Monsieur Vincent	1947
R. Cormoran	Le masque de la mort rouge	1960
J. Clavell	La vallée perdue	1970
I. Bergman	Le septième sceau	1966
F. Merle	Le cimetière des morts vivants	1968
K. Russel	Les diables	1971
J. Demy	Le joueur de flûte	1971
L. Bunuel	Leonor	1975
E. Castellari	Keoma	1977
P Verhoeven	La chair et le sang	1985
V. Ward	Navigator	1988
WJ. Has	Les tribulations héroïques de B Kober	1989
P. Greenaway	The baby of Macon	1993

463 Les villageois ont tenu promesse à trois exceptions près. En 1770 les autorités interdirent le spectacle, le jugeant extravagant, en 1940, la Seconde Guerre mondiale l'a empêché, en 2021 il fut annulé pour cause de pandémie (le coronavirus n'ait encore tué personne dans le village, peut-être en raison de la promesse).

Quelques représentations cinématographiques du sida

Auteur	**Titre**	**Année**
AJ. Bressan	Buddies	1985
H. Nœver	AIDS, trop jeune pour mourir	1986
S. Main, P. Wells	A death in the family	1987
DJ. Suissa	L'épreuve	1988
W. Muhlbauer, I. Prod	Des murs invisibles	1989
Y. Boisset	La tribu	1990
PJ. Castellaneta	Together alone	1991
F. Margolin	Mensonge	1992
A. Gutman	Amazing grace	1992
J. Demme	Philadelphia	1993
R. Spottiswoode	Les soldats de l'espérance	1994
C Klapsch	Le péril jeune	-
J. Sagols	Les filles du Lido	1995
G. Aghion	Avocat d'office	1995
Elikann L	Le combat pour la vie	-
B. Samson	Mes dix-sept ans	1996
B. Bertolucci	Beauté volée	-
D. Boyle	Trainspotting	-
L. Ferreira Barbosa	J'ai horreur de l'amour	1997

La musique souffre-t-elle de l'Épidémie, la musique sombre-t-elle dans la Syndémie ? À propos de la COVID-19 on nous a dit il y a quelques temps que les spectacles musicaux connaissent une reprise lente et difficile. Pourtant nous savons aujourd'hui que l'actuelle pandémie/syndémie qui poursuit son chemin en changeant régulièrement de support infectieux a incité à la création musicale. Le pianiste américain Jeff DePaoli a composé une « *Étude coronavirus pour piano et lingette désinfectante* » alors que son voisin québécois, Marc-André Pépin composait une pièce musicale dite « *Fausse joie* » dans un album intitulé hibernation qui évoque le déconfinement. En 1831, à Berlin, les deux compositeurs suscités avaient été précédés par Fanny Mendelssohn qui composa une cantate religieuse, la « Cholera Musik » afin de célébrer la fin de l'épidémie de choléra.

Il est des opéras fameux qui portent l'empreinte d'une pathologie épidémique, la tuberculose dont les héroïnes Mimi (« *La Bohème* » de

Puccini) et Violetta (« *La Traviata* » de Verdi) sont victimes du mal alors incurable. Plus proche de l'époque actuelle l'Opéra National de Finlande a créé en 2020 l'opéra « *Cosi fan tutte* », un spectacle comico-lyrique inspiré de la Syndémie que nous connaissons, mis en scène par Jussi Nikkilä dont le sujet est la COVID-19, c'est-à-dire que le livret de da Ponte a été transformé par Minna Lindgren et la musique inspirée celle de « *Cosi fan tutte* ». En 1969, Paul Dessau, un compositeur allemand avait créé l'opéra « *Lanzelot* » évoquant le choléra. Plus tard, le compositeur hongrois Peter Eötvös composa « *Angels in America* » (livret de Mari Mezei d'après la pièce de Tony Kushner consacrée au sida[464]).

Certains compositeurs furent victimes de pathologies épidémiques qui affectèrent peut-être certaines de leurs créations. Ce fût le cas de la syphilis qui frappa pense-t-on Bedrich Smetana atteint de surdité et de démence tout comme le fut, selon différents auteurs, mais ça n'est pas si sûr, Robert Schumann. Selon le musicologue québécois Louis Labrouillette, la dernière composition pour piano de Schumann serait inspirée d'une hallucination sonore déclenchée par sa syphilis. Deux semaines avant son internement dans un hôpital psychiatrique, des anges auraient chanté au compositeur une musique qu'il aurait aussitôt transcrite. Il s'agit du thème des « *Variations en Mi bémol majeur* ». Cette œuvre est aujourd'hui connue sous le titre « *Variations fantômes*[465] ».

Les confinements qu'ont connus les Européens durant les épidémies de peste ont-ils exercé une influence sur la musique d'alors ? Essayons d'imaginer quelle musique nos ancêtres, bien entendu les mieux nantis, créaient-ils et/ou écoutaient-ils alors qu'ils étaient en quarantaine en raison à des fléaux que nous avons évoqués ? Par exemple lors de la grande peste noire, celle que nous avons mentionnée plus haut, celle qui fut la peste la plus traumatisante par sa mortalité et ses conséquences historiques. Quelle musique les lecteurs du Décaméron de Boccace avaient-ils la possibilité d'entendre ? Nous pouvons, certes en spéculant un peu mais sans trop nous méprendre, imaginer qu'ils écoutaient les brillantes compositions de Guillaume de Machaut[466], un érudit considéré comme un grand poète dont le « *Sanctus de sa Messe de Notre-Dame* » est l'œuvre la plus fameuse. Machaut était déjà connu comme le plus grand troubadour de son âge avant de devenir

[464] La pièce fut un succès mondial, remporta le Prix Pulitzer et le Tony Award. Jouée en France au Festival d'Avignon en 1994 elle fut adaptée pour la télévision américaine distribuée avec Al Pacino, Emma Thompson et Meryl Streep, elle reçut cinq Golden Globes et onze Emmy Awards,

[465] Labrouillette L. *Du choléra à la Covid-19, comment les grandes épidémies ont inspiré les compositeurs*. Université de Sherbrooke. 30 avril 2021.

[466] Guillaume de Machaut, né vers 1300 et mort à Reims en 1377, est un compositeur et écrivain français du XIVe siècle. Il a mené une vie dans le monde laïc, au service de mécènes et en liens étroits avec la Couronne de France.

le musicien de cour du roi Jean premier de Bohème (Jean l'Aveugle) avec qui il fut très lié. Le roi Jean devenu aveugle pendant les croisades fut tué à la bataille de Crécy, puis, comme pour aggraver la tragédie, la peste emporta la fille du roi Jean, Bonne, en 1349. Son fils survécut à la peste, la « *Messe de Notre-Dame* » a été écrite pour son couronnement.

La peste bubonique ne disparut jamais réellement, elle réapparut en 1629 s'en prit à Venise qui connut 45 000 morts alors que l'Italie perdait million de ses habitants. À cette époque Claudio Monteverdi, l'esprit cerné par l'influence de l'épidémie, était maître de chapelle à la basilique Saint-Marc, il composa les *Vêpres de la Vierge* destinées à être jouées dans la basilique[467].

Conséquences culturelles de la COVID-19.

De nos jours la culture c'est-à-dire la musique, les arts visuels, le spectacle vivant, le livre, les jeux vidéo, la presse, l'architecture, la publicité, la radio et l'audiovisuel qui représentent 4,4 % de l'ensemble du PIB européen, comptaient pour 7,6 millions d'emplois avec un chiffre d'affaires estimé à 643 milliards d'euros.

La pandémie de la Covid-19 et son confinement ont-elles été délétères pour la culture ? La pandémie de Covid-19 a très fortement retenti sur ces différents leviers, ceux qu'il est convenu de nommer « culture » et comme l'a souligné de façon remarquable l'écrivain et sociologue Frédéric Martel sur France Culture, propos que nous citons longuement compte tenu de leur importance : « *La culture était donc un des secteurs les plus dynamiques en Europe, à 90 % porté par le marché et le secteur privé - et seulement 10 % par le secteur public. Contrairement à ce que l'on croit souvent, ce secteur contribuait positivement à notre balance économique. Nous exportions plus que nous importions de biens et services culturels, soit un bénéfice net de notre balance commerciale autour de 28 milliards d'euros. En 2017, ce secteur était supérieur par son surplus économique à celui du secteur alimentaire. La culture en Europe pesait également plus que les télécommunications, l'industrie pharmaceutique ou encore l'industrie automobile* ». « *Si l'on regarde maintenant par sous-secteurs, on constate que cette "faillite" – le mot est employé à dessein – est massive en 2020. Par rapport à 2019, le chiffre d'affaires pour le théâtre et le spectacle vivant a chuté de 90 % alors que celui de la musique a baissé de 76 %. Tous les autres sous-secteurs sont affectés, que ce soit les arts visuels, l'architecture ou la*

[467] Monteverdi a également écrit des opéras sur les musiciens dont : *Orphée, fable en musique, L'Enlèvement de Proserpine, Le Couronnement de Poppée, Le Retour d'Ulysse dans sa patrie.*

presse. Seuls les jeux vidéo connaissent une augmentation d'environ 10 % par rapport à 2019. L'étude ne permet pas encore de connaître la perte du nombre d'emplois dans ces différents secteurs culturels. Cette perte est difficile à calculer en raison des aides d'États[468] ».

« Le secteur culturel et créatif, crucial pour l'économie de l'Europe et le bien-être de ses citoyens, a été très éprouvé par les mesures prises pour lutter contre la pandémie de covid-19. La production mondiale a soudainement été arrêtée en raison de la pandémie, ce qui a eu des répercussions négatives sur l'ensemble de la chaîne de valeur : des manifestations ont été reportées ou annulées de même que la commercialisation, la distribution et les tournées qui y sont liées. Les librairies, les cinémas, les salles de concert, les clubs, les musées, les théâtres, les sites patrimoniaux et les galeries d'art ont été fermés. [...] Il ne fait pas de doute que la pandémie sera à l'origine de grandes œuvres d'art. Certains théâtres ont 2 500 ans et les gens auront toujours besoin d'espace pour célébrer la culture et la narration d'histoires. Les artistes tireront parti des peurs et des névroses. Cette pandémie mondiale suscitera une production écrite, et donnera lieu à une nouvelle littérature, à une nouvelle cinématographie et à de nouvelles paroles de chansons qui remettront en cause nos politiques, la technologie, la science et les comportements sociétaux. Les artistes joueront un rôle essentiel dans l'élaboration d'un nouveau récit qui rendra des changements de comportement possibles. »

Des conséquences culturelles de la COVID-19 sont encore à venir. Si nous y songeons en termes de prolongements il ne fait aucun doute que des artistes du monde entier nous proposeront dans les années prochaines des œuvres de très grande qualité, les prolongements seront très probablement positifs.

7.5. Des exemples de conséquences sociales[469].

Au décours de l'Épidémie les liens sociaux de façon presque banale se rompent, contribuant à la Syndémie. Deux facteurs sont déterminants dans ces ruptures : la peur et la mort ou, autrement dit, la peur de la mort. Les liens sociaux rompus l'Épidémie apparaît comme un agent de désagrégation des communautés. On perd toute référence sociale, et cela, ajouté à la peur, conduit à des comportements violents particulièrement à l'encontre des boucs émissaires. Par exemple, dans la région Aquitaine, Périgueux inaugure un

[468] Martel Frédéric. *Quel est l'impact du Covid-19 sur l'économie culturelle et créative en Europe ?* France Culture 31/01/2021.

[469] Gualde N. Des séquelles sociales des épidémies. Biofutur. 2015 ; 361 : 46.

mouvement de massacre dès 1323 en brûlant et en spoliant les lépreux de la ville. En 1393, à Bordeaux, on exila les Juifs avant d'interdire aux non-chrétiens les professions sanitaires.

Lors des attaques de peste, de variole, de choléra on nota souvent la rupture des liens de la filiation. Ce seront souvent les pauvres qu'on accusera de ce genre d'inconduite, pauvres qui n'ont pas le monopole des turpitudes.

L'épidémie a pu contribuer à modifier la structure sociale de groupes, de communautés ou de pays entiers. Si dans leurs origines et leurs processus de diffusion, nous avions pu écrire l'Épidémie c'est l'Homme, la réflexion sur leurs conséquences incite à écrire, l'Épidémie et la Syndémie c'est l'Homme contre lui-même. Il est connu que le choc des épidémies entraîne des réponses similaires dans des contextes historiques et géographiques différents[470], il s'agit d'une dramaturgie commune.

Courage, couardise, générosité, égoïsme. Tous ces comportements mêlés dans le capharnaüm de l'Épidémie et de la Syndémie génèrent des conduites insolites, proprement extraordinaires induites par le choc psychologique et le sentiment de délabrement de la société. Thucydide nous l'avait dit : « *Le plus terrible dans cette maladie, c'était l'état de dépression morale dans lequel on sombrait souvent en s'apercevant qu'on était atteint. On renonçait alors d'emblée à toute espérance, si bien qu'au lieu de lutter, on se laissait complètement aller. C'était aussi le fait qu'en soignant les autres, on contractait soi-même la maladie et qu'ainsi les hommes périssaient comme des troupeaux. Les ravages causés par l'épidémie s'en trouvèrent décuplés.* [...] *La situation des Athéniens, déjà accablés par l'épidémie, était encore aggravée par l'entassement des campagnards dans la ville. Les réfugiés furent particulièrement éprouvés. Faute de logements pour les accueillir, ils vivaient dans des baraquements où l'atmosphère, en cette saison de l'année, était irrespirable. Les morts et les moribonds gisaient pêle-mêle. On voyait des agonisants tituber dans les rues. Des malades à demi morts et dévorés par la soif assiégeaient les fontaines. Avec l'épidémie, on vit encore d'autres formes de désordre se répandre pour la première fois dans la ville. Impressionné par le spectacle de ces brusques changements de fortune qui faisaient soudain périr les heureux de ce monde et livraient leurs biens à ceux qui n'avaient rien possédé, on se livra plus librement à des plaisirs que l'on cachait naguère. Comme la vie et la richesse paraissaient également précaires, on s'empressait de dépenser ce qu'on avait et de jouir de l'existence.* [...] *Voyant autour de soi la mort abattre indistinctement les uns et les autres, on ne faisait plus aucune différence entre la piété et l'impiété. Et quant aux délits que l'on pouvait commettre, nul ne s'attendait à vivre assez*

470 Slack P. p. 3 in Ranger Terence, Slack Paul (Éditors). *Epidemics and ideas. Essays on the historical perception of pestilence*. Cambridge University Press. 1995.

longtemps pour subir le châtiment. Chacun redoutait bien davantage l'arrêt déjà prononcé contre lui et suspendu sur sa tête et l'on trouvait tout naturel de tirer quelque plaisir de la vie avant d'en être frappé[471] ».

Ce sont des scènes semblables que décrit avec talent Jack London à propose de l'épidémie de *La peste écarlate*. L'auteur situe l'histoire du roman de science-fiction en 2013. La planète est dévastée par une épidémie de peste, la peste écarlate. Un vieillard nommé Grand-Père, vêtu de peaux de bêtes, raconte à des enfants habillés de guenilles le malheur qui est survenu et ses effets ravageurs : « *New York et Chicago étaient en plein chaos. Il en était de même dans toutes les grandes villes. Le tiers des policemen de New York avait déjà succombé. Le chef de la police et le maire étaient morts. Tout ordre social, toutes loi avait disparu. Les corps restaient étendus dans les rues, là où ils étaient tombés, sans sépulture. Les trains et les navires qui transportaient coutumièrement jusqu'aux grandes villes, les vivres et toutes choses nécessaires à la vie ne fonctionnaient plus, et les populaces affamées pillaient les boutiques et les entrepôts. Partout régnaient le meurtre, le vol et l'ivresse. Des millions de personnes avaient déjà déserté New York, comme les autres villes. Les riches d'abord, étaient partis, dans leurs autos, leurs avions et leurs dirigeables. Les masses avaient suivi, à pied, ou en véhicules de louage ou volés, portant la Peste avec elles à travers les campagnes, pillant et affamant sur leur passage les petites villes, les villages et les fermes qu'ils rencontraient.* [...] *Les gens mouraient si rapidement que les survivants ne pouvaient plus prendre soin des cadavres, qui gisaient partout. Au cours de la nuit suivante ce fut la panique, et l'exode commença vers les campagnes. Imaginez-vous, mes enfants, des troupes d'hommes plus nombreuses que des bandes de saumon que vous avez vues souvent remonter le fleuve Sacramento, des troupes d'hommes que dégorgeaient les villes, qui, comme des bandes de fous, se déversaient sur les campagnes, dans un inutile effort pour fuir la mort qui s'attachait à leurs pas*[472] ».

Certes le réflexe usuel était de fuir afin d'échapper au danger ainsi qu'aux consignes contraignantes de la société civile et des religieux : « *Bref, il était* (le frère du narrateur) *pour que je me retire à la campagne, comme il avait résolu de faire lui--même avec sa famille ; et il me répéta ce que, semble-t-il il avait entendu dire, à savoir que la meilleure mesure contre la peste, c'était la fuite.* [...] *Il y avait aussi des prières quotidiennes organisées matin et soir dans plusieurs églises, ainsi que des jours de prières privées en d'autres lieux, et les gens y faisaient montre, dis-je, d'une dévotion peu commune.* [...] *Ordonnances concernant l'infection de la peste rédigées et promulguées par*

[471] p. 51-53 in Thucydide. *La guerre du Péloponnèse.* (Traduction de Denis Roussel) Gallimard 2000.
[472] p. 49-52 in London J. *La peste écarlate* (*The Scarlet Plague.* Traduction de Paul Gruyer et Louis Postif). Actes Sud Babel 1992.

le Lord-Maire et les échevins de la cité de Londres - 1665. Nomination d'inspecteurs dans chaque paroisse, fonctions des inspecteurs, surveillants (de toute maison infectée condamnant ses habitants à y être reclus), enquêteuses (inspection des corps des morts), chirurgiens, garde-malades. [...] *Instructions concernant les maisons infectées et les personnes malades de la peste. Notification de la maladie, séquestration des malades, aération des effets, fermeture de la maison, enterrement des morts, interdiction de mettre en circulation les effets infectés...*[473] ».

« *Cette pestilence fut d'autant plus forte qu'elle se propageait soudainement des malades aux personnes saines, comme le feu prend quand les objets secs et gras en sont approchés tout près. [...] De ces choses et de beaucoup d'autres semblables ou pires, naquirent diverses peurs et imaginations chez ceux qui restaient en vie, et presque tous tendaient cruellement à éviter et à fuir les malades ainsi que leurs affaires : chacun de cette manière, croyait assurer son propre salut* [...] *Certains pensaient que vivre avec modération et se garder de tout excès constituait un bon moyen de résister au fléau.* [...] *D'autres, à l'opposé, estimaient que, face à un si grand mal, nul remède n'était plus sûr que boire beaucoup, se donner du bon temps,* [...] *tenter de satisfaire toutes ses envies*[474] ».

« *Une ville brisée. Sans doute, comme en bien d'autres lieux de France et d'Europe, la peste traumatise la ville : ébranlant la société urbaine, elle bouleverse les structures mentales et intellectuelles, suscitant d'abord, par la terreur, l'élan mystique et les mortifications, puis, sous un ciel obstinément silencieux, le désespoir, le blasphème et les saturnales*[475] ».

C'est Pagnol qui rapporte les anecdotes qui sans manquer d'être drôles rappellent les bizarreries de la conduite des hommes lorsque le stress psychologique est pénible et prolongé : « *Mamette Pigeon, qui avait plus de quatre-vingts ans, disparut un jour ; on la retrouva cachée sous un lit, elle refusa de sortir de cet abri. Comme on essayait de l'en tirer, elle poussa des cris si terribles qu'il fallut y renoncer, et sa fille dut lui porter deux fois par jour sa nourriture dans sa ridicule cachette où elle vécut à plat ventre dans ses excréments*[476] ».

« *Le papet Romuald, qui pourtant avait toujours eu beaucoup de sens, se mit un jour à marcher à quatre pattes, en aboyant de temps à autre ; il expliqua à Maître Pancrace que la peste ne frappait jamais les animaux, et que tout le monde n'avait qu'à faire comme lui. Pancrace, qui le jugea*

[473] p. 39, p. 66, p. 79, p. 83 in Defoe Daniel. *Journal de l'Année de la Peste*. (Traduction Francis Ledoux). Gallimard 1959.
[474] Boccace. *Décaméron*. (Traduction Christian Bec) Lire de Poche 1999.
[475] p. 34 in Certeau (de) M. *La possession de Loudun*. Gallimard 2005.
[476] Pagnol. *Souvenirs d'enfance. Le temps des amours*. Chapitre 9 : *Les pestiférés*. De Fallois 2014.

incurable, l'approuva hautement, mais lui demanda d'aboyer moins fort, ce qu'il accepta de bonne grâce[477] ».

Parfois la Syndémie a pour conséquence une apparence de stabilité de la structure sociale qu'on croyait vacillante. Ceci est rapporté dans la littérature à propos du choléra tel qu'il fut décrit par Thomas Mann et Somerset Maugham : « *Les personnages principaux des deux romans La Mort à Venise (Thomas Mann 1912) et La Passe Dangereuse (Somerset Maugham, The Painted Veil, 1925) font l'expérience de la pandémie de choléra et de la façon dont cette maladie mortelle est liée non seulement à leur sexualité et à leur convoitise, mais aussi à la revalorisation du système social bourgeois et les rôles traditionnels de genre. La passion incontrôlable et non réprimée de Gustav von Aschenbach et de Kitty Garstin constitue une transgression des normes, des mœurs et des valeurs acceptées et établies de la société bourgeoise à laquelle ils appartiennent. Dans Mort à Venise et La Passe dangereuse, le choléra devient une expérience transformatrice pour les principaux personnages désignant les relations asymétriques et mort-nés. Il est également représenté comme une composante sociale, un symptôme de dysfonctionnement social et en même temps comme un agent de reformation et un processus de renormalisation menant à l'ordre établi. En ce sens, le choléra dans les deux romans n'est pas une force déstabilisante, mais au contraire une limite, un gardien du maintien et de l'équilibre des institutions existantes du système social bourgeois du début du XXe siècle*[478] ».

Ces épisodes romanesques s'accordent avec la notion selon laquelle l'Épidémie ou mieux la Syndémie sont des facteurs de légitimation du pouvoir comme l'ont souligné Dominique Chevé et Gilles Boëtsch : « *Dans la perspective anthropologique de mise en évidence d'invariants fortement structurants du social, l'épidémie (de la peste à la Covid-19) nous parait être une médiation essentielle aux processus de revivification des pouvoirs, qu'il soit politique, religieux ou médical et technologique. Les temps d'épidémies sont des moments d'excès de tous ordres. Or il semble que ce soient bien les représentations qui fassent exister l'événement que constitue la crise épidémique. Ainsi la peste, de « Pestis », renvoie à l'anomie qui se manifeste par l'inhumain, le monstrueux au travers de bouleversements et d'éclatements des liens sociaux et des règles morales comme l'atteinte des corps voire la décomposition des chairs qui accompagnent la déliquescence de la société. Pourtant, « Pestis » n'est pas seulement le chaos. Il faut que la société atteinte, jugée parfois fautive, ou du moins responsable, s'efface pour laisser la place à une autre société et qu'un dynamisme nouveau invente un*

---

[477] *Ibid.*

[478] Eleftheria K. *Cholera in Thomas Mann's Death in Venice and in Somerset Maugham's The Painted Veil.* European Journal of Humanities and Social Sciences. No 6 2020. https://doi.org/10.29013/EJHSS-20-6-160-169

arrangement inédit. « Pestis » précède et provoque la mutation de la société ; elle permet à la société de se renouveler mais aussi de mettre au jour les différents modes de légitimation des pouvoirs[479] ».

7.6. Des exemples de conséquences économiques.

Le danger microbien incluant les maladies infectieuses endémiques ou émergentes ainsi que les résistances antimicrobiennes ont non seulement des conséquences pour la santé mais possiblement d'énorme effets sur les activités économiques mondiales. Par exemple durant l'épidémie d'Ebola en Afrique de l'Ouest entre 2014 et 2016 la Guinée, le Libéria et la Sierra Leone ont souffert d'une perte du produit national brut d'environ 10 %. Le SRAS entre 2002 et 2004 a coûté 18 milliards de dollars à l'Asie de l'Est et 40 milliards de dollars à l'économie mondiale. Ainsi on estime que le coût d'une grave crise sanitaire peut s'élever annuellement à 60 milliards de dollars[480].

Le risque économique lors de l'Épidémie est maintenant connu : les malades à l'abri du modèle social ne travailleront plus, les impôts et cotisations rentreront moins. Et surtout combien d'activités seront sinistrées : imaginons les mêmes répercussions dont celles a souffert La Réunion (lors de l'épidémie de Chikungunia), la France ne serait plus le premier pays de tourisme !

La Commission européenne estimait en mai 2021 que la crise de la COVID-19 a eu un impact économique négatif très important en 2020 sur l'Union Européenne et la zone euro et que son impact direct a entrainé un recul du PIB réel de l'UE (- 6,1 %) et de la zone euro (- 6.6 %). En 2021 et 2022, la Commission européenne prévoit respectivement un rebond de + 4.2 % et 4.4 % pour l'Union Européenne et de + 4.3 % et 4.4 % pour la zone euro. Concernant les États-Unis, l'OCDE s'attend à une croissance du PIB de + 6.5 % en 2021 et de + 4.0 % en 2022. Pour la Chine, les prévisions de croissance s'établissent à + 7.8 % en 2021 et à + 4.9 % en 2022.

En France la dette publique a considérablement augmenté, des secteurs de l'économie comme la restauration, la culture, le tourisme sont frappés. La consommation des ménages a fortement diminué alors que

---

[479] Chevé D, Boëtsch G. *L'épidémie, désordre nécessaire à la légitimation des pouvoirs.* Recherches et éducation. Juillet 2020. https://doi.org/10.4000/rechercheseducations.8901.

[480] V. Ayano Ogawa, T. Anh Tran, and Cecilia Mundaca Shah. p 1 in National Academies of Sciences, Engineering, and Medi- cine. 2018. *Understanding the economics of microbial threats: Proceedings of a workshop.* Washington, DC: The National Academies Press. doi: https://doi. org/10.17226/25224.

l'épargne s'est accrue. Les ventes en ligne ont connu une embellie alors que le commerce traditionnel était frappé.

Parfois l'épidémie affecte des pays (des populations) déjà économiquement vulnérables. C'est le cas particulièrement du VIH pour lequel la relation épidémie – économie joue dans les deux sens : le sida plombe l'économie alors que les conditions socioéconomiques favorisent l'extension de l'épidémie, sa répartition rurale ou urbaine. Parmi les conditions socioéconomiques, la pauvreté, facteur d'émigration, d'exil s'associe au facteur « migration » dans la survenance de l'épidémie. Nous nous trouvons dans ce cas en présence d'un cercle vicieux où la pauvreté amplifie le phénomène Épidémie lequel accroit la pauvreté. La pauvreté et la médiocrité des perspectives économiques sont souvent des variables fondamentales dans la décision de migrer. Si les faits ne sont pas entièrement concluants, il existe néanmoins des indications empiriques montrant l'existence d'une forte corrélation positive entre les flux migratoires de main-d'œuvre et la propagation du VIH. Cela tient en partie à la jeunesse relative des populations migrantes et au fait qu'il existe des migrations proprement féminines ou masculines. Cette corrélation tient aussi à l'atténuation de la rigueur des normes sociales et aux comportements nouveaux et souvent à risque adoptés par les migrants.

Il s'agit d'une pauvreté essentiellement rurale, mais elle s'urbanise progressivement. L'épidémie d'infections par le VIH a pour effet de réduire l'effectif de population active, ce qui peut accroître le ratio de dépendance. Une population active qui s'amenuise doit assurer l'existence d'enfants et de vieillards relativement plus nombreux. La perte des actifs diminue les revenus des familles, la maladie induit des frais pour les soins et souvent, hélas, pour les funérailles. Ainsi, beaucoup de familles, en partie dépeuplées, doivent vendre leurs biens, souvent elles dépendront de la charité générale alors que les enfants ne recevront aucune éducation. Il va de soi que de telles situations ont des conséquences néfastes importantes sur les structures et les économies des communautés : « *Le véritable coût économique du sida est incontestablement l'appauvrissement du capital humain. La dimension la plus délicate à évaluer est la répercussion de la dégradation de l'état de santé des populations sur la production et la productivité. Les agriculteurs sont les plus nombreux à travailler, leurs ressources d'autoconsommation s'effondrent et les récoltes destinées à l'exportation ne sont plus levées faute de main-d'œuvre. La chute de la productivité du travail dans les grandes plantations est attestée par les enquêtes menées sur place*[481] ».

Un travail prospectif datant de 1993 rapportait que le produit national brut de la Tanzanie diminuerait de 25 % en 2010 alors que le revenu

---

[481] in *Le coût mondial du sida*. 1980-2000. CNRS. Paris 1992.

per capita baisserait d'au moins 10 %. Le bilan de l'économie agricole du Kenya réalisé par la FAO n'est guère plus rassurant. Il indique que les effets du sida sur l'économie et l'agriculture du pays sont alarmants. L'industrie agro-alimentaire, essentiellement sucrière, est ralentie par le manque de cannes à sucre en raison de la baisse de production consécutive à l'atteinte des fermiers. Des terres fertiles demeurent en jachère par manque de main-d'œuvre. Il est prévu une diminution de 15 % du Produit National Brut à l'horizon 2005 et une baisse de 10 % du revenu *per capita* (Silke Weigang – FAO (Rome) Sustainable Development Department). En Afrique du Sud, l'Anglo-American Corporation of South-Africa Limited qui domine l'industrie minière du pays et emploie des millions de travailleurs reconnaît être affectée économiquement par les effets de l'épidémie. On estime que, selon les sites d'extraction, jusqu'à 45 % des mineurs pourraient être séropositifs. Les conséquences sont si importantes pour la société que ses responsables ont initié un programme mettant à la disposition des mineurs un traitement antiviral. Témoignage d'un mineur Sud-Africain, âgé de 25 ans : « *Des gens croient toujours que le sida est un mythe, ils ne croient pas à sa réalité* ». Le témoin ajoute que, lorsqu'il arriva à la mine, peu d'années auparavant, il assistait à des funérailles une fois par semaine. En 2001 il y assistait quatre à cinq fois par semaine, tous les défunts étant emportés par le sida[482].

« *La pression économique du sida n'est pas une exclusivité Africaine, partout où elle sévit la maladie a un coût. En Europe, la question fut également soulevée ; en 1992 Yves Souteyrand évoquait le problème par ces mots : tenter de mesurer le coût que représente pour la collectivité l'existence d'un effectif important d'individus atteints d'une même pathologie, en l'occurrence le sida, revient en fait à réaliser deux opérations de nature différente : comptabiliser [...] les ressources accaparées par le traitement et la prévention [...] évaluer les potentialités perdues, c'est-à-dire l'activité économique qui n'a pas été réalisée*[483] ».

Ce qui est vrai pour le sida l'est également, mais à un moindre degré, pour le paludisme partout où le parasite frappe. Fin 2004, la firme pétrolière Exxon-Mobil qui n'a rien d'une société philanthropique projetait d'augmenter ses activités dans les pays sub-sahariens. Le trust avait besoin de main-d'œuvre... Il a alors multiplié par trois sa dotation financière à la recherche contre le paludisme. Le mot d'ordre demeure : « *fighting malaria is good for business*[484] ». Toutes les épidémies, aiguës ou chroniques affectant la démographie, la vie et les activités de l'Homme retentissent *ipso facto* plus ou

[482] Sources : C. Hunter-Gault. CNN. Johannesbourg.
[483] p 101 in Collectif. *L'homme contaminé. La tourmente du SIDA*. Autrement. Paris 1992.
[484] « *Lutter contre la malaria est bon pour les affaires.* » Forman C. Death by Mosquito. Time. 2004; July 26: 56-8.

moins fortement sur l'économie ? Il n'est d'ailleurs pas obligatoire que le nombre de malades soit exagérément élevé pour que l'épidémie induise un retentissement économique. Un état émotionnel peut amplifier la réalité des conséquences en termes d'occurrence de la maladie. Par exemple une anthropozoonose telle l'encéphalite spongiforme bovine nous a enseigné que la crainte de la contamination des élevages européens pouvait dégrader l'économie agricole, le commerce de la viande et celui de la restauration.

L'Épidémie, dans sa forme majeure (sida, paludisme etc.) n'a pas le monopole du retentissement économique. L'apparition récente du chikungunya dans sa forme épidémique a affecté La Réunion, une île à l'équilibre économique fragile. Au début de l'année 2006 on constatait le retentissement de l'épidémie sur le tourisme c'est à dire sur l'économie hôtelière et celle des « des tour-opérateurs ». Retentissement également dans le secteur du bâtiment et des travaux publics en raison de l'absentéisme.

L'Épidémie est-elle susceptible, en raison de ses conséquences démographiques, de nuire en l'avenir et le développement d'une région, d'un pays ? Les lignes précédentes nous suggèrent une réponse affirmative qui s'accorde avec l'histoire des épidémies passées et celle de leurs contrecoups économiques.

En Europe, l'économie de l'après peste noire fut dramatiquement modifiée. Les pertes humaines ont eu pour effets, autant un effondrement des propositions d'emplois, que celui encore plus notable des demandeurs de travail. Il s'ensuivit une augmentation des salaires, donc des profits, mais aussi des prix. Les propriétés furent distribuées aux héritiers survivants des hécatombes familiales, leur taille moyenne augmenta. Les ouvriers agricoles, peu nombreux devinrent fort exigeants, poussant le Parlement anglais à émettre en juin 1349 « *The ordonnance of laborers* » destinée à tempérer les demandes de leurs paysans. Au demeurant, beaucoup d'Anglais propriétaires terriens remplacèrent la culture par l'élevage, moins demandeur de main-d'œuvre, ou louèrent leur terre à des fermiers. En France et ailleurs, le choc économique fut dévastateur. Comme de l'autre côté de la Manche, les situations familiales de propriétaires, de possédants, allaient changer. Des survivants se trouvèrent en possession de fortunes importantes, des bourgeois devenus très riches épousèrent des femmes nobles désargentées. La main-d'œuvre, plus rare, devint plus chère particulièrement lorsqu'elle était qualifiée.

De semblables situations ne doivent pas cacher la réalité commune de la conséquence majeure de l'épidémie : la paupérisation extrême, la crise frumentaire, l'abattement, le découragement. L'épidémie de 1720 laissa Marseille dans une situation catastrophique. À la fermeture du port, cataclysme économique qu'on devine pour le commerce phocéen, fit suite la fermeture des communications routières. Le parlement d'Aix-en-Provence ordonna l'interdiction de : « *tout commerce avec les habitants de la ville de Marseille, attendu le soupçon de peste*[485] ».

Les marchandises ne purent plus quitter la Provence, le courrier fut jeté en paquets au-delà des barrières, ramassé à l'aide de pinces, traité par du vinaigre, des parfums. L'économie fut donc paralysée. Il fallut plus de cinq ans après la fin de l'épidémie pour que l'ostracisme dont étaient frappés la ville et le port de Marseille soit levé. Nous imaginons sans peine ce que furent les conséquences sur une ville vivant du commerce.

En Europe la question de la pression économique de l'Épidémie s'est posée ces quinze dernières années et déjà en 1992 Yves Souteyrand évoquait ce problème : « *Tenter de mesurer le coût que représente pour la collectivité l'existence d'un effectif important d'individus atteints d'une même pathologie, en l'occurrence le sida, revient en fait à réaliser deux opérations de nature différente : comptabiliser... les ressources accaparées par le traitement et la prévention... évaluer les potentialités perdues, c'est-à-dire l'activité économique qui n'a pas été réalisée*[486] ».

7.7. Des exemples de conséquences médicales.

Il ne s'agit pas d'effectuer ici un travail exhaustif sur les conséquences qu'ont pu avoir les épidémies et les pandémies sur la médecine (ou plutôt les médecines) et les médecins. Nous pouvons résumer l'histoire des interactions réciproques microbes-médecine comme, de fait, une coévolution complexe entre d'une part, des expressions plus ou moins virulentes de micro-organismes (le plus souvent favorisées par des comportements humains : l'Épidémie c'est l'Homme) et d'autre part, les processus de défenses (biologiques et culturels) mis en jeu. Chaque microbe en cause est un cas particulier et la connaissance, même approfondie, de la biologie d'un germe n'est pas synonyme de succès thérapeutique ou vaccinal néanmoins elle y contribue largement. En d'autres termes il arrive parfois que la biologie et la culture des moyens de défense soient tenus en échec. Ce fut le cas durant les épidémies de peste où, pourtant, les autorités réagirent formellement, administrativement, dans l'espoir, si ce n'est de guérir d'au moins circonscrire l'épidémie et atténuer la géhenne des patients. À ce propos nous écrivions : « *À l'hôpital de la santé, les malades couchaient sur le plancher, faute de lits et de matelas ; qu'on devait brûler ou ensevelir tous leurs mauvais habits ; qu'il fallait leur avoir des ustensiles nécessaires, ainsi*

485 Trkuljic S. *Le vécu quotidien durant la peste de 1720 à Marseille*. Thèse Médecine. Marseille. 1997.

486 P. 101 Collectif. *L'homme contaminé, la tourmente du sida*. Autrement. 1992.

que des paillasses et des femmes pour faire la lessive ; que le vin qu'on leur donnait était trop gros et trop noir ; qu'il estait nécessaire de séparer les malades d'avec ceux qui ne l'étaient pas ; qu'on devait aussi séparer les malades entre eux... L'organisation spécifique dont se dote Bordeaux entre le XIVe et le XVIIIe siècles. La défense de la ville s'organise en premier lieu sur des règlements de la peste. [...] les autorités responsables de combattre le fléau, s'appuient sur une administration particulière aux « temps de peste », ainsi que sur une infrastructure spécialisée comme les hôpitaux de peste[487] ».

Pour mieux comprendre, comparons la variole et les fièvres hémorragiques comme la fièvre de Marburg et la fièvre due au virus Ebola. La variole fut un des fléaux les plus dévastateurs dont disposait le monde microbien. Elle a disparu dans les conditions que nous savons. Le virus tueur a, durant l'Histoire, régulièrement anéanti des millions d'homme depuis le dernier des mendigots, oublié dans sa société, jusqu'aux monarques les plus puissants et les mieux pourvus matériellement. Crasseux ou poudrés, portant la soutane, la perruque ou des peintures de guerre, ceux qui étaient frappés moururent semblablement. Puis la médecine s'adapta, se transforma. Des incantations des chamanes aux remèdes extrême-orientaux (inoculations) jusqu'à la vaccination proprement dite, on observa, on imagina, on inventa un vaccin. Ainsi, à la fin du XXe siècle, une maladie fut éliminée à l'aide de moyens strictement anthropiques et, toutes choses égales, à peu de frais. Le virus de la variole soumit les thérapeutes à de telles contraintes que, par rétroaction anthropique, la maladie fut éradiquée. Il s'agit d'un superbe succès de l'homme-thérapeute sur l'homme-vecteur, facteur de diffusion des épidémies. (Nous pouvons qualifier l'homme de vecteur culturel (ou anthropique) des épidémies tant, par ses comportements, il favorise leur diffusion. À la Cour de France, la coutume voulait que lors d'un décès, les nobles viennent se recueillir au chevet du défunt. On a reconnu là un malheureux moyen pour répandre le virus chez les Bourbons. Le futur Louis XV, protégé par sa gouvernante, échappa au rite et au virus... pour quelques années). La disparition de la variole est l'exemple emblématique de l'adaptation culturelle (médicale) devant les épidémies, elle figure glorieusement le deuxième volet (culturel) de l'immunité des populations. La suette anglaise est l'exemple fort rare - voire exceptionnel - d'une maladie dont l'extinction paraît définitive et spontanée.

De la fièvre Marburg et du virus éponyme, des virus Ebola cousin du premier nous savons énormément de leurs principaux canons biologiques. Pourtant en comparant le devenir de la variole et des fièvres hémorragiques nous observons que si la connaissance scientifique précède habituellement l'efficacité thérapeutique nous avons ici affaire à une situation exceptionnelle.

---

[487] *Bordeaux face à la peste aux XVIe et XVIIe siècles.* Histoire des Sciences Médicales. 2000 ; 34 : 305-13.

Dans le cas de la variole, Jenner a découvert la vaccination en ne connaissant rien de l'agent pathogène alors qu'on a su presque tout de la structure et de la composition chimique des virus Marburg et Ebola avant de produire un vaccin.

Les modifications des infrastructures médicales induites par l'Épidémie/Syndémie.

La pression de l'Épidémie soumit et soumettra toujours les thérapeutes à des efforts d'organisation et d'adaptation. Le pays où l'évolution médicale a connu les transformations les plus radicales, et pour cause, est les États-Unis d'Amérique. Lors de l'arrivée des colons, les maladies et les crises frumentaires dépeuplèrent les premiers établissements. Durant la première année qui suivit leur venue, 80 % des colons de Virginie, 50 % de ceux du Massachusetts décédèrent au cours de l'hiver. Durant la période coloniale, l'encadrement médical était insignifiant. Le premier hôpital, le Pennsylvania Hospital, créé à l'instigation de Benjamin Franklin, n'acceptait les malades souffrant d'infection que dans la mesure où on pouvait les mettre en quarantaine. Au XVIIIe siècle, la santé publique était encore inexistante dans le pays, à la fin du XXe siècle, la médecine américaine était la première au monde sur les plans de la technologie, du niveau budgétaire des dépenses médicales et de la pédagogie. Il faut néanmoins reconnaître qu'on reproche aux études médicales d'être fort dispendieuses (jusqu'à 200 000 dollars) aux États-Unis. On critique également le fait qu'elles sont trop axées sur la recherche et relativement peu sur la pratique médicale proprement dite[488].

Sans soutenir qu'une telle métamorphose de la médecine américaine, qui n'a d'ailleurs pas seulement des aspects positifs, soit le seul fait de l'Épidémie, celles-ci a largement incité les médecins et chercheurs d'outre-Atlantique ainsi que l'industrie pharmaceutique du pays à contribuer aux progrès médicaux contre les microbes.

La tuberculose fut une autre endémie microbienne génératrice de « conséquences » médicales majeures et cause de rétroactions dont une des plus importantes est également la résistance aux antibiotiques antituberculeux. La tuberculose a retenti sur la société française tout autant que sur sa médecine. Plus spécifiquement la lutte contre la tuberculose connut des péripéties dignes de toute entreprise humaine. « *La lutte contre la tuberculose n'a échappé ni aux contingences financières ni aux volontés de pouvoir, aux*

[488] Erlen J. *Modern American Medical Education. History of Medicine and Health* Care. Class Lecture. University of Pittsburgh. Pittsburgh PA. November 1. 2000.

querelles de chapelles et aux improvisations, toutes choses qui n'entachent ni la sincérité, ni le dévouement, ni les acquis positifs[489]. »

On comprendra mieux les contraintes infligées par une bactérie à la médecine d'un pays, et à la société en général, en considérant le problème des sanatoriums et de l'intervention de l'État dans la lutte contre la tuberculose. Durant la première guerre mondiale, la situation devint critique en raison du grand nombre de poilus ayant contracté la tuberculose du fait des conditions vie, épouvantables, dans les tranchées.

« *Pour lutter contre la tuberculose, il faut à la fois soigner les malades dont le nombre est en recrudescence et éviter la diffusion de la contagion au sein des populations civiles. Le Parlement est alors contraint de légiférer et, sans innover, à confirmer les choix d'avant-guerre, avec les lois Bourgeois (1916) et Honnorat (1919)*[490] ».

Léon Bourgeois et André Honnorat furent deux élus ayant consacré leur activité parlementaire à la réalisation des sanatoriums en France. Le premier obtint le prix Nobel de la paix en 1920. La loi Honnorat parfait les objectifs de celle de Bourgeois, elle définit ce que seront les sanatoriums « des établissements spécialement destinés au traitement de la tuberculose et dont la gestion est assurée par l'État, les départements, les communes ou les établissements publics ».

Les microbes ont donc été de puissants stimulants de ce qu'il est convenu de désigner le « progrès médical ». La motivation d'origine microbienne a, à n'en pas douter, de beaux jours devant elle tellement il faudra encore et encore trouver et innover. Observons, par exemple, des informations récentes venant du Burkina-Faso : début avril 2002, le ministère de la santé burkinabé communiquait l'information reconnaissant la mort par méningite de 813 personnes entre le premier janvier et le 31 mars 2002. Le vaccin anti-méningococcique utilisé est, malheureusement, inefficace contre la forme particulièrement redoutable, le type W-13S de la bactérie. Le Burkina-Faso avait déjà souffert de 3 épidémies de méningite en 1996, 1997 et 2001, touchant respectivement 42 967, 22 293 et 12 790 malades et provoquant en totalité 8 665 décès. Depuis le début de 2002 les Burkinabés en sont déjà - si on nous permet ce terme - à 6 145 cas et plus de 800 morts (Agence France-Presse, 9 avril 2002). Aussi loin que remonte notre connaissance des histoires des épidémies, nous observons que la réponse anthropique a bien entendu évolué. Initialement limitées à une fuite motivée par la terreur devant un mal considéré comme d'origine divine, les réponses se sont ensuite organisées, se sont appuyées sur des connaissances scientifiques visant à prévenir (vaccinations, mesures d'hygiène) ou à traiter efficacement les émergences

[489]p. 8 in Dessertine D. *Combattre la tuberculose.* Presses Universitaires de Lyon. 1988.
[490] *ibid.*

(antibiotiques, antiviraux). Nous avons déjà envisagé la coévolution entre l'agent pathogène et son hôte humain, nous savons que pour l'Homme la coévolution est autant culturelle que biologique. Celui qui est régulièrement un facteur essentiel de l'émergence et de la diffusion d'épidémies est tout autant le vecteur culturel que le producteur des remparts médicotechniques visant à juguler les flambées délétères.

L'épidémie de syndrome respiratoire aigu sévère (SRAS), qui a duré de mars à juillet 2003, a profondément modifié le système de soins de la région de Toronto. Les caractéristiques de cet agent infectieux, en particulier son caractère extrêmement contagieux expliquant la contamination précoce du personnel hospitalier, et la sévérité de la maladie qu'il induit ont contribué à désorganiser profondément le système de soins, en particulier les services de réanimation et d'urgences. La réponse rapide des acteurs du système a permis d'élaborer dans l'urgence une stratégie hospitalière et de contrôler cette épidémie grâce à une mobilisation générale. Lors de la seconde phase de l'épidémie en avril, une réponse coordonnée a été élaborée, par la création d'un réseau de soins d'hôpitaux dédiés à la lutte contre le SRAS, doté de moyens de communication et de transfert adaptés. À la fin de l'épidémie, les leçons tirées par les professionnels de Santé ont entraîné une complète transformation du système de soins de l'Ontario, avec la création de réseaux de soins régionaux, la mise en place d'une stratégie de coordination des services d'urgence et de réanimation, dont on a augmenté les capacités. Ces réflexions ont aussi permis de créer des groupes de travail, au niveau provincial et régional, pour préparer la réponse à d'autres désastres infectieux éventuels, comme une pandémie de grippe aviaire.

7.8. **Des exemples de conséquences militaires : l'Épidémie est une troisième armée.**

Les chroniques de témoins de conflits passés indiquent sans l'ombre de doutes combien les microbes ont constitués les éléments d'une « troisième armée » qui contribua ou faillit contribuer à la défaite de ceux contre lesquels ladite armée s'opposait.

Exemple de l'indépendance d'Haïti

Le 18 novembre 1803 aux environs du cap français situé au nord de l'île de Saint-Domingue l'armée française du général Donatien de Rochambeau capitule. Les Français furent battus par les armées des esclaves noirs dirigés par Jacques Dessalines et par la fièvre jaune qui contribua à décimer les soldats venus de métropole. Napoléon alors premier consul envoya près de 33 000 soldats pour conserver la colonie américaine, de l'aventure il ne resta que 2 000 hommes ayant échappé au terrible virus. Le général Charles Victor Emmanuel Leclerc commandant les troupes françaises mourut également lors de la campagne, dans sa trentième année, de la fièvre jaune

Exemple du typhus et de la retraite de Russie.

La retraite de Russie immortalisée par le poème de Victor Hugo ne fut pas pour la Grande Armée qu'un échec militaire compliqué d'une météorologie sibérienne. L'aigle baissa la tête parce que ses soldats furent en grand nombre décimés par la troisième armée microbe qui avait pour nom typhus, allié des Russes, responsable de l'effondrement de la démorésilience des militaires français. Pendant la retraite de Russie on a dénombré plus de soldats français morts du typhus que tués par l'armée russe. Les historiens estiment que 20 % des pertes au cours de la retraite sont probablement liées au typhus, soit plus de 100 000 hommes. Un médecin militaire qui accompagnait les malheureux soldats a écrit[491] : « *L'église de Borodino, le vaste couvent de Kolotskoë et les bâtiments environnants du champ de bataille, étaient tous remplis de blessés ; là, ces infortunés étaient accumulés, couchés par terre et la plupart sans paille, abandonnés aux privations de tout genre et sans le moindre moyen d'adoucir leurs maux, enfin partout où ils étaient relégués on ne voyait que l'effroi et le désespoir : plusieurs d'entre eux, retenus dans des bâtiments qui furent saisis par le feu, périrent dans les flammes. [...] La dysenterie et le typhus ravageaient avec fureur. Nos forces s'affaiblissant dans une progression infinie, nous laissâmes à Mojaisk et partout où nous passâmes un nombre indéterminé de malades, dont on ne s'inquiétait guère* ».

Et quelques jours plus tard durant la retraite : « *Nous avions sous les yeux avec le tableau de la plus affreuse misère celui d'une longue trainée de cadavres et de débris de toute espèce : sous les fatigues, la faim et le froid (a), la mort exerçait de plus en plus ses ravages. A tant de causes mortelles qui décimaient notre armée, il faut encore ajouter le typhus, qui régnait fortement. Nous laissâmes partout derrière nous une foule immense de malades et de mourants* ».

[491] p. 73-74 et p. 94 par le chevalier J. R. L. De Kerckhove dit De Kirckhoff. « *Histoire des maladies observées à la grande armée française pendant les campagnes de Russie en 1812 et d'Allemagne en 1813* ». Troisième édition. Anvers. 1836.

Exemple du paludisme et de la conquête de l'Algérie.

Sans la découverte de l'agent du paludisme par Laveran, sans les travaux de deux fameux pharmaciens ni les initiatives thérapeutiques d'un jeune médecin militaire jamais la France ne serait sans doute parvenue à conquérir l'Algérie. Hamdan Khodja, notable et diplomate turc décrit le pays algérien peu de temps avant l'occupation française : « *La Mitidja est un pays marécageux et malsain, une plaine dont le sol ne vaut pas les autres terrains de la Régence et où règne continuellement une fièvre intermittente avec laquelle vivent presque toujours les habitants qui sont déjà acclimatés* ».

Dans le pays, les militaires français souffraient terriblement du paludisme, on lisait dans les rapports des officiers : « *La ferme sera évacuée. Le 2° bataillon de zouaves la gardera par un poste qui sera renouvelé toutes les vingt-quatre heures pour éviter les fièvres qui y sont pernicieuses. [...] La maladie sévit cruellement sur les troupes du camp de Bou-Farik ; les effectifs se fondent sous ces coups et se réduisent avec une rapidité effrayante [...] nos jeunes soldats encombrent les ambulances et les hôpitaux, et ils meurent sans gloire, tués par la fièvre, par la dysenterie et la nostalgie*[492] .»

Les comptes-rendus de voyageurs soulignent les mêmes difficultés : « *Boufarik était la localité la plus mortelle de l'Algérie. Les visages des rares habitants échappés à la fièvre pernicieuse étaient verts et bouffis. Bien que la paroisse eût changé de prêtres trois fois en un an, l'église était fermée ; le juge de paix était mort ; tout le personnel de l'administration civile et militaire avait dû être renouvelé et le chef de district, resté seul debout, avait été investi de toutes les fonctions par le décès ou la maladie de tous les titulaires*[493] ».

« *Cependant le vrai péril était celui, non de la guerre, mais des maladies. Afin de se protéger contre les incursions de l'ennemi on a commencé à établir [...] des redoutes fortifiées : de la des terrassements qui, outre la fatigue, ne sont pas sans danger ; [...] du sol, fraichement remué, se dégagent des exhalations pestilentielles. [...]. En juillet 1832, dans la région d'Alger, on compte trois mille malades*[494]. »

La découverte de la quinine par deux pharmaciens français et son utilisation selon la posologie conseillée par un jeune médecin militaire modifia les données médicales de la conquête.

---

492 Témoignage du Colonel C. Trumelet écrit en 1837- p 83 in Sergent E, Sergent E. *Histoire d'un marais algérien.* Institut Pasteur d'Algérie. Alger 1947.

493 p 142 in Veuillot L. *Les Français en Algérie. Souvenir d'un voyage fait en 1841.* Ad Mame et Cie. Tours 1845.

494 p 60 in De La Gorce P. *La conquête de l'Algérie.* Flammarion. 1934.

En France, la colonisation, particulièrement la colonisation africaine, exposa les coloniaux à des pathologies indigènes. Parmi elles, de très nombreuses maladies dues à des microbes et se manifestant de façon endémique. Ces circonstances nouvelles furent à l'origine d'une nouvelle médecine dite « Médecine Coloniale ». La pathologie, qualifiée d'exotique, qui intéressait les médecins coloniaux, était essentiellement la pathologie infectieuse et les épidémies. Il se constitua une « Société de Pathologie Exotique » dont Laveran fut le premier Président. La société constitua : « *un groupe de pression scientifique au service des priorités sanitaires*[495] ».

Jean-Paul Bado souligne que la conquête africaine par les Européens survint à un moment où la médecine européenne était en plein essor. Les colons, s'installant sur un continent où la situation sanitaire était déplorable, l'aggravèrent en provoquant des déplacements de populations, en instituant des travaux forcés, etc. Les soucis sanitaires ne portèrent initialement que sur la variole et le paludisme, endémies fort meurtrières, mais on négligea longtemps d'autres fléaux, citons par exemple la maladie du sommeil, la lèpre et l'onchocercose. Il semble que les choix aient davantage appartenu - mal français éternel - aux bureaucrates de la haute administration qu'aux soignants sur le terrain. Néanmoins la médecine coloniale progressa à sa façon, elle s'attacha tout d'abord à protéger les coloniaux civils ou militaires. Il fallut préserver le capital humain des civils et des soldats représentant la nation conquérante. On chercha les agents des maladies rencontrées outre-mer, les plus dévastatrices étant les endémies. C'est dans ce contexte colonial-médical que Laveran, alors médecin militaire, découvrit l'agent du paludisme et que Maillot comprit l'intérêt thérapeutique de la quinine. Charles Louis Alphonse Laveran accompagnait, en 1880, les troupes françaises installées dans le Constantinois. Il découvrit dans le sang de 26 soldats atteints de paludisme, le plasmodium responsable de la maladie. Il reçut pour cela le prix Nobel de Médecine et Physiologie en 1907. C'est un autre médecin militaire, François Clément Maillot, alors médecin-chef à l'hôpital de Bône, qui découvrit les sensationnels effets thérapeutiques de la quinine, un alcaloïde de l'écorce de quinquina isolé en 1820 par deux pharmaciens, Joseph Bienaimé Caventou et Pierre Joseph Pelletier. La pression de la troisième armée (ici le paludisme) sur les forces d'invasion françaises était alors considérable. La plaine de la Mitidja fut considérée par les soldats de Bugeaud, nous l'avons souligné, en tant que lieu infect et mortel. On compta des milliers de soldats décédés de la maudite fièvre. Dès l'utilisation de la quinine, tout changea et à ce propos Elisée Reclus écrivit dans sa Géographie Universelle (1886) : « *Maillot a assuré le salut de la colonisation européenne en Algérie. Grâce à lui, la race des immigrants a pu faire souche dans une patrie nouvelle* ».

---

[495] p. 151 in Bado JP. *Médecine coloniale et grandes épidémies en Afrique*. Karthala. Paris 1996.

Oublions le ton grandiloquent et cocardier de l'époque pour souligner la vérité des propos de l'historien. On acheva une conquête coloniale avec l'aide d'une avancée médicale, grâce à une victoire sur un microbe ![496]

Nous savons maintenant que la boucle des rétroactions paludisme-médecine en était à ses débuts. La conséquence initiale et majeure fut l'utilisation de la quinine et les heureux bienfaits de ce traitement sur la malaria. En fait l'efficacité de la quinine ne précédait que de quelques dizaines d'années le temps des résistances au médicament.

Nous pouvons légitimement nous poser la question suivante : la conquête de l'Algérie aurait-elle pu être possible si l'armée française n'avait bénéficié d'une arme dirigée contre la troisième armée représentée par le paludisme ? Nous n'avons pas de réponse certaine mais rappelons qu'en 1804, Haïti acquit son indépendance après que les soldats de Toussaint Louverture appuyés de façon extrêmement efficace par leur alliée, la troisième armée fièvre jaune qui élimina de dizaines de milliers de soldats arrivés d'Europe.

7.9. Les conséquences sur la démorésilence.

Dans l'espèce humaine, la coévolution avec les microbes pourrait avoir généré un effet bénéfique sur l'adaptation particulière de la femme. Sans ignorer le reproche qui peut nous être fait de céder à un adaptationisme « forcené », déjà critiqué par Gould et Lewontin dans un article utilisant comme image les « écoinçons de San Marco ». À Venise, la coupole de l'Ascension (première moitié du XIIIe siècle) de la basilique Saint-Marc représente un « *Christ bénissant, soutenu par quatre anges en vol...* » La coupole, d'inspiration byzantine repose sur quatre pendentifs où figurent des représentations de quatre rivières bibliques. Pour Gould et Lewontin, l'adaptationisme à tout crin pourrait inciter à la conclusion que ce sont les décorations, de très grande qualité artistique, qui ont conduit à l'architecture des pendentifs alors qu'au contraire ce sont les contraintes architecturales qui imposèrent l'agencement des peintures[497].

Sans céder au « tout adaptation », le cas de la femme mérite d'être étudié. Le concours de la femme est essentiel à l'apport de la « *Part du feu des épidémies*[498] » car sa durée moyenne de vie est plus longue que celle de l'homme en sorte qu'elle contribue de façon plus prolongée à la protection du groupe. Par ailleurs la période de fécondité de la femme est plus brève que

---

[496] Litsios S. *The tomorrow of malaria*. Pacific Press. Wellington 1996.
[497] p. 109 in Kaminski M. *Art et architecture : Venise*. Könemann. Cologne 1999.
[498] Gualde N. Immunité-humanité. Essai d'immunologie des populations. L'Harmattan. Paris 1994.

celle de l'homme, il y a là un phénomène où l'évolutionnisme élémentaire ne trouve pas d'explication pertinente en termes de simple reproduction de l'espèce. L'hypothèse de la grand-mère ou de la ménopause adaptative est associée à un phénomène pratiquement unique chez les mammifères : une « femelle » encore jeune ne peut plus procréer. Chez la femme, alors que les symptômes du vieillissement s'étalent sur des années, la ménopause n'occupe en soi qu'un bref moment de la vie, laissant la femme dépourvue, plus tôt que l'homme, de toute faculté de procréation. Selon l'hypothèse de la grand-mère, la femme âgée apporte au groupe un complément social et, peut-être biologique qui sont déterminants pour sa survie. Par exemple chez les Hadza, chasseurs-cueilleurs de Tanzanie, les femmes âgées récoltent des racines, cueillent des fruits et prennent soin des enfants, libérant ainsi les femmes plus jeunes. Les femmes Hadza sont, durant leur vie post-ménopausique, quotidiennement actives, elles échappent aux contraintes physiologiques de la grossesse et de l'allaitement. Ceci suggère, avec d'autres observations, que la ménopause d'apparition précoce et d'installation rapide dans la vie de la femme serait le résultat d'une adaptation dans l'intérêt du groupe. Cette adaptation apporte certainement à la démorésilience dans ses aspects biologique et culturel. C'est là toute la problématique de la coévolution homme-microbe, le volet biologique n'est jamais isolé ; en raison de la nature anthropique du phénomène, il existe toujours une forte composante culturelle.

Les phénomènes de résistance aux antibiotiques, antiviraux et antiparasites sont l'expression de la réponse biologique adaptative du microbe à la gestion culturelle du traitement des maladies. Nous sommes là dans la problématique de la démorésilience, celle d'une situation dynamique touchant au plus complexe des phénomènes complexes, ceux de la biologie en général, de l'évolution, de l'écologie, mais également à la sociologie, la psychologie, l'anthropologie. L'idée de telles approches, quasiment holistes, a conduit un évolutionniste, un peu provocateur, comme Paul Ewald, à proposer des mesures de santé publique susceptibles de diriger l'évolution des microbes.

8. L'Épidémie/Syndémie entre disparition et persistance.

8.1. L'Épidémie peut-elle disparaître spontanément ?

Est-il possible que l'évolution spontanée de l'Épidémie conduise à sa disparition ? Un microorganisme touchant *Homo sapiens* peut-il avoir une évolution totalement naturelle le conduisant à son extinction ? Il est probable que la réponse est oui. Tout d'abord, beaucoup d'espèces vivantes ont disparu en dehors de toute intervention humaine et la chose est possiblement vraie pour des microorganismes. Après l'explosion créatrice du cambrien on admet que plus de 99 % des espèces vivantes se sont éteintes. Sans aller jusqu'à ces extrêmes, il est vraisemblable que depuis l'apparition d'*Homo sapiens* certains microbes aient pu être éliminées.

Qu'est devenue la suette anglaise ?

Il est une maladie, appelée la suette anglaise, qui fut extrêmement menaçante avant de disparaître spontanément. Le 22 août 1485 la bataille de Bosworth met fin à la guerre des deux roses et donne à Henry VII la suprématie sur la couronne d'Angleterre. Peut-être en relation avec cette guerre éclate un mois plus tard une épidémie qui est très vite à son maximum à Londres avant d'atteindre l'Angleterre mais épargnant l'Écosse et l'Irlande. La suette frappait les hommes jeunes et vigoureux, elle provoquait une détresse respiratoire précédée de céphalées intenses et de sueurs particulièrement malodorantes. Atteints de délire, les malades sombraient dans la somnolence. La mortalité était extrêmement élevée. La maladie terrorisa l'Angleterre puis disparut de façon inexpliquée ; elle n'aurait donc existé qu'entre 1485 et 1552. En fait, il n'y eut aucune manifestation entre 1486 et 1507 où elle réapparut à Londres. Lors d'une troisième résurgence, en 1518 elle atteint Calais en ne touchant que les Anglais. Finalement nous ignorons presque tout de cette maladie, était-elle une forme de dengue, une autre maladie virale ? La suette fut une maladie singulière par bien des côtés, en particulier sa spécificité anglaise, il s'agit d'un exemple, peut-être le seul, d'affection épidémique dont la vérité historique ne fait pas de doute et qui s'est éteinte spontanément depuis maintenant quatre siècles. S'agit-il d'une extinction définitive ou assisterons-nous à une réapparition de la suette anglaise ? L'avenir nous le dira, mais il serait peut-être présomptueux de spéculer sur une extinction éternelle de cette étrange maladie. L'attitude la plus sage est une attitude de principe selon laquelle on n'éradique pas une maladie infectieuse. Le silence de la suette, assimilé parfois à une disparition n'est pas en soi synonyme d'extinction définitive.

Que devient l'encéphalite léthargique de Von Economo-Cruchet ?

L'encéphalite léthargique apparut sous forme épidémique en 1917-1918, disparut en 1925, due à un virus neurotrope peut-être herpétique, frappant surtout le mésencéphale, caractérisée par une fièvre, une somnolence, des paralysies de nerfs crâniens, surtout des nerfs oculomoteurs. Le virus de la grippe est également soupçonné d'être la cause de la maladie. Mortelle dans

30 à 40 % des cas elle pouvait aboutir à une maladie de Parkinson après une rémission plus ou moins longue.

L'encéphalite léthargique dont les causes sont incertaines a disparu[499]. La plupart des auteurs actuels considèrent que la maladie fut la conséquence d'une infection par le virus grippal et la question demeure de savoir si la maladie de Von Economo-Cruchet réapparaîtra un jour.

8.2. L'Épidémie qui est considérée comme disparue.

La variole et le succès de la vaccination.

Avant la vaccination, les conséquences démographiques de la variole furent épouvantables ; elles font partie de l'histoire des épidémies. Rappelons ici pour mémoire le « *génocide sans préméditation* » des Amérindiens après les conquêtes hispano-lusitaniennes[500].

Les conquérants jouissaient d'une alliée majeure, la variole qui mérite bien de figurer aux côtés de la peste dans le petit groupe des épidémies ravageuses. L'émergence de la variole en 1518 engendra la plus grande mortalité parmi les Amérindiens. Les Caraïbes perdirent leurs habitants. Les Espagnols, marris de n'avoir plus d'esclaves locaux, ne purent extraire les quantités d'or espérées par Madrid.

Pour être plus précis dans la chronologie des événements : parti d'Hispaniola, Hernan Cortes atteignit le continent au cours de l'année « *Ce Acatl* » du calendrier aztèque, celle durant laquelle on attendait le retour du Dieu serpent à plumes « *Quetzacoatl* ». La capitale mexicaine tomba le 13 août 1521. En 1522, la moitié de ses habitants était morte, la majorité d'entre eux de la variole qu'ils nommèrent « *huey zahuatl* » ou la grande éruption. Non seulement, la variole tuait les Aztèques, mais les survivants témoignaient d'une espèce de résignation encore mal expliquée. Les Mayas puis les Incas devaient eux aussi connaître une quasi-extinction due à la « troisième armée », (essentiellement la variole, la rougeole et le grippe). L'extrême fragilité des Amérindiens face au danger infectieux européen est classiquement expliquée

---

[499] Selon l'historienne américaine Laurie Winn Carlson l'encéphalite léthargique aurait provoqué les troubles observés à la fin du XVIIe siècle, en Nouvelle-Angleterre, chez les personnes qu'on qualifia de sorcières de Salem. Les symptômes décrits par les colons du XVIIe siècle sont comparables avec ceux de patients atteints par l'épidémie d'*encephalitis lethargica* du début du XXe siècle (Carlson LW. *A Fever in Salem: A New Interpretation of the New England Witch Trials.* Ivan R. Dee, Publisher; 1999.)

[500] Ruffié J, Sournia JC. *Les épidémies dans l'histoire de l'homme. De la peste au sida.* Flammarion. 1995.

par deux raisons. La première s'en réfère à la notion de « virginité » des peuples du Nouveau-Monde n'ayant jamais rencontré les agents pathogènes cités plus haut. On comprendra qu'il s'agit là de la « naïveté immunitaire » des populations d'un continent entier. Contrairement aux Européens, les ancêtres des Amérindiens n'avaient jamais connu la pression de la sélection d'origine microbienne[501].

Plus près de nous, à la fin du XVIIe siècle, 400 000 Européens étaient emportés annuellement, au moins 30 % des survivants perdaient la vue ! Il s'agissait de la variole dite majeure qui prédomina mondialement durant tout le XIXe siècle. On estime qu'au XVIIIe siècle la variole avait tué 60 millions de personnes en Europe ; une mort sur dix était due à cette affection. Ce fut une maladie faisant fi des critères sociaux, emportant riches et pauvres, jeunes et vieux, nobles, ecclésiastiques et roturiers. Pierre Miquel raconte comment les Bourbons furent presque totalement balayés par la variole : « *En 1707 le peintre Laguillière avait représenté trois générations d'héritiers. Mgr le Grand Dauphin, époux de Marianne de Bavière, était debout derrière son père, accoudée au dossier du trône. À sa gauche, le fils aîné du Dauphin, duc de Bourgogne. Tenu par sa gouvernante, le fils de ce Bourgogne, déjà paré malgré son jeune âge, du titre de duc de Bretagne. L'avenir des Capétiens semblait assuré dans la branche des Bourbons. Pourtant, en moins d'un an, du printemps 1711 au début de mars 1712, tous devaient succomber à la variole. La terrible maladie décima la famille royale plus sûrement qu'une guerre de religion*[502] ».

La variole fut une tueuse de princes[503] : Marc-Aurèle en 180, le calife abbasside Abbul al-Abbas al-Saffah en 754, le roi Thadominbaya de Birmanie en 1368, l'empereur Aztèque Ciutlahuac en 1520, le roi Boramaraja IV du Siam en 1534, le roi, la reine de Ceylan ainsi que leurs enfants en 1582, le roi d'Espagne Baltazar Carlos en 1646, Guillaume II d'Orange et son épouse Henrietta en 1650, l'empereur Ferdinand IV d'Autriche en 1654, l'empereur Gokomyo du Japon en 1654, l'empereur Fu-lin en Chine en 1661, la reine Marie II d'Angleterre en 1694, le roi Nagassi d'Éthiopie en 1700, l'empereur Higashiyama du Japon en 1709, l'empereur Joseph I d'Autriche en 1711, Le roi Louis I d'Espagne en 1724, le tsar Pierre II de Russie en 1730,

---

[501] Il est important de comprendre qu'au début du XVIe siècle la variole en Europe n'était presque plus la même maladie que la variole des Amérindiens. Les premiers appartenaient à des groupes humains ou s'était installée une démorésilience faisant que les adultes avaient pratiquement tous surmonté l'obstacle de la variole. Les Amérindiens au contraire constituaient des populations vierges de tout contact avec le virus et par conséquent des proies fragiles pour ce formidable prédateur.

[502] p. 22 in Miquel P. *Mille ans de malheur. Les grandes épidémies du millénaire*. Michel Lafon. 1999.

[503] Hopkins DR. *Princes and peasants: smallpox in history*. Chicago University Press. 1963.

la reine de suède Ulrika Leonora en 1741, Louis XV en 1774[504]. Tous ne mourraient pas mais ceux qui survivaient restaient souvent infirmes, aveugles, grêlés.

L'alastrim, la forme mineure de la variole, apparut en Afrique et en Amérique latine au début du XXe siècle alors qu'en Europe, la maladie reculait devant la vaccination[505]. Néanmoins, entre 1910 et 1914, la Russie connut une épidémie entraînant 200 000 décès. Cette poussée n'épargna pas d'autres pays européens, totalisant 25 000 décès supplémentaires. En 1900 on compta aux États-Unis 21 064 cas avec 894 décès. La vaccination, facteur de démorésilience culturelle, bouleversa les données démographiques. Le magnifique succès est dû à Jenner. Avant lui, on pratiquait l'inoculation qui consistait à administrer le virus prélevé sur des lésions en voie de guérison en piquant à l'aide d'une aiguille. Les Chinois déposaient dans les narines de l'inoculé des croûtes cicatricielles ou faisaient inhaler le contenu d'un tampon imprégné du liquide des pustules[506]. En 1717, Edward Wortley Montagu fut nommé ambassadeur auprès de la Sublime Porte et le 15 mars la famille partait pour Istambul. Deux semaines déjà après son arrivée Lady Montagu informait son amie Sarah Chiswell (qui mourut de la variole 9 ans plus tard) à propos de ce qu'elle avait appris sur la variolisation[507]. Lady Montagu, fit inoculer son fils unique et assura ainsi une publicité à la méthode en Europe occidentale[508].

Il n'est pas tout à fait exact d'écrire que Lady Montagu fut la seule promotrice de l'inoculation en Europe. Selon Anne-Marie Moulin : « *L'introduction de l'inoculation en Europe occidentale est due aux effets conjugués de la tradition populaire, de recherches médicales marginales et de la promotion de ce procédé par une personnalité charismatique. Il semble bien qu'une pratique empirique de variolisation « sauvage » notamment par la mise en contact des enfants sains avec des malades atteints « de petite vérole de bonne espèce » existait déjà en milieu populaire européen*[509] ».

En administrant le virus de la variole on exposait l'inoculé à des effets indésirables et potentiellement dangereux.

Voltaire ouvert aux faits de son temps avait appris que certains peuples utilisaient l'inoculation (une variante dangereuse de la vaccination) pour protéger les enfants de la variole. Il rapporte dans sa XIe lettre philosophique comment l'inoculation a été connue en Europe : « *Les femmes*

---

504 Darmon P. *La variole, les nobles et les princes*. Complexes. 1989.

505 Mercer AJ. *Smallpox and epidemiological-demographic change in Europe: the role of vaccination*. Population Studies. 1985; 39: 287-307.

506 Cabanès. *Mœurs intimes du passé. Les fléaux de l'humanité*. Albin Michel. 1955.

507 Dixon C. *Smallpox*. Churchill. 1962.

508 Pain S. *The poet and the pox*. NewScientist. 2003; 18 January: 44-5.

509 p. 45 in Moulin A-M. *L'aventure de la vaccination*. Fayard. 1996.

de Circassie sont de temps immémorial dans l'usage de donner la petite vérole à leurs enfants, même à l'âge de six mois, en leur faisant une incision au bras, et en insérant dans cette incision une pustule qu'elles ont soigneusement enlevée du corps d'un autre enfant. [...] *Ce qui a introduit en Circassie cette coutume, qui paraît si étrange à d'autres peuples, est pourtant une cause commune à toute la terre, c'est la tendresse maternelle et l'intérêt.* [...]. *Les Turcs, qui sont gens sensés, adoptèrent bientôt après cette coutume, et aujourd'hui il n'y a point de Bacha, dans Constantinople, qui ne donne la petite vérole à son fils et à sa fille en les faisant sevrer.* [...] *Tout ce que j'ai à dire sur cette matière, c'est que, dans le commencement du règne de Georges Ier, Mme de Wortley-Montaigu, une des femmes d'Angleterre qui a le plus d'esprit et le plus de force dans l'esprit, étant avec son mari en ambassade à Constantinople, s'avisa de donner sans scrupule la petite vérole à un enfant dont elle était accouchée ene pays* [...] *Cette dame, de retour à Londres, fit part de son expérience à la princesse de Galles, qui est aujourd'hui reine.* [...] *La princesse, assurée de l'utilité de cette épreuve, fit inoculer ses enfants : l'Angleterre suivit son exemple, et, depuis ce temps, dix mille enfants de famille au moins doivent ainsi la vie à la reine et à Mme Wortley-Montaigu, et autant de filles leur doivent leur beauté.* [...][510] ».

L'inoculation, également nommée variolisation, fut une prévention risquée. L'inoculation fut, grâce à Jenner, remplacée par la vaccination[511]. Jenner proposa de substituer la vaccine, maladie de la vache à l'inoculation de la variole. En fait Jenner n'a pas « inventé » la vaccination, il l'a rendue populaire. En Angleterre, Allemagne, France, Hollande, Italie, et Mexique, on savait que les vachers étaient immunisés contre la variole[512]. En 1765, le Médecin Fewster de Thombury dans le Gloucestershide écrit à la Société Médicale de Londres que la variolisation n'induisait aucune réaction chez les sujets ayant eu la vaccine[513]. D'autres avaient vacciné avant Jenner, par exemple en 1774, Benjamin Jesty, un fermier de Yetminster dans le Dorset a vacciné sa femme et ses enfants quand il a observé qu'Ann Notley et Mary Read deux servantes de sa ferme qui avaient eu la vaccine prenaient soin de deux garçons qui avaient la variole au prétexte que les femmes n'avaient jamais la variole[514]. Mais la femme de Jesty faillit perdre son bras ! En 1791, Peter Plett, précepteur dans une famille de Hasselburg dans le Holstein, qui

---

510 Voltaire. *XIe Lettre Philosophique sur l'Introduction de la petite vérole*. Lettres philosophiques. Flammarion. 1964.

511 Edward Jenner (1749-1823) est un médecin anglais. Au terme de ses études il pratiqua la médecine dans le comté du Gloucestershire. Il vérifia alors ce que beaucoup savaient dans la campagne : les vachères étaient rarement atteintes de variole.

512 Barquet N *et* al. *Op cit.*

513 Edwardes EJ. *A concise history of small-pox and its prevention and vaccination in Europe*. HK Lewis. 1902.

514 Crookshank EM. *History and pathology of vaccination.* Volume 1: a critical inquiry. HK Lewis. 1889.

connaissait la variolisation et avait entendu parler de la vaccine et de ses effets a vacciné les 3 enfants de la famille qui l'employait. Un enfant eu une réaction inflammatoire si sévère au niveau de la main que Plett décida de cesser ses « expériences » mais les 3 enfants furent les seuls rescapés d'une épidémie de variole qui survint dans le Holstein 3 ans plus tard[515].

Le 14 mai 1796, Jenner pratiqua la première vaccination en prélevant la vaccine chez une jeune femme pour l'administrer à un garçonnet de 8 ans, James Phipps[516]. L'enfant devint résistant à l'inoculation c'est-à-dire au virus de la variole. En vaccinant Jenner provoquait une maladie de la vache et ainsi le mot latin est étymologique du substantif vaccin. Comme l'écrit le Docteur Burggraeve : « *Jenner se mit à l'œuvre tant sa foi était grande ! Un premier enfant de l'âge de cinq ans, fut vacciné du vaccin pris directement sur la vache. Le résultat fut une vaccine normale. Au bout d'un temps qui lui parut suffisamment long pour l'imprégnation de l'économie (six mois), Jenner inocula au même enfant le virus variolique ; il n'en résulta autre chose qu'une efflorescence locale sans fièvre*[517] ».

En Europe, à l'opposé de ce que connurent les Amérindiens, lorsqu'une épidémie de variole frappait, beaucoup des adultes exposés au virus avaient déjà affronté, forcément avec succès, le fléau qui sévissait de façon endémique et frappait sur le mode épidémique environ tous les cinq ans. La variole immunisait définitivement, pour la vie. La guérison de la variole était synonyme d'immunisation définitive, une sorte de vaccination ne demandant plus d'injection de rappel. Ainsi les parents étaient souvent naturellement protégés alors que leurs jeunes descendants n'avaient d'autre alternative que de se colleter avec le terrible virus. Les chances de succès des jeunes ne dépassaient guère une sur deux. La variole était une tueuse d'enfants fait sur lequel insiste Philippe Albou : « *Vers la fin du XVIIIe siècle, on peut estimer que les 9/10 des varioles mortelles étaient le fait d'enfants de moins de 10 ans (dont les 2/3 avant l'âge de deux ans). C'est donc à juste titre que la petite vérole ait pu être considérée comme le « fléau des familles »*[518] ».

La mort des enfants par la variole faisait partie de la nature des choses. Par ailleurs, durant l'histoire de l'humanité les enfants ont été négligés, ils méritaient au pied de la lettre le qualificatif de « mineurs ». Songeons que le mot « enfant » vient du latin *infantem* signifiant qui ne parle pas. Soumis au bon vouloir des adultes l'enfant attendra des siècles avant de

---

515 Edwardes EJ. *A concise history of small-pox and its prevention and vaccination in Europe*. HK Lewis. 1902.

516 Baudet JH. *Histoires de la médecine*. Dumerchez-Naoum. 1985.

517 p. 18 in Burggraeve. *Monument Edw. Jenner. Histoire générale de la vaccine*. Librairie de La Cour. Ancienne Maison Muquardt. 1875.

518 Albou P. *La variole avant Jenner (XVIIe-XVIIIe siècles).* Histoire des Sciences Médicales. 1995 ; XXIX : 227-35.

connaître le statut « d'enfant roi ». À l'enfant on disait : « *Sois sage et tais-toi* ». Les lois romaines autorisaient les hommes à accepter ou refuser un enfant à sa naissance. Les pères gaulois avaient droit de vie et de mort sur les enfants et au XVIIe siècle, les pères avaient la possibilité de faire emprisonner leurs enfants à la Bastille.

L'indifférence voire une espèce de mépris pour les enfants explique peut-être l'absence d'écrits d'adultes sur un fléau qui les concernait peu au premier chef. Au Moyen Âge on considérait qu'un enfant n'appartenait à la fratrie que s'il avait surmonté l'obstacle de la variole et au XVIIIe siècle les médecins d'Aquitaine par exemple savaient que pratiquement tous les hommes et femmes âgés de la trentaine avaient eu la variole. Une épidémie qui s'en prenait majoritairement aux enfants n'avait sans doute qu'un effet modéré sur les mentalités. Ainsi que l'a écrit Emmanuel Le Roy Ladurie : « *Au XVIIe siècle, les enfants prenaient en foule le chemin des cimetières. On les enterrait et on n'en parlait plus*[519] ».

Ainsi, Michel Signoli[520] spécialiste d'anthropologie a noté qu'au moyen-âge, lors de « poussées » de mortalité infantile les registres paroissiaux n'en faisaient guère mention[521]. Il fut un temps ou perdre un enfant faisait partie de l'ordre des choses, par exemple l'Empereur Marc-Aurèle (161-180) eut avec Faustina son épouse 14 enfants dont seulement 2 survécurent.

À la fin du XVIIIe siècle on fit un plus grand cas des enfants mais dès 1796 Jenner proposa la vaccination antivariolique qui devait aboutir à l'éradication de la maladie en 1977.

Nous comprenons la frayeur des Européens et des nord-Américains lors des épidémies de variole. L'Amérique fut un continent que la variole désola par ses effets meurtriers, effets dont les Amérindiens souffrirent après l'arrivée des Espagnols. La variole fut utilisée comme une arme, un moyen destructeur dans ce qui fut une guerre bactériologique. Lors de la guerre entre Français et Anglais, au Canada, le commandant Anglais lord Jeffrey Amersht, a ordonné au colonel Henry Bouquet, mis en difficulté à Fort Pitt, d'abandonner délibérément aux Indiens, les alliés des Français, des couvertures contaminées par le virus de la variole. Autre temps que celle du Khan vindicatif à Caffa, mais mœurs semblables et aussi peu glorieuses. D'ailleurs, on ne peut ne pas être ému en présence du vêtement-sculpture du créateur Québécois Daniel Castonguay. L'œuvre appelée « *Les écarlatines de la mort* » représente trois Amérindiennes revêtues de couvertures rouges

---

519 Cité par Philippe Albou. *La variole avant Jenner (XVIIe-XVIIIe siècles)*. Histoire des Sciences Médicales. 1995 ; 29 : 227-35.

520 Directeur de recherche au CNRS, membre de l'UMR 7268 du CNRS à l'Université d'Aix-Marseille spécialiste d'anthropologie de terrain et des sépultures de catastrophe, tant épidémiques que guerrières ou frumentaires.

521 Communication personnelle.

infectées du virus de la variole. Les trois futures victimes, la tête inclinée vers le sol, s'apitoient sur un défunt de leur tribu tué par une couverture, cheval de Troie d'un virus militarisé.

La variole, maintenant disparue, fut une maladie éruptive due à un poxvirus (Orthopoxvirus) dont le réservoir est exclusivement humain[522]. La transmission est directe entre les personnes. L'éruption spectaculaire apparaît deux semaines après la contamination. La particularité de cette maladie infectieuse très contagieuse vient de sa primauté dans trois domaines. Tout d'abord, elle est la première maladie ayant bénéficié d'une vaccination efficace. La variole est également la première (et seule pour l'instant) maladie humaine totalement éradiquée[523] par des moyens humains mais elle est considérée en tant que première menace en cas d'attaque bioterroriste. « *La menace des terroristes recourant à des agents biologiques et chimiques interpelle les décideurs politiques. L'identité et les motifs des terroristes peuvent varier considérablement ; les auteurs ont un large éventail de cibles (humains, animaux, chaîne alimentaire, environnement, etc.) et d'instruments (en termes d'agents pathogènes humains, animaux et végétaux, et de substances toxiques) pour causer des pertes ou des perturbations économiques et sociétales. [...] Néanmoins, une épidémie future de variole - qu'elle soit accidentelle ou délibérée - ne peut être totalement exclue. La propagation du virus dans une population de plus en plus immunologiquement naïve pourrait faire des ravages dans les sociétés touchées. Il est donc sage pour les gouvernements et les pouvoirs publics de prendre des mesures préventives appropriées sans remettre en question la mobilisation massive des ressources nationales comme si le pays était en guerre totale. La plupart de ces mesures peuvent être génériques et rentables. [...] La société dans son ensemble bénéficiera grandement de l'amélioration des infrastructures de santé et d'urgence et des procédures d'urgence*[524]. »

Paradoxe des conduites humaines, ce que l'homme a éliminé, permettant un arrêt de la vaccination, est maintenant potentiellement devenu une arme ultra-dangereuse sachant que tous ceux nés après 1980, non vaccinés, n'ont aucune protection de nature biologique et ne peuvent participer à aucune démorésilience vaccinale[525]. En France, si la vaccination a été totalement abolie en 1984, la primo vaccination fut interrompue dès

---

522 Pain S. *The poet and the pox*. NewScientist. 2003; 18 January: 44-5.

523 La poliomyélite et la rougeole sont presque totalement éradiquées, mais des foyers de ces maladies persistent dans le monde.

524 Zanders PA. *Addressing the concerns about smallpox*. International Journal of Infectious Diseases. 2004. 8S2, S9-S14

525 La vaccination préventive a été obligatoire en France de 1901 à 1978. La loi n° 84-404 du 3 mai 1984 l'a totalement supprimée. (*Utilisation du virus de la variole comme arme biologique. Estimation de l'impact épidémiologique et place de la vaccination*. Rapport de l'Institut de Veille Sanitaire. 25-10-2001).

1979. Tous ceux nés depuis cette date sont indemnes de toute protection biologique et seraient potentiellement une espèce de chair fraîche pour un virus féroce d'où l'inquiétude des instances responsables.

Ce qui précède ne signifie pas que nous sommes définitivement à l'abri de la variole. Certes la maladie a disparu mais il reste du virus officiellement et probablement secrètement. Le virus pourrait être présent dans des corps inhumés dans le pergélisol[526] ou des corps momifiés. Le virus est officiellement conservé avec l'accord de l'OMS dans deux laboratoires de référence (Le *Centers for Disease Control* d'Atlanta et le Centre *Vektor* à Koltsovo près de Novossibirsk). Le danger actuel vient potentiellement de virus conservés secrètement et pouvant être utilisés par des terroristes. Disons ici simplement que de très nombreux pays avaient préparé des armes biologiques, que par exemple le programme Biopreparat, en Russie, fut prolongé jusqu'en 1990, qu'il comprenait 18 instituts, 5 usines et 25 000 employés ! Ces centres sont en principe fermés depuis 1992 mais on ne sait pas où sont passés certains chercheurs et des agents infectieux. Bernard Jahrling, virologiste dans un laboratoire de l'armée américaine à Fort Derrick (Maryland) raconte avoir reçu de Lev Sandakhchiev, un collègue Russe, directeur du centre Vektor une cassette vidéo montrant, dans un village sibérien de la province de Gorno-Altayskya « l'exploration » de corps humains ensevelis dans la toundra des siècles plus tôt. Il s'agissait de personnes décédées de la variole[527]. Compte tenu de la stabilité du virus, il y avait là un « gisement » à bon marché d'une arme biologique peut-être particulièrement virulente. De nos jours, aucune recherche n'est nécessaire sur les échantillons de virus de la variole, étant donné qu'il y a plusieurs vaccins en doses suffisantes pour la prévenir. Par conséquent des échantillons de virus de la variole ne sont pas nécessaires pour la production ou le développement de nouveaux vaccins ou médicaments. Pour ce faire on utilise plutôt des poxvirus de modèle animal. Si la variole était génétiquement modifiée et utilisée comme une arme qui rendait inefficaces les vaccins et les thérapies existants, les scientifiques auraient dans ce cas besoin d'échantillons du virus modifié pour mettre au point un nouveau vaccin et des thérapies adaptées, alors les anciens échantillons conservés seraient scientifiquement inutiles. Par ailleurs les échantillons de variole n'ont aucun intérêt pour la recherche sur l'épidémie actuelle de variole du singe[528].

La formidable victoire de la vaccination, le succès de l'éradication n'ont donc pas gommé le souci de la survenue d'une épidémie. En cas

---

[526] Zone du sol ou du sous-sol, gelé en permanence et complètement imperméable, dans les régions arctiques ou sub-arctiques. / Joklik WK. *Why the smallpox virus stocks should not be destroyed.* Science. 1993; 262: 1225-6.

[527] Park A. *Deadly virus escape.* Time. 1994; 36: 45.

[528] The Scientist June 2, 2022

d'attaque criminelle utilisant le virus de la variole alors les populations, soit non vaccinées, soit à la vaccination maintenant ancienne et ayant perdu de son efficacité, se trouveraient dans la situation que connurent les hommes avant Jenner, celle de la démorésiliance biologique. Cela tout au moins transitoirement, avant que les moyens de la démorésiliance culturelle (soins et vaccination) ne soient appliqués dans l'urgence.

On ne peut conclure, à propos du danger des virus du groupe de la variole (Poxvirus) sans faire mention de ses proches parents le whitepox et le virus du singe (Monkeypox) dont nous reparlerons plus loin.

La peste bovine.

Ce cours paragraphe ne concerne pas les maladies humaines mais une zoonose qui fut délétère au cours de l'histoire pour des millions d'animaux et de très nombreuses populations qui furent privées d'apport alimentaire en raison de la mortalité de leur cheptel. La vaccination, encore une fois fut décisive dans l'éradication d'une épidémie qui frappait le bétail mais qui, par ses conséquences sociales appartenant au domaine des syndémies. L'année 2011 fut, heureusement, grâce à la vaccination, celle de l'éradication de la peste bovine, maladie qui décimait les troupeaux. Elle est la première maladie infectieuse animale à être officiellement considérée comme éliminée de la surface du globe. Provoquée par un *Morbillivirus*, la peste bovine peut toucher de nombreuses espèces animales : bovidés (vaches, bœufs, buffles, zébus), ovins (moutons), caprins (chèvres) porcs, antilopes, girafes. Connue depuis des millénaires (on en parlait déjà sur des papyrus égyptiens), la peste bovine a été à l'origine de plusieurs centaines de millions de morts dans les cheptels et ainsi responsable de famines au cours des derniers siècles. En cause, des symptômes qui ne laissent bien souvent aucune chance à l'animal : forte fièvre, salivation abondante et nécrose de la muqueuse buccale avec déshydratation et diarrhée. La mortalité est proche de 100 %. L'éradication ne fut pas le fruit du hasard, mais bien le résultat d'efforts menés à l'échelle internationale et régionale, par les gouvernements, les vétérinaires et les scientifiques, pour tenter de limiter la faim dans le monde. L'OIE[529] avait ainsi lancé en 1989 sa « procédure de l'OIE pour la reconnaissance officielle du statut indemne de peste bovine », premier pas appuyé ensuite en 1994 par la FAO grâce à son programme mondial d'éradication de la peste bovine (GREP**)**. Des vaccins ont été produits dès 1957 et des campagnes de vaccination efficaces ont été menées dans les pays où des épidémies étaient rapportées, et ont été accentuées après la résurgence

[529] Office International des Épizooties devenue Organisation Mondiale de la Santé Animale.

de la peste bovine observée dans les années 1980 en Afrique. Aujourd'hui, le virus n'existerait donc plus à l'état sauvage, mais il est encore présent dans les congélateurs de certains laboratoires. L'intérêt ? Pouvoir produire des vaccins, au cas où la maladie réapparaîtrait par suite d'un accident ou à un acte criminel.

8.3. L'Épidémie qui pourrait être presque totalement éteinte.

La poliomyélite, une maladie strictement humaine, une maladie des enfants.

« *Les gens s'insurgent. Les gens sont terrifiés. Tout le monde craint pour ses enfants.* [...] *Les conducteurs d'autobus de la ligne 8 et de la ligne 14 disent qu'ils refusent de traverser Weequahic si on ne leur donne pas des masques de protection.* [...]*En l'espace de quarante-huit heures, il eut onze cas supplémentaires et, même si aucun des malades n'avait été présent sur le terrain de ce jour-là, la rumeur se répandit dans le quartier que la maladie avait été propagée dans le Weequahic*[530] *par les Italiens*[531] ».

Philip Roth nous raconte ainsi les angoisses des hommes, le statut de bouc émissaire, bref les affres d'une population victime des attaques de la poliomyélite autant que de répulsions injustifiées. La poliomyélite effrayait et c'est avec satisfaction que fut perçu le papier d'un magazine paru en juin 2002. L'hebdomadaire français l'Express titrait dans la rubrique « la semaine » : « *la polio éradiquée... en Europe*[532] ». L'article rapportait l'histoire du jeune Melik Minas, un bambin de six ans, vivant en Turquie. Il avait été victime de la « paralysie infantile » à la fin novembre 1998, il était alors et demeure depuis, le dernier cas déclaré en Europe de poliomyélite antérieure aiguë, une paralysie parfois mortelle est nommée maladie de Heine-Medin dans les ouvrages médicaux.

---

[530] Weequahic est un quartier en périphérie de la ville de Newark dans le New Jersey.

[531] In *Némésis* de Philip Roth (*Nemesis* 2010. Traduction de Marie-Claire Pasquier). Gallimard 2010. Philip Roth, écrivain américain né en 1933 appartient à une famille d'origine juive. Il passe son enfance à Newark dans le quartier juif de la ville. Certains de ses livres moquent la classe moyenne judéo-américaine. Il partage ensuite sa vie entre les États Unis et Londres et publie des livres à succès dont Le théâtre de Sabbath. *Némésis* est l'histoire d'un athlète juif américain de Newark qui est réformé en raison de sa myopie. Néanmoins il se dévoue pour les jeunes d'un gymnase. Plus tard, atteint de la poliomyélite il réalisera qu'il a été un vecteur de contagion.

[532] Saget E. *La polio éradiquée en Europe*. L'Express. 2002 ; 20 : 58-9.

Nous pouvons écrire que les spécificités de la maladie sont les suivantes : une paralysie de l'enfant, transmise par voie digestive, laissant des séquelles, maladie dont on peut raisonnablement espérer l'éradication pour bientôt. Parler de la poliomyélite aujourd'hui, c'est comprendre la vaccination et l'espoir d'éradication de ce qui fut une pandémie majeure. Poliomyélite vient du mot grec *polios* : gris et *muelos* : moelle, en effet il s'agit d'une pathologie virale lésant la substance grise, les neurones moteurs de la moelle épinière. La paralysie est de connaissance fort ancienne, des bas-reliefs égyptiens représentent des individus portant des séquelles évidentes de la maladie dont ils souffrirent. La contamination étant interhumaine, la poliomyélite fait partie, très probablement des maladies du néolithique. Sa description académique date du milieu du XIXe siècle. Tout d'abord, Yacob von Heine collige en 1840, en Allemagne, les observations de paralysies de l'enfant. En 1870, à Paris, Alfred Vulpian propose une origine infectieuse en tant que cause de la maladie. C'est en 1881, qu'un troisième médecin, Suédois, établira la relation entre des diarrhées ayant un caractère infectieux, frappant plusieurs dizaines d'enfants et les paralysies avec lésions vérifiées des nerfs de la moelle épinière. Oskar Medin dira sa certitude de la nature épidémique de la maladie.

Le poliovirus, un virus à ARN, a pour victimes, le plus souvent, des enfants de moins de 5 ans, il infecte leur gorge avant de proliférer dans les cellules intestinales. Il provoque alors des troubles digestifs et le plus souvent on évoque un syndrome grippal alors que le virus diffuse aux ganglions lymphatiques. Il n'y aurait aucune gravité si dans un pourcentage de cas, certes faible (1 %), le virus ne parvenait à gagner le cerveau et la moelle épinière. Le poliovirus attaque et détruit des neurones moteurs donnant, en aval des lésions, des paralysies aux séquelles fort handicapantes quand elles intéressent les membres mais bien plus dramatiques lorsque annihilant la motricité de la cage thoracique, elles conduisent à une mortelle asphyxie. On doit comprendre que dans l'immense majorité des cas de contamination, l'infection par le poliovirus demeure inapparente ou donne une maladie bénigne.

Au tout début du XXe siècle, Karl Landsteiner, le découvreur du système AB0, fut à l'origine d'une avancée épatante dans la connaissance de la biologie de la poliomyélite. Prélevant la moelle épinière d'un enfant mort de la maladie, filtrant le produit biologique pour en ôter toute bactérie, il put transmettre la paralysie à des singes dont certains succombèrent. Phénomène tout aussi intéressant, la résilience de singes qui, survivant à la primo-inoculation, résistaient ensuite aux administrations répétées de produit contaminant. Les animaux étaient immunisés, la production future d'un vaccin devenait un projet réaliste.

L'abord de la poliomyélite sous l'angle de la démorésilience paraissait à cette époque assez aisée : une maladie épidémique conférant l'immunité ne frappait qu'une minorité d'individus de la population mais parmi les victimes, une large majorité de jeunes enfants ce qui laissait comprendre que les plus âgés, indemnes, étaient déjà naturellement vaccinés. L'application des rigoureuses mesures d'hygiène dans les pays industrialisés devait, durant un temps, laisser les épidémiologistes dans l'embarras. En effet, les règles sanitaires eurent pour conséquence essentielle un rebond des cas de poliomyélite. Il y eut en 1916, aux États-Unis, une épidémie qui ébranla les conceptions fort sensées des hygiénistes. On compta 27 000 paralysés et 6 000 décès. Comme l'écrivent les auteurs de l'histoire de l'éradication de la poliomyélite : « *Avec les pays scandinaves, les États-Unis réputés pour leurs conditions d'hygiène excellentes, sont les plus touchés par la polio. À quoi sert-il donc de désinfecter l'eau du robinet, de faire bouillir le lait des enfants ? La population constate avec effroi que non seulement l'hygiène ne permet pas de prévenir cette maladie transmissible mais qu'elle semble même favoriser sa propagation*[533] ».

Les observations faites au Maroc confirmaient les différences d'incidences de la poliomyélite entre enfants des milieux plus favorisés et petits marocains vivant dans des conditions plus précaires[534]. À Casablanca dans les années cinquante en fonction de l'origine sociale des enfants on était sensible à la poliomyélite ou pas, différence liée à la démorésilience opposée entre les groupes sociaux.

La démorésilience des pays développés avait-elle donc brutalement changé avec l'essor de l'hygiène ? La réponse n'est ni oui ni non ; en fait la différence était consécutive au mode d'installation de l'immunité chez les enfants. Aujourd'hui où la maladie est en voie d'éradication totale, il convient de parler au passé. Nous l'avons signalé plus haut, le virus de la poliomyélite ne provoquait des maladies chez l'adulte que dans un nombre limité de cas. La résistance des individus était l'effet d'une immunisation installée de façon occulte. Dans les pays où les conditions d'hygiène sont (ou étaient) précaires, le contact avec le virus pathogène avait lieu dans les premiers mois de la vie. Or, tout nourrisson possède dans sa circulation sanguine des anticorps d'origine maternelle. Grâce au placenta qui « prélève » dans la circulation de la maman des anticorps et les transferts dans la circulation fœtale, le nouveau-né humain n'est pas immunologiquement nu mais passivement protégé par le passé immunitaire de sa mère. La couverture n'est pas une vaccination mais une résilience transitoire consécutive au transfert d'origine maternelle, qui

---

533 p. 42 in Seytre B et al. *Histoire de l'éradication de la poliomyélite*. Presses Universitaires de France. 2004.

534 Nathanson N. *The evolution of virus diseases. Their emergence, epidemicity and control.* Virus Research. 1993; 29: 3-20.

dure ce que durent les anticorps venant de la mère. Si la rencontre avec le virus avait lieu alors que le parapluie anticorps était effectif, cela permettrait au système immunitaire de l'enfant contaminé de produire les outils de l'immunité personnelle tout en bénéficiant de la protection passive d'origine maternelle. La sécurité due à la mère verrouillait l'agressivité du virus, accordant à l'immunité individuelle, le délai nécessaire à son installation. Le contact précoce durant la vie avec le virus permettait une vaccination naturelle sans maladie. Dans les sociétés qui respectaient les règles d'hygiène, les sujets rencontraient généralement le virus ailleurs que dans le proche milieu des périodes initiales de leur vie. Le contage (à l'école, à la piscine, en colonie de vacances, etc.) entraînait une contamination chez un individu alors dépourvu, le temps ayant passé, du don protecteur maternel. Alors il pouvait y avoir poliomyélite maladie car l'immunité individuelle s'installait un peu trop tard pour empêcher les dégâts viraux. La vaccination a complètement modifié ces données et changé la nature de l'immunité des populations contre la poliomyélite. En 1988, l'OMS forte de sa victoire sur la variole, lança une campagne d'éradication de la poliomyélite. Comme le virus de la variole, le poliovirus a pour seul réservoir l'espèce humaine. Les espoirs d'éradication grâce à la vaccination étaient et demeurent fondés.

Les effets contre-intuitifs de l'hygiène[535] et ceux de la vaccination expliquent comment l'histoire de la poliomyélite peut être séparée en trois phase :

Une phase endémique de l'Antiquité au XIXe siècle au cours de laquelle la maladie est survenue relativement rarement et n'a pas entraîné de nombreux cas de paralysie.

Une phase épidémique jusqu'au milieu du XXe siècle, au cours de laquelle le monde a connu des éclosions à grande échelle et une propagation géographique accrue.

Enfin la phase vaccinale qui a suivi l'introduction des vaccins en 1955. Au cours de cette phase, la prévalence de la poliomyélite a d'abord diminué dans les pays riches et, au cours des dernières décennies, dans les pays pauvres du monde entier.

---

[535] La réponse réside dans les normes d'hygiène. Parce que la poliomyélite est transmise par voie fécale-orale, le manque de toilettes, de chasse d'eau et d'eau potable a fait en sorte que les enfants étaient habituellement exposés au poliovirus avant leur premier anniversaire. À un si jeune âge ils bénéficient encore d'une immunité passive qui est transmise par leur mère sous forme d'anticorps. Ainsi, pratiquement tous les enfants contractant le poliovirus à un très jeune âge, sont protégés contre le développement de la maladie grâce aux anticorps maternels en même temps qu'ils développent pour leur vie durant leur propre immunité.

En 2022, évoquer la poliomyélite c'est avant tout évoquer la vaccination, ses succès, ses espoirs. Il faut lire le livre de Charles Mérieux pour comprendre que ceux que l'on qualifie de chercheurs et qui jadis furent nommés savants sont d'authentiques baroudeurs de la lutte anti-infectieuse. « *From the bench to the bush* » (De la paillasse à la brousse) disait Jonas Salk. La vie de ces aventuriers ne fut pas toujours un long fleuve tranquille et ceux qui leur succédèrent connurent également de grandes difficultés entravant leur mission.

L'histoire de la fabrication des vaccins est une sorte de feuilleton où la science côtoie les vilenies de la nature humaine démasquées par l'ambition, la discorde et les rivalités internationales. Tout d'abord, comprenons que la vaccination contre la poliomyélite représente un des projets les plus nobles pour la communauté des nations du monde et en tout premier par la plus puissante d'entre elles, les États-Unis. Les « nantis » payaient le prix fort de la maladie. En 1953, année sombre entre toutes, on compta 36,2 cas pour 100 000 habitants aux États-Unis et 60 pour 100 000 au Canada. On était effrayé, on ne savait comment éviter aux enfants un mal dont on ignorait l'origine. Les Américains furent probablement les plus sensibilisés car un de leur plus grand président, Franklin Roosevelt, présenta les séquelles invalidantes du mal. Grâce à la générosité des sujets Américains sollicités pour ce qui apparut être une cause nationale, les États-Unis mirent dans la balance de la guerre contre la paralysie leurs savants et leurs richesses. Le savoir-faire des industriels connut la plus grande efficacité lorsque, grâce à des chercheurs bostoniens, on comprit que le virus pathogène et ses cousins vaccinaux pouvaient infecter des cellules autres que celles issues des tissus nerveux. Cet aspect technique facilita grandement la tâche des biologistes abandonnant les tissus nerveux embryonnaires pour les cellules fraîches de rein de singe. En 1954, John Enders, Thomas Weller et Frederick Robbins obtinrent le prix Nobel de Physiologie et Médecine pour la mise au point de la précieuse technique de culture. Les moins heureux furent les singes alors pourchassés puis euthanasiés par milliers pour être néphrectomisés. On cessa de les tourmenter lorsqu'on découvrit que des cellules humaines pouvant se reproduire indéfiniment *in vitro* fournissaient un terreau illimité et à bas prix pour la culture du vaccin. Il existe actuellement deux vaccins qui sont efficaces, donnant une immunisation excellente. Le vaccin oral (vivant) a pour inconvénient d'être dangereux pour les personnes immunodéprimées car les virus vaccinaux se développent dans le tube digestif. L'avantage est la possibilité d'immunité par « diffusion » dans la population car du vaccin est libéré dans les fèces durant au moins 5 semaines. L'autre avantage du virus oral est sa facilité d'utilisation et de conditionnement. L'inconvénient majeur est lié aux cas de poliomyélite post-vaccinale dus à la sensibilité de certains individus ou à des virus résistants c'est-à-dire retrouvant leur agressivité. Ainsi que l'écrit Didier Raoult : « *Tout vaccin comporte sa part d'ombre, de hasard [...] Aujourd'hui, on ne commercialiserait plus un vaccin contre la poliomyélite avec le virus vivant. Il est d'ailleurs, sous cette forme, désormais interdit partout*[536] ».

Lors de sa réunion de 13 décembre 2021, le Conseil exécutif de l'OMS a consté qu'en 2021, la situation épidémiologique état favorable. On a effectivement enregistré, au niveau mondial, une baisse de 98 % du nombre de cas de poliomyélite due au poliovirus sauvage de type 1 et une baisse de 70 % du nombre de cas dus à un poliovirus circulant dérivé d'une souche vaccinale.

Il nous paraît que les efforts sont proches d'aboutir et que le monde sera, dans un avenir plus ou moins proche, débarrassé de la poliomyélite. Jusqu'à aujourd'hui les progrès dans la lutte contre la calamité poliomyélite ont été considérables. Songeons qu'il y avait entre 300 000 et 400 000 cas de poliomyélite paralysante par an dans les années 1980 en 2020, il y en avait moins de 2 000. Sur les trois souches de virus sauvage polio, deux ont été éradiquées. Si durant la pandémie de COVID-19 le dépistage fut interrompu ce qui explique une augmentation du nombre des cas de la maladie dans les pays où la poliomyélite est endémique. Plusieurs pays ont également signalé des cas de poliomyélite d'origine vaccinale, qui peuvent être combattus avec le nouveau vaccin antipoliomyélitique oral (nOPV2)[537].

Malheureusement il est des pays où certains s'apposent avec violence à la vaccination anti-poliomyélite. Un grand quotidien américain rapportait récemment (le 5 janvier 2023) les faits suivants : « *Des policiers pakistanais protégeant le personnel chargé de vacciner des enfants contre la poliomyélite ont été blessés lors d'une attaque terroriste. Des assaillants armés de fusils et de grenades ont tendu une embuscade à un fourgon de police pour protéger les travailleurs de la polio dans le nord-ouest du Pakistan, blessant 5 policiers. Le chef de police, qui voyageait avec le convoi, a déclaré que 6 à 8 attaquants embusqués avaient ouvert le feu et lancé des grenades sur le fourgon de police* ». Rien de surprenant si le Pakistan et l'Afghanistan sont les seuls pays où la poliomyélite demeure endémique. Depuis avril 2022, le Pakistan a enregistré 20 nouveaux cas de poliomyélite dans le nord-ouest, où les parents refusent souvent de vacciner les enfants.

---

[536] Raoult D, Recasens O. p. 21 in *La vérité sur les vaccins*. Michal Lafon. 2018.

[537] Dattani S, Spooner F. *The world is close to eradicating polio but has been set back in the last few years. To achieve the goal of global eradication, it's crucial to improve testing*. Our World In Data. June 09 2022.

La rougeole, une maladie éradicable, strictement humaine qui frappe les enfants.

« *La rougeole, à l'époque où je commençais la médecine, était un des sujets de mes préoccupations. Cette maladie a fait en Europe, de 1900 à 1910, environ un million de victimes. Elle faisait, à la même époque, mourir en France plus de trente mille enfants en huit ans... lutter alors contre la rougeole, c'était lutter contre la maladie contagieuse et épidémique la plus redoutable pour les enfants Français... Mais nous savions bien que la vraie méthode de lutter contre la rougeole était la vaccination*[538] ».

Ces lignes sont du grand pédiatre Robert Debré qui vécut une période de transition magnifique pour les médecins et surtout pour les malades, celle de la découverte des antibiotiques permettant de lutter contre les surinfections de la rougeole puis celle de la vaccination. Aujourd'hui, malgré la vaccination et les antibiotiques, la rougeole reste « *une cause majeure de décès du jeune enfant*[539] ».

« *La rougeole est une maladie éruptive [...] qui est l'une des plus fréquentes maladies de la civilisation. En dépit d'un vaccin efficace, elle demeure un problème de santé mondial*[540] ».

En fait, la rougeole pourrait avoir son origine à Sumer 3 000 av. J.-C. ; elle se serait répandue dans la vallée de l'Indus (2 500 av. J.-C.) puis a suivi le Gange et gagné le bassin méditerranéen (1 000 av. J.-C.) Elle faisait probablement partie des maladies qui provoquèrent des épidémies en Chine et dans l'empire romain aux IIe, IIIe et IVe siècles apr. J.-C. Plus tard elle a atteint toute l'Eurasie.

L'éruption particulière qui a donné son nom à la maladie est due à un morbillivirus à ARN de la famille des paramyxovirus. Il s'agit d'une maladie humaine, sans réservoir animal. Elle est extrêmement contagieuse, transportée par les gouttelettes émises lors de la toux ou des éternuements. En plus de l'érythème, la rougeole provoque de la fièvre, de la toux et un énanthème qualifié de pathognomonique[541] : les taches de Koplik (taches blanches à l'intérieur des joues). La maladie peut se compliquer de l'atteinte de différents organes, d'une pneumonie bactérienne, d'une encéphalite. Il est préférable de prévenir la rougeole. Le vaccin de choix est le ROR (rougeole – oreillon - rubéole) avant l'âge de 2 ans. Avant la vaccination, au moins 90 %

---

538 Debré R. *L'honneur de vivre*. Stock. 1974.

539 Anonyme. *Rougeole.* Organisation Mondiale de la Santé. Aide-Mémoire n° 286. Mars 2005.

540 Ray CG. *Rougeole* p 825 in Harrison TR (Ed) Médecine Interne (13e édition). McGraw-Hill. Milan 1995.

541 Se dit d'un symptôme ou d'un signe spécifique d'une maladie et d'elle seule.

des enfants étaient infectés car la rougeole est hautement transmissible avant l'apparition de l'érythème et dans les 2 jours suivants.

La rougeole a fortement progressé dans le monde en 2019, le nombre de cas recensés ayant atteint son plus haut niveau depuis 23 ans. Comme l'indique une publication de l'Organisation mondiale de la Santé (OMS) et des Centers for Disease Control and Prevention (CDC), on comptait 869 770 cas de rougeole dans le monde en 2019, soit le niveau le plus élevé depuis 1996, la hausse ayant eu lieu dans toutes les régions de l'OMS. Le nombre de décès dus à la rougeole dans le monde a augmenté de près de 50 % depuis 2016, 207 500 personnes étant mortes de cette maladie pendant la seule année 2019, d'après les estimations. Hélas l'absence de vaccination permet à la maladie de s'étendre : « *Après les progrès réguliers réalisés à l'échelle mondiale entre 2010 et 2016, le nombre de cas de rougeole recensés a augmenté progressivement pour atteindre son niveau de 2019. Comparant les données de 2019 au nombre de cas historiquement bas de 2016, les auteurs expliquent que cette hausse du nombre de cas et de décès s'explique principalement par une vaccination insuffisante des enfants, qui doivent recevoir en temps voulu 2 doses de vaccin (MCV1 et MCV2)*[542] ».

Le docteur Robert Linkins, Président de l'équipe de gestion de l'initiative contre la rougeole et la rubéole et Chef de la Division du contrôle accéléré des maladies aux CDC nous dit à ce propos : « *Le virus de la rougeole trouve facilement les enfants, les adolescents et les adultes non immunisés car il est très contagieux* [...] *Les infections ne sont pas seulement le signe d'une couverture vaccinale insuffisante contre la rougeole, mais constituent également un marqueur connu, un indicateur que les services de santé vitaux ne parviennent pas toujours jusqu'aux populations les plus à risque* ».

La mortalité consécutive à la rougeole n'est pas seulement liée à la misère physiologique ou aux caractères génétiques, elle dépend également du mode de transmission de la maladie. La virose est plus grave lorsqu'elle est transmise entre apparentés, particulièrement si une grande promiscuité entre enfants d'une famille pauvre favorise le passage prolongé, répété, du virus entre contaminant(s) et contaminé(s). Un enfant victime de la rougeole a un risque de mortalité doublé si le virus lui vient d'un parent. La gravité de la transmission entre parents est, pour une raison inconnue, exagérée lorsque les enfants sont de sexe différent. Les drames que connurent les populations à l'abri du virus morbilleux puis tout à coup au contact de cet agent infectieux, indique que la Reine rouge contribua à l'installation d'une immunité des populations. En 1875, le Dido, navire arrivant de Sydney atteignit les iles Fidji en y apportant la rougeole. Il s'en suivit 40 000 décès (30 % de la population) et un mouvement d'hostilité contre les Anglais que ces derniers

542 Communiqué de presse de l'OMS.

appréhendèrent en envoyant des soldats. La spécificité des épidémies insulaires venait souvent de la « virginité » de populations indemnes de toute contamination antérieure. (La notion de « virginité » insulaire n'a pratiquement plus cours actuellement tant les mobilités humaines sont nombreuses et banales). En 1846, les îles Féroé importèrent la rougeole en la personne d'un voyageur venu de Copenhague. Il n'y avait pas eu sur ces iles de rougeole depuis 1781 ; en 1846, 6 100 des 6 864 habitants furent malades.

Malheureusement la rougeole est présente en Afghanistan, dans presque l'ensemble du pays. Après avec connu une légère diminution en 2019 et 2020, le nombre de cas a augmenté particulièrement en janvier 2022 avec une mortalité augmentant de 18 % puis de 40 % (156 décès). Depuis le début de l'année 2022, jusqu'à la fin août la République Démocratique du Congo a rapport 100 044 cas de suspicion de rougeole dont 4 652 cas confirmés. 63% des malades ont moins de cinq ans. Cette histoire n'est pas la pire : une épidémie de rougeole au Zimbabwe a (septembre 2020) tué près de 700 enfants, dans une flambée de la maladie très contagieuse. Les responsables de la santé du pays ont dit qu'ils étaient alarmés à la fois par la vitesse de propagation et le taux de mortalité élevé de l'épidémie qui a vu le nombre de morts augmenter de dizaines chaque jour. La flambée de l'une des maladies les plus infectieuses au monde s'est emparée des congrégations religieuses qui ont rejeté les vaccinations en référence à leur foi. Ainsi le nombre de décès avait atteint 698 (le 4 septembre 2022). Le premier septembre 2022, 37 enfants sont morts. L'Unicef a déclaré que dans la province orientale la plus affectée, celle Manicaland, près d'une personne sur dix atteinte de la maladie était en train de mourir.

En France, l'Institut de Veille Sanitaire s'inquiète du fait que, souvent par la faute des parents, de nombreux enfants ne sont pas vaccinés. On pourrait donc voir réapparaître des épidémies de rougeole. C'est la raison pour laquelle on conseille une première vaccination avant l'âge de 2 ans puis un rappel à 6 ans. Si plus de 90 % des enfants étaient vaccinés, la rougeole serait éradiquée du territoire.

Les pages qui précèdent permettent d'affirmer que de nos jours, les épidémies éradicables sont dues à des agents pathogènes à réservoir exclusivement humain, contre lesquelles il existe un vaccin et/ou un traitement efficace et vis-à-vis desquelles il a existé une réelle volonté (politique et de moyens) de les éliminer.

8.4. L'Épidémie/Syndémie toujours présente et qui se prolongera.

Un danger permanent (1) : la grippe.

La grippe est une maladie humaine et animale (essentiellement les volailles). Les virus responsables de la grippe connaissant de permanentes modifications antigéniques[543] et possédant des réservoirs animaux, il sera difficile d'éviter de futures pandémies et l'éradication de la maladie est impossible. Il est maintenant clair que, par exemple, les virus aviaires peuvent passer des oiseaux à l'homme. Allons-nous vers une nouvelle pandémie de grippe ? 0n ne peut écarter cette éventualité et par conséquent prendre quelques précautions en produisant de nouvelles molécules spécifiquement antigrippales et de nouveaux vaccins[544].

À la fin de la première guerre mondiale, une pandémie extraordinairement virulente emporta, dit-on, une cinquantaine de millions de malades (au bas mot !). Les estimations vont de 20 à 100 millions de morts ! Comme l'écrivit Alfred Crosby, un expert de l'histoire de la grippe espagnole :

« *Le virus* (de la grippe) *a tué plus d'humains que n'importe quelle autre maladie durant une période de durée similaire dans l'histoire du monde*[545] ».

Il est des auteurs qui, tel Thucydide avec la peste, ont été victimes de l'épidémie qu'ils mentionnent dans leurs écrits, c'est le cas de Maurice Genevoix qui souffrit de la grippe espagnole. Le témoignage est plus authentique, cela va de soi, lorsque l'épidémie est vécue douloureusement par le narrateur : « *Depuis l'été de 1918 une maladie épidémique, une peste pulmonaire baptisée grippe espagnole multipliait à travers l'Europe ses attaques et ses ravages. Elle me saisit brutalement aux premiers jours de décembre, dans le grand amphithéâtre de la Sorbonne où l'on recevait solennellement le président Woodrow Wilson. Je regagnai péniblement l'École où, soigné et bien soigné, je traversai en peu de jours la phase critique de la maladie. Mais j'en restai des semaines affaibli, atteint dans ma vitalité et presque à bout de résistance*[546] ».

---

543 Barry S, Hessel L, Gualde N. Les métamorphoses de la grippe. L'Histoire. 2005 ; 304 : 16-7.

544 Barry S, Hessel L, Gualde N. *La grippe, une menace éternelle*. Canadian Bulletin of Medical History/BCHM. 2007 ; 24 : 445-466.

545 Crosby AW. *America's Forgotten Pandemic. The Influenza of 1918*. Cambride University Press. 1999.

546 p. 504 in *Trente mille jours*. Omnibus 2000. De Maurice Genevoix (1890-1980), écrivain français. Il fut un écrivain de sa région, la Sologne (*Raboliot*), un écrivain de la première guerre mondiale (*Ceux de 14*). Membre de l'Académie française dès 1946 il en devint secrétaire

Pour Hervé Bazin la grippe est protagoniste d'une histoire romancée où le vaccin joue un rôle si important qu'il confère à celui qui l'a découvert une aura quasiment surnaturelle : « *Catastrophe, une épidémie se compare assez bien à une guerre traînante dont les communiqués avouent régulièrement les pertes. Subie de près par les uns, elle se rétrécit à la cruelle malchance. Subie de plus loin par les autres, elle semble les habituer, les résigner à vivre une période de surabondance de sacrifices humains. Pas de neutres, pourtant, chacun pouvant être attaqué à son tour. Pas de front non plus. Mais ce même mélange de courage et de couardise, de dévouement et d'égoïsme*[547] ».

On notera que notre tentative d'anthologie de littérature consacrée aux épidémies de grippe est consternante de pauvreté, seulement deux auteurs trouvés et encore faut-il admettre que le récit de Maurice Genevoix tient plus de l'autobiographie que d'une narration romanesque. On ne peut que se poser la question, pour quelle(s) raison(s) la grippe et en particulier l'épouvantable grippe espagnole a-t-elle été négligée par les littérateurs ? Rappelons quand même brièvement les faits :

Il s'agissait en 1918-1919, bel et bien de la grippe, une attaque infectieuse que tout le monde, ou presque, a oubliée[548]. Pourquoi la grande épidémie dite de grippe espagnole a-t-elle été occultée ? Non seulement on a presque effacé la grande épidémie de notre mémoire, mais on n'a pas la notion, dans le public, d'une maladie grave. La grippe est habituellement considérée par le commun des mortels comme une maladie ordinaire car elle est souvent confondue avec les infections mineures, saisonnières. Il est assez remarquable d'observer combien, dans la population, cette pathologie est perçue d'une façon banale alors qu'elle provoque des millions de morts. La peste, en tant que symbole épidémique, demeure une référence permanente, alors que la grippe est négligée. Pourtant, elle est potentiellement une maladie épidémique catastrophique. La grippe espagnole a laissé peu de traces dans la mémoire collective de notre pays, probablement parce que la pandémie est survenue en pleine période victorieuse du pays après qu'ait sévi une censure efficace interdisant de mentionner les ravages induits par le virus H1N1. Le

---

perpétuel, poste qu'il quitta en 1974. *Trente mille jours*, récit autobiographique, est celui d'un homme profondément marqué par la guerre et ses conséquences sur les hommes.

[547] p. 156 in *Le neuvième jour*. Grasset 1994. D'Hervé Bazin (1911-1996). Écrivain et poète français il a passé son enfance en Anjou où il est né. Hervé Bazin a eu des relations conflictuelles avec sa mère qui lui inspirèrent son fameux roman Vipère au poing. Il devint membre de l'Académie Goncourt en 1960. *Le neuvième jour* décrit une épidémie de grippe extrêmement mortelle ayant débuté en Inde. Le héros dirige un centre européen de virologie et participe à la mise au point d'un vaccin. Le neuvième jour est celui où métaphoriquement l'homme a pris la place de Dieu.

[548] La grippe est une maladie virale pour laquelle n'existe pas de traitement spécifique mais qui peut être prévenue par la vaccination. Suivant l'origine du virus responsable, on a donné à la grippe des qualificatifs régionaux ou de pays : Asiatique, Espagnole, Hong Kong.

succès des armées alliées a partiellement fait oublier le cauchemar grippal. C'est sans doute une des raisons pour laquelle si peu de travaux ont été consacrés à la maladie en France.

Les auteurs du vingtième siècle, particulièrement ceux ayant produit leur œuvre après la première guerre mondiale, celle qui s'acheva par une mortalité due à un virus qui dépassa de très loin la létalité consécutive à ce que les belligérants avaient inventé pour s'entre-tuer, les auteurs du siècle passé ont mésestimé la grippe. Pourquoi la créativité de personnes fort brillantes et imaginatives n'a-t-elle pas été turlupinée par des faits historiques d'une telle force dont ils furent contemporains ? Les décès, par exemple, de Guillaume Apollinaire deux jours avant l'armistice à l'âge de trente-huit ans, du peintre expressionniste Egon Schiele et d'Edmond Rostand ne laissèrent-ils aucun souvenir ou s'agissait-il d'une sorte de refoulement de nature freudienne de faits ? Nous l'ignorons.

John Barry un historien de référence à propos de la grippe nous dit :

« *La Grande peste du XIVe siècle a tué une proportion bien plus importante de la population européenne – plus d'un quart – mais les chiffres bruts de la grippe « espagnole » a tué plus que la peste à son époque, plus que le sida aujourd'hui*[549] ».

La connaissance de l'histoire de la grippe, une maladie ancienne est relativement bien connue, est fondamentale pour essayer d'anticiper la survenue d'une prochaine pandémie. Il ne s'agit pas là d'un phénomène totalement inattendu, à l'instar de l'émergence d'un nouveau germe pathogène tel le SARS ou d'une attaque terroriste, mais d'une des manifestations périodiques et naturelle de cette maladie virale. Dès lors la question n'est pas de savoir « si » une pandémie va survenir, mais « quand » elle se déclarera et serons-nous prêts à y faire face ?

C'est pour cela que les multiples manifestations d'une épizootie de grippe aviaire[550] hautement pathogène frappant l'Extrême Orient, la Russie, plusieurs pays européens (Italie, Slovénie, Grèce, France etc.[551]), la Turquie puis l'Afrique, ravivèrent les angoisses.

---

[549] p. 12 in Barry J. *La grande grippe*. Alisio. 2020.
[550] Les virus aviaires sont connus depuis la fin du XIXe siècle. Voici une courte chronologie de quelques-unes de leurs manifestations.
1878 La « *peste aviaire* », ancien nom de la grippe aviaire, est identifiée pour la première fois en Italie comme une maladie grave des poulets.
1959-2004 Durant ces quarante-cinq ans, 21 flambées de grippe aviaires ont eu lieu. Sept ont été importantes, une seule s'est étendue hors de son pays d'origine.
1983-1984 Epidémie chez les volailles aux Etats-Unis. 17 millions d'animaux sacrifiés.
1999 à 2001 Epidémie en Italie. 13 millions de volailles abattues.
[551] Au 13/02/2006

Cause significative de décès pendant la période hivernale chez les sujets âgés ou dans certains groupes à risque tels que les immunodéprimés, la grippe, maladie pulmonaire due au virus influenza, est généralement considérée par le public comme un mal bénin car elle est souvent confondue avec les infections mineures saisonnières[552]. Pourtant chaque année la grippe revient et tue. R. Dolin écrit à ce propos : « *Si les grandes pandémies mettent en évidence de façon dramatique les conséquences de la grippe, des maladies qui surviennent entre les pandémies sont responsables d'une mortalité et d'une morbidité encore plus élevées sur une bien plus longue période*[553] ».

La grippe est une maladie des oiseaux[554] autant que des hommes, provoquée par des germes non seulement variables, mais aussi imprévisibles et non sélectifs qui affectent l'ensemble de la population. Outre qu'elle soit responsable d'épidémies annuelles hivernales, la grippe est également à l'origine de phénomènes épidémiques de grande ampleur, des « pandémies[555] », dues à l'émergence de virus mutants particulièrement virulents et potentiellement dangereux pour la planète entière. Ces phénomènes périodiques naturels, liés à l'écologie des virus grippaux peuvent avoir sur nos sociétés un impact considérable. En fonction de sa virulence, la grippe est susceptible de toucher simultanément 30 % de la population d'un pays, et d'en désorganiser l'économie, la vie sociale et *ipso facto* les systèmes de soins, tout en entraînant un nombre de décès variable. Pour exemple, selon l'OMS, elle cause chaque année pour les seuls États-Unis, plus de 110 000 hospitalisations et 20 000 décès[556].

On parle de virus « grippal », mais c'est de virus « grippaux » dont il faut parler[557].On distingue trois types de virus grippaux circulant tous chez

---

552 Gualde N. p48-52 in *Les microbes aussi ont une histoire*, Les empêcheurs de penser en rond-Le Seuil. 2003.

553 Dolin R., « La grippe », *in* Harrison T. *Principes de médecine interne*. Flammarion, 1993, p. 695. Gualde N., *op. cit.*, p. 51.

554 Nombre d'espèces sont susceptibles d'être infectées. Citons parmi les espèces aviaires : les poules, dindes, faisans, cailles, pintades, canards domestiques (qui sont relativement résistants), et parmi les mammifères les porcs, chevaux, furets, visons, chiens, chats, primates non humains, *etc.*

555 *Pan* (tous), *Demos* (peuple) : qui frappe tout le monde. On appelle « *pandémie* » (grippale) un phénomène épidémique caractérisé par la circulation rapide au niveau mondial d'un nouveau sous-type du virus grippal de type A facilement transmissible touchant une population non ou peu protégée et/ou dont la morbidité et la mortalité excède la moyenne saisonnière habituelle.

556 P. 87 in Département des maladies transmissibles. Prévention, lutte et éradication OMS, *Stratégies recommandées par l'OMS contre les maladies transmissibles – prévention et lutte*, WHO/CDS/CPE/SMT. 2001. Genève.

557 La grippe est une maladie virale frappant les humains, certes, mais surtout les oiseaux et d'autres mammifères dont le porc. Le virus est un Orthomyxovirus à ARN se transmettant entre animaux, des animaux aux hommes et réciproquement.

l'homme[558]. C'est en 1931 que l'Américain Richard Shope découvre le premier virus grippal à partir d'une maladie du porc. Puis en 1933, les chercheurs britanniques, Smith, Andrewes et Laidlaw, isolent et caractérisent le virus humain de type A. Il s'agit en réalité non pas d'un, mais d'une multitude de virus « *ayant des éléments structuraux similaires mais non identiques*[559] ». Par la suite, une souche B responsable d'épidémies plus limitées est isolée en 1940[560], et une C est identifiée en 1947[561]. Les virus B et C sont presque exclusivement humains alors que les virus A sont essentiellement aviaires. Dans le présent ouvrage, ce ne sont que les deux premières souches et plus particulièrement les virus de type À, seuls jusqu'alors responsables de pandémies du fait de leur large réservoir dans le monde animal, qui nous intéressent. Néanmoins dans un souci d'exhaustivité, précisons que les épidémies dues à la souche B, habituellement moins sévères, se juxtaposent ou suivent, au cours de la même saison, les épidémies de grippe A. Tous ces virus sont caractérisés par deux glycoprotéines de surface, l'hémagglutinine (H) dont on a identifié 15 types (numérotés de H1 à H15) et la neuraminidase (N), dont les 9 types (N1 à N9) qui vont permettre de définir les sous-types. Jusqu'à présent, seuls 3 sous-types d'hémagglutinine (H1, H2 et H3) et 2 sous-types de neuraminidase (N1 et N2) sont en cause dans les épidémies humaines.

Très instables, les virus grippaux mutent en permanence et connaissent des modifications antigéniques intrinsèques de deux ordres : des variations génétiques mineures, dites « glissements » et des modifications majeures, appelées « cassures », qui ne concernent que le type A. Les « glissements antigéniques » génèrent des variants viraux très proches du virus initial. Dans de telles conditions, l'immunité conférée chez les humains lors de la grippe due au virus initial continue de protéger l'organisme contre le variant. Cependant, l'accumulation de ces modifications antigéniques aboutit progressivement à une altération de la reconnaissance par le système immunitaire sensibilisé contre les virus du passé. Si les anticorps produits antérieurement ne reconnaissent pas le mutant, la vaccination naturelle n'existe plus et la brèche s'ouvre pour une nouvelle épidémie. Dans le cas beaucoup plus rare et grave d'une « cassure » ou « saut antigénique », le virus grippal humain échange du matériel génétique avec des virus grippaux

---

[558] Ces virus sont caractérisés par deux glycoprotéines de surface, l'hémagglutinine (H) dont on a identifié 15 types (numérotés de H1 à H15) et la neuraminidase (N) dont les 9 types (N1 à N9) qui vont permettre de définir les sous-types. Jusqu'à présent, seuls 3 sous-types d'hémagglutinines (H1, H2 et H3) et 2 sous-types de neuraminidase (N1 et N2) sont en cause dans les épidémies humaines.

[559] p. 85 in Derenne J.-Ph., Bricaire F., *Pandémie la grande menace. Grippe aviaire 500 000 morts en France ?* Fayard. 2005.

[560] p. 141-5 in Cunha B. A., *« Influenza: historical aspect of epidemics and pandemics »*, Infectious Disease Clinics of North America. 2004, 1: 141-5.

[561] Ou 1950, *Ibidem*.

infectant d'autres espèces[562]. Au terme de la réorganisation de l'ARN[563] porteur des gènes de virulence, apparaît un nouveau virus grippal mutant à l'agressivité nouvelle et exacerbée. Le virus adapté, « humanisé », peut alors se reproduire et se répandre parmi la population à partir des sujets vivant à proximité des animaux infectés. Ce sont ces modifications radicales du génome qui sont en grande partie responsables de la virulence, de l'extension géographique et de la morbidité observée au cours de la pandémie. Dans ce cas précis, l'immunité préexistante, acquise au contact des virus grippaux circulant de façon saisonnière, ou grâce aux vaccinations annuelles, ne protège plus.

Deux autres mécanismes sont évoqués pour expliquer l'apparition de pandémies. Tout d'abord, l'adaptation directe du virus aviaire à l'homme, sans réassortiment génétique avec un virus humain. Ceci a été prouvé récemment pour la grippe espagnole[564] et c'est ce que l'on craint dans le cas du virus H5N1 qui circule depuis plusieurs années et se transmet, de façon heureusement anecdotique mais dramatique, de l'animal infecté à l'homme. Un autre mode d'apparition de pandémie serait la réémergence d'une souche restée quiescente pendant plusieurs années, comme lors de la pandémie de 1977. En somme, il convient de comprendre, que la mutation virale soit lente ou brutale, le virus change chaque hiver. Il peut ressembler au précédent (glissement) ou être d'un aspect totalement nouveau (cassure). La mémoire de nos moyens de défense sera selon les cas, modérément efficace ou totalement inopérante.

Les réservoirs primaires de la maladie sont multiples. Il s'agit de certaines espèces domestiques ou sédentaires, mais aussi et principalement dans la faune sauvage des oiseaux que leur espèce soit migratrice ou pas. Dans tous les cas, cela rend toute tentative d'éradication de la maladie impossible, d'autant plus que les oiseaux migrateurs représentent, par les distances qu'ils peuvent parcourir[565] et l'impossibilité de les stopper ou de les vacciner, un

---

[562] Kaplan M. M., « *L'épidémiologie de la grippe* », Pour la Science, 1978, 4, p. 26-39.

[563] L'ARN est une molécule présente dans les cellules de tous les êtres vivants. Elle joue un rôle essentiel dans la synthèse des protéines. Il y a différents types d'ARN dont l'ARN messager (ARNm) et l'ARN de transfert (ARNt). L'ARNm transporte l'information portée par l'ADN et l'ARNt utilise cette information pour fabriquer les protéines.

[564] Tautenberger J., Reid A., Fanning T., « *Le virus retrouvé de la grippe espagnole* », Dossier pour la science, n° spécial « Les maux de nos ancêtres, n° 50, janvier, mars 2006, p. 48-55.

[565] « *Il existe* [...] *environ cinq milliards d'oiseaux appartenant à plus de trois cents espèces qui migrent annuellement entre l'Amérique du Nord et l'Amérique centrale et du Sud, et les estimations sont du même ordre entre l'Europe de l'Est et l'Afrique. Certaines espèces de mouettes et de canard migrent dans l'autre sens, entre Ancien et Nouveau Monde. Quant aux distances parcourues, elles varient de quelques centaines à 17 000 kilomètres* [...]. *Certains font le voyage d'une seule traite, comme la pauline rayée* [...] *qui parcourt 4000 kilomètres* [...]. *D'autres s'arrêtent en cours de route pour se reposer et se restaurer* ». Derenne J.-Ph., Bricaire F., *op. cit.*, p. 77.

mode de propagation particulièrement efficace de la maladie, qui peut trouver ainsi des relais directs ou indirects jusqu'aux humains[566].

La promiscuité entre les hommes et les animaux tient ici un rôle essentiel et explique en partie que la plupart des mutations du virus grippal prennent naissance en Extrême-Orient. En effet, dans ces régions où une population très dense vit en contact étroit avec les animaux, l'élevage conjoint du porc, du poulet et du canard, (contaminés par des canards sauvages migrateurs par exemple), peut favoriser la mutation puis le passage du virus de l'animal à l'homme. Le cas du porc est alors particulièrement intéressant car il possède des cellules réceptrices qui peuvent être infectées par des virus aviaires et humains susceptibles de s'échanger des informations et par conséquent de recombiner un nouveau virus pouvant être extrêmement virulent à l'égard de l'espèce humaine. De même, les pratiques agricoles, notamment en Asie du Sud-est, peuvent faciliter les mutations du virus aviaire qui trouve dans la présence des canards (porteurs sains), des cochons et des hommes au sein des rizières, des conditions de mutation et/ou propagation particulièrement favorable.

Les groupes humains infectés par un virus constituent, à terme, des populations de sujets résistants à la maladie. En face de défenses efficaces, les virus de la grippe ont des caractères leur permettant de tromper la vigilance de l'immunité. Alors la mémoire de nos moyens de défense est, selon les cas, modérément efficace ou totalement inopérante. Rien d'étonnant alors, que la cassure puisse provoquer une pandémie dans une population humaine « naïve » où le nouveau virus représente un redoutable danger contre lequel les victimes n'ont aucune défense efficace.

Pour résumer ces modifications, les perpétuelles alternances d'épidémies saisonnières, en général peu agressives et de pandémies, découlent de la relation durable entre le virus grippal et l'immunité des personnes atteintes. Une telle situation est illustrée par le modèle de la Reine Rouge[567]. Les améliorations des qualités adaptatives d'une première espèce peuvent induire une seconde à modifier ses qualités adaptatives qui induiront chez la première une rétroaction, etc. Il y a ainsi de bonnes raisons de penser qu'au cours des siècles s'est développé une coévolution silencieuse entre les microbes et les hommes.

Quel que soit le cas de figure, généralement la grippe se diffuse suivant une périodicité et un rythme chronologique assez précis. Dans

[566]Espèces aviaires susceptible d'être infectées : poule, dinde, faisan, caille, pintade, canard domestique (qui est relativement résistant). Mammifères susceptibles d'être infectés : porc, cheval, furet, vison, chien, chat, primates non humains.
[567] Van Valen L., « *A new evolutionary law* », Evolution Theory, 1973, 1, p. 1-30.

l'hémisphère nord, le virus apparaît vers le mois d'octobre en Asie et circule d'Est en Ouest jusqu'au mois d'avril. Dans l'hémisphère Sud, le cycle se poursuit d'avril à octobre. Dès lors qu'il circule chez l'homme, la transmission du virus est essentiellement interhumaine et directe. La contamination se fait par voie aérienne, via des aérosols d'origine salivaire ou respiratoire. Enfin, on peut être aussi indirectement infecté par contact avec des objets contaminés. L'extrême contagiosité de la maladie liée à une courte période d'incubation et au fait qu'un inoculum minime est suffisant pour provoquer une infection chez un sujet réceptif, explique le danger que représente la grippe.

L'incubation de la maladie est courte, de 24 à 48 heures, période pendant laquelle le sujet est contagieux, mais non malade. Classiquement, les symptômes se caractérisent par une fièvre brutale, atteignant souvent 40 degrés centigrades ou plus, accompagnée de céphalées, courbatures, frissons, et d'une rhinopharyngite. Lors des formes les plus graves, peuvent s'ajouter à des signes d'atteinte respiratoire aiguë, des hémorragies et des manifestations digestives. Enfin, toute forme de grippe, (épidémique ou pandémique), peut s'accompagner de complications liées au terrain. Ainsi, sont plus exposées les personnes aux âges extrêmes de la vie, les immunodéprimés, et les individus souffrant de graves pathologies associées.

Les pandémies grippales ne sont pas une fatalité, mais font partie de l'histoire naturelle de virus dont la dangerosité est intimement liée et accrue par les activités humaines. Elles sont inévitables, mais pour la première fois dans l'Histoire, l'homme dispose de moyens de surveillance qui lui permettent de détecter l'évènement et de moyens d'intervention qui, espérons-le, lui permettront de le contrôler. D'ailleurs, l'OMS précise que :

« *La menace de la grippe aviaire est bien connue. Contrairement à ce qui se passe pour le SRAS, il existe déjà des tests de diagnostic de même que des antiviraux efficaces, bien que coûteux. La situation est difficile mais la mise au point d'un vaccin humain dirigé contre cette souche est déjà bien avancée* ».

Qu'il s'agisse de mesures d'ordre sanitaire, animales ou humaines, préventives ou curatives, ou de protection civile, elles ne seront efficaces que si les institutions internationales, au premier rang desquelles l'OMS, la communauté médicale, l'industrie et les pouvoirs publics, y sont préparées. L'incertitude de la date de survenue rend délicat et difficile ce travail de préparation qui allie l'identification des moyens, la planification des interventions et la volonté politique de les mettre en œuvre. Quel que soit le niveau de préparation atteint au moment de l'émergence de la pandémie, il faut se convaincre que la plus grande difficulté n'est pas de mettre en place les moyens adéquats, mais de risquer d'avoir un jour à expliquer pourquoi on ne l'a pas fait.

Ceci explique probablement, au moins en partie, les précautions de tous types et par bien des côtés exagérées, prises pour endiguer la pandémie récente de grippe H1N1. La perception du danger ne fut pas proportionnelle à la réalité du risque... Comme l'a écrit Gerald Wilde psychologue néerlandais et expert des comportements liés au risque :

« Plus le niveau de sécurité d'une activité particulière augmente, moins le risque résiduel associé à cette activité est considéré comme socialement acceptable[568]*. »*

Les historiques résumés des grandes pandémies de grippe.

Quelle est l'histoire connue ou supposée de la grippe ? Il semble qu'il y a environ 2500 ans avant notre ère, le virus serait passé du canard sauvage au canard domestique. Vers 1600, les agriculteurs chinois adoptent un modèle d'élevage existant encore de nos jours, dans lequel canards, poulets, porcs cohabitent à proximité des humains. Cette situation favorise les non seulement les échanges de virus entre espèces, mais aussi de gènes et leur mutation[569]. Dès lors il est certain que la grippe frappe ponctuellement les hommes.

Ce n'est qu'à partir des années 1940 et de l'identification des virus grippaux, qu'il est possible de diagnostiquer précisément une pandémie grippale. Auparavant, du moins jusqu'au XVIIIe siècle, il est difficile, voire impossible, faute de documentation et de témoignages précis, de déterminer la nature précise des fièvres aiguës à forte mortalité et se diffusant rapidement, dont on retrouve parfois la trace depuis l'Antiquité. Il est certain que la grippe existe et se manifeste[570].

Henri Mollaret[571] nous rappelle que certaines épidémies appelées au Moyen Age et au début de la Renaissance, « *catarrhe épidémique* », « *catarrhe fébrile* », « *fièvre catarrhale suffocante* », sont probablement causées par un agent grippal. Pour Jean-Noël Biraben, c'est en 876 que pour la première fois une épidémie de grippe bien caractérisée parcoure l'Europe. En 927, Flodoart mentionne en Gaule une épidémie avec fièvres et toux « *à*

568 Wilde G. L. S. *The theory of risk homeostasis: implications, for safety and health.* Risk Analysis. 1982; 2: 209-25.
569 Gualde N. *Comprendre les épidémies. La coévolution des microbes et des hommes*. Les empêcheurs de penser en rond-Le Seuil, 2006.
570Sur la chronologie des épidémies : Beveridge W.-I.-B., *Influenza. The last Great Plague*, New York, 1977.
571Mollaret H.-H. « *Les grands fléaux* », in Grmek M.-D., dir. Histoire de la pensée médicale en Occident, tome 2, De la Renaissance aux Lumières, Paris, Seuil, 1997.

laquelle succombèrent seulement quelques personnes[572] ». En 1105 une épidémie dénommée « *phlegmasia pestis* », et « *que le peuple surnomma follette*[573] », se répand partout en Occident. De même, la maladie peut être encore identifié en 1173, 1239, 1311. L'épidémie de 1387 semble d'après le médecin Valescus de Tarente, assez violente. Il écrit :

« *J'ai vu [...] un catarrhe si général qu'à peine la dixième partie de la population en fut exempte ; presque tous les vieillards en moururent*[574] ».

A chaque réapparition saisonnière plus ou moins graves de la maladie, les populations semble-t-il l'affublent d'un nouveau sobriquet tel que « *horions* » ou « *tac* », lors de l'épidémie de 1413 ou encore « *dando* » en 1427. Moins de 10 ans plus tard, en 1438, elle est si grave que : « *Les physiciens désemparés, purgent et saignent en aggravant l'état de leurs patients. Les plus heureux se contentent de demander à leurs apothicaires un électuaire contre la toux dont les recettes sont nombreuses dans les ouvrages médicaux de l'époque*[575] ».

Mais le nom le plus célèbre, celui qui qualifie encore la maladie de nos jours, lui a probablement été donné en Italie en 1357. C'est en se référant au rôle tenu par les astres dans la venue des épidémies, (n'explique-t-on pas ainsi la Peste noire de 1347[576] ?), qu'on lui aurait le nom d'influenza, signifiant d'abord l'influence des astres « *influentia colesti* », puis celle du froid, « *Influenza di Freddo*[577] ». Il est d'ailleurs intéressant de remarquer que certains de ces termes disparus de nos jours à l'exception d'influenza, sont employés jusqu'au XIXe siècle. En 1812, dans un ouvrage collectif intitulé Dictionnaire des Sciences Médicales par une société de médecins et de chirurgiens, il est écrit que : « *L'on a donné à la grippe les noms de « follettes, coquette, grenade générale ; mais le mot grippe, plus généralement employé, parait actuellement tout à fait consacré par l'usage, et a passé, en conséquence, du langage vulgaire, dans la langue médicale*[578] ».

Quelques années plus tard, en 1864, M. N. Bouillet qualifie ainsi la grippe : « *Nom donné vulgairement à une affection épidémique qui se présente sous la forme d'un catarrhe aigu ou d'une inflammation des membranes*

---

[572]Biraben J.-N. p 71 in « *La maladie* », in Favier J., dir., La France médiévale. Fayard, 1983.
[573]Mollaret H.-H. « Les grands fléaux », in Grmek M.-D., dir. *op. cit.*, p. 267.
[574]Biraben J.-N. p 71 in « *La maladie* », in Favier J., dir., La France médiévale. Fayard, 1983.
[575]*Ibidem.*
[576]Dans le royaume de France dès l'annonce de l'épidémie, le roi Philippe VI interroge l'Université de Paris qui donne l'état des connaissances sur le sujet. L'épidémie est due, pense-t-on, à la corruption de l'air, elle-même provoquée par une mauvaise conjonction des planètes. Barry S. Gualde N., « L'épidémie qui ravagea l'Occident », *L'histoire*, « La Peste noire », n° 310, juin 2006.
[577]Mollaret H.-H., « Les grands fléaux », in Grmek M.-D., dir. *op. cit.*, p. 267.
[578]*Dictionnaire des sciences médicales par une société de médecins et de chirurgiens*, vol. 1, Paris, C.L.F. Panckoucke, 1812. http://www.bium.univ-paris5.fr

muqueuses [...]. On a donné à la grippe toutes sortes de noms tels ceux de follettes, de coquette, d'influenza, etc.[579] ».

Quant au mot grippe que nous employons communément de nos jours, il a pour étymologie le francisque « *gripan* », signifiant « *saisir*[580] ». C'est « *parce que la maladie saisit brusquement, qu'elle « agrippe », que le mot est apparu en 1743 dans notre langue*[581] ».

Maladie ancienne, les grippes « historiques » restent toutefois difficiles à identifier précisément comme nous l'avons signalé précédemment. Il semble qu'au XVIe siècle, pas moins de quatre pandémies sévissent en Europe, ainsi qu'en Afrique et Asie[582]. Néanmoins, la première description d'une possible pandémie grippale ne remonte pour certains auteurs qu'à l'année 1580[583] alors que pour d'autres, il est possible que cette maladie frappe la France en 1510, mais elle passe alors pour une coqueluche[584]. Par la suite, quatre nouvelles pandémies surviennent au XVIIe siècle. Notons tout particulièrement celle de 1659 pendant laquelle le médecin Thomas Willis[585] « note les symptômes de toux, d'expectoration, l'état fébrile et asthénique, les douleurs musculaires... ». Il souligne en outre :

« Le caractère épidémique de la maladie, son apparition brutale et l'atteinte simultanée d'un grand nombre d'individus[586] ».

À partir de la fin du XVIIIe siècle, cinq pandémies grippales sont identifiées[587] et décrites en tant que telles. Citons par exemple celle de 1729-1723 ou celle de 1781-1782. Enfin le XIXe siècle, connaît trois pandémies, en 1830-1833, 1889-1891 puis une particulièrement grave en 1898-1900[588]. L'activité grippale s'atténue alors jusqu'à la tristement célèbre « grippe espagnole » en 1918.

579Bouillet M.-N., *Dictionnaire universel des sciences, des lettres et des arts*, Paris, Librairie Hachette et Cie, 1864, p. 776.
580*Le petit Larousse*, Paris, Larousse, 2000, p. 492.
581Derenne J.-Ph., Bricaire F., *op. cit.*
582Mollaret H.-H., « Les grands fléaux », in Grmek M.-D., dir. *op. cit.*, p. 268.
583Derenne J.-Ph., Bricaire F., *op. cit.*
584Theodorides J., *Des miasmes aux virus. Histoire des maladies infectieuses*, Paris, 1991. Mollaret H.-H., « Les grands fléaux », in Grmek M.-D., dir. *op. cit.*
585 Célèbre médecin et anatomiste anglais, (1621–1675). Wilis T., *Diatribae duae,* tome I, *de fermentatione, seu de motu intestino particularum in quocumque corpore*, La Haye, 1659. *Ibidem.*
586 *Ibidem.*
587 *Ibidem.*
588 Les professeurs Derenne et Bricaire avancent dans leur ouvrage le chiffre de 7 à 10 pandémies grippales au cours des XVIIIe et XIXe siècles. Les mêmes auteurs ne citent au lieu des années 1898-1900, que l'année 1900. Derenne J.-Ph., Bricaire F., *op. cit.*

La grippe espagnole.

De nombreux mystères entourent encore cette célèbre pandémie. Son surnom « grippe espagnole » paraît venir du fait que seule l'Espagne (non impliquée dans la première guerre mondiale) publia librement les informations relatives à la pandémie. Les journaux français parlaient donc de la « grippe espagnole » qui faisait des ravages en Espagne sans mentionner les cas français. Pour d'autres auteurs c'est en l'honneur du roi d'Espagne malade « que la grippe fut qualifiée d'« espagnole[589] ».

En dépit de son nom, elle a peut-être pour origine la Chine, sans qu'il soit possible de l'affirmer. Apparue aux États-Unis en mars 1918[590], sa progression semble « foudroyante ». En même temps, la maladie semble se répandre toujours à partir des États-Unis par l'intermédiaire des troupes mobilisées en Europe, bien que des doutes subsistent également sur ce point. En effet, dans un récent ouvrage les professeurs Derenne et Bricaire écrivent à propos de l'origine de cette pandémie : « *Certains vont même jusqu'à considérer que c'est précisément à Etaples, dans le Pas-de-Calais et à Aldershot, en Angleterre, qu'elle est apparue pour la première fois en 1916-1917 dans l'armée anglaise* ». Et il rajoute « *On le voit les hypothèses sont nombreuses. Elles ne sont pas dénuées d'importance. En effet, la situation n'est pas la même si c'est en 1916 ou en 1918 qu'elle s'est manifestée pour la première fois. Dans le premier cas, cela signifie qu'il lui a fallu deux à trois ans pour acquérir toute sa virulence. Dans le second, c'est en quelques mois, que, de modérément agressive au printemps 1918, elle s'est transformée en tueuse de masse à l'automne et durant l'hiver*[591] »

Donc les origines même de ce fléau posent des problèmes. Les recherches actuelles tendent semble-t-il à privilégier une circulation du virus avant 1918[592]. Mais d'où vient-il, est-il aviaire, s'est-il réassorti chez un hôte intermédiaire, etc. ? Aujourd'hui nous disposons de quelques éléments de réponse, grâce aux travaux, de chercheurs américains qui ont réussi à retrouver et reconstituer le virus à partir de tissus d'individus décédés de cette maladie en 1918 ou 1919[593]. Selon ces scientifiques : « *Les gènes du virus de 1918 ont*

---

589 Derenne J.-Ph., Bricaire F., *op. cit.*

590 Le 4 mars 1918 sont remarqués au camp de l'armée américaine de Funston dans le Kansas les premiers cas d'une épidémie de grippe dénommée plus tard « grippe espagnole ». Fox R., « *La grippe espagnole. Plus meurtrière que la Grande Guerre* », Historama n° 58, 1988, p. 50-57. Gualde N., *op. cit.*

591 Derenne J.-Ph., Bricaire F., *op. cit.*

592 *Ibidem*, p. 163.

593 Taubenberger J. *Capturing a killer Flu virus*, Scientific American January, 2005, p. 47-57. Taubenberger J et *al. Characterization of the 1918 influenza virus polymerase genes*. Nature.

[…] *quelques caractéristiques aviaires, et il est probable que le virus a émergé d'un réservoir aviaire peu avant 1918* ».

Toutefois, ils sont confrontés apparemment à une interrogation essentielle, puisque d'après leurs recherches : « *Les séquences de gènes (du virus de 1918) ne sont compatibles ni avec un réassortiment direct à partir d'une souche aviaire connue ni avec une adaptation d'une souche aviaire chez le porc* ». Et ils concluent « *S'il s'avérait que le virus de 1918 puisse avoir acquis des gènes nouveaux grâce à un mécanisme différent de ceux qui ont donné les souches pandémiques ultérieures, cela aurait d'importantes conséquences en matière de santé publique*[594] ».

La maladie frappe suivant trois vagues épidémiques, respectivement en mars 1918, septembre 1918 et février 1919. Cette terrible pandémie grippale, dont on ne s'explique toujours pas l'exceptionnelle virulence, touche, en quelques années environ un milliard de personnes à travers la planète soit 25 à 30 % de la population mondiale. Tuant parfois en 24 à 48 heures la grippe immobilise souvent des familles entières qui : « *Se présentaient aux consultations pour être hospitalisées* […]. *Plusieurs décès par familles n'étaient pas chose rare* […]. *Nous nous trouvions vraiment en face d'une grande épidémie, devant laquelle nous nous sentions impuissants*[595] ».

Étudiant en médecine à l'Université de Pennsylvanie, Issac Star décrit ainsi les malades dont il eut à s'occuper : « *Tandis que se remplissaient leurs poumons, les patients s'essoufflaient et devenaient de plus en plus cyanotiques. Après avoir suffoqué pendant plusieurs heures, ils étaient pris de délire et devenaient incontinents, nombreux étaient ceux qui mouraient en tentant de libérer leurs voies respiratoires d'une écume teintée de rouge qui jaillissait parfois de leur nez et de leur bouche. C'était quelque chose d'atroce* ».

Selon diverses estimations, difficiles à vérifier, la grippe entraîne entre 20 et 40 millions de morts[596]. La plupart des victimes succombent en fait

---

2005; 437: 889-93. Tumpey T et *al. Characterization of the 1918 Spanish influenza pandemic virus*. Science. 2005; 310: 77-80.

[594] Taubenberger J., Reid A., Fanning T., « *Le virus retrouvé de la grippe espagnole* », Dossier pour la science, n° spécial « Les maux de nos ancêtres, n° 50, janvier, mars 2006, p. 55.

[595] Barbier M., « *La grippe de 1918-1919 dans un service de l'hôpital Saint-Antoine, in* Becker J.-J., « Vingt millions de morts ! La grippe espagnole a frappé ». *L'histoire*, n° 40, 1981, p. 82-83. Gualde N., *op. cit.*

[596] Comme Nous pouvons le constater les estimations quant à la mortalité engendrée par la grippe varient considérablement d'un auteur à l'autre. Kaplan M.-M., Webster R.-G. *L'épidémiologie de la grippe*. Pour la Recherche. 1978 ; 4 : 26-39. Tonnelat J. *Qu'est-ce qu'un « être vivant »*. La Recherche, 1979 ; 614-23. Cité par Gualde N., *op. cit.*

à ie[597].En France, la maladie emporte 210 900[598] malades. Elle se propage très rapidement à partir de 1918 jusqu'au mois de mai 1919, où la mortalité est, ce fut souligné par l'historien Pierre Darmon, « *devenue négligeable*[599] ».

Les ravages causés par l'extraordinaire virulence de la grippe espagnole sont très certainement le résultat de plusieurs causes concomitantes ; par exemple la coexistence entre le virus mutant et un virus coinfectant frappant en Europe, une population particulièrement fragilisée par plusieurs années de guerre et de privations. Notons toutefois, que le premier conflit mondial n'explique pas tout puisque la grippe a ravagé à travers de monde des populations n'ayant jamais eu à souffrir de la guerre. La Sierra Leone perd 3 % de sa population, 5 % des Ghanéens, 20 % des Samoa[600] meurent également. De même les USA comptabilisent entre 500 et 700 000 morts[601].

La mortalité durant l'épidémie de grippe maligne est en de nombreux points extraordinaires. Outre l'aspect numérique, la courbe de mortalité de l'année 1919 revêt un aspect en W traduisant trois phases de gravité croissante. La grippe fut sévère pour les moins de 5 ans. Fort jeunes, ils ne possédaient pas d'immunité antigrippale. Les sujets âgés de 5 à 15 ans moururent moins, sans doute grâce à un bon système immunitaire (probablement une grande efficacité de l'immunité naturelle). Contrairement à la pandémie de la fin du XIXe siècle une des caractéristiques de cette pandémie fut son impact chez les adultes jeunes avec un taux de mortalité inhabituellement élevé, liée à des formes pulmonaires malignes parfois foudroyantes. Ceci pourrait être lié à l'intensité de la transmission virale interhumaine, en particulier en milieu militaire à forte concentration humaine qui aurait entraîné des désordres immunitaires responsables d'effets cytotoxiques au niveau des poumons. La courbe de mortalité en fonction de l'âge montre un plus faible impact de la pandémie chez les sujets entre 35 et 65 ans. Les personnes dans cette tranche d'âge possédaient sans doute une immunité consécutive à une infection ancienne par un virus de type H1[602]. En accord également avec les notions habituelles sur la mortalité consécutive aux épidémies, celle des plus de 65 ans est attribuée au déclin (théorique) des performances immunitaires.

---

597 Tautenberger J., Reid A., Fanning T., *art. cit.*

598 Darmon P. *La grippe espagnole submerge la France*. L'histoire. 2003 ; 281 : 85. qu'au moins 500 000 personnes sont mortes de la grippe en France. Gualde N. *Comprendre les épidémies. La coévolution des microbes et des hommes*, Paris, Les empêcheurs de penser en rond-Le Seuil, 2006, p. 113.

599 *Ibidem.*

600 Gualde N., *op. cit.*

601 Derenne J.-Ph., Bricaire F. *op. cit.*

602 Palese P. Influenza: old and new threats. Nature Medicine Supplement. 2004; 12: 582-7.

Pourtant, si ce schéma globalement caractérise l'impact démographique de l'épidémie, il est intéressant de relever que des exemples locaux donne une vue inverse. Ainsi à Bordeaux, le docteur Leuret témoin de l'épidémie écrit : « *Les enfants tout petits…, ont d'emblée présenter à l'éclosion des formes graves une résistance tout à fait spéciale, et même les personnes âgées présentèrent certainement des formes moins malignes, et l'on peut dire que l'épidémie fut surtout meurtrière pour les personnes adultes, dans la force de l'âge*[603]… ».

Un autre point notable de la mortalité durant cette épidémie vient de la différence liée au sexe. La mortalité féminine fut inférieure à celle des hommes. Exprimée en ASDR[604] elle était de 174 pour 100 000. La différence serait liée à la morbidité tuberculeuse affectant surtout les hommes[605]. Nous retrouvons ici une notion assez classique en immunologie, la meilleure résistance de la femme aux agressions microbiennes[606]. Enfin, la grippe espagnole a ceci d'unique qu'elle s'accompagnât d'une de l'émergence d'une complication neurologique, l'encéphalite léthargique de Von Economo-Cruchet (cf. les épidémies disparues) souvent mortelle, mais dont 80 % des survivants développèrent une maladie de Parkinson sans doute liée à des réactions auto-immunes au niveau de certaines structures cérébrales[607].

Après la terrible grippe espagnole, aucune pandémie grippale majeure ne se signale jusqu'en 1957. En revanche, cette période est marquée par une intense activité de recherches. Les trois souches présentées plus haut sont alors découvertes et en 1947 l'Institut Pasteur se dote du premier laboratoire français consacré aux recherches sur la grippe.

La grippe asiatique.

En février 1957 apparaît en Chine centrale un nouveau virus de type A (H2N2). Il est à l'origine d'une autre grande pandémie connue sous le nom de « grippe asiatique ». Elle frappe en deux vagues touchant d'abord les enfants et les personnes âgées.

Bien que le nombre d'individus infectés soit considérable, la mortalité est inférieure à celle enregistrée lors d'autres pandémies. Ceci est

---

603 Leuret. *La grippe à Bordeaux*. Paris, A. Poinat, Edireur, 1919, p. 6.

604 Age-standardized death rates.

605 Noymer A. *The 1918 influenza epidemic's effects on sex differentials in mortality in the United States*. Population and Development Review. 2000; 26: 565-81.

606 Gualde N., *Ce que l'humanité doit à la femme*, Latresne, Le Bord De L'Eau, 2004, 160 p.

607 Cunha B. A. *Influenza: historical aspect of epidemics and pandemics*. Infectious Disease Clinics of North America. 2004; 18: 141-5.

peut-être lié au fait que le virus ait déjà circulé chez l'homme ce qu'atteste la présence d'anticorps spécifiques chez 30 % des personnes âgées de plus de 75 ans. Ceci signifie que la pandémie de 1889-1890 pourrait avoir été causée par un virus très proche du virus asiatique de 1957. La pandémie de 1957 permit aussi de décrire de façon précise les trois formes cliniques de la maladie.

Enfin, cette souche grippale qui ne figure plus dans les vaccins actuels de la grippe, et contre laquelle les personnes nées après 1968 n'ont qu'une immunité nulle ou limitée, reste potentiellement dangereuse, comme le prouve un accident survenu récemment lorsqu' un laboratoire américain a envoyé par erreur le H2N2 à plus de 3.700 laboratoires à travers le monde. Très rapidement, l'OMS a appelé à détruire les échantillons car selon Maria Cheng, porte-parole de l'Organisation, il existe « un risque faible mais réel que cela déclenche une épidémie[608] ». En fait, la plus grande crainte étant que des échantillons soient détournés à des fins bioterroristes.

La grippe de Hong-Kong.

Dix ans après l'épisode asiatique, un virus A, le H3N2, est isolé à Hong Kong en juillet 1968. Il se répand rapidement en Extrême-Orient, Asie centrale, Inde, Japon et Australie au début de l'automne, puis aux États-Unis au cours de l'hiver 1968-1969. Toutefois, le plein effet de la pandémie ne se fait ressentir en Europe, en Asie et dans la plupart des pays qu'au cours de l'hiver 1969-1970.

Cette pandémie, bien qu'elle soit moins grave en termes de mortalité et morbidité que la pandémie de grippe asiatique, provoqua la mort d'environ un ou deux millions de personnes à travers le monde[609].

En novembre 1977, à Leningrad, est identifiée une nouvelle épidémie de grippe due à un virus de type A (H1N1) déjà à l'origine d'épidémies humaines entre 1946 et 1957. En réalité, l'originalité de cette découverte tient au fait que ce virus ne remplace pas le précédent, ainsi que cela se produit d'habitude, mais s'y superpose. À partir de cette date, deux virus de type A circulent simultanément, caractérisés par leur hémagglutinine « H » dont seuls pour l'instant les types H1 et H3 sont adaptés à l'homme, alors qu'une douzaine d'autres circulent chez l'animal et représentent la source potentielle de pandémies, comme la fameuse souche aviaire H5N1 à

[608] AFP. *Alerte mondiale aux échantillons de la grippe de 1957-58.* Le 13 avril/2005,http://www.who.int/fr/.
[609] Ici encore les estimations sur le nombre de décès varient. Nous avons extrait ces chiffres des sites de l'OMS et de l'Institut Pasteur pour l'estimation à deux millions de décès.

l'origine d'épizooties avec quelques cas sporadiques de contamination humaine.

La grippe aviaire.

Depuis octobre 2020 sévit en Europe une grave épidémie de grippe aviaire (Influenza Aviaire, IA), probablement diffusée par des oiseaux sauvages en particulier les canards, les oies, les cygnes et des oiseaux de proie. Les oiseaux sauvages sont habituellement des porteurs sains du virus. Le virus peut voyager par d'autres moyens : commerce international, élevage et vente d'oiseaux vivants. Le virus est présent dans les fèces et les excrétions pulmonaires. La circulation des virus de la grippe aviaire (IA) n'est pas un phénomène nouveau. Il existe de nombreuses descriptions d'épidémies historiques de grippe aviaire se répandant au sein des troupeaux de volailles domestiques dans la littérature. Il y a plusieurs souches de virus de l'IA, généralement classées en deux catégories : les souches faiblement pathogènes (IAFP) provoquant habituellement peu ou pas de manifestations cliniques chez les oiseaux et les souches hautement pathogènes (IAHP) entrainant de graves manifestations cliniques et/ou une forte mortalité.

L'IA est présente dans le monde entier et différentes souches sont plus répandues dans certaines régions du monde que dans d'autres. L'Influenza Aviaire est certes une maladie virale des oiseaux mais des virus de IA ont été trouvés chez des mammifères (rats, souris, belettes, furets, porcs, chats, tigres, chiens, chevaux) et chez des humains. Les épidémies d'IA peuvent avoir des conséquences dévastatrices pour l'industrie avicole.

Les humains vivant au contact d'oiseaux infectés risquent de contracter la grippe aviaire. Si de nombreux cas humains sont limités à la conjonctivite ou à une maladie respiratoire légère, certains virus ont tendance à provoquer des maladies graves. En effet, au regard de l'épidémiologie on pensait jusqu'à une époque récente que les virus aviaires ne pouvaient pas directement être pathogènes pour l'homme, sans passer par un hôte intermédiaire, le porc par exemple. Ce dernier devenant alors, un relais entre l'oiseau et l'homme. Or en 1997, une terrible épizootie ravage, notamment à Hong-Kong, les élevages de poulets ; c'est la naissance de ce que les médias ont appelé la « grippe du poulet ». La même année, les autorités sanitaires constatent que le virus peut exceptionnellement mais directement passer à l'homme et provoquer des grippes humaines parfois mortelles.

C'est le mardi 20 mai 1997, que le Docteur Wilina Lim du laboratoire de virologie du département de la santé de Hong Kong reçoit, de l'Hôpital Queen Elizabeth de Kowloon le produit d'une aspiration trachéale.

L'échantillon provient d'un enfant de trois ans, en grande détresse respiratoire qui décède le lendemain. L'analyse des sécrétions trachéales révèle rapidement la présence d'un virus grippal de type A. On tente, alors à l'aide de réactifs appropriés, fournis par l'OMS, de déterminer à quel sous-type de grippe humaine appartient le virus. Le docteur Lim n'obtient, à sa grande surprise aucun résultat probant. Les tests répétés se révèlent incapables de déterminer l'origine du virus. On adresse donc des échantillons suspects dans des laboratoires mondiaux qui ont pour fonction d'étiqueter des agents pathogènes rares et de déterminer l'origine du virus. En août, les experts virologistes certifient que le petit garçon était décédé d'une « grippe du poulet[610] ». Il s'agit à la grande surprise de tous du « fameux » virus A/Hong Kong/156/97 de sous-type H5N1 qui était donc présent à Hong Kong, et susceptible de contaminer une population humaine ne possédant aucune immunité contre lui[611]. Cela était d'autant plus inquiétant, que les virus aviaires, ne sont généralement pas susceptibles d'infecter l'homme.

Par la suite, l'épizootie semble contrôlée grâce à un abatage massif des animaux, limitant les risques de propagation, mais le danger n'en reste pas moins présent. En effet, l'année suivante, la menace réapparaît à nouveau et l'OMS lance une alerte au sujet d'une très grave épizootie, due au même H5N1, qui ravage les élevages de plusieurs pays d'Asie du Sud-Est. L'inquiétude est d'autant plus croissante que ce virus, provenant d'élevages intensifs s'est montré capable, il est vrai difficilement, de se transmettre directement à l'homme. Il est non seulement plus répandu qu'on ne le pensait auparavant, mais aussi de plus en plus virulent depuis 1997. Enfin, la situation épidémiologique actuelle, c'est-à-dire « une épizootie suivie de cas humains sporadiques est typique de la naissance d'une épidémie[612] ».

En juillet 2004, la grippe aviaire se manifeste à nouveau en Chine (ou il est découvert chez le porc[613]), en Indonésie, au Vietnam et en Thaïlande où 21 des 76 provinces la signalent. Puis en 2005 il s'avère que le virus qui touchait jusqu'alors les oiseaux domestiques et sauvages sédentaires, se propage aux espèces migratrices. Avec ce type de contamination « c'est la voie de la mondialisation qui s'est ouverte[614] ».

Il apparaît que la transmission des virus aviaires aux hommes est à ce jour limitée, mais non impossible, comme le prouvent non seulement de récentes recherches à propos de la grippe espagnole, mais aussi la

---

610 Larson E. *The story of the flu hunters*. Times. 1998, March 16: 45-52.

611 Subbarao K. *Characterization of an avian influenza A (H5N1) virus isolated from a child with a fatal respiratory illness*. Science. 1998; 279: 393-6.

612 D'après Jean-Claude Manuguerra de l'Institut Pasteur. Propos extraits de « *Grippe aviaire. Les grandes manœuvres* ». Sciences et Avenir, avril 2005, 698, p. 20.

613 Derenne J.-Ph., Bricaire F., *op. cit*.

614 *Ibidem*.

multiplication en Extrême Orient et surtout en Turquie des cas humains infectés par le virus H5N1, ainsi que les différents virus aviaires qui ont tué à Hong-Kong (H9N2) et aux Pays-Bas en avril 2003 (H7N7).

Pour l'instant, dans le cas du H5N1, l'immense majorité des victimes sont des enfants ou jeunes issus de familles d'éleveurs de volailles vivant au contact direct de poulets infectés. La transmission directe, interhumaine, n'est avérée que dans très peu de cas. La grippe aviaire n'est pas encore un virus parfaitement adapté à l'homme et peut être ne le sera-t-il jamais. En revanche, une certitude existe, une prochaine pandémie grippale aura lieu et jusqu'à ce jour le H5N1 est potentiellement un parfait candidat pour être cette menace.

Alors sommes-nous proches d'une nouvelle pandémie dont l'origine serait un virus aviaire, tel H5N1, qui était en janvier 2005 selon le docteur Lee Jong-Wook[615], « la plus grande menace pesant sur la santé mondiale » ? De nombreux signes le laissent supposer, tel le nombre d'alertes identifiées au cours des 10 dernières années, associée au fait que la dernière pandémie est survenue il y a bientôt 40 ans. En outre, l'épizootie de H5N1 est de plus en plus inquiétante, car elle est résurgente, extensive et maintenant solidement ancrée dans la population aviaire d'Asie. Depuis 2003, il y a eu plusieurs vagues d'alertes y compris estivales, ce qui est préoccupant. De même, le franchissement de la barrière d'espèce vers les mammifères est avéré ce que confirme la survenue de cas humains sporadiques, hors flambée aviaire, ceci pouvant être typique d'une phase pré pandémique.

Pourtant il existe semble-t-il un espoir d'échapper à une pandémie de grippe due au H5N1, mais il faut que le virus reste zoonotique, autrement dit qu'il reste limité au règne animal, ce qui est fort peu probable. En outre, le seul moyen réellement efficace est jusqu'à présent l'abatage massif des animaux infectés, ce que font les pays touchés, mais l'opération « entraîne de grosses pertes financières » et « prive les populations des protéines animales essentielles[616] ».

En raison de la circulation continue de diverses souches (par exemple H5N1, H5N2, H5N8, H7N8), les flambées de grippe aviaire continuent d'être un problème de santé publique mondial. Les virus de l'IA se cantonnent généralement à l'animal alors que le virus de l'IAHP H5N1 a provoqué des cas humains. La souche H5N1 de grippe aviaire est passée des oiseaux aux humains en 1997 à Hong Kong. Dix-huit personnes furent infectées, dont six sont décédées. La contagion fut limitée à Hong Kong, lorsque tous les poulets du territoire furent exterminés. Il existe des souches

[615] Directeur Général de l'OMS.

[616] D'après Jean-Claude Manuguerra de l'Institut Pasteur.

de virus H5N1 faiblement pathogènes qui n'entrainent pas de manifestations cliniques graves.

En résumé, H5N1 hautement pathogène semble abolir les frontières géographiques et mettre à mal les barrières d'espèces, tout en entrainant des pertes considérables dans les enlevages, qui ne sont qu'un élément de pertes économiques beaucoup plus importantes.

La souche H5N1 n'est pas seule en cause dans les maladies humaines, de 2014 à février 2022 on a observé en Chine 67 cas d'IA H5N6 chez l'homme.

La grippe porcine.

Au printemps 2009, une nouvelle forme de grippe apparait en Amérique du Nord. D'abord appelée « grippe mexicaine » ou encore « grippe porcine », c'est sous le nom de « grippe A(H1N1) » qu'elle sera, finalement, retenue. La propagation de ce virus est extrêmement rapide, en raison de la mondialisation des transports de passagers. Le 24 avril 2009, l'Organisation mondiale de la santé (OMS) ne recense que quelques cas de contamination confirmés au Mexique et aux États-Unis. Une semaine plus tard, le 1er mai 2009, la maladie s'est déjà dispersée dans 13 pays, touchant 5 régions du globe : l'Amérique du Nord (Mexique, États-Unis et Canada), l'Europe (Allemagne, Autriche, Espagne, Pays-Bas, Royaume-Uni et Suisse), le Moyen-Orient (Israël), l'Océanie (Nouvelle-Zélande) et l'Asie (Chine et Hong Kong). Deux semaines plus tard, le 8 mai 2009, des cas de grippe A(H1N1) sont confirmés dans 25 pays. En Belgique, le premier cas est officiellement constaté le 12 mai 2009. À cette date, la maladie a atteint 34 pays sur l'ensemble des continents, à l'exception de l'Afrique. On dénombre plus de 7 500 cas d'infection dans le monde, dont 65 ont entrainé la mort (60 au Mexique, 3 aux États-Unis, 1 au Canada et 1 au Costa Rica). Le 11 juin 2009, la directrice générale de l'OMS, Margaret Chan, annonce que son organisation considère l'épidémie de grippe A(H1N1) comme une pandémie mondiale. Il faudra attendre le 10 août 2010 pour que l'alerte soit levée et que le monde entre dans une période postpandémie même si le virus demeure alors encore relativement actif en Inde, en Australie et en Nouvelle-Zélande. Au total, des cas de grippe A(H1N1) auront été répertoriés dans 214 pays et il y aura eu près de 18 500 morts recensés au 1er août 2010. Les informations fournies par l'OMS et massivement répercutées par les médias obligent les gouvernements à réagir rapidement, parfois dans la précipitation. De nombreux pays, par exemple, ont pour première réaction d'installer des caméras thermiques dans leurs aéroports afin de repérer les voyageurs fiévreux, porteurs de la maladie. Cette mesure se révèle toutefois inefficace, car elle ne permet pas de détecter les personnes en phase d'incubation. D'autres mesures sont envisagées, comme des restrictions au voyage, mais elles seraient synonymes de catastrophe économique pour le secteur aérien. Du reste, de telles restrictions s'avèreraient également peu efficaces car le virus s'est déjà propagé à travers le monde[617].

Un danger permanent (2) : la peste.

La peste est l'une des maladies identifiables les plus anciennes que connaît l'humanité. La peste aux épidémies tristement fameuses a même laissé dans sa représentation imagée le souvenir du médecin si particulièrement vêtu, le « *docteur à bec*[618] » représenté par exemple sur une gravure de Paul Fuerst datant de 1656 appelée « *Le docteur Schabel de Rome* ». La bactérie responsable serait probablement apparue en Asie centrale il y a environ 20 000 ans. Son épidémiologie est complexe. Maladie tellurique se manifestant de manière endémo-épidémique et parfois pandémique, la peste est, d'abord, une maladie épizootique extrêmement virulente qui frappe sélectivement et primitivement les rongeurs sauvages. Elle n'appartient en propre qu'à ces derniers et n'atteint l'homme qu'accidentellement par l'intermédiaire des rongeurs commensaux, puis de leurs puces. Une épidémie de peste fait donc intervenir plusieurs facteurs qui sont respectivement : une bactérie, des rongeurs, des puces et les hommes. L'incroyable coût démographique et ses conséquences sont connus. Au regard de sources, concernant essentiellement les villes, ces dernières sont particulièrement touchées, car la peste profite de l'entassement de la population et de l'extrême insalubrité y régnant. Gardons à l'esprit, toutefois, que c'est une vision fragmentaire de l'épidémie, car elle se répand en réalité partout dans un monde où quatre-vingt-dix pour cent de la population est rurale.

Abondamment étudiées depuis des décennies, les grandes pestes médiévales ont suscité ces dernières années un vif intérêt qui doit beaucoup aux préoccupations actuelles touchant la santé publique. Au carrefour de plusieurs disciplines telles que l'histoire, la médecine, la démographie ou la sociologie de la santé, l'étude de cette maladie bénéficie de nouvelles sources d'informations, notamment en archéologie funéraire, archéozoologie ou paléobiologie. Compléments indispensables à la recherche en archives, ces sciences s'avèrent désormais incontournables et apportent des éclairages tout

---

617 Thoreau F *et al. Action publique et responsabilité gouvernementale : la gestion de la grippe A(H1N1) en 2009*. Courrier hebdomadaire du CRISP. 2012 ; 13-14 : 1-61

618 Le port du masque bec, rempli de substances aromatiques aux vertus désinfectantes, permet de supporter l'odeur de la mort dont la puanteur est considérée comme la cause du mal. La tunique en peau, le manteau, les gants, le masque bec, les bottines et le chapeau en cuir sont également imprégnés de parfums aromatiques censées protéger contre la corruption de l'air.

à fait nouveaux et stimulants nous permettant de mieux comprendre les pestes historiques et notamment la plus célèbre d'entre elles : la Peste Noire racontée par Boccace : « ... *Je reconnais que le présent ouvrage aura selon votre jugement un pénible et poignant début : car il porte en son commencement le souvenir douloureux de la mortelle peste aujourd'hui révolue...*[619]. »

Historiquement, nous ignorons presque tout des épidémies antiques, car les sources restent trop vagues pour que la symptomatologie de la peste soit évidente et que le diagnostic en soit sérieusement établi. En revanche, il est clairement établi que la peste se manifeste en Occident au cours du Haut Moyen Age entre le VIe et le VIIIe siècle. C'est la pandémie connue sous le nom de « *peste justinienne* », car elle apparaît sous le règne de l'empereur byzantin Justinien. Il s'agit du premier cas documenté de peste qu'on a appelé la « peste de Justinien », elle débuta en 541, ravagea le bassin méditerranéen. On pensa que l'épidémie venait des Grands Lacs d'Afrique de l'Est et d'Égypte *via* des routes transsahariennes ou qu'elle soit venue de l'Inde, à bord des navires marchands qui sillonnaient l'océan Indien et la mer Rouge. La peste de Justinien s'étendit rapidement à travers le bassin méditerranéen en 547 elle atteignit l'Angleterre et l'Irlande. À Constantinople, pendant quatre mois, elle tua jusqu'à dix mille personnes par jour, selon, soit 300 000 vies.

« Grégoire de Tours rapporte que la peste ravagea le royaume franc dans les années 580 et 590, frappant Narbonne, Marseille, Lyon, Bourges, Dijon, Avignon, Angers et Nantes, entre autres endroits, et il mentionne qu'en un seul dimanche, les corps des victimes de la peste à Clermont s'élevaient à 300 dans la basilique St Pierre[620] *».*

Puis la maladie disparaît, pour réapparaître avec fracas dans l'histoire occidentale en 1347. On connaît trois souches du germe *Yersinia pestis*. La forme *antiqua* est installée autour des grands lacs africains, la forme *medievalis* est localisée en Asie centrale et la forme *orientalis*, la plus répandue actuellement se situe en Orient et en Amérique. Longtemps, il a été considéré que chacune de ces souches était responsable d'une des trois pandémies de peste s'étant manifestées jusqu'à ce jour. Sous sa forme bubonique la plus répandue, la peste est principalement transmissible à l'homme par l'intermédiaire d'ectoparasites, essentiellement certaines familles de puces vecteurs de peste. Sans entrer dans les détails, rappelons qu'il existe un débat ancien, mais régulièrement entretenu, à propos de la responsabilité de telle ou telle puce dans l'épidémisation de la peste bubonique. Généralement chaque espèce de puce est « *inféodée* » à une

---

619 p. 37 in Boccace. *Décaméron*. Livre de Poche. 1994.

620 Beaujard Philippe, Laurent Berger, Philippe Norel. *Histoire globale, mondialisations et capitalisme*. Philippe Beaujard, Laurent Berger, Philippe Norel. La D́ecouverte, pp.503, 2009, Recherches. <halshs-00706169>

espèce hôte particulière. Classiquement on met en cause dans l'épidémisation de la peste *Xenopsilla cheopis*, *Nosopsyllus fasciatus* et *Pulex irritans*. La première, adaptée aux climats chauds, parasite essentiellement le rat, la seconde plus adaptée cependant aux climats tempérés en fait de même. La troisième, elle aussi vivant dans des milieux tempérés, est la puce de l'homme. Il existe toutefois quelques exceptions, c'est le cas de la *Xenopsylla cheopis*, qui tout en parasitant le rat, ne néglige nullement l'humain. Schématiquement, car la question est complexe, par suite des observations réalisées dès la fin du XIXe siècle, *Xenopsylla cheopis* est généralement considérée comme la puce vectrice à l'homme de la peste en Occident.

D'autres considèrent maintenant que le rôle de la puce de l'homme doit être minoré au bénéfice à nouveau de *Nosopsyllus fasciatus*, la puce du rat noir au XIVe siècle. D'ailleurs, jusque dans les années trente, cette dernière est considérée comme un des principaux vecteurs de la peste. Or, au cours de cette même décennie, ces acquis sont remis en question avec la théorie de la propagation de la peste bubonique par les puces de l'homme et non du rat. Cette hypothèse relègue alors le rat et ses puces à un rôle limité dans la chaîne épidémique, au profit des puces de l'homme. Reconnue et admise par un grand nombre de scientifiques et d'historiens jusque dans un passé récent, cette théorie est toujours abondamment discutée.

La peste au XIVe siècle revêt un caractère nouveau et totalement exceptionnel. Jamais auparavant un tel cataclysme ne s'est manifesté sur une aussi longue durée, ni sur une aussi grande échelle géographique. La violence et la soudaineté du mal, sa progression inexorable, tant à travers l'Europe occidentale qu'orientale, l'inefficacité des soins et le nombre élevé des victimes traumatisent pour longtemps les contemporains. En l'espace de cinq années, elle entraîne une terrible dépression démographique et modifie parfois en profondeur les comportements sociaux. Tous les chroniqueurs s'accordent sur ce point : le retour de cette « pestilence », « mortalité », (l'expression Peste Noire n'apparaît que plus tard), représente un des événements catastrophiques majeurs de l'Occident médiéval ce qu'évoquent de nombreux témoignages contemporains, comme ceux de Marchiano di Coppo Stefani, Jean de Venette ou Guy de Chauliac, ou des faits rapportés plus tard, par exemple par Chateaubriand qui écrit à propos des pestes[621] : « *A l'époque de la peste d'Athènes, l'an 431 avant notre ère, vingt-deux grandes pestes avaient déjà ravagé le monde. Les Athéniens se figurèrent qu'on avait empoisonné leurs puits ; imagination populaire renouvelée dans toutes les contagions* ».

[621] p. 532-4 in Livre trente-cinquième. Chateaubriand F. A. R. *Mémoires d'outre-tombe. I.* Gallimard. 2008.

Semblablement à la peste justinienne, l'origine de l'épidémie de peste noire est incertaine. Selon les chroniqueurs, elle viendrait de l'Inde ou de la Chine. Que savons-nous actuellement ? Les recherches menées à ce propos au cours du XXe siècle ont mis en évidence la propagation de la peste en Chine dès 1331. On estime qu'un tiers de sa population est décimé entre 1331 et 1393. Elle passe alors d'environ 125 millions à approximativement 90 millions d'habitants. De Chine, la peste poursuit sa marche dévastatrice. Vers 1338, elle est attestée sur les plateaux d'Asie centrale. Des fouilles, conduites sur un cimetière de chrétiens nestoriens dans la région de l'Issyk-Koul au sud du lac Balkhach[622], ont permis de constater un taux de mortalité élevé pour les années 1338-1340. Trois pierres tombales indiquent expressément la peste comme cause du décès. De cette région la maladie poursuit par les voies traditionnelles du grand commerce entre l'Orient et l'Occident sa propagation d'est en ouest vers la Méditerranée et l'Europe. Se diffusant au rythme des déplacements humains, frappant des cités telles que Samarcande, ou Saraï capitale de la Horde d'Or, la peste atteint les rives de la mer Noire vers 1346 puis l'Europe occidentale en 1347[623]. Notons encore une fois la réalité du duetto entre voyages et épidémie.

C'est à Caffa[624], petit comptoir génois fondé vers 1266 sur les bords de la mer Noire, que va se jouer le futur drame pour l'Occident. La ville assiégée en 1344, à la suite semble-t-il de contentieux commerciaux entre les génois et les mongols, l'est une nouvelle fois en 1345-1346 par le Khan de la Horde d'Or[625] Djanisberg. Échouant à nouveau, son armée affaiblie par la peste, Djanisberg décide de projeter par-dessus l'enceinte de la ville des cadavres pestiférés[626]. Si certains historiens s'interrogent sur la véracité de cet

---

622Dans l'actuel état du Kirghizstan.

623 Pour des auteurs arabes, l'origine de la peste noire est différente mais l'unanimité entre eux n'existe pas. Pour Ahmed al-Maqrizi, historien égyptien (1364-1442) la peste noire venait de Mongolie, cela d'après des témoignages Uzbeck situant la peste noire en 1341. Selon Ibn al-Wardi, historien syrien la peste noire arriva du nord de l'Asie. Pour Ibn Khatimah vivant en Andalousie, elle venait de Chine et pour Ibn al-Khatib, de la vallée de l'Indus.

624 Actuellement Féodossia ou Féodosie.

625 Michel Balard nous rappelle les origines de cette nouvelle attaque mongole sur Caffa. Il écrit « [Les colonies de Crimée tenues par les Occidentaux] se trouvent alors en butte aux menaces des armées mongoles. En effet en 1343, une rixe a opposé Génois et Vénitiens aux indigènes de Tana, sur la mer d'Azov. Un mongol a été tué par un Vénitien ; les maisons et entrepôts des marchands occidentaux ont été pillés. Résolu à se venger de l'affront le khan Djanibeck vient mettre le siège en février 1344 devant la colonie génoise de Caffa. Les Génois se défendent farouchement, font une sortie nocturne et détruisent les engins de siège ainsi qu'une partie de la flotte mongole, contraignant le khan à se retirer. Deux ans plus tard, l'armée mongole revient devant Caffa ». Michel Balard. p 18 in *Les semeurs de peste*. L'histoire. 2002 ; 262.

626 « Cette histoire a été rapportée initialement par G. de Mursis (ou Mussi) un chroniqueur italien qui avait obtenu ces informations de marchands, sans preuves directes. La contamination des rongeurs à l'intérieur de la ville fortifiée paraît beaucoup plus vraisemblable » et Jean-François Saluzzo, *Des hommes et des germes* (Paris : PUF, 2004), p. 53. L'histoire livre d'autres exemples de telles attaques biologiques. En 1422 le château de Karlestein, en Bohême,

évènement[627], il est certain qu'une terrible épidémie, due à Yersinia pestis, éclate parmi la population de Caffa. Au même moment, quelques navires génois quittent le port emportant le redoutable fléau vers une Europe qui, en cette fin de première moitié du XIVe siècle, est prête pour « l'accueillir ».

Paradoxalement, alors que l'Occident s'embrase, certaines régions échappent temporairement à l'épidémie. Si l'isolement des vallées montagnardes, dans les Pyrénées par exemple, peut expliquer ce phénomène, il n'en est pas de même en ce qui concerne une partie de la Hongrie et a fortiori le Brabant, le Hainaut, le Limbourg, contrées situées au cœur des réseaux marchands de l'époque ou encore Saint-Jacques-de-Compostelle, le célèbre sanctuaire qui attire des pèlerins de toute l'Europe.

Nombreux sont ceux qui, conformément aux préceptes médicaux, quittent leur cité sinistrée pour se réfugier dans des lieux qu'ils espèrent plus cléments. Malheureusement, cela a le plus souvent pour seul résultat de propager la peste. Quant à l'isolement, s'il limite réellement la contamination interhumaine, il reste sans doute relativement inefficace, car les rats et les puces sont partout présents et leur rôle dans les épidémies complètement ignoré par les contemporains. Le pourcentage des décès dans certaines cités peut atteindre des proportions effrayantes. Faute de sources assez précises, personne ne connaît exactement le nombre de victimes. Toutefois, on estime que la mortalité, au cours de ces premières années de peste, touche entre la moitié et les deux tiers de la population de la chrétienté. La chute démographique est de 70 % pour l'Angleterre qui passe d'environ sept millions à deux millions d'habitants en 1400. Ceci coïncide à peu près avec la célèbre assertion de Froissart :

« *En ce temps, une maladie, que l'on nommoit épidémie, couroit, dont bien la tierce partie du monde mourut* ».

Tous sont touchés. Si Alphonse XI de Castille est le seul monarque mort de la peste, le roi Pierre d'Aragon perd sa femme, sa fille et une nièce en l'espace de six mois. L'empereur de Byzance voit mourir son fils. En France, la reine Jeanne de Navarre, fille du roi Louis X, est emportée de même que

tenu par les hussites est assiégé par les troupes de l'empereur d'Allemagne Sigismond. Les attaquants font jeter dans la ville des cadavres de soldats et des excréments d'animaux. Ces soldats sont supposés morts de peste, mais sans certitude [...]. En 1710, à Reval en Estonie, durant leur guerre avec les Suédois, les russes expédièrent les corps de leurs compagnons pestiférés dans la ville ». Il est aussi probable qu'en 1785, la tribu tunisienne des Nadis, touchée par la peste tandis que les chrétiens ne le sont pas encore, jetèrent des lambeaux de tissus et de vêtements infectés sur leurs ennemis. En 1942, les Japonais utilisèrent la peste comme arme biologique en Chine. Ils avaient envoyé un engin contenant de grosses puces prélevées sur des rats à qui ils avaient inoculé la peste dans le « laboratoire 731 ». Il y eut 500 décès. Audouin-Rouzeau, *Les chemins,* p. 12, note 6 et Jean-Noël Biraben, *Les hommes,* t. I, p. 409.

[627] Zanders JP. *De Mussi and the siege of Caffa.Origin of a Biological Warfare Allegation.* Historical Notes. Décember 19, 2021.

Bonne de Luxembourg. Cependant, cela a été très tôt remarqué, ce sont les pauvres et les indigents qui payent le plus lourd tribut à l'épidémie. A Montpellier, Simon de Covino attribue fort justement ce phénomène à la misère et aux privations qui rendent les pauvres plus fragiles. Mais ce n'est qu'une partie de la vérité, car il faut prendre en compte l'entassement dans les logis, pour les plus démunis, et l'extrême insalubrité qui règnent partout. Jean de Venette évoque une mortalité sélective selon l'âge et la condition sociale. En fait, si la mortalité semble avoir été relativement faible dans quelques corps de dignitaires laïques ou ecclésiastiques, elle fut très élevée dans de nombreux conseils de ville, chez les notaires et dans les couvents.

Si les mesures prophylactiques et de police sanitaire augmentèrent modérément la démorésilience et contribuèrent à la disparition de la maladie, il est aussi envisageable que les survivants des épidémies aient acquis progressivement des capacités de résistance leur permettant de se colleter avec plus de succès aux agressions répétées de la peste. De plus, étant guéris donc « vaccinés », ils devinrent des protagonistes efficaces de la démorésilience.

Partout et toujours l'épidémie de peste fut l'occasion de comportements semblables. Albert Camus les a fort bien rapportés dans son œuvre :

« *Ce n'est pas qu'en temps ordinaire les habitants d'Oran soient particulièrement pieux. [...] La cathédrale de notre ville, en tout cas, fut à peu près remplie par les fidèles pendant toute la semaine*[628]. »

Et plus tard, Camus parlant pour la peste nous dit :

« *La peste : Depuis des millénaires, j'ai couvert de charniers vos villes et vos champs. Mes morts ont fécondé les sables de la Libye et de la noire Éthiopie. La terre de Perse est encore grasse de la sueur de mes cadavres. J'ai rempli Athènes des feux de purification, allumé sur ses plages des milliers de bûchers funèbres, couvert la mer grecque de cendres humaines jusqu'à la rendre grise. Les dieux, les pauvres dieux eux-mêmes, en étaient dégoûtés jusqu'au cœur. Et quand les cathédrales ont succédé aux temples, mes cavaliers noirs les ont remplies de corps hurlants. Sur les cinq continents, à longueur de siècles, j'ai tué sans répit et sans énervement.* » « *Un jour viendra peut-être où tout sacrifice vous paraîtra vain, ou le cri interminable de vos sales révoltes se sera tu enfin. Ce jour-là, je règnerai vraiment dans le silence définitif de la servitude. C'est une question d'obstination, n'est-ce pas ? Mais soyez tranquilles. J'ai le front bas des entêtés*[629]. »

La peste, en tant qu'épidémie majeure, a ébranlé les sociétés, palingénésique, elle frappe encore de nombreux pays, même si cela est à un

---

[628] p. 74-76 in Camus A. *La peste*. Gallimard (Livre de Poche). Paris 1963.
[629] p. 180-1 in Camus A. *Etat de siège*. Gallimard. 1998.

degré moindre que la peste noire. Cette dernière fut un tel bouleversement sociologique et culturel qu'on lui accorde comme effet social non seulement l'apparition des « manies dansantes[630] » mais également le capitalisme, l'absolutisme, le protestantisme, le flagellantisme[631] et les pogromes !

Frappant indistinctement hommes, femmes et enfants, la maladie parfois dépeuple de manière significative des régions entières. La saignée est brutale. En Italie, Florence passe probablement de 110 000 ou 120 000 habitants en 1338 à 50 000 en 1351. A Hambourg ou Brême entre soixante et soixante-dix pour cent de la population décède. En Provence, Dauphiné ou Normandie, on constate une diminution de soixante pour cent des feux [foyers fiscaux]. Certaines régions voient disparaître jusqu'aux deux tiers de leur population. A Narbonne, le nombre de « *feux* » passa de 6029 en 1336 à 2500 en 1361, ce qui représente une diminution de plus de la moitié du nombre d'habitants. En Dauphiné, quatre moulins sur cinq et un four sur deux fermèrent à la suite de l'épidémie. A Givry, en Bourgogne, dans un des plus anciens registres paroissiaux que l'on possède, le curé, qui notait 28 à 29 inhumations par an en moyenne, enregistra 649 décès en 1348 dont la moitié en septembre. A la paroisse Saint-Nizier de Lyon on nota 900 décès soit le quart ou le tiers des paroissiens. A Saint-Germain l'Auxerrois, paroisse la plus importante de Paris, on enregistra 3116 morts du 25 avril 1349 au 20 juin 1350[632]. La ville de Perpignan perd sans doute 50 % de sa population en quelques mois[633]. Toujours dans le royaume de France, alors en guerre, sans que l'unique cause en soit la peste mais plutôt la misère, de nombreux villages sont abandonnés. A Bordeaux, la mort décime la banlieue rurale et les paroisses voisines de la cité. En Angleterre, l'évêque de Bath et Wells écrit en janvier 1349 :

« *La présente pestilence, dont la contagion se répand en tous lieux, a laissé beaucoup de paroisses vides de prêtres. Comme on n'en trouve plus* [...], *de nombreux malades décèdent sans les derniers sacrements. Annoncez à tous*

[630] Phénomène, probablement d'hystérie collective au cours duquel des personnes dansaient en public, de façon insensée et jusqu'à l'épuisement.

[631] Les flagellants étaient des chrétiens qui vers la fin du XIIe siècle croyaient expier leurs péchés en se flagellant. Ils formaient des processions et de ville en ville, dénudés jusqu'à la ceinture, ils se fouettaient en public. Leur mouvement pris une telle ampleur durant l'épidémie de peste noire qu'ils inquiétèrent l'Eglise et furent excommuniés par le Pape.

[632] Ces quelques estimations sont extraites de Lucenet M. « La peste », http://www.bium.univ-paris5.fr

[633] Les taux de mortalité varient entre 50 % et 60 % pour les notaires et hommes de loi, entre 57,5 % et 64,25 % pour les prêtres de la paroisse Saint-Jean, il oscille entre 36,6% et 75 % pour les divers ordres du clergé régulier et, sur huit médecins, deux seulement survivront à l'épidémie. Mais il est vrai que ce sont la des catégories qui sont particulièrement exposées. Richard M., Emery W., « The black death of 1348 in Perpignan », *Speculum. A journal of medieval studies*, Vol. XLII, October 1967, n° 4, p. 611-623. Artieres E., *La peste à Perpignan du XIVe au XVIIe siècles*, thèse de doctorat en médecine, Montpellier 1985.

que, s'ils sont sur le point de mourir ils peuvent se confesser les uns aux autres, et même à une femme ».

Le pourcentage des décès dans certaines cités peut atteindre des proportions effrayantes. Faute de sources assez précises, personne ne connaît exactement le nombre de victimes. Toutefois, on estime que la mortalité, au cours de ces premières années de peste, touche la moitié à deux tiers de la population de la Chrétienté. La chute démographique est de soixante-dix pour cent pour l'Angleterre qui passe d'environ sept millions à deux millions d'habitants en 1400. Ceci coïncide à peu près avec la célèbre assertion de Froissart[634] :

« *En ce temps, une maladie, que l'on nommoit épidémie, couroit, dont bien la tierce partie du monde mourut* ».

Les conséquences démographiques de la peste noire sont accrues par les nombreuses résurgences de la maladie, comme l'épidémie de 1360-1362, nommée « *petite mortalité* » caractérisée par une surmortalité des jeunes, ou encore celles de 1366-1369, 1374-1375, 1400, 1407, *etc.* En Occident, le fléau ne disparaît que très progressivement au cours du XVIIe siècle, et encore des flambées, parfois majeures, se signalent aux XVIIIe, voir XIXe siècles.

Suite logique de la rapidité avec laquelle peut emporter la peste, dans cette société profondément chrétienne, la mort la plus redoutée est la mort subite, imprévue, non préparée. Or, le nombre des décès, leur caractère parfois foudroyant et la désorganisation sociale entraînée par l'épidémie, favorisent la hantise de mourir sans sacrement. Ceci rend encore plus terrifiant les derniers moments des malades. Pour répondre à ces angoisses, Clément VI

[634] Froissart est né à Valenciennes, probablement en 1337 et vraisemblablement dans une famille bourgeoise, très jeune il a commencé à composer des poèmes dans le style courtois et les formes fixes popularisées par Guillaume de Machaut : *Le Paradis d'amour*, 1361-1362, *L'Épinette amoureuse,* v. 1369, *La Prison amoureuse*, 1371-1372, *L'Horloge amoureuse*, v. 1368, *Le Joli Buisson de Jeunesse*, 1373. L'affirmation de cet art lui valut très vite d'être reconnu puisqu'il est attaché à la reine, femme d'Edouard III d'Angleterre en qualité de secrétaire. Il perdra sa fonction avec la mort de celle-ci, lors de la peste noire de 1639. C'est pendant ces années à la cour anglaise que Froissart a composé la plupart de ses poèmes et a commencé les recherches qui ont abouti aux Chroniques. Pendant cette période, il a entrepris au moins trois longs voyages : en Écosse en 1365 ; plusieurs mois dans l'entourage du Prince Noir dans le sud de la France en 1363 et au début de l'an 1366 ; en Italie en compagnie du second fils de Philippa le fils de la femme d'Edouard III d'Angleterre, Lionel, pour son mariage avec Valentina Visconti, fille du duc de Milan. A la mort de la reine en août 1369, le poète déplora sa disparition dans un poème émouvant ainsi que plus tard dans ses Chroniques. Il resta très lié à la famille de Philippa de Hainaut. Par la suite au service de Wenceslas de Brabant, il compose le dernier roman arthurien en vers et un des plus longs, Méliador qui, comme ses chroniques, est une glorification de la chevalerie. Après la mort de Wenceslas en 1383, Froissart s'est consacré presque entièrement à la rédaction de ses *Chroniques de France*, d'Angleterre et de pays voisins, dans lesquelles nous trouvons un portrait idéalisé de la chevalerie et de l'aristocratie à l'époque de la Guerre de Cent Ans

juge nécessaire d'accorder le pardon de leurs péchés aux nombreuses victimes de la peste mourant sans prêtre. En Angleterre, un évêque donne l'autorisation aux laïques de se confesser entre eux ainsi qu'au temps des apôtres. La mort est partout et cela est souligné par un chroniqueur siennois : « *Aucune ne sonnait,* [cloches] *et personne ne pleurait parce que presque tous s'attendaient à mourir... des gens disaient et croyaient : « c'est la fin du monde* [...] ».

La peste de Londres est également évoquée par Pouchkine dans son « festin » : « *Au temps jadis dans la paix / Notre contrée florissait:/ La sainte église de Dieu/ Le dimanche s'emplissait ; / L'école retentissait / De la voix de nos enfants ; / La faux vive et la faucille / Luisaient au champ lumineux. / L'église est vide maintenant ; / L'école est fermée pour longtemps ; / Le blé a mûri vainement ; / A l'ombre du bois, plus personne ; / Le village est abandonné / Comme une maison calcinée. / Aucun bruit. Le seul cimetière / Grouille de gens et de rumeurs. / On porte à tout instant des morts, / Et les vivants, plaintivement, / Demandent à Dieu en tremblant / D'accorder repos à leurs âmes ! / A tout instant il faut faire place / Et comme un troupeau plein d'effroi / Les tombes pressées entre soi / S'alignent inlassablement*[635]. »

Personne ne sait précisément combien il mourut de personnes à Londres durant l'épidémie de 1665. Les chiffres proposés varient de 25 000 à 100 000. Historiens et romanciers demeurent dans le flou.

Dans son ouvrage de référence Albert Camus rappelle également les difficultés pour la gestion des cadavres : « *Car les cercueils se firent alors plus rares, la toile manqua pour les linceuls et la place au cimetière. Il fallut aviser. Le plus simple, et toujours pour des raisons d'efficacité, parut de grouper les cérémonies et, lorsque la chose était nécessaire, de multiplier les voyages entre l'hôpital et le cimetière.* [...] *Au cimetière les cercueils étaient vidés, les corps couleur de fer étaient chargés sur les brancards et attendaient dans un hangar, aménagé à cet effet. Les bières étaient arrosées d'une solution antiseptique, ramenées à l'hôpital et l'opération recommençait autant de fois qu'il était nécessaire*[636]. »

---

[635] p. 164 in *Le festin pendant la peste.* in Œuvres complètes. Tome I. L'Âge d'Homme. 1978. De Pouchkine Alexandre (1799-1837), poète et romancier russe. Il appartient à la noblesse cultivée de son pays. Ayant pour ancêtre un esclave africain il possède un teint mat qu'il déteste. Il fait de brillantes études et tôt rédige des poèmes. En 1820 ses poèmes déplaisent au pouvoir et il est condamné à l'exil. Paradoxalement l'absolution du tsar, en 1826, le contraint à devenir censeur. Alors qu'il écrit dans sa propriété (à Boldino) en 1830 l'épidémie de choléra le contraint à une quarantaine forcée. Plus tard, son épouse volage est la cause d'un duel au cours duquel Alexandre Pouchkine est tué d'une balle de pistolet. *Le festin en temps de peste* est une pièce de théâtre écrite durant l'épidémie de peste de 1665. Durant un banquet un prêtre « refroidit » l'ambiance festive en demandant de la retenue aux convives.

[636] p. 140 in *ibid.*

Ainsi que l'écrit Sacha Kacki à propos des modalités funéraires en temps de peste : « *Dans une perspective diachronique, les sépultures en relation avec des contextes épidémiques révèlent une extrême diversité des modalités funéraires adoptées. Replacées dans leurs contextes chronologique et socioculturel, ces structures funéraires semblent toutefois témoigner d'une certaine logique évolutive, où la nécessité d'inhumer rapidement les cadavres prend peu à peu le pas sur les coutumes et édits religieux fixant le cadre des inhumations traditionnelles*[637]. ».

La mortalité était ressentie de façon encore plus dramatique lorsqu'elle frappait des iliens. Les conséquences démographiques pouvaient être relativement plus importantes : « *L'année de mes onze ans, la peste eut ses yeux mappemondes ouverts trois mois sur ce pays (Île Maurice ?). Ce fut sa dernière visite. Elle venait de l'Inde comme tous les choléra, typhus, fièvre jaune qui abordaient ici plus ou moins régulièrement avant qu'on ne les ait jugulés au goulet même de la rade, dans le lazaret blanc dont les vagues viennent lécher les fondations par gros temps. On pouvait à ses ravages suivre le chemin qu'elle prenait*[638]. »

De la surabondance de décès s'ensuivaient des difficultés dans l'organisation des enterrements et la prose littéraire n'a pas manqué d'en faire état : « *Tout avait fui, même les médecins ; l'évêque, M. de Belsunce, écrivait :* « *On devrait abolir les médecins, ou du moins nous en donner de plus habiles ou de moins peureux. J'ai eu bien de la peine à faire tirer cent cinquante cadavres à demi pourris qui étaient autour de ma maison.* [...] *Un jour, des galériens hésitaient à remplir leurs fonctions funèbres : l'apôtre monte sur l'un des tombeaux, s'assied sur un tas de cadavres et ordonne aux forçats de marcher : la mort et la vertu s'en allaient au cimetière conduites par le crime et le vice épouvantés et admirant. Sur l'esplanade de la Tourette, au bord de la mer, on avait, pendant trois semaines, porté des corps, lesquels, exposés au soleil et fondus par ses rayons, ne présentaient plus qu'un lac empesté. Sur cette surface de chairs liquéfiées, les vers seuls imprimaient quelques mouvements à des formes pressées, indéfinies, qui pouvaient avoir été des effigies humaines.*[639]

« *La peste était omniprésente.* [...] *Parfois, aux abords des hameaux ou des villes dont les portes restaient fermées, les chevaux faisaient un écart pour éviter les corps déposés en tas, souvent déchiquetés par les chiens errants et les loups.* [...] *La place (à Paris) manquait dans les cimetières ; les menuisiers n'avaient plus de bois pour fabriquer les cercueils. Il fut interdit*

---

[637] Kacki S. Influence de l'état sanitaire des populations anciennes sur la mortalité en temps de peste : contribution à la paléoépidémiologie. Thèse d'Anthropologie biologique. Bordeaux. 2016.

[638] p. 198 in Masson L. *Les tortues*. Robert Laffont. 1956.

[639] Chateaubriand (de) F-R. *Mémoires d'outre-tombe.* Gallimard 2008.

de jeter des cadavres dans la Seine, sous peine de graves sanctions qui allaient jusqu'à couper la main droite[640]. »

« *Chaque jour voyait une centaine de victimes, et rares étaient ceux qui, frappés par le mal, en réchappaient. On avait extrait les dieux des temples délaissés pour les exposer en public, mais, malgré les offrandes, malgré les sacrifices, ils n'arrêtaient pas le fléau. On ne parvenait plus à enterrer les morts. Dans certaines maisons, toute la famille avait été emportée, et il ne restait personne pour s'occuper des funérailles. Le commandant des troupes* [...] *obligeait ses soldats à enlever les cadavres abandonnés*[641]. »

L'épidémie de 1629-1630 à Venise provoqua 46 490 morts dans la seule ville de la République. En 1633 le recensement officiel évaluait à 102 243, le nombre de citoyens Vénitiens, valeur la plus basse depuis le XVe siècle.

Les paragraphes qui précèdent suffisent à souligner le problème posé par une mortalité brutale et anormalement élevée, mortalité qu'au demeurant nous avons connue en France lors de la grande canicule de 2003 et son accumulation de corps en chambres froides. Ceux qui aurons découvert la complexité des affaires funéraires en 2003 imaginerons sans peine ce qu'elles furent lors des lors des épidémies de jadis, pas de chambre froide mais des fosses, des rivages, des cours d'eau où on se débarrassait des corps que parfois l'on incinérait.

La peste de nos jours : près de 50 000 cas humains de peste ont été déclarés à l'Organisation mondiale de la santé (OMS) entre 1990 et 2020 par 26 pays d'Afrique, Asie et Amérique. L'Afrique subsaharienne est actuellement la partie du monde la plus touchée, avec la République Démocratique du Congo, l'Ouganda et surtout Madagascar qui est le pays qui recense le plus de cas humains de peste au monde (entre 250 et 500 cas par an). En Asie, les foyers les plus actifs sont en Chine le dernier cas fin 2021 à Ningxia Hui. En 2020, des cas ont été recensés également en Mongolie. Sur le continent américain, le principal foyer se trouve au Pérou mais les États-Unis ne sont pas épargnés : des cas autochtones de peste humaine sont rapportés chaque année sur la côte ouest dans ce pays. Aucun cas de peste n'a été signalé récemment en Océanie ou en Europe. En France, les derniers cas survenus datent de 1945 en Corse.

Comme le précisent les données de l'Institut Pasteur au sujet de la peste de nos jours : « Une des caractéristiques des épidémies de peste est leur capacité à « s'éteindre » pendant plusieurs années avant de réapparaître brutalement sous forme épidémique. En Inde, une épidémie de peste

---

[640] p. 106 & p 230 in Bordes G. *La peste noire. La conjuration des Lys*. XO Éditions 2006.

[641] p. 98 in Maugham S. *La Passe Dangereuse*. (*The Painted Veil*. Penguin 1959). Temps Présent 1974.

pulmonaire a éclaté en 1994, alors que l'on croyait la maladie éradiquée depuis presque 30 ans. Presque simultanément, des cas de peste bubonique (128 cas) ont été enregistrés au Mozambique après plus de 15 ans de silence, et se sont propagés au Zimbabwe et au Malawi tout proches. Presque au même moment, une épidémie est survenue au Pérou (1 031 cas en 1993-1994). Malgré leur apparition rapprochée, il n'existe probablement pas de lien épidémiologique entre les épidémies asiatiques, américaines et africaines. En 1997, des cas humains de peste sont survenus en Jordanie après 80 années de silence. La peste est également réapparue en Algérie, dans la région d'Oran en 2003, après une période de silence inter-épidémique de 50 ans. Une épidémie de peste pulmonaire a de plus éclaté dans une mine de diamants en République Démocratique du Congo en décembre 2004 et une épidémie de grande ampleur s'est à nouveau produite dans ce pays en 2006. Des cas humains de peste sont survenus en Afghanistan en 2007 où aucun cas n'avait jamais été rapporté. Plus récemment, la peste est réapparue en Libye en 2009 après 25 ans de silence, au Kirghizistan et en Russie en 2013 après 30 et 34 ans d'absence, respectivement. De même, une flambée de peste s'est déclarée en 2016 à Madagascar au sud-est du pays, où aucun cas de peste n'avait été signalé depuis 1950 et en dehors de la zone d'endémie connue dans ce pays. En 2017, une importante épidémie de peste pulmonaire à Madagascar a touché un nombre très important de régions, incluant les agglomérations urbaines d'Antananarivo et Toamasina. »

Qu'en est-il de la peste actuellement ? Lorsqu'une épidémie de peste survient dans le monde moderne on rappelle habituellement le désastre que fut l'épidémie de peste noire mais on rassure en soulignant qu'avec les antibiotiques dont nous disposons l'épidémie sera facilement jugulée. N'oublions pas toutefois que les réémergences de peste surviennent dans un monde où la résistance aux antibiotiques est plus fréquente, où des lieux aux systèmes sanitaires sont parfois défaillants, dans un monde où les voyages lointains et rapides sont monnaie courante. En 1994, l'apparition de la peste à Surat[642] fut, dans un pays mal préparé, à l'origine d'une situation catastrophique avec un exode massif des habitants de la ville. Les fuyards transportèrent la maladie à Dehli et Calcutta. La peste représente toujours, de nos jours, une menace à considérer avec sérieux[643]. Au début de l'année 2022 il a été observé 101 cas de peste bubonique en République démocratique du Congo, la majorité de malades est constituée d'adultes, 14 % des malades sont des enfants de moins de 5 ans.

En somme, La peste pourrait revenir. Le réservoir zoonotique de *Yersinia pestis* (rats, souris, marmottes, gerboises, écureuils, etc.) est

---

642 Surat est une ville de 4 500 000 habitants située à l'ouest de l'Inde.

643 Ziegler M. *The Black Death and the Future of the Plague.* The Medieval Globe. 2016; 1: 11. Available at: http://scholarworks.wmich.edu/tmg/vol1/iss1/11

important, universel expliquant qu'on ne pourra éradiquer la peste. Il existe des cas sporadiques de la maladie et en 2017 une épidémie à Madagascar. La contamination débuta dans un autobus allant d'est en ouest dans le pays et transportant un homme porteur du bacille de Yersin. Le décéda de la maladie et fut à termes la cause de la contamination de 2 348 personnes dont 202 décédèrent. Aujourd'hui de nombreux épidémiologistes considèrent la peste comme une maladie ré-émergente liée à l'augmentation de la population mondiale avec la tendance à occuper des lieux du monde où les animaux présents sont porteurs de Yersinia pestis. L'utilisation fort utile des antibiotiques est problématique pour les formes septicémiques ou pulmonaires de la maladie ou en cas de bacille résistant. L'espoir raisonnable réside en la production d'un vaccin efficace[644].

Un danger permanent (3) : le paludisme.

Le paludisme humain a probablement pris naissance en Afrique et a depuis coexisté avec ses hôtes, les moustiques et les primates non humains[645]. La première preuve de parasites du paludisme a été trouvée chez des moustiques conservés dans l'ambre de la période paléogène, soit environ 30 millions d'années. Le paludisme peut donc avoir été un agent pathogène humain depuis l'apparition des hommes modernes peut-être à l'origine de la capture de *Plasmodium falciparum* chez les gorilles. Il y a donc environ 10 000 ans, le paludisme a commencé à avoir un impact majeur sur les taux de survie humaine, coïncidant avec les débuts de l'agriculture.

Ceux qui ont le bonheur de se rendre en Campanie peuvent visiter, à 40 km au sud de Salernes, le site de Paestum, une ville fondée aux environs de 600 avant J.-C. Lors de sa création, elle fut nommée *Poseidonia* en l'honneur du dieu de la mer. La naissance de *Poseidonia* constitua un des derniers épisodes de la colonisation grecque en Italie méridionale. *Poseidonia* fut une ville prospère, on y trouve encore les restes de temples grecs au moins aussi beaux que ceux de Grèce. *Poseidonia* devint Paestum lorsque les Romains s'en saisirent en 273 avant J.-C. Vers le VIII-IXe siècle, cernée par les marais, infestée de paludisme, la ville fut pratiquement abandonnée ; néantisation essentiellement consécutive aux effets désastreux du plasmodium du paludisme. Les citoyens de *Poseidonia* furent les victimes d'une maladie déjà connue d'Hippocrate. Le médecin le plus célèbre de la culture occidentale établit une relation pertinente entre la date et le lieu où les malades vivaient lorsqu'ils succombaient ; il supprima le surnaturel de l'aura malarique. Les

---

644 Lawton G. *Return of the Plague*. New Scientist. 28 May 2022: 48-51.
645 Joy DA *et al. Early origin and recent expansion of Plasmodium falciparum*. Science. 2003. 300: 318-21. doi:10.1126/science.1081449.

Romains furent prompts à comprendre la relation entre le paludisme et les eaux stagnantes, la malaria (de *mal aria*, mauvais air) fut attribuée aux « miasmes » composant l'air voisin des marais. Les médecins arabes également évoquèrent la mauvaise qualité de l'air en tant que cause du paludisme[646].

Pour Ryszard Kapuscinski, atteint du paludisme, c'est le fumet des autres malades qui est insupportable : « *Le premier symptôme d'un accès de paludisme se manifeste par un malaise intérieur ressenti brusquement et sans raison précise : il vous arrive quelque chose, quelque chose de mauvais. Si vous croyez aux esprits, vous comprenez ce qui vous arrive – un esprit malin est entré en vous, vous a jeté un sort. Il vous a privé de vos forces et vous a cloué sur place*[647]. »

Le paludisme est une maladie due à un protozoaire, le plasmodium. La parasitose est transmise par la piqûre de moustique appartenant au genre *Anopheles*. L'homme peut être parasité par quatre espèces de plasmodium différentes : *P. falciparum*, *P. ovale*, *P. malariœ*, *P. vivax*. *P. falciparum* est présent dans les zones intertropicales ; *P. vivax* est trouvé en Afrique du Nord, en Asie du Sud-Est, à Madagascar ; *P. malarae* sévit en Afrique tropicale, Amérique du Sud et Inde ; *P. ovale* existe en Afrique occidentale et au Moyen-Orient. Pour se développer et se multiplier, le plasmodium a besoin de l'homme et du moustique. Le moustique inocule à l'homme le parasite. Une étude publiée en 2021 a établi un lien entre une plus grande prévalence du parasite du paludisme dans une communauté africaine et une incidence plus élevée de paludisme grave. Ceci était accompagné d'une admission plus importante des jeunes enfants à l'hôpital[648].

Les symptômes de la maladie débutante sont ceux qu'on peut observer lors d'infections virales comme la grippe. Le paludisme se caractérise par des « accès palustres » associant fièvre, frissons, grelottements. Le paludisme peut être sévère donnant des formes cérébrales c'est-à-dire une encéphalopathie diffuse. La mortalité atteint 15 à 20 %. Les enfants sont ceux qui paient le plus lourd tribut au paludisme, ils constituent la majorité des 1 à 2 millions de décès annuels. Le parasite est devenu résistant aux médicaments et le moustique défie les insecticides. À ce front de résistance s'ajoutent les modifications climatiques, perturbations écologiques au moins partiellement d'origine humaine. À cela s'associe le renoncement des compagnies pharmaceutiques qui refusent d'investir pour effectuer des

---

[646] Arvide Cambra L M. *The causes of the Black Death described by Ibn Khatima in the work Tahsil al-garad*. Annals of Reviews and Research. 2018; 4: 1-2.

[647] p. 68-70 in Kapuscinski Ryszard. *Ébène. Aventures africaines*. (Traduction - polonais 1988 - Véronique Patte). Plon. 2000.

[648] Paton RS *et al. Malaria infection and severe disease risks in Africa*. Science. 2021; 373: 926-31.

recherches et produire des médicaments pour les pays pauvres. Le paludisme est une calamité endémique des pays tropicaux, ceux de l'hémisphère sud et particulièrement de l'Afrique sub-saharienne où l'on compte près de 90 % de la mortalité mondiale due au paludisme. Une autre particularité du paludisme est la notion de son retour après qu'on est parvenu à le faire reculer. Il ne s'agit pas d'une nouveauté, on signalait la contre-attaque du protozoaire il y a dix ans dans la presse grand public. En 1994 et 1995 il y a eu une « poussée » avec pratiquement 40 millions de cas de paludismes annuels mondiaux. La Revue Épidémiologique Hebdomadaire de l'OMS (n° 32 du 13 août 1999) publie ceci : « *Le paludisme est endémique dans plus de 100 pays ou territoires. Le manque d'informations fiables sur nombre de ces pays rend difficile l'évaluation de l'incidence annuelle de la maladie dans le monde. L'OMS estime qu'en 1998 il y a eu près de 300 millions de cas cliniques, dont plus de 1 million ont eu une issue fatale* ».

Les cas notifiés par les autorités sanitaires de certains pays à l'OMS sont donc largement sous-estimés. En termes de déclaration mondiale du paludisme, il y a loin de la coupe aux lèvres. Le paludisme revient, en effet après de vains espoirs d'éradication. En 1955, il en était autrement, on espérait pouvoir réaliser pour le paludisme ce à quoi on parvint plus tard pour la variole. L'OMS lança donc le WHO Global Malaria Eradication Program comportant l'utilisation d'insecticides dans les maisons. Le résultat fut favorable en Amérique du Nord, en Europe du Sud, en Russie et une partie de l'Afrique et de l'Asie. Malheureusement, au fil du temps on dut se raviser, le paludisme persistait. Au Sri Lanka, par exemple, on crut le paludisme disparu quand survint une épidémie. En Amérique centrale, en Afrique, en Asie, les espoirs d'éradication furent abandonnés en 1969. L'échec de l'éradication s'explique par les particularités du parasite et de son vecteur. Ces particularités sont les issues d'une évolution qui a duré et a rendu les plasmodiums humains hautement spécifiques de l'homme et du moustique. Tout d'abord, comme les bactéries, le parasite nous a longuement précédé, ce qui témoigne de ses facultés adaptatives. Pour ce qui est des moustiques, des restes fossilisés datant de 30 millions d'années prouvent leur ancienneté. Face à des acteurs aux interactions si solidement établies durant leur histoire biologique, on tâtonna pour se protéger.

Les Romains qui notèrent la relation entre l'eau stagnante (lieu de reproduction des moustiques) et le paludisme drainèrent les marais. Le premier traitement reconnu date de 1600, au Pérou, où l'écorce de l'arbre « chinchona » était utilisée par les Amérindiens. La thérapie fut plus tard utilisée en Angleterre sous le nom de « poudre des jésuites » ou « écorce des jésuites ». Le chinchona (*Chinchona ledgeriana*) est un arbre d'origine andine présent depuis la Bolivie jusqu'au Pérou. Il fut à l'origine de l'écorce péruvienne » utilisé dans le traitement du paludisme car contenant de la quinine. Le nom du végétal viendrait de celui de la femme du vice-roi, la comtesse de Chichon qui en 1638 aurait bénéficié de la fameuse poudre.

On comprit mieux la nature de la maladie lorsque l'agent du paludisme fut découvert, en 1889, par Laveran. En 1897 Ronald Ross prouva que le moustique était le vecteur du paludisme. Pour ce faire, il disséqua des moustiques durant de nombreuses années avant de découvrir le mode de transmission de la maladie. « Sir Ronald » obtint le prix Nobel en 1902. Après la découverte de la quinine, il fallut attendre 1942 pour que fut mis au point le DDT (Dichloro Diphényl Trichloréthylène). Les forces américaines utilisèrent l'insecticide lors de leur arrivée en Italie en 1944. On se débarrassa des moustiques de façon si radicale qu'on crut possible l'éradication du paludisme. Nous savons que pour de nombreuses raisons, les « résistances » furent biologiques mais également sociales et politiques. Le projet d'éradication du paludisme fut un échec. Comme pour toutes les épidémies, le comportement humain fut un facteur d'aggravation. On parla de « *man-made malaria* » à propos de systèmes d'irrigation, d'urbanisations archaïques faisant le lit des moustiques. Si depuis le début des années 1970 la situation n'a cessé d'empirer, il y a néanmoins de bonnes raisons d'espérer. En 2000, le 25 avril a été choisi pour être en Afrique le « *Malaria Day* » : ce fut le jour de la déclaration d'Abuja cosignées par 44 pays africains. Le but est de parvenir à diviser par deux le nombre de victimes d'ici 2010. Fin 2005, à mi-chemin chronologique du projet ambitieux sera établi un bilan provisoire.

Qu'en est-il actuellement ? Le paludisme reste un défi important de santé publique et de développement. Au cours de la dernière année, environ 95 % des 228 millions de cas estimés sont survenus dans la région OMS/AFRO, avec 602 020 décès signalés. Six des pays, les plus touchés par le paludisme dans la région représentent jusqu'à 55 % des cas à l'échelle mondiale, et 50 % des décès. Ainsi le paludisme est dans le peloton de tête des causes de mortalité dans le monde. Les victimes sont en grande majorité des enfants africains de moins de 5 ans. Rappelons les difficultés pour obtenir de certains pays des informations pertinentes. Les responsables de l'OMS sont si peu confiants en certaines déclarations officielles qu'ils s'en réfèrent à des modèles mathématiques forcément biaisés par la modicité des données prises en compte. Renoncer à l'éradication n'est pas synonyme d'abandon des contrôles. Dans les pays d'endémie, il faut réduire autant que faire se peut les impacts de la maladie sur la santé, la démographie, l'économie, la sociologie en général. Le contrôle du paludisme commence par le diagnostic et le traitement des cas déclarés, l'élimination du vecteur, la prévention par les antimalariques. En Afrique les poussées épidémiques du paludisme dépendent des variations climatiques. Tout d'abord, celles qui sont régulières, saisonnières (augmentation des pluies, élévation de la température) puis celles de natures plus exceptionnelles du type ENSO. Le paludisme est d'autant plus grave que les populations sont physiologiquement affaiblies (après une saison sèche par exemple) ou non encore immunisées au terme de l'intervention de leur résilience accidentelle.

La lutte contre le vecteur est très importante. On entend par là une réduction de la source du vecteur c'est-à-dire le contrôle des larves, le traitement de locaux et des moustiquaires également par des insecticides. Les traitements des milieux naturels par des pesticides, est réservé aux situations d'urgence. On peut réduire la production de larves en couvrant d'huile les surfaces des collections aquatiques suspectes. Le contrôle biologique est basé sur l'utilisation de la bactérie *Bacillus thuringiens israelansis* (Bti) qui infecte et réduit les moustiques. Parfois on a recours au poisson *Gambusia affinis* qui se nourrit des moustiques.

L'apparition de résistance s'accorde avec le phénomène de la Reine rouge au cours duquel la pression sélective du médicament est suivie d'une « réaction » du parasite qui produit des boucliers pour se protéger de la drogue. Les pharmacologues produisent à leur tour un nouveau médicament provoquant une nouvelle course défensive du plasmodium Reine rouge et ainsi de suite. C'est la raison pour laquelle il est nécessaire de produire de nouveaux anti-malariques pour que les chimiothérapies spécifiques puissent conserver leur efficacité.

La charge de morbidité et de mortalité du paludisme est donc importante. Les produits utilisés dans la lutte anti-palustre sont fournis en 2016 aux pays d'endémie palustre : moustiquaires imprégnées d'insecticides (MII), tests de diagnostic rapide (TDR), traitements par combinaison thérapeutique à base d'artémisinine (ACT).

Aujourd'hui, le seul vaccin disponible contre le paludisme est le « RTS,S ». Ce vaccin a eu des résultats favorables en phase III, et un pilote est en cours depuis 2018 dans divers pays d'Afrique pour établir son efficacité en conditions normales d'utilisation. Gardons en mémoire que le paludisme a affecté 229 millions de personnes dans le monde en 2019, selon l'OMS, et en a tué 409 000, presque toutes en Afrique. Pour y faire face, le « RTS,S/AS01 » est le premier vaccin ayant montré une efficacité pour réduire significativement le nombre des cas. Approuvé par l'Agence européenne du médicament il nécessite quatre doses pour être efficace et doit être administré chez les enfants à partir de 5 mois.

Un danger permanent (4) : la tuberculose.

Le germe qui est responsable de la tuberculose spécifique de l'homme ou tuberculose interhumaine est *Mycobactérium tuberculosis*. Un variant, *Mycobacterium bovis* est responsable d'une zoonose majeure et extensive des bovins, du porc et autres animaux, domestique ou non[649]. « *Des analyses d'ADN anciennes effectuées sur des restes squelettiques humains du site néolithique Atlit Yam ont révélé que Mycobacterium tuberculosis affligeait des agriculteurs en grande partie sédentaires. Il est frappant de constater que les premiers agriculteurs d'Atlit Yam ont été parmi les premiers à élever intensivement du bétail, qui héberge M. bovis, l'agent responsable de la tuberculose chez les bovins. Un contact étroit avec le bétail, ainsi qu'un peuplement humain dense au sein du village, a peut-être facilité sa transmission*[650].

Mycobacterium tuberculosis, était présents en Afrique de l'Est il y a 3 millions d'années. Cependant, il est généralement admis que sa forme actuelle en Afrique moderne est issue de sa co-association il y a 15 000 à 20 000 ans. *M. tuberculosis* a dû quitter l'Afrique avec l'expansion des hommes modernes. Si, comme on le croit habituellement, la tuberculose provient d'une zoonose, l'espèce à partir de laquelle elle a été transférée demeure inconnue[651]. « *Si la plupart des Auteurs admettent que la contamination de l'homme s'est effectuée au Néolithique, par la voie digestive, dès qu'il a consommé du lait ou des produits laitiers, nous pensons qu'elle a pu être antérieure, simplement du fait de sa vie en commun, sous un même toit, avec des animaux infectés, et par voie respiratoire. Le passage de M. bovis à l'homme pourrait alors remonter à la domestication du bœuf au VIIIe millénaire avant J.-C., à celle des petits ruminants, antérieure d'un millénaire, ou même, pourquoi pas, à celle du chien, qui date au moins du Paléolithique supérieur*[652] ».

La tuberculose est une autre affection qui condamnait les malades à l'exclusion. Souvent considérée comme la maladie des romantiques[653] non pas tant parce que Prosper Mérimée, Guy de Maupassant, Edgar Poe, Charlotte et Emilie Brontë sont morts de la tuberculose mais du fait que touchés par l'affection ils y ont consacré des moments de leurs écrits, écrits ne portant pas sur des phénomènes épidémiques car pour cette pathologie sont rapportés essentiellement des cas personnels et non de véritables épidémies. Par exemple, les points communs existant entre le personnage principal de « *L'immoraliste* » et son auteur André Gide sont évidents. On y découvre,

---

649 Lignereux Y, Peters J. *Contribution de la paléopathologie animale à l'histoire de la tuberculose*. Bulletin du Centre d'Études d'Histoire de la Médecine. 1999 ; 28 : 21-34

650 Makarewicz C. *The Roots of Zoonoses. Distant Times So Close: Pandemics and Crises Reloaded.* Roots Booklet Series. 2021; 01: 8-12.

651 *The role of disease in African prehistory*. Prepared to accompany a presentation at the Society for African Archaeology Conference, Toulouse, 28th June, 2016.

652 Lignereux Y, Peters J. *Histoires de la tuberculose animale : données écrites et traces archéologiques. Contribution de la paléopathologie animale à l'histoire de la tuberculose*. Bulletin du Centre d'Études d'Histoire de la Médecine. 1999 ; 28 : 21-34.

653 Snowden F. *Epidemics and society. From the black death to the present*. Yale University Press. 2019.

exemples les plus frappants[654], le mariage et la découverte de l'homosexualité lors du voyage de noce au Maghreb. La notion d'épidémie de tuberculose est évoquée dans la littérature lorsque les malades sont rassemblés dans des sanatoriums, lieux de soins et d'une certaine façon d'exclusions, décrits par exemple par Thomas Mann et Alphonse Boudard. Dans le cas de la tuberculose, l'exclusion était la conséquence de décisions médicales (sanatoriums) mais dans les formes solitaires, la maladie progressive et souvent cachée, écartait le malade de la société jusqu'à l'isoler. Les auteurs, particulièrement les romantiques, se sont habituellement limités à une description de la maladie à son stade extrême quand les victimes du bacille de Koch « *crachaient le sang* », la tuberculose de la littérature est souvent une tuberculose terminale, celle des prodromes de la mort.

Dans son « Hostobiographie ». Alphonse Boudard, avec sa verve notoire, narre sa tuberculose pulmonaire. À la liste de ceux qui l'ont précédé dans les même tourments Boudard pouvait associer Ramsès II, un ancêtre fort prestigieux. La tuberculose est une maladie en effet très ancienne déjà présente dans l'Égypte des pharaons. Plus tard elle fut nommée la mort blanche, on parla aussi de fièvres de l'âme. La transmission est interhumaine par des microgouttes de salive, des sécrétions pulmonaires, c'est-à-dire d'autant plus facilement que le groupe intéressé est plus important et la densité de population plus élevée. « *La tuberculose se contracte essentiellement par les fines particules de salive, riche en germes, appelées aussi gouttes de Flügge, que les tuberculeux projettent lorsqu'ils toussent, éternuent, parlent*[655] ».

Pour les ouvrages de médecine, la tuberculose est une infection bactérienne chronique due à *Mycobacterium tuberculosis*, caractérisée par la formation de granulomes dans les tissus infectés et sur le plan de l'immunité par une hypersensibilité à médiation cellulaire. Le site habituel de la maladie est le poumon, mais d'autres organes peuvent être touchés. Les sujets frappés souffrent essentiellement de manifestations respiratoires dont des hémoptysies qui sont des crachements de sang d'origine pulmonaire et d'atteintes de l'état général.

La bactérie découverte par le rival de Pasteur a la faculté épatante de survivre au sein de cellules de notre organisme dont les macrophages destinés *es* qualité à phagocyter les microbes pour les détruire. L'aptitude du bacille de Koch (BK) à survivre dans la cellule qui l'a absorbé pour

---

654 Gide A. *L'immoraliste*. Mercure de France/Folio. 1902.

655 p. 15 in Vecchio Diego. *Microbes* (*Microbios* Traduction de l'Argentin par Denis Amutio). L'Arbre Vengeur. 2010, 203 p. Diego Vecchio, né à Buenos Aires en 1969 il réside à Paris depuis 1992. Après des études à l'Université de Buenos Aires, il a soutenu une thèse de doctorat sur l'œuvre de Macedonio Fernàndez à l'Université Paris VIII.

(théoriquement) l'anéantir confère à cette bactérie un pouvoir pathogène bien spécifique !

Comme l'hyène de la savane ne s'en prend qu'aux animaux diminués, le bacille de Koch est un prédateur d'*Homo sapiens* affaibli dans ses performances immunitaires. Tous les porteurs de la fameuse hyène ne sont pas malades. Pour de nombreuses raisons biologiques le bacille tuberculeux est tenu en échec par ceux génétiquement équipés de systèmes de parades antituberculeuses. Seulement, si on nous autorise ce terme, 5 à 10 % de porteurs du bacille font une tuberculose. Souvent il s'établit une relation pacifique entre le bacille « au repos » et le système immunitaire apathique. Cette situation de tolérance mutuelle peut durer très longtemps. Elle explique qu'un tiers de la population mondiale soit porteuse du bacille tuberculeux. Le lecteur aura compris que pour ce qui est de la tuberculose, il y a ceux qui sont contaminés sans connaître de symptôme de la maladie et ceux qui présentent une tuberculose maladie. René Dubos raconte dans ses mémoires comment sa première épouse a contracté la tuberculose alors petite fille, comment elle guérit spontanément, puis les nouvelles manifestations cliniques calamiteuses lors d'un état émotionnel dépressif : « *Ma première épouse était née en France, y avait grandi et y avait poursuivi ses études. À la fin des années 30 et au début des années 40 elle devint enseignante dans une école pour jeunes filles dans une des plus plaisantes cité à proximité de New York, Dobbs Ferry, où nous demeurions bien confortablement. Elle demeura une jeune femme en pleine santé tout au long de notre vie commune, mais à la fin des années 30 elle présenta une tuberculose aigüe. Elle fit un séjour dans l'un des sanatoriums des Adirondacks et, sa santé s'améliorant sensiblement, elle put retourner à New York en 1942 ; mais la tuberculose se réactiva rapidement et elle en décéda. Pendant longtemps je me suis posé des questions sur sa maladie et maintenant je vais m'efforcer d'exposer les conclusions que j'ai tirées de cette douloureuse expérience. Ma première épouse avait grandi à Limoges, capitale de l'industrie de la porcelaine en France. Son père travaillait dans ce type d'industrie et j'ai la quasi-conviction qu'il décéda de silico-tuberculose, maladie extrêmement courante parmi les gens travaillant avec l'argile utilisée dans la fabrication de la porcelaine. A partir de vieux clichés aux rayons X et d'autres informations évidentes, j'ai acquis la conviction que mon épouse avait contracté la tuberculose aux alentours de sa sixième année ; elle guérit spontanément comme ceci se produisait couramment chez les jeunes enfants. Être quitte de la maladie ne signifiait pas être totalement débarrassée du bacille tuberculeux. En 1940 j'avais connaissance que certains bacilles pouvaient survivre dans une lésion latente et je fus convaincu que c'est ce qui s'est produit dans le cas de ma première épouse. Nous vivions confortablement aux États-Unis, mais sur un plan émotionnel elle avait été profondément choquée par les désastres causés par la guerre en France et les tragédies intervenues dans sa propre famille. J'ai eu la conviction que ces désordres émotionnels eurent des effets psychologiques tels qu'ils réactivèrent la tuberculose qu'elle avait contractée, jeune fille, et qui était demeurée à l'état latent aussi longtemps que sa vie était demeurée paisible. De retour à New York après le sanatorium elle eut à supporter une autre expérience douloureuse quand elle réalisa que, physiquement, elle n'était plus en mesure de jouer du piano comme à l'accoutumée. J'ai en mémoire un événement précis qui fut suivi, deux semaines plus tard, par une violente réactivation de la maladie et peu de temps après par son décès*[656]. »

Initialement on isola les malades dans des sanatoriums. Le premier sanatorium fut créé en 1859 par le Dr Hermann Brehmer à Görbersdorf. Hermann Brehmer, étudiant en botanique, demeurait en Silésie lorsqu'il fut atteint de tuberculose. Son médecin lui conseilla de vivre en un lieu de climat plus favorable. Brehmer opta pour l'Himalaya pour y trouver air pur et intérêt botanique. Guéri et savant, il revint chez lui pour étudier la médecine. En 1854, sa thèse eut pour titre « *La tuberculose est une maladie curable* ». Alors il fit construire un sanatorium à Görbersdorf où les malades trouvaient repos, air pur, et nourriture de qualité. L'adoption des sanatoriums souligne que la tuberculose fut une maladie sociale, touchant un grand nombre d'individus, maladie que la société n'avait d'autre choix que de combattre. Progressivement on compléta l'isolement au sanatorium par d'autres approches thérapeutiques. En 1888, en Italie, le Dr Carlo Forlanini pratiqua le pneumothorax, technique chirurgicale maintenant le poumon au repos. En 1895 Wilhelm Conrad Von Roentgen découvrit les rayons X et la radiographie permettant de dépister le mal, de suivre son évolution. En 1920 Albert Calmette et Camille Guérin préconisèrent l'utilisation de leur vaccin, le BCG qui apporta une protection merveilleuse surtout contre les primo-infections graves de l'enfant mais en 80 ans, reproduit en 1500 générations, le BCG semble avoir perdu des gènes qui faisaient son efficacité[657][658].

En France, la lutte contre la tuberculose a une longue histoire. Elle appartient aujourd'hui à notre patrimoine culturel de l'histoire de la médecine et de la lutte contre la maladie. Léon Bourgeois et André Honnorat furent, nous l'avons signalé plus haut, deux élus ayant consacré leur activité parlementaire à la réalisation de sanatoriums en France. Le premier obtint le prix Nobel de la paix en 1920. La loi Honnorat parfait les objectifs de celle de Bourgeois, elle définit ce que seront les sanatoriums : des établissements

---

[656] Ce texte, non daté, a été trouvé dans les archives du *René Dubos Center for Human Environment* de New York créé par René Dubos en 1977. Une copie du document m'avait été aimablement communiquée par Monsieur Georges-André Dubos, neveu de René Dubos.

[657] Behr MA. *A historical and molecular phylogeny of BCG strains*. Vaccine. 1999; 17: 915-22.

[658] Brosch R *et al. Genome plasticity of BCG and impact on vaccine efficacy*. Proceedings of the National Academy of Sciences. 2007; 104: 5596-601.

spécialement destinés au traitement de la tuberculose et dont la gestion est assurée par l'État, les départements, les communes ou les établissements publics. Le traitement s'appuyait alors sur une triade : dispensaire pour le dépistage, sanatoriums pour les soins et placement pour préserver.

Hans Castorp, visite un sanatorium luxueux où l'on bénéficie du traitement *ad hoc*, celui appliqué au moment où se déroule l'action du roman de Thomas Mann aux patients atteints de tuberculose : le pneumothorax destiné à mettre le poumon atteint (ou le plus atteint) au repos : « ... *Je ne suis quand même pas encore bien portant. A gauche, en haut, où l'on entendait autrefois comme un râle, le son est encore un peu rauque, et n'est pas bien terrible, mais en bas, c'est encore très rauque, et puis dans le deuxième creux intercostal, il y a aussi des bruits*[659]. »

Le sanatorium décrit par Thomas Mann n'a rien à voir avec l'établissement pour démunis, où l'on pratiquait également le pneumothorax, établissement où a séjourné Alphonse Boudard. L'ouvrage de l'ex-taulard est celui d'un long parcours dans les hôpitaux et sanatoriums.

La tuberculose, elle aussi, fut probablement une maladie du post-néolithique car elle nécessite, pour se répandre, des rassemblements humains conséquents. Fracastor le premier avait, au milieu du XVIe siècle, souligné la nature contagieuse de la phtisie[660], c'est-à-dire une consomption lente et progressive, accompagnée d'épuisement des forces.

On trouve une description de cet état désespéré chez Alexandre Dumas fils décrivant la fin douloureuse de Marguerite Gautier, la *Dame aux Camélias* inspirée de la Parisienne Marie Duplessis puis adoptée par Verdi pour donner la Violetta Valery de la *Traviata* : « *Il fait un temps horrible, il neige, je suis seule chez moi. Depuis trois jours j'ai été prise d'une telle fièvre que je n'ai pu vous écrire un mot* [...] *Je ne cesse de cracher du sang.* [...] *L'ardente fièvre qui me brûlait... On m'a rapportée à moitié morte chez moi. J'ai toussé et craché le sang toute la nuit. Aujourd'hui je ne peux plus parler, à peine si je peux remuer les bras. Mon Dieu ! mon Dieu ! je vais mourir. Je m'y attendais, mais ne puis me faire à l'idée de souffrir plus que je ne souffre*[661]... »

---

[659] p. 12, p. 15, p. 18, p. 60 & pp. 119-120 in *La montagne magique*. (*Der Zauberberg* 1924. Traduction de Maurice Betz). Arthème Fayard. 1931 (1999). *La montagne magique* raconte comment, à l'occasion d'une visite rendue à un parent dans un sanatorium le héros Hans Castorp, fasciné par le lieu et les malades contracte la tuberculose. Hans Castorp croise, durant son long séjour, une série de personnages insolites.

[660] Girolamo Fracastor (1474-1553) est né à Vérone d'une famille de médecins. Véritable humaniste de la Renaissance, il étudia les lettres, l'astronomie, la mécanique. Il s'intéressa particulièrement à la syphilis. Sa conception attribuant à des germes (*Seminaria contagionis*) les causes de maladies en fait un précurseur de la médecine moderne. (Dumesnil René. *Histoire illustrée de la Médecine*. Plon 1935.)

[661] p. 234 & p. 241 in Dumas Alexandre fils. *La Dame aux camélias*. Livre de Poche 2010.

La toux et l'effondrement de l'état général, l'état provoqué par la phtisie, c'est ce que nous décrit Diego Vecchio : « *Parmi la collection de sons qui parviennent aux oreilles d'Ariana, les quintes de toux de madame Kristensen occupaient une place de choix. C'était cette toux rauque et perçante, davantage produite par le poumon droit que par le gauche, qu'elle entendit pour la dernière fois dans le sanatorium sur l'île de Fyn* [...] *Quand elle la vit, elle eut de la peine à le reconnaître* [...] *elle était squelettique que jamais. Elle gisait languissante dans le lit, sa peau était diaphane*[662]. »

Durant les deux derniers millénaires, la tuberculose aurait emporté 2 milliards d'humains. Actuellement, la mortalité annuelle approcherait les 2 millions. Ce chiffre paraît extraordinairement élevé, quand on prend en compte les importants progrès médicaux qui ont été réalisés depuis la découverte du bacille de Koch[663]. Les antibiotiques antituberculeux libérèrent Boudard et ses compères malades du bacille de Koch : « *Oui, vous avez bien lu la phtisie... pour les illettrés je signale qu'il s'agit de la tuberculose. En ces années 50 elle tenait encore bon la rampe, la salope ! la grande période de mortalité s'éloignait, mais les sanatoriums fonctionnaient encore à plein. Avant de terrasser les bacilles de Koch, il faudra plus d'une décennie et l'artillerie lourde de tous les antibiotiques. Mais je parle trop vite... ça ne finit jamais les fléaux, la tuberculose nous revient aujourd'hui en passant par l'Afrique et la Russie libérée*[664]. »

La résistance du bacille équivaut presque à l'apparition d'un « nouveau » bacille. On dit de la bactérie qu'elle est drogue-résistante ou le plus souvent multidrogues-résistante (MDR). Les bactéries résistantes ont la propriété de transmettre leur savoir-faire à celles qui ne le sont pas encore mais qui le deviendront après avoir hérité de la capacité MDR. L'information MDR est distribuée de la bactérie résistante aux voisines sous la forme d'un court fragment d'ADN porteur du message. La résistance peut voyager en tant que plasmide, petit cercle d'ADN, freesbe néfaste envoyé d'un microbe aux autres (phénomène nommé conjugaison), ou en tant que transposons, petit gène « sauteur », sauterelle de matériel génétique passant d'un chromosome à un autre. En 1983, Mme Barbara Mc Clintock a obtenu le prix Nobel pour

---

662 p. 15 in Vecchio Diego. *Microbes* (*Microbios* Traduction de l'Argentin par Denis Amutio). L'Arbre Vengeur 2010, 203 p.

663 Un tiers de la population mondiale est porteuse du bacille de Koch ; huit millions de ces porteurs ont annuellement une tuberculose active et chacun d'eux infecte 10 à 15 autres personnes. Parmi les porteurs, la probabilité d'avoir une tuberculose maladie est cinquante fois plus élevée en cas de contamination par le VIH. Parmi les porteurs du virus de l'immunodépression, le bacille de Koch provoque une mort sur trois dans le monde et une sur deux en Afrique.

664 Boudard Alphonse. *Chère visiteuse*. Du Rocher 1999, 335 p. *Chère visiteuse* narre les aventures d'une riche aristocrate cinquantenaire qui veut expier ses péchés en devenant visiteuse de prison afin de sauver les délinquants. Envoûtée par le charme d'un voyou qu'elle désire assister c'est elle qui tombe sans le déduit et l'indignité.

avoir montré que des gènes pouvaient changer de positions sur les chromosomes du maïs. Les morceaux de chromosomes « sauteurs » ont été nommés transposons. Les travaux de cette Américaine datent des années cinquante, mais leur importance pratique resta longtemps ignorée.

Parfois un virus peut transporter l'information entre différentes bactéries. Comme l'a écrit Patrice Courvalin : « *Il faut toujours conserver à l'esprit que les opportunités d'échange de matériel génétique entre organismes sont immenses*[665] ».

L'échange de matériel génétique représente donc une forme de sexualité de la bactérie : la conjugaison au cours de laquelle un contact intime de membrane à membrane permet le transfert de fragments d'ADN. Parfois il ne s'agit pas de sexe mais de gastronomie, la bactérie ingurgitant de longs morceaux d'ADN étranger, incorporant la faculté de résistance aux antibiotiques, véhiculée par l'ADN ingéré. Selon l'OMS, en 2005, 1,1 % des nouveaux cas de tuberculose seraient MDR résistants !

La vaccination par le BCG ne fut pas appliquée partout dans le monde. On lui reproche de rendre les tests tuberculiniques positifs et, par-là, de compliquer le dépistage de la maladie. Le principal problème est lié à la « dérive » génétique du BCG. En 80 ans, reproduit en 1500 générations, le BCG semble avoir perdu des gènes qui faisaient son efficacité[666]. D'ailleurs, un schéma évolutif pour le vaccin BCG a été établi. Les observations suggèrent que les premiers vaccins BCG furent supérieurs aux plus tardifs, les plus utilisés[667].

À partir de 1943 on crut posséder les armes décisives contre la tuberculose. La découverte de la streptomycine, celle de l'izoniazide puis d'autres antibiotiques laissèrent espérer un avenir radieux. Pour quelle(s) raison(s) malgré autant d'avancées, la tuberculose demeure-t-elle un problème de santé publique majeur ? Pourquoi y a-t-il eu, entre 1990 et 1999, selon l'OMS 88 millions de cas de tuberculose et 30 millions de morts ? En France, durant la période 1998-1999, aucune amélioration n'a été observée pour l'incidence de la maladie. Il y a donc un paradoxe apparent entre les bilans antérieurs montrant qu'en France on passait de 85 000 morts annuels en 1920 et 42 000 en 1945. Le combat avait d'ailleurs commencé avant le premier conflit mondial, ainsi que l'écrivit Roger-Henri Guerrand, à cette époque : « *la lutte contre le bacille de Koch remplace celle contre le « boche » dans l'opinion publique française. Ainsi Arcachon devint la première ville*

---

[665] Courvalin P. *Plantes transgéniques et antibiotiques. Les OGM risquent-ils d'aggraver le problème crucial de la résistance bactérienne ?* La Recherche. 1998 ; 309 : 36-40.
[666] Behr MA. *A historical and molecular phylogeny of BCG strains*. Vaccine. 1999; 17: 915-22.
[667] Brosch R *et al. Genome plasticity of BCG and impact on vaccine efficacy*. Proceedings of the National Academy of Sciences. 2007; 104: 5596–601.

sanatorium française en 1880[668] ». En France, même si à l'époque : « *la lutte contre la tuberculose n'a échappé ni aux contingences financières ni aux volontés du pouvoir aux querelles de chapelles et aux improvisations, toutes choses qui n'entachent ni la sincérité, ni le dévouement, ni les acquis positifs* »[669].

On s'acharna dans la lutte contre le fléau. Cela était encore plus impératif durant la première guerre mondiale en raison du grand nombre de poilus ayant contracté la tuberculose du fait des conditions de vie épouvantables dans les tranchées.

Tout comme en France, dans les pays industrialisés, l'incidence de la tuberculose a décliné de façon significative entre 1700 et 1940, c'est-à-dire durant une longue période précédant l'utilisation de la chimiothérapie antituberculeuse. Les facteurs favorables ayant contribué à cette amélioration rassemblent les progrès dans la qualité du logement et la nourriture (la pasteurisation du lait par exemple). Il va de soi qu'à l'avènement des médicaments antituberculeux, l'incidence de la morbidité et de la mortalité décrut rapidement. L'embellie fut évidente entre 1950 et 1985 ; puis l'incidence de la tuberculose s'accrut. Aux États-Unis, entre 1985 et 1992, elle augmenta de 20 %, les autres pays industriels notèrent un accroissement similaire. L'aggravation dépend de deux facteurs théoriques : tout d'abord le contage c'est-à-dire tout ce qui dans l'environnement peut transmettre l'infection par le bacille, pratiquement les porteurs de *Mycobacterium tuberculosis*, dont le comportement (toux, crachat, éternuement) peut diffuser l'agent pathogène dans le milieu ambiant. Disons plus simplement que tout nouveau malade a été au contact d'un « foyer » de contamination. Une étude récente effectuée en France : « *a permis d'identifier des milieux à risque dans la transmission de la tuberculose : hébergement dans un même foyer [...] (foyer d'hébergement de nuit), fréquentation du même bar, exposition professionnelle (éducateur de foyer, infirmière)*[670] ».

Le second facteur d'aggravation des données épidémiologiques est lié à la susceptibilité de certains patients. Nous l'écrivions plus haut, la tuberculose est une maladie qui induit une hypersensibilité retardée, c'est-à-dire une immunité à médiation cellulaire. Autrement dit, on ne s'immunise pas contre la tuberculose en produisant des anticorps, mais grâce aux seuls lymphocytes T. Il existe dans les populations exposées au bacille de Koch, des sujets dont l'immunité est défaillante. Parmi les personnes

---

[668] Guerrand R-H. *Guerre à la tuberculose !* L'Histoire. 1984 ; 74 : 78-83.

[669] p. 8 in Dessertine D *et al. Combattre la tuberculose*. Presses Universitaires de Lyon. 1988.

[670] Elia-Pasquet S. *Transmission de la tuberculose en France : compte-rendu d'un atelier d'experts, Bordeaux, 16 novembre 2000*. Bulletin Épidémiologique Hebdomadaire. 2002 ; 2 : 1-7.

immunodéficientes, celles porteuses du virus de l'immunodéficience humaine ou soumises à un traitement immunodépresseur. Cela ne représente qu'une minorité d'immunodéficients comparativement au nombre d'enfants du monde dénutris et mal nourris. La famine des enfants est une considérable cause de déficit immunitaire. Les autres facteurs de fragilité devant la tuberculose sont le très grand âge, le diabète, les « grandes maladies » au stade terminal. Parmi les sujets fragilisés par des facteurs comportementaux, les utilisateurs de drogues paraissent particulièrement exposés à la survenue de la tuberculose. La surpopulation, l'absence d'hygiène, les demeures insalubres ont de tous les temps favorisé la tuberculose. Durant le XIXe siècle, l'urbanisation déplorable avait fait le lit de la phtisie qui était une des façons les plus courantes de mourir en Europe et en Amérique du Nord. La surpopulation en atmosphère confinée est un tel facteur de dissémination de la maladie que l'on a rapporté lors de transports aériens, entre personnels navigants (une hôtesse atteinte de tuberculose ayant, durant son activité professionnelle, transmis le bacille à 23 collègues). La transmission entre passagers a également été prouvée.

Il est illusoire de compter sur le BCG pour protéger l'adulte du bacille. Le vaccin préserve les enfants, il est néanmoins clair que la bactérie vaccinante d'aujourd'hui n'est plus celle que Calmette et Guérin sélectionnèrent par passage sur une pomme de terre. En cas de tuberculose déclarée, le seul recours est la chimiothérapie. Après la streptomycine, l'acide paraminosalicylique (1949), la cicloserine (1955), l'ethambutol (1962) et la rifampicine (1963) furent utilisés en tant qu'anti-tuberculeux. D'autres le sont en cas de résistance, situation qui empoisonne la vie des malades et leurs médecins.

La majorité des cas de tuberculose résistante est due à des bacilles réfractaires à l'isoniazide et à la rifampicide. Parmi les premiers malades ayant eu des tuberculoses résistantes, beaucoup étaient porteurs du VIH et avaient reçu de fortes doses de médicament. On observa, en milieu hospitalier, la transmission de bactéries résistantes au personnel soignant, transmission interhumaine déjà notée plus haut, qui explique qu'en prison il y a en moyenne quatre fois plus de tuberculose que dans une population normale. Dans de tels cas, la contagion est favorisée par l'extrême promiscuité dans les cellules surpeuplées où l'air est confiné, où les détenus porteurs de VIH sont nombreux, où ceux contaminés par le bacille de Koch, le sont également dans les épouvantables prisons russes.

La Région européenne de l'OMS a le plus faible taux de succès du traitement parmi les personnes nouvellement infectées par le bacille de la tuberculose, après la Région africaine [...] dans la Région européenne, il résulte pour l'essentiel de la tuberculose polyrésistante. En effet, l'utilisation anarchique et non suivie des antituberculeux génère des résistances ; à tout prendre une tuberculose non traitée est, pour le malade et la communauté, moins nocive que la maladie mal traitée. Confrontée à ce type de difficulté, l'OMS a adopté la stratégie DOTS (*Directly Observed Therapy-Short Course* : Traitement directement surveillé – courte durée). Les États adoptant la stratégie DOTS s'engagent sur les points suivants : engagement à soutenir les activités de contrôle de la tuberculose, utilisation d'examen bactériologique des crachats de sujets suspects de la maladie ou tuberculeux connus, traitement standardisé durant 6 à 8 mois, approvisionnement permanent en médicaments ad hoc, collection standardisée des observations médicales. En 1998, 119 pays, dont les 22 reconnus à haut risque de tuberculose, avaient accepté la stratégie DOTS. Les résultats observés sont inégaux, du Pérou au Vietnam, pays aux résultats favorables on a constaté que les succès thérapeutiques dépassaient 85 % et la détection des malades bacillifères atteignait 70 %. Depuis l'adaptation de la stratégie en 1991, plus de 13 millions de malades ont bénéficié du traitement. Il ne fait pas de doute que la procédure DOTS a beaucoup amélioré l'état des choses (dans 7 régions OMS sur 9 dans le monde). Entre 1994 et 2003, plus de 17 millions de tuberculeux ont été traités avec utilisation du protocole DOTS. Le succès de la thérapeutique a atteint 82 % en sorte qu'on peut raisonnablement prévoir en 2015 des diminutions de l'incidence, de la prévalence et du nombre de décès par tuberculose.

La tuberculose apparaît être une des principales causes de mortalité en Europe. Les effets délétères dus à la tuberculose n'ont donc pas l'aspect brutal, limité dans le temps, des attaques de peste noire ou de la grippe espagnole. Il ne s'agit pas non plus d'une endémie à la géographie spécifique comme le paludisme. Il s'agit effectivement d'une pandémie mondiale sapant inéluctablement les populations les plus pauvres, les plus physiquement fragiles, celles qui sont les plus sociologiquement démunies. Un tiers de la population humaine est porteuse du BK. Parmi ce tiers on trouve des malades atteints de sida ce qui augmente la mortalité due à la tuberculose en Afrique, en Europe de l'Est. Selon « Médecins sans Frontières », 4 % des tuberculeux ont un bacille de Koch résistant aux antibiotiques. La tuberculose est la forme la plus achevée de l'endémie à connotation sociale. Durant fort longtemps, l'on crut à l'origine « héréditaire » de la tuberculose. Cela s'accordait avec l'appartenance générale des patients aux milieux défavorisés. On était pauvre et tuberculeux de père en fils.

L'immunité antituberculeuse des populations ne bénéficie pas d'une vaccination permettant justement l'installation d'une résilience porteuse d'une protection réellement efficace. Un vaccin existe, le BCG, nous avons déjà souligné ses limites. L'intérêt de ce vaccin est maintenant discuté. Des pays comme les États-Unis et les Pays-Bas n'y ont jamais eu recours ; la Suède et l'Allemagne y ont renoncé. En France, on renoncera à la revaccination, mais le BCG, en raison de son histoire, n'est pas dépourvu de connotations idéologiques. Utilisé parcimonieusement dès 1921, le vaccin par le BCG est rendu obligatoire en 1950 alors que les antibiotiques existent ! Il ne faut néanmoins pas négliger l'intérêt de la vaccination pour les enfants, elle leur accorde en moyenne une protection durant une quinzaine d'années.

Chez les adultes ayant été en contact avec le bacille de Koch et à condition qu'il n'y ait pas de déficit immunitaire sous-jacent, on estime à 10 % ceux qui font une maladie ; la grande majorité des contaminés acquiert une résilience efficace. Dans ce dernier cas, la primo-infection reste cliniquement asymptomatique alors que l'immunité s'installe. Tout se passe comme si depuis que la tuberculose existe, elle a, phénomène de la Reine rouge oblige, entraîné l'humanité dans un processus de sélection induit par la pression de *Mycobacterium tuberculosis*. Ainsi, on peut penser que les améliorations sociales n'expliquent pas seules au cours des siècles la régression de la tuberculose. Certains n'hésitent pas à évoquer la sélection naturelle. Des études réalisées chez des jumeaux monozygotes (« vrais ») et dizygotes (« faux »), indiquent que des caractères génétiquement déterminés jouent un rôle important dans la résistance à la tuberculose. La génétique de la parade immunitaire possède ainsi, en cas de contamination, plusieurs fers au feu ; ils sont selon le modèle maintenant classique de la Reine rouge, le produit d'une longue coévolution ayant abouti à ce que nous savons aujourd'hui des processus biologiques de la défense d'*Homo sapiens* contre *Mycobacterium tuberculosis*.

De nos jours le constat de l'OMS est préoccupant : 1,4 million de personnes sont décédées de la tuberculose en 2019 (dont 208 000 présentaient également une infection à VIH). La tuberculose demeure l'une des 10 premières causes de mortalité dans le monde. 10 millions de personnes dans le mode ont contracté la tuberculose en 2019, plus précisément il s'agit de 5,6 millions d'hommes, 3,2 millions de femmes et 1,2 million d'enfants.

Parmi les nouveaux cas de tuberculose enregistrés en 2019, 87 % sont survenus dans 30 pays. Deux tiers des cas sont concentrés dans 8 pays dont l'Inde, l'Indonésie, la Chine, les Philippines, le Pakistan, le Nigéria, le Bangladesh et l'Afrique du Sud.

La tuberculose multirésistante demeure une crise de santé publique et une menace pour la sécurité sanitaire. En 2019, 206 030 cas de tuberculose multirésistante ou de tuberculose résistante à la rifampicine ont été détectés et notifiés dans le monde, soit une augmentation de 10 % par rapport aux 186 883 cas enregistrés en 2018.

Malgré ce bilan il est noté par l'OMS que l'incidence de la tuberculose régresse d'environ 2 % par an à l'échelle mondiale. La baisse cumulée entre 2015 et 2019 se chiffre à 9 %, soit moins de la moitié de la cible fixée dans la Stratégie pour mettre fin à la tuberculose, qui visait une réduction de 20 % entre 2015 et 2020. On estime que le diagnostic et le traitement de la tuberculose ont permis de sauver 60 millions de vies entre 2000 et 2019.

Mettre un terme à l'épidémie de tuberculose d'ici à 2030 figure parmi les cibles sanitaires des objectifs de développement durable des Nations Unies.

Un danger permanent (5) : le choléra.

Le choléra se manifeste par une diarrhée, facteur de déshydratation pouvant être mortel. Il s'exprime sous forme d'épidémies affectant souvent les pays pauvres. Les phénomènes pathologiques sont la conséquence de la production d'une toxine par *Vibrio cholerae* agent de la maladie. La toxine, libérée dans l'intestin pénètre ses cellules et provoque une fuite hydrique majeure cause de la déshydratation. « *La lutte contre le choléra repose toujours sur des mesures simples et classiques : prise en charge précoce et réhydratation des cas ; accès à l'eau potable, hygiène alimentaire et hygiène des excreta* »[671].

Le choléra est souvent consécutif à la contamination de l'eau par les fèces humains ou animaux, c'est ce qu'on appelle péril fécal. Épidémie fort crainte, la « maladie de la mort bleue[672] », emportait régulièrement son cortège de défunts : « *Nous avons eu le choléra, il y a une douzaine d'années. Quelle hécatombe ! La population des villages fondait à vue d'œil*[673]. »

« *Le choléra est une maladie de l'environnement, de la contamination orale, plus précisément de la contamination de l'eau et par là des aliments. Comme le raconte l'historien Albert Colnat, à la fin du XVIIIe siècle on pouvait être victime de « tourista » à Paris où l'eau consommée ne manquait pas de divers germes provoquant des troubles intestinaux : On achète l'eau à Paris. Les fontaines publiques sont si rares et si mal entretenues qu'on a recours à la rivière ; aucune maison bourgeoise n'est pourvue d'eau assez abondamment... Quand la rivière est trouble, on boit l'eau trouble : on ne sait trop ce qu'on avale, mais on boit toujours. L'eau de la Seine relâche l'estomac, pour quiconque n'y est pas habitué. Les étrangers ne manquent presque jamais l'incommodité d'une petite diarrhée*[674]... »

Il n'est donc pas surprenant que les personnes les plus exposées aient appartenu aux milieux les plus défavorisés.

---

[671] Morillon M, Garnotel E. *Choléra*. EMC-Maladies Infectieuses. 2004 ; 1 : 67–80
[672] Bourdelais P. *Histoire du choléra en France*. Payot. Paris 1987.
[673] Duhamel G. *Le Prince Jaffar*. Ferenczi. Paris 1932.
[674] p. 162, Albert Colnat cite Mercier. Tableau de Paris 1781 in Colnat A. *Les épidémies et l'Histoire*. Éditions Hippocrate. Paris 1937.

« *Comment se présente le choléra pour les médecins ?*[675] *Il s'agit d'une maladie diarrhéique provoquant une déshydratation mortelle. Elle est due à une bactérie,* Vibrio cholerae *dont il existe deux biotypes : classique et El Tor. La perte liquidienne peut aller de 15 à 20 litres par jour. Les selles grises, incessantes, expriment une fuite hydrique insupportable pour l'économie de l'organisme. Les malades n'ont pas de fièvre, mais ils souffrent de crampes, ils ont soif, sont épuisés. Les troubles sont dus au tropisme de la bactérie qui s'installe dans l'intestin, y adhère, y prolifère et entraîne les « fuites » aqueuses. La virulence de la bactérie s'exprime par l'importance des fuites. Le retentissement sur l'état général des malades leur donnait un teint particulier ; c'est la raison pour laquelle on surnomma le choléra « Maladie de la mort bleue ».*

L'individu malade élimine de très nombreux vibrions par les selles, les vomissements et la sueur (des millions par millilitre). Grabataire, il est comme enduit de vibrions et il contamine tout ce qu'il touche et tout ce qui le touche...

Voyons comment Giono décrivit la maladie dans « *Le hussard sur le toit* »[676] : « *A Rians, il y eut, dès neuf heures du matin, deux malades : un charretier qui eut une attaque juste à l'entrée du bourg ;* [...] *et une jeune fille de vingt ans qui, à peu près à la même heure se souilla brusquement debout près de la fontaine où elle venait de boire ; ayant essayé de courir jusque chez elle qui était à deux pas, elle tomba comme une masse sur le seuil de sa porte.* [...] *Il y eut de cette façon, dès les premiers jours, beaucoup de malades qui passèrent inaperçus. On ne s'occupa d'eux que lorsqu'ils n'avaient pas la force d'arriver jusqu'à leur maison et qu'ils tombaient dans la rue.* »

On trouve dans ce texte les premières manifestations mortelles du début de l'épidémie, la notion de contage (par les tomates transformées en fomites parce que probablement lavées par une eau contaminée), la description d'un fait inhabituel, le dépeçage de cadavres humains par des animaux, l'abandon des décédés et la fuite devant l'épidémie.

On fuyait car l'épidémie se répandait inexorablement, extension décrite par Eugène Sue qui, instruit de la vitesse à laquelle avance le choléra, « utilise » cette information dans son roman où le choléra est précédé, de façon quasiment surnaturelle, par le Juif errant : « *Le choléra ne faisait que 5 à 6 lieues par jour... la marche d'un homme... Il ne paraissait jamais en deux endroits à la fois... mais il avançait lentement, également... toujours la marche de l'homme*[677]. »

---

[675] Blaser M. J. Cholera. p. 681 in Harrison T. R. (Ed). *Médecine Interne (13e édition)*. McGraw-Hill. Milan 1995.
[676] p. 21 à 60 in Giono J. *Le hussard sur le toit*. Gallimard. Paris 1951.
[677] p. 140 in Sue E. *Le Juif errant*. Laffont. Paris 1983.

Au décours de cet ouvrage, on ne peut éviter de penser que le héros biblique est transformé en bouc émissaire : « *Pendant ces années maudites, un terrible voyageur a lentement parcouru la terre d'un pôle à l'autre... Du fond de l'Inde et de l'Asie aux glaces de la Sibérie... des glaces de la Sibérie jusqu'aux grèves de l'Océan français. Ce voyageur mystérieux comme la mort, lent comme l'éternité, implacable comme le destin, terrible comme la main de Dieu... c'était le CHOLÉRA*[678]. »

Néanmoins soucieux d'une certaine forme de précision épidémiologique, l'auteur précise un peu plus loin : « *Rien de plus étrange, en effet, que de suivre sur les cartes dressées à cette époque l'allure lente, progressive de ce fléau voyageur, qui offre à l'œil étonné tous les caprices, tous les incidents de la marche d'un homme passant par ici plutôt que par là... choisissant des provinces dans un pays... des villes dans des provinces... un quartier dans un ville... une rue dans un quartier... une maison dans une rue... ayant même ses lieux de séjour et de repos, puis continuant sa marche lente, mystérieuse et terrible*[679]. »

Le vibrion, hôte indésirable de l'intestin grêle, est apparu dans le delta du Gange et, depuis 1817, sept pandémies sont survenues alors qu'il ne fut découvert par Robert Koch qu'en 1884. Remarquablement adapté à l'écosystème aquatique, adepte du copépode comme moyen de transport, il existe depuis fort longtemps. Il n'y a rien d'étonnant à ce qu'on découvrit des cas de choléra avant les pandémies du XIXe siècle. En 1498, lorsque Vasco de Gama arriva en Inde, un de ses officiers, Gaspar Conca, décrivit une épidémie de diarrhées cataclysmiques, mortelles en une dizaine d'heures, responsable de la mort de 20 000 habitants de la ville de Kozhikode[680]. Pour les experts, les véritables pandémies de choléra seraient néanmoins plus récentes.

La première pandémie a duré de 1817 à 1824 ; son apparition est associée à la guerre d'Oman d'une part et au conflit irano - turc d'autre part. L'attaque de la première pandémie fut remarquablement rapportée par Chateaubriand[681] : « *Le choléra, sorti du delta du Gange en 1817, s'est propagé dans un espace de deux mille deux cents lieues, du nord au sud, et de trois mille cinq cents de l'orient à l'occident ; il a désolé, quatorze cents villes, moissonné quarante millions d'individus. On a une carte de la marche de ce conquérant. Il a mis quinze années à venir de l'Inde à Paris : c'est aller aussi vite que Bonaparte : celui-ci employa à peu près le même nombre d'années à*

---

678 p. 116 in *ibid.*
679 p. 141 in *ibid.*
680 Coldwell R R. *Global climate and infectious diseases: the cholera paradigm.* Science. 1996; 274: 2025-31.
681 p. 534-6 Livre trente-cinquième chapitre 15 in Chateaubriand F. A. R. *Mémoires d'outre-tombe.* I. Gallimard. Paris 2008.

passer de Cadix à Moscou, et il n'a fait périr que deux ou trois millions d'hommes ».

La deuxième pandémie (1827-1837) débuta seulement trois ans après que la première fut achevée. Débutant au Bengale elle atteignit la côte ouest des Indes puis l'Iran et l'Afghanistan. En 1829 elle atteignit la Russie, traversa la Volga, gagna Moscou où Pouchkine fut atteint mais participa à la lutte contre l'épidémie. Laquelle épidémie gagna la Biélorussie, l'Ukraine, la Bulgarie, la Pologne, la Finlande et la Lituanie. À l'ouest, l'Allemagne, le Danemark, l'Autriche et la Hongrie furent également les terrains de l'épidémie qui investit Londres, Dublin et Paris (en mars 1832).

La troisième pandémie dura de 1840 à 1860 débuta au Bengale, gagna l'ouest de l'Inde, la Chine, l'Afghanistan, l'Iran puis l'Irak, le Yémen et en 1850 l'Afrique du Nord. Ensuite la pandémie gagna l'Europe des Balkans vers la Scandinavie et de la Russie vers le Portugal. En 1849 des navires de commerce français et allemands transportèrent le choléra aux États-Unis (New York, Boston, Baltimore, Philadelphie).

La maladie devait réapparaître à Londres durant l'été 1849. À cette occasion, John Snow, médecin londonien fit une observation qui demeure fameuse. Le choléra provoquait alors une grande mortalité dans un quartier de la capitale anglaise. Snow nota que les familles touchées utilisaient de l'eau à la fontaine publique de *Broad street*. Sur son ordre on ôta la poignée de la pompe ce qui eut pour effet de diminuer le nombre de contaminés[682].

La quatrième de 1863 à 1879 débuta également au Bengale et poursuivit un chemin plus ou moins semblable aux précédentes.

La cinquième de 1881 à 1896, la sixième de 1899 à 1932.

La septième due à *Vibrio choleræ 1 El Tor* débuta en 1961 en Indonésie et se poursuit encore.

La bactérie cholérique est une descendante de la première transition épidémique, celle du néolithique. Âgé de 800 millions d'années *Vibrio choleræ* a probablement contaminé, il y a 10 000 ans, les premiers habitants de villages côtiers. Cela n'a rien d'étonnant car le choléra est affilié à la mer. Les grandes pandémies ont suivi les côtes des océans. Les six premières débutèrent au Bangladesh (l'ancien Hindoustan). La septième pandémie diffère des précédentes par son biotype El Tor et son début, en 1961 en Indonésie, d'où elle a gagné le Bangladesh en 1963, l'Inde en 1964, la Fédération de Russie en 1965 et l'Afrique en 1970. La spécificité de la septième pandémie vient également de son attaque de l'Amérique du Sud,

---

[682] p. 79 in Bourdelais P. *Visages du choléra*. Belin. Paris 1987.

d'abord au Pérou, à Chancay, à 60 km au nord de Lima, pour s'étendre sur les côtes du Pérou, au Chili et à l'Équateur.

L'apparition du choléra sur la côte Est de l'Amérique latine est attribuée à un navire dont les ballasts, chargés d'une eau de mer contaminée sur les côtes du Bangladesh, furent vidés devant Lima. Cet épisode illustre ce qui est signalé plus haut à propos des « voyages » dans la genèse de l'épidémie. Le choléra au Pérou est d'origine anthropique : le choléra péruvien, c'est l'homme.

On connaît la séquence de l'ADN du génome de la bactérie flagellée[683]. L'information génétique est portée par deux chromosomes circulaires. Dans son ADN, le vibrion cholérique possède des séquences dites « îles de pathogénicité » qui augmentent la virulence de la bactérie. Étonnante adaptation évolutive, la bactérie cholérique possède une île de pathogénicité lui permettant d'intégrer un virus (CTXF) porteur des gènes de la toxine cholérique[684] ! Le choléra emprunte à un virus les gènes pour fabriquer ses poisons !

Durant des siècles, homme et choléra, une maladie exclusivement humaine, se sont affrontés. Il y a eu des situations du type phénomène de la Reine rouge. Lors d'épidémies européennes, on nota que la mortalité pouvait varier en fonction de l'âge et du sexe, ce qui évoque une relation avec une démorésilience de nature sociologique. Durant l'épidémie de 1854, le plus grand nombre de décès concernait des enfants jeunes et surtout des vieillards, mais la surmortalité touchait surtout les hommes entre 30 et 50 ans et les femmes de 60 ans. Un travail réalisé à l'aide des registres paroissiaux de Coutances et de Dannemois, localités de Seine-et-Marne, à propos de l'épidémie de 1832 évoque la part des facteurs génétiques dans la mortalité[685]. Les études les plus probantes concernant l'influence du choléra sur l'expression de certains caractères génétiques associés au processus de défense ont été menées dans les pays où, existant sous forme endémique, la maladie avait pu affecter certains groupes humains. Toutes les enquêtes indiquent que certains types biologiques sont plus ou moins exposés[686]. Tout indique qu'en Asie les individus de groupe O, dans le système AB0, sont particulièrement sensibles à la maladie, résultats confirmés lors d'une étude

---

683 Heidelberg J. F. *DNA sequence of both chromosomes of the cholera pathogen Vibrio choleræ*. Nature. 2000; 406: 477-83.

684 Taylor R. K. *Virus on virus infects bacterium*. Nature. 1999; 399: 312-3.

685 Bourdelais P. *Histoire du choléra en France*. Payot. Paris 1987.

686 De Vries R P. *Genetic control of survival in epidemics*. Journal of Immunogenetics. 1979; 6: 271-81.

Homgren J. *Pathogenesis and prevention of cholera*. Scandinavian Journal of Infectious Diseases. 1982; suppl 36: 58-64.

indienne[687]. Le choléra, facteur de sélection, pourrait expliquer le plus faible nombre de sujets de groupe 0 en Asie, mais également en Amérique latine[688], en accord avec une longue coévolution, un processus en accord avec le modèle de la Reine rouge.

Actuellement le choléra, endémique dans environ 50 pays, tue, selon l'OMS, 4 000 à 6 000 personnes par an. Il se dit néanmoins que les chiffres officiels masquent une réalité plus sombre car la mortalité atteindrait en vérité 100 000 morts annuellement et aurait tendance à augmenter[689].

La récente épidémie de choléra à Haïti répète le scénario habituel compliqué de données spécifiques au pays. Issue d'un sinistre amplificateur du chaos social et économique, on y observe la mise en cause d'un bouc émissaire (soldats népalais membres des forces de l'ONU supposés responsables de la survenue du vibrion maléfique). Le choléra est arrivé en Amérique latine, en provenance d'Asie, en 1991. Depuis le vibrion a coévolué et acquis des caractères génétiques qui lui confèrent une spécificité sud-américaine.

À Haïti il n'y avait pas eu d'épidémie de choléra depuis pratiquement un siècle. Une étude génétique effectuée à la suite de la survenue récente du vibrion mortel a montré qu'il était un proche parent du *V. cholerae El Tor* trouvé au Bangladesh et qu'il se différenciait de celui qui est présent dans les contrées américaines[690]. Tout laisse à penser qu'une fois de plus l'épidémie haïtienne est d'origine anthropique. À cela s'ajoute une mortalité anormalement élevée et la persistance dans l'environnement du vibrion *El Tor* particulièrement coriace en termes de survie. Habituellement une épidémie de choléra correctement gérée ne doit pas entraîner une mortalité supérieure à 1 %. El Tor, appuyé sur la complicité de facteurs sociaux dépasse souvent cette limite.

Le choléra est toujours présent dans certains pays, il a frappé l'Afrique et l'Asie à de nombreuses reprises cette dernière décennie.

Le choléra existe donc toujours, la syndémie est non empêchée, par exemple pour l'année 2022, le 10 mai, on comptait au Nigéria 1569 cas depuis le début de l'année avec 38 décès. La maladie continue de balayer la Syrie et le Liban ou on compte des milliers de malades et des centaines de morts mais seulement une petite fraction des cas officiellement enregistrés dans les bases

---

687 Glass R I. *Predisposition for cholera of individuals with blood group.* American Journal of Epidemiology. 1985; 121: 791-6.

688 Swerdlow D L. *Severe life-threatening cholera associated with blood group O in Peru: implications for the Latin American epidemic.* Journal of Infectious Diseases. 1994; 170: 468-72.

689 Enserink M. *No vaccines in the time of cholera.* Science. 2010; 329: 1462-3.

690 Chin C.-S. *et al. The origin of the Haitian cholera outbreak strain.* The New England Journal of Medicine. 2010. (10.1056/NEJMoa 1012928).

de données. La maladie augmente régulièrement dans les deux pays, l'UNICEF estime le total des cas en Syrie à 35 569 et par ailleurs on compte 3 369 cas au. Liban. Les causes de l'épidémie en Syrie sont la sécheresse, le déclin économique et l'état des infrastructures hydrauliques du pays, ce qui contraint 47 % de la population à utiliser des sources d'eau dangereuses[691].

Trois vaccins oraux ont été mis au point et sont les plus utilisés ; le Dukoral, un vaccin monovalent O1, constitué de germes entiers tués de *V. cholerae* O1 associés à une sous-unité B recombinante de la toxine cholérique ; les autres dont Shannchol ne contiennent que la bactérie tuée mais leur coût et leurs particularités d'utilisation (3 doses) les rendent difficiles à prescrire dans la plupart des pays où sévit l'épidémie. L'efficacité protectrice cumulée de Shanchol™ est de 65 % à 5 ans.

Un danger permanent (6) : la fièvre jaune.

La fièvre jaune est une maladie infectieuse de durée brève due à un flavovirus à ARN de la famille des *togaviridæ*. Elle fait partie des maladies virales hémorragiques. Le qualificatif « jaune » de la fièvre vient de l'ictère qu'elle provoque. On a parlé également de « *vomito negro* » car durant sa phase toxique, la fièvre jaune s'accompagne d'hémorragies digestives et par là de vomissements sanguins. En 1901, un médecin Américain, Walter Read et un confrère Cubain Carlos Finley, montrèrent qu'il existait un lien entre le moustique *Ædes œgypti* et l'agent infectieux. Le virus est en effet transporté par ce moustique.

La maladie est très présente en Afrique, particulièrement en Afrique de l'Ouest, mais également en Amérique où on la trouve spécialement endémique en Amérique centrale et du Sud. L'affection existe en fait sous 3 formes, une première urbaine où elle est transmise d'homme à homme par le moustique *Ædes œgypti*, une seconde sylvestre (aussi dite sylvatique) commune en Amérique centrale et du sud, transmise par d'autres moustiques (du genre *Hœmagoggus* ou *Sabethes*) et atteignant des personnes en contact avec la forêt. La troisième forme est celle de la jungle. En Afrique orientale où les singes constituent des réservoirs de la maladie, ce sont des moustiques de primates qui peuvent transporter le virus de l'animal à l'homme (*Ædes africanus* et *Ædes simpsoni*). Actuellement, on considère que le réservoir naturel de la fièvre jaune est le singe et que le vecteur est le moustique.

---

691 ProMED-mail. 19/11/2022.

Dès le XVIIe siècle, la fièvre jaune représenta une crainte et un danger sur le continent Américain. La première épidémie du Nouveau-monde fut consécutive au transport par bateau du moustique *Ædes œgypti* lui-même porteur du virus. Il est vraisemblable que la traite des esclaves a favorisé le transport intercontinental de la maladie depuis l'Afrique où elle était et demeure endémique. D'ailleurs au Sénégal, et au Nigéria, des chansons populaires consacrèrent la gloire du moustique et des maladies qu'ils transmettent aux envahisseurs Français et Anglais. La fièvre jaune, comme le paludisme a représenté un obstacle à la colonisation européenne de l'Afrique. Les Européens furent responsables de sa transmission en Amérique puis ils souffrirent à leur tour de la fièvre comme les soldats Français de la malheureuse expédition Mexicaine décidée par Napoléon III.

La fièvre jaune existe toujours en Afrique de l'Ouest en sorte que pratiquement tous les adultes sont immunisés, leur protection (accidentelle) est solide, installée pour la vie ; l'immunité de ces populations est donc excellente. Depuis la première épidémie Américaine du Yucatan en 1648, d'autres sont survenues. En 1793, à Philadelphie, 15 % de la population fut tuée. En 1905, à la Nouvelle-Orléans et dans d'autres ports américains, on observa 5 000 cas dont 1 000 mortels. Entre 1948 et 1951, les épidémies furent nombreuses en Amérique centrale. L'Afrique ne fut pas épargnée, de 1962 à 1964, on connut 100 000 cas en Éthiopie dont 30 000 mortels. De 1978 à 1981 survinrent des attaques au Brésil, en Bolivie, en Équateur, au Pérou, Venezuela, Nigeria, Ghana, Sénégal, Gambie. La vaccination, efficace, commença à être utilisée en 1927, mais les tentatives d'éradication du virus furent des échecs car l'agent pathogène peut être hébergé par de très nombreux hôtes y compris des tiques mais surtout la plupart des primates non humains, des marsupiaux, des rongeurs, des insectivores. La vaccination à l'aide d'une souche vivante atténuée (souche française neurotrope), administrable par scarification, a entraîné la disparition la fièvre jaune épidémique en Afrique francophone. Hélas le vaccin entraînait parfois des réactions neuroméningées. En 1937, un deuxième vaccin (souche 17D), préparé à partir du virus atténué mis au point à l'Institut Rockefeller et rendu thermostable a été utilisé. Son efficacité et son innocuité, progressivement améliorées, en font un des meilleurs vaccins viraux actuels.

Malgré les vaccins, l'OMS estime chaque année à 200 000 le nombre de cas de fièvre jaune et à 30 000 le nombre de décès dus à cette maladie dans le monde mais la fièvre jaune est surtout endémique dans la région dite africaine de l'OMS. Elle appartient aux cinq événements les plus fréquemment signalés dans la région en 2019 et en 2020. Aujourd'hui y a 27 pays en Afrique qui ont été classés comme à risque élevé par la stratégie mondiale « Éliminer les Épidémies de Fièvre Jaune (EYE[692]). Du

[692] de *Eliminate Yellow Fever Epidemic.*

1er janvier 2021 au 26 août 2022, 12 pays de la région africaine de l'OMS ont signalé 184 cas confirmés de fièvre jaune et 274 cas probables, dont 21 décès. Les facteurs de risque de propagation et d'amplification sont la faible immunité de la population, mouvements de population et les facteurs climatiques et écologiques qui ont contribué à la propagation des moustiques *Aedes*. Des campagnes de vaccination réactives et préventives, sont en cours dans les pays touchés. Depuis le début de 2021, plus de 3,9 millions de personnes ont été vaccinées au Cameroun, en République centrafricaine, au Tchad, au Ghana et au Kenya.

8.5. L'Épidémie/Syndémie récente qui se prolongera.

Le sida.

Le sida vient de dépasser la quarantaine. Il est perçu aujourd'hui par une majorité de personnes non comme une affection mortelle mais en tant que maladie chronique dont le traitement souvent pénible, demeure dispendieux. Par ailleurs le sida, maladie frappant les deux sexes, particulièrement en Afrique, apparaît encore aujourd'hui comme une pathologie des marginaux, des travailleurs du sexe, des homosexuels males, des personnes transgenres, des drogués, des détenus dans des prisons[693]. De telles situations soulignent l'aspect syndémique du sida.

Les experts de différentes origines professionnelles proposent divers moyens pour trouver des solutions aux problèmes d'autant que le dépistage de la maladie faiblit, que les gestes de prévention en font de même. La survenue de la COVID-19 pourrait soulever des problèmes nouveaux lors d'associations malheureuses des effets du VIH et du SRAS-Cov-2. Nous possédons aujourd'hui des vaccins contre la COVID-19, un vaccin permettant de lutter contre le VIH serait actuellement du plus grand intérêt[694].

La revue The Scientist publiait en janvier 2003 une reproduction photographique de deux pages du cahier de laboratoire de Madame Françoise Barré-Sinoussi. On pouvait lire sur le document que la talentueuse chercheuse essayait de mettre en évidence « *une activité reverse transcriptase type HTLV dans les surnageant de culture* ». Il s'agissait de cellules ganglionnaires d'un malade, d'acronyme Bru…, atteint de sida. Ainsi, en collaboration avec Jen-Claude Chermann et Luc Montagnier, fut découvert le virus cause de la

---

693 Beyer C. *A pandemic anniversary: 40 years of HIV/AIDS.* The Lancet. 2021; 397: 2142-3.
694 Johnston R. What Might *Surviving Coronavirus Disease 2019 Look Like for People Living with HIV?* AIDS Patient Care and STDs. 2021; 35: 1-3.

pandémie ayant débuté au XXe siècle et se poursuivant toujours. Vingt ans plus tard, en mai 2003, Donald Kennedy, éditeur en chef de la revue ayant publié l'article princeps de la découverte du virus rédigeait un éditorial ayant pour titre : « *le sida et l'Afrique, toujours une histoire triste* ».

Le cas du virus VIH illustre bien les difficultés qui accompagnent le traitement du sida et qui sont consécutives à la formidable faculté que possède le virus de muter et de « s'adapter » à son environnement. Le sida se manifesta en maladie un peu mystérieuse identifiée en 1981. Les symptômes étaient jusqu'alors inconnus et à l'évidence le virus en cause était également mystérieux. Isolé en France, son identité confirmée aux États-Unis, il fut nommé VIH (virus de l'immunodéficience humaine) et focalise encore l'intérêt scientifique d'un nombre considérable de chercheurs éminents. Virus fourbe il infecte et détruit lentement le système immunitaire sans provoquer, durant des années, de symptôme évident. Sauf de rares exceptions, le sida est une maladie dont l'évolution spontanée est constamment mortelle. En 2019 en France, 173 000 personnes vivaient avec le VIH (dont 24 000 ignoraient leur séropositivité). Aujourd'hui le VIH a provoqué 35 millions de morts dans le monde et contaminé 40 millions d'humains.

En fait, écrire VIH est une simplification pour désigner un microbe passablement polymorphe. Tout d'abord il existe deux VIH, le 1 et le 2. Le VIH-2 étant moins prévalent dans le monde et toutes choses égales moins agressif. L'immense majorité des cas de sida actuels sont dus au VIH-1 dont il existe trois groupes M, N et O dont les gènes peuvent présenter entre eux jusqu'à 40 % de différences. Cela étant, 99 % des contaminés le sont par le VIH-1 de groupe M. Ledit groupe est composé de sous-groupes identifiés par les lettres A à K.

Une brève histoire de la maladie peut être résumée ainsi : elle fut perçue initialement comme atteignant seulement des hommes considérés en tant que marginaux du sexe, est depuis reconnue pour ce qu'elle est : une pandémie frappant indistinctement les individus des deux genres. Les lignes suivantes sont une tentative d'abrégé historique de la progression essentiellement occulte du poison subtil. L'identification officielle de la calamité eut lieu en 1981, c'est l'année de l'alarme officielle à propos d'un désordre immunitaire qui allait devenir ce que nous savons. Même s'il y a de fortes raisons de penser que le virus frappa plus tôt, il s'agit là « d'histoires de chasse » sans commune mesure avec ce qu'annonçaient le 5 juin les CDC (Centers for Disease Control) dont le siège se trouve à Atlanta. Il y a eu probablement des cas de sida dans les années soixante-dix. Si oui, ils échappèrent à la perspicacité des médecins.

Avant les trompettes d'Atlanta, en mars 1981, des médecins New-Yorkais s'étonnèrent de la survenue de sarcomes de Kaposi anormalement agressifs chez huit homosexuels mâles. Presque simultanément on nota à New

York et en Californie une augmentation de la fréquence des pneumonies à *Pneumocystis carinii* devenu depuis *Pneumocystis jirovecii.* Le sarcome de Kaposi est une tumeur habituellement cutanée et de faible malignité, atteignant volontiers les sujets dont l'immunité est déficiente. *Pneumocystis jirovecii* est un agent infectieux dit opportuniste, proche des champignons et frappant les sujets immunodéprimés. Le 5 juin 1981, les CDC d'Atlanta officialisaient la fréquence anormale de pneumonies à *Pneumocystis jirovecii* chez 5 homosexuels de Los Angeles. On accusa alors aussi bien les *poppers* (liquide à base de nitrite d'amyle qui s'évapore en donnant un gaz inhalé pour augmenter le plaisir sexuel) que les prostaglandines du sperme d'être coupables de l'effondrement immunitaire. Initialement on s'accorda à faire du sida une maladie des « *gays* » ; dès 1982 on écrivit dans les revues médicales anglo-saxonnes à propos du « *gay-related immmune deficiency* » ou du « *gay cancer* ». On commença cette année-là à songer à une cause infectieuse à l'origine de la maladie. En juillet 1982, les Haïtiens et les hémophiles furent considérés comme des groupes à risque, d'où la règle des 3 H (homosexuels, haïtiens, hémophiles). En août 1982 fut créé l'acronyme AIDS (sida). À la fin de l'année, la mort par sida d'un enfant polytransfusé suggéra très fortement une cause infectieuse à la maladie. L'année suivante (1983) fut celle de la découverte du virus et de la confirmation de contaminations hétérosexuelles observées l'année précédente. À la fin de l'année 1983, le sida était clairement présent sur le continent américain (nord et sud), en Europe et en Afrique. L'Amérique recensait 3 064 cas avec 1 292 décès. L'année 1984 fut celle du quiproquo du patient zéro (voir le paragraphe 2.5. à propos des boucs émissaires).

C'est en 1984 que s'exacerba le conflit sur la paternité de l'origine du virus entre Luc Montagnier et Robert Gallo. Le premier nomma le virus LAV, le second utilisa l'acronyme HTLV III. LAV de Lymphadenopathy associated virus ou de HTLV III de Human T-cell Lymphotropic virus de type III. Fin 1984, on comptait 7 699 cas de sida aux USA avec 3 665 morts. L'année suivante débuta aux États-Unis le dépistage des donneurs de sang séropositifs. Toujours en 1985, l'OMS adopta une définition simple du sida lors d'une réunion se tenant à Bangui[695]. L'année 1986 fut celle des essais de l'azidothymidine (AZT), le premier médicament réellement efficace contre le sida. Bientôt se mit en place le « *lobby gay* » aux États-Unis on y vit apparaître les « *Gays Rights Activists* ». C'est au mois de mai (1986) qu'un Comité International sur la Taxonomie des Virus adopta le terme *Human Immunodeficiency Virus* (HIV) pour l'agent du sida. En 1987 se créa l'association ACT UP (de *Aids Coalition to Unleash Power*), elle provoqua une manifestation de masse à Wall Street le 24 mars. Le slogan adopté par

[695] *WHO workshop on AIDS in Central Africa, Bangui, Central African Republic.* WHO/CDS/AIDS/. 1985; 22-24 October. n°1.

ACT UP fut « silence = mort ». On vit les principaux médias américains et européens s'investir dans la propagande de prévention du sida. Les associations de malades « s'invitèrent », le premier juin, à la troisième conférence sur le sida qui se tint à Washington. En octobre, pour la première fois dans l'histoire de l'ONU, on y débattit d'une maladie, le sida. On décida de mobiliser l'ONU dans la lutte contre la maladie alors qu'un microbiologiste de grande réputation contestait le rôle du virus dans la survenue du déficit immunitaire. En 1989, l'OMS estimait à 400 000 le nombre de cas mondiaux de sida alors que commençait la commercialisation d'un second médicament efficace, la dideoxyinosine (ddI). Il s'avéra bientôt que des pays d'Europe de l'Est ainsi que la Chine étaient clairement atteints. En Roumanie, de très nombreux orphelins multi-transfusés étaient porteurs du virus ou atteints du sida. Pour les pays de l'Est, le sida était, en raison de l'atteinte des homosexuels et des drogués, considéré comme la conséquence de « contacts » avec l'Ouest.

À la fin des années quatre-vingt, on estimait à 8 à 10 millions, le nombre de porteurs du virus VIH dont au moins 5 millions d'hommes et 3 millions de femmes. On estimait à 1 million, les personnes atteintes de sida. Mille neuf cent quatre-vingt-onze fut une année où des célébrités révélèrent leur séropositivité. Ce fut le cas du basketteur américain Earvin (Magic) Johnson et de Freddie Mercury le chanteur du groupe Queen. Un an plus tard le joueur de tennis Arthur Ashe disait avoir été contaminé par une transfusion. Cette année-là, le ruban rouge devint le symbole international de la lutte contre le sida. L'OMS soutint les politiques de mise à disposition du préservatif partout dans le monde. C'est en 1992 que le débat reprit de plus belle dans la presse Anglo-Saxonne à propos de la responsabilité réelle du virus HIV dans la survenue du sida. Mille neuf cent quatre-vingt-douze fut l'année de la condamnation de responsables français dans le procès dit du « sang contaminé ». L'année suivante se révélèrent les premiers cas de VIH résistant à l'AZT. L'épidémie ne cessait cependant de progresser, en 1995, on estimait à 18 millions d'adultes et 1,5 million d'enfants le nombre de séropositifs. Le sida devint alors la première cause de mortalité pour les Américains âgés de 25 à 44 ans. Le nombre de femmes, particulièrement de femmes enceintes séropositives, croissait également. En octobre 1995, on comptait 7 à 8 millions de femmes, en âge de procréer, séropositives. Lors de la journée internationale du sida (le premier décembre) Nelson Mandela appela les Sud-Africains à lutter contre le sida. En 1996 fut créé le programme ONUSIDA des Nations Unies. Il rassembla l'OMS, l'UNDP (Programme de développement des Nations Unies), l'UNICEF (Association de défense des droits de l'enfance), l'UNFPA (Le fond des nations unies pour la population), l'UNESCO (L'Organisation des nations unies pour l'éducation, les sciences et la culture) et la banque mondiale. L'utilisation de médications associées se révélait fort efficace pour juguler l'évolution de la maladie. L'amélioration spectaculaire de l'état de santé de certains malades fit parler de « Syndrome de Lazare ». Néanmoins on constatait des poussées d'infections par le VIH en Europe de l'Est, en Russie, en Inde et dans toute l'Asie. Fin 1996, l'ONUSIDA estimait que durant l'année, 3 millions de personnes, en majorité des moins de 25 ans, avaient été contaminées. Néanmoins on devait observer bientôt (1997) les bienfaits des médicaments antirétroviraux ; à New York par exemple, la mortalité par sida diminua de façon importante. Hélas, les estimations de l'ONUSIDA portaient à 30 millions le nombre de séropositifs dans le monde. On comprenait alors que le sida était la maladie qui, dans le monde, faisait le plus d'orphelins. Devant la levée de bouclier, dans le Tiers-Monde, en raison du prix prohibitif des médicaments des trithérapies, la firme Glaxo-Wellcome décide de diminuer de 75 % le prix de l'AZT destiné en Thaïlande à prévenir la transmission de la maladie de la mère à l'enfant. Le nombre de contaminés et le nombre de morts ne cessa d'augmenter ; en 1999, le sida devint le quatrième tueur de la planète, cela pour le vingtième anniversaire de son officielle reconnaissance. La progression en Afrique demeure calamiteuse, certains pays, c'est le cas de l'Afrique du Sud, étant cruellement frappés. Le Président Thabo Mbeki allait d'ailleurs provoquer la colère des responsables internationaux de la prévention du sida en déclarant que le VIH n'était pas le seul responsable de la maladie. Le gouvernement du pays refusa ensuite de fournir des antirétroviraux aux femmes enceintes séropositives provoquant le dépôt d'une plainte en justice des activistes du sida. C'est en 2002 que, dans le monde, le nombre de femmes séropositives égala celui des hommes.

Malgré les moyens mis en œuvre, le bilan de l'évolution du virus dans la population mondiale ne cessa de s'aggraver. Entre 1981 et 2003, le sida a tué 20 millions de personnes ; fin 2004, les femmes représentaient 47 % des sujets porteurs du VIH dans le monde, mais elles étaient majoritaires (57 %) en Afrique sub-saharienne. En 2003, les jeunes de 17 à 24 ans représentaient la moitié des nouveaux cas de contamination. Environ cinq millions de pauvres ne pouvaient acheter les médicaments nécessaires à leur traitement.

« *Le sida est une situation particulière au cours de laquelle la femme est plus vulnérable, sociologiquement et culturellement. Ce qui aggrave la condition féminine dans le cas du sida est que dans la majorité, sinon la totalité des pays pauvres, les femmes sont économiquement, socialement et culturellement subordonnées à leur partenaire sexuel. Elles sont, dans les pays où il est coutumier que les hommes aient plusieurs partenaires sexuelles, particulièrement exposées au risque de contamination. [...] La femme africaine paye un très lourd tribut à la maladie*[696] ».

---

[696] p. 44-45 in Gualde N. *Ce que l'humanité doit à la femme*. Le Bord de L'Eau. 2004.

En effet, en Afrique sub-saharienne, les femmes ont représenté plus de 50 % des séropositifs. Les femmes sont en danger tout d'abord parce que la probabilité d'infection est, pour elles, fort élevé. Lors d'un rapport non protégé, la femme dont le partenaire porte le VIH présente une probabilité deux fois plus élevée, d'être contaminée que l'homme ayant un rapport avec une femme séropositive. Ainsi, dans le monde, les femmes représentent plus de 60 % des séropositifs âgés de 15 à 24 ans. Parfois il s'agit d'orphelines dont la mère avait été victime du sida. Outre l'inégalité biologique du risque de contamination par le volume de sperme cheval de Troie du virus, il est par-dessus tout difficile à la majorité des femmes du tiers-monde de se protéger. Il y a à cela plusieurs causes : les inégalités entre les genres dans les sociétés patriarcales, les femmes sont contraintes d'accepter un mari dont, souvent, le nomadisme sexuel est notoire. Dans de telles conditions, l'épouse a habituellement beaucoup de difficultés à faire accepter l'utilisation du préservatif. Parfois, la femme abusée, économiquement dépendante, et sans ressource cède à la prostitution. En Afrique, la pauvreté est la principale cause de la prostitution, la femme acculée à se vendre refuse rarement les rapports non protégés. Certains pays africains, comme l'Afrique du Sud, ont un fort taux de viol d'autant qu'une croyance veut que tout homme séropositif ayant une relation avec une vierge, guérit du sida ! Tout ce qui précède laisse entendre que dans de telles conditions, les enfants de ces femmes augmenteront la longue liste des séropositifs. À la fin 2002, l'ONUSIDA estimait à 2,2 millions, le nombre d'enfants de moins de 15 ans séropositifs. Beaucoup d'entre eux n'atteindront pas l'âge adulte. À cette époque l'UNIF nous dit : « *Plus de 300 enfants et adolescents meurent chaque jour de causes liées au sida* ».

L'Afrique, berceau de l'humanité devint un continent d'orphelins. En 2003, 15 millions d'enfants du monde de moins de 18 ans étaient orphelins, 80 % d'entre eux demeuraient en Afrique sub-saharienne. On estime qu'en 2010, 18 millions d'enfants africains auront perdu au moins un de leurs parents.

Aujourd'hui on sait à peu près clairement comment le virus VIH est parvenu à infecter autant d'individus. On sait également mesurer la charge individuelle en virus VIH et le taux de réplication dudit virus. Il est alors possible de schématiser comment évolue, durant 8 à 12 ans, l'infection par le virus chez un individu.

L'infection par le virus s'accompagne d'une activation chronique du système immunitaire provoquant une « perte » en lymphocytes T. La reproduction du virus, si délétère, est ralentie par la trithérapie et le virus circulant dans le sang est pratiquement indétectable. Malheureusement le virus mute lors de sa réplication, les mutations sont fréquences car à raison d'une centaine de millions de nouveaux virus produit quotidiennement il peut survenir au moins une mutation par jour ! À terme le sujet infecté est porteur de virus qui sont différents, tout se passe comme si le système immunitaire de l'hôte du virus ne cessait d'être confronté à de nouveaux virus. Le traitement ralentit la multiplication virale, donc l'apparition de mutants. La trithérapie ralentit l'évolution virale. Néanmoins les mutations peuvent s'accompagner de mutants résistants au traitement. Si, par hypothèse un virus sur 10 000 porte une mutation de résistance à un médicament ; pour 1 million de virus présents chez un individu cela veut dire des milliers de mutants qui peuvent progressivement remplacer le virus initial. Il va de soi que lors de la trithérapie, la possibilité pour qu'un virus devienne résistant aux trois médicaments est beaucoup plus faible ($1/10^{12}$)

Parmi les maladies infectieuses dues à un germe considéré nouveau, le sida (ou syndrome d'immunodéficience acquise) a une place bien spécifique. Il fut et demeure l'affection la plus sociale et politique du XXe siècle. Le virus du sida, créature diabolique de la coévolution, s'installe à bas bruit chez ceux qu'il infecte et, poison silencieux, il se répand dans l'espèce humaine où le nombre de victimes ne cesse d'augmenter. La nouvelle peste a révélé surtout à son début, une humanité dichotome ; celle des pays riches où les traitements les plus élaborés sont dispensés aux malades et celle des pays pauvres où l'on trouve le plus grand nombre de contaminés, le plus souvent laissés sur le bas-côté de la voie majeure des thérapies les plus efficaces.

Quel est donc le virus aux terribles méfaits ? D'où vient-t-il ? Comment a-t-il pu atteindre aussi dramatiquement l'espèce humaine ? Disons tout d'abord que le VIH est un lentivirus (de virus « lent ») dont les gènes sont portés par de l'ARN. Il s'agit donc d'un rétrovirus. Les lentivirus infectent d'autres mammifères (chats, chevaux, bovins, ovins), mais, ce qui est du plus grand intérêt épidémiologique, ils infectent également le singe. Tout indique que le VIH est le produit d'une évolution d'un virus simiesque, un SIV (*Simian Immunodeficiency Virus*). On considère que les deux virus qui infectent l'homme, respectivement VIH1 et VIH2 ont pour ancêtre un virus de singe, le chimpanzé *Pan troglodytes troglodytes* étant le réservoir naturel du virus VIH[697]. Pour répondre aux deux premières questions énoncées plus haut, écrivons que les agents du sida, particulièrement les VIH1 sont des lentivirus que l'homme a hérité du singe. Reste le problème de la date et du processus de passage de l'espèce. Quand et comment le virus du sida est-il passé du singe à l'homme en conduisant à la pandémie que nous connaissons ? Il y eut à n'en pas douter des personnes infectées par le VIH avant l'année de référence de 1981. Des études rétrospectives ont permis d'établir au moins un cas remontant à l'année 1959. Il s'agissait de l'observation maintenant bien

---

[697] Keele B *et al. Chimpanzee Reservoirs of Pandemic and Nonpandemic HIV-1.* www.sciencexpress.org / 25 May 2006 /p1-4.

connue du « marin de Manchester[698] ». Lors d'une étude portant sur 3 000 échantillons de sérums africains, on a pu observer la présence d'une séropositivité contre le VIH2 sur des prélèvements datant de 1966 ! D'autres observations confirmèrent que le VIH existait bien avant 1981, qu'il avait infecté des humains avant la date fatidique. Qu'était-il donc arrivé ? Ou plus prosaïquement, qu'elle est l'origine du sida ? Oublions l'histoire du patient zéro (cf. les boucs émissaires) qui acquittait les Américains en attribuant à un Canadien (francophone) l'introduction du virus dans le pays. Il y eut au demeurant différentes théories raisonnables ou délirantes pour expliquer le mystère. (Rappelons que théorie est un terme polysémique, il y a des théories qui sont de simples hypothèses et d'autres formellement démontrées).

Depuis la découverte de l'agent de la maladie, des sensationnelles avancées scientifiques ont éclairé le champ longtemps obscur des prémices du sida. Les antécédents de la pandémie ne sont guère plus anciens que 1979-1981. On connut donc, dès cette date, l'expression différente (épidémique) de l'atteinte par un virus existant déjà depuis peut-être vingt ans. La nouvelle maladie allait revêtir un visage marqué par le sang, le sexe, la drogue, elle allait illustrer le phénomène Syndémie. Certes les trois facteurs cités ont contribué à l'épidémie proprement dite (le passage dans le peuple) mais comment expliquer la « survenance » du virus simiesque dans notre espèce ? Les facteurs d'épidémie du sida sont incontestablement sociaux. Essayons néanmoins d'expliquer comment le VIH a passé le Rubicon de l'espèce. L'hypothèse la plus probable est celle du (des) chasseurs ayant, c'est une chose commune en Afrique noire, utilisé le singe comme pourvoyeur de viande de boucherie. Les contacts avec du sang contaminé, lors de morsures ou par blessures lors des dépeçages, expliqueraient le passage du virus à l'homme. Pour ce qui est de l'épidémie proprement dite, c'est-à-dire la diffusion dans la population du virus, l'ouvrage de Jacques Pépin[699] professeur infectiologue de l'université de Sherbrooke explique comment le hasard et l'ignorance ont contribué à propager le VIH en Afrique puis ailleurs dans le monde. Selon Jacques Pépin, le virus s'est propagé en Afrique par voie sanguine, lors de campagnes de santé publique où l'on utilisait des seringues contaminées, et par voie sexuelle, notamment par la prostitution. Le sida aurait donc, au moins partiellement et à son origine des causes iatrogènes.

Le sida, l'épidémie caractéristique et symbolique de la fin du vingtième siècle, même lorsqu'elle fut métaphorisée, fut accompagnée de profondes manifestations de désespoir rapportées par les littérateurs. Par bien des côtés le sida des premières années, celles qui précédèrent l'apparition de

---

[698] p. 218 in Grmek M. *Histoire du sida*. Payot. 1995.

[699] Pépin J. *The origins of AIDS*. Cambridge University Press. 2011

la trithérapie[700], présenta des analogies avec la lèpre. Il s'agissait d'une maladie lente, transmissible, au traitement difficile, au pronostic péjoratif et qui provoquait dans le public certes de la compassion mais aussi souvent mépris, voir dégoût. Les récits des malades d'alors sont presque constamment, particulièrement à la fin de l'évolution, ceux d'une déréliction : « *Elle va mourir. Mourir horriblement, après avoir été de plus en plus gravement malade. Sans défense. Cette maladie n'est pas comme les autres. Ils ne le disent pas, ils appellent ça un rétrovirus. Comme si ça revenait au même. Dans d'autres maladies, la mort arrive un jour et vous souffle comme une bougie. Cette maladie consiste à être abandonné lentement par la vie. La vie vous laisse tomber, vous lâche d'un côté, puis de l'autre* [...] *On lui donne des médicaments qui la rendent malade, mais qui retardent la mort un court moment. Pendant ce court moment, il y a de la douleur et du temps mais pas d'espoir*[701] ».

L'allégorie n'empêche pas les face à face difficiles avec le médecin dont le discours pour annoncer la maladie au patient n'était pas toujours d'une grande délicatesse, on dit qu'aujourd'hui les médecins ont appris à être plus diplomates : « *Ses yeux immenses me fixent : des yeux d'Africain affamé. Il parle lentement, avec précaution, comme si chaque mot était douleur. Je sais que la nuit a été mauvaise, il n'a cessé de tousser, de gémir. Il s'est endormi au petit matin, épuisé*[702]. »

Annoncer sa propre mort aux autres, à sa famille, c'est encore plus difficile pour celui qui est malade et se sait condamné : « *Plus tard, l'année d'après - j'allais mourir à mon tour – j'ai près de trente-quatre ans maintenant et c'est à cet âge que je mourrai, l'année d'après, de nombreux mois déjà que j'attendais à ne rien faire, à tricher, à ne plus savoir, de nombreux mois que j'attendais d'en avoir fini, l'année d'après, comme on ose bouger parfois, à peine, devant un danger extrême, imperceptiblement, sans vouloir faire de bruit ou commettre un geste trop violent qui réveillerai l'ennemi et vous détruirait aussitôt,* [...] *pour annoncer, dire, seulement dire, ma mort prochaine et irrémédiable*[703].

---

700 La trithérapie est un processus thérapeutique consistant à associer trois médicaments afin de lutter contre le VIH. La trithérapie peut associer différents « cocktails » de médicaments.

701 p. 90 in *Qui va là ?* (*To the Wedding* 1995. Traduction d'Elisabeth Motsch). Éditions de l'Olivier/Le Seuil 1996. De John Berger. Né en 1926, écrivain anglais vivant en France. Peintre, critique d'art et scénariste, il est l'auteur de romans, de pièces de théâtre et a collaboré à des films. *Qui va la ?* : Un couple se retrouve à Venise pour marier leur fille séropositive. L'histoire narrée par un aveugle évoque la nouvelle peste (le sida) et l'avenir de l'Europe.

702 p. 88 & p. 122 in *Le syndrome de Lazare*. Éditions du Rocher 2006. De Michel Canesi. Né en 1951, médecin dermatologue. Prenant soin de malades atteints de sida il a rédigé avec un collègue (Jamil Rahmani) un ouvrage consacré aux problèmes de cette maladie (*Le syndrome de Lazare*).

703 pp. 23-24 (Prologue) in Lagarce J-L. *Juste la fin du monde*. Les Solitaires Intempestifs 2015. Jean-Luc Lagarce (1957-1995), fut un dramaturge, metteur en scène et comédien français.

Les malades (avant l'apparition de la trithérapie) ont donc la conviction qu'ils sont condamnés et les condamnés guettent le moindre signe d'aggravation entre autres la survenue d'une tumeur de Kaposi, lésion cutanée qui fut nommée le « *gay cancer* », tumeur témoignant d'une évolution défavorable : « *Je me réveille en sursaut. La mort était là ; dans la forme effrayante d'un tas de vêtements posés sur une chaise au pied de mon lit, distinguée des ténèbres par un rayon de lune. Elle était là depuis deux ans, jour après jour, minute après minute ; elle me séparait du monde. Cerveau liquéfié, obscurci, comprimé par une masse informe, par du mou bourré sous mon crâne, du poumon de bœuf sanglant accroché à ma nuque. Elle était là depuis que j'avais lu les premiers articles sur le sida. J'avais eu la certitude immédiate que la maladie serait une catastrophe planétaire qui m'emporterait avec des millions d'autres damnés*[704]. »

« *Je me déshabillai, pris une douche. En m'essuyant, je vis un bouton mauve sur mon biceps gauche. Je murmurai : « Non, ce n'est pas possible, ça ne peut pas être ça...*[705] ». »

Le traitement fut et demeure une épreuve presque aussi pénible que la maladie dans son évolution spontanée : « *J'ai rendez-vous à l'hôpital Tarnier. Les médecins sont trois derrière leur petite table en formica sur laquelle est posé mon dossier médical. Ils parlent entre eux de l'évolution de ma formule sanguine. Aujourd'hui j'ai trois boutons mauves en plus sur le bras droit et mes lymphocytes T4 sont tombés à 218/mm^3. Ils décident de me prescrire de l'AZT : douze comprimés par jour ; deux les quatre heures ; la nuit, je devrais me réveiller pour les prendre. Pendant les premiers jours, je suis malade comme un chien : nausées, douleurs aux reins et aux muscles, anxiété et apathie mélangées. Ça passe peu à peu, mais je ne supporte plus ni l'alcool ni la drogue. J'arrête de prendre de la cocaïne*[706]. »

Puis rien ne va plus au cours de l'évolution, le physique se détériore, les malades maigrissent considérablement, ils sont à bout de force : « *Il était atteint de sida déclaré, comme on le dit souvent pour distinguer cet état de celui des personnes qui ne sont encore que contaminées par le virus. Il avait déjà eu une pneumocystose carinii, un an plus tôt ; maintenant, il était atteint du sarcome de Kaposi et souffrait aussi d'autres maladies moins graves.* [...] *Difficilement prévisibles, les progrès du sida défient souvent toute explication. Les personnes atteintes peuvent très bien ne souffrir que de problèmes mineurs pendant des années et tomber sérieusement malades du jour au lendemain. La destruction du système immunitaire s'accompagne d'infections opportunistes et notamment d'un cancer tout aussi imprévisible, le sarcome de Kaposi que presque tout le monde, en Amérique désigne méchamment par*

[704] p. 15 in Collard Cyril. *Les nuits fauves*. Flammarion. 1993.
[705] ibid p. 51.
[706] ibid p. 211.

ses seules initiales SK et qui se manifeste par des lésions cutanées. [...] *La santé d'Andrew allait en se détériorant : par suite du traitement de chimiothérapie, il commençait à perdre ses cheveux ; il avait encore maigri et souffrait de fièvres constantes*[707]. »

« *J'ai vu mon ami. Il avait changé. En si peu de temps ! Il était à peine reconnaissable. Il est vrai que son amaigrissement était perceptible il y a quelques semaines déjà. Mais nous avions cru qu'il était encore sous l'emprise des crises paludéennes si courantes dans les contrées des tropiques* [...] *Puis, comme me l'avait confié sa mère, Tram s'était progressivement déshydraté. On avait donc abandonné le traitement de la malaria. On avait alors pensé au typhus dans ces faubourgs où l'eau à la criée n'offrait pas des garanties de salubrité. Puis Taram fut emmené à l'hôpital. Le médecin avait rassuré, disant qu'il s'agissait bien d'une maladie bénigne, quoique le diagnostic n'eût pas encore été définitivement établi*[708]. »

« *Tu dois savoir ce qui t'attend : sans thérapie tout viendra plus rapidement ; tu vas être malade, tu vas maigrir, enlaidir, tu auras des taches sur le corps* [...] *tu seras de plus en plus faible, tu devras t'aliter et tu ne pourras plus peindre. Es-tu donc si pressé de devenir un cadavre ambulant ?*[709]. »

« *Je l'ai posé près de la barre* (David est danseur). *Il s'y cramponna de la main droite puis des deux mains, face au miroir. Comment tenait-il sur ses jambes ? Il essaya vainement de se mettre sur la pointe des pieds, ses genoux tremblaient ; puis il tenta de plier les jambes, la tête entre les bras, ses genoux flanchaient* [...] *Il respira profondément, plusieurs fois de suite, respiration vrillante, il était déjà à bout de souffle*[710]. »

---

[707] p. 22, p. 48 & p. 146 in *La maison du bout du monde*. (*A home at the End of the World* 1990. Traduction d'Anne Damour). Belfond 1999, 425 p. De Michael Cunningham. Écrivain américain né en 1952. Il est un militant actif d'Act-Up et participe à la lutte anti-sida. *La maison du bout du monde* est son premier roman, il s'agit de l'histoire de deux amis qui se connaissent depuis l'enfance (Bobby et Jonathan). Homosexuels, ils partagent l'épouse de l'un d'eux et vont aller vivre dans la nature, dans une maison au bout du monde. Des écrivains militants actifs pour la lutte contre le sida se sont manifestés régulièrement, c'est le cas pas exemple de Zoe Leonard qui écrivit un poème intitulé « *A want a President* », texte dans lequel il souhaitait : « *Je veux une gouine comme Présidente. Je veux qu'elle ait le sida, je veux que le premier ministre soit un pédé qui n'a pas la sécu, qu'il ait grandit quelque part où le sol est tellement plein de déchets toxiques qu'il n'a aucune chance d'échapper à la leucémie* ».

[708] pp. 9-10 in Bazié J P. *L'épave d'Absouya*. Éditions Kraal 1995, 255 p. Il s'agit de l'histoire de Taram, jeune cadre africain se soignant d'une « maladie atroce ». Gérard, le narrateur décrit les étapes du parcours vers la mort mais le sida n'est jamais nommé.

[709] p. 53 in *Afin que personne ne puisse nous faire du mal*. Stanké 2001. De Pascal Delorme. Né en 1974, écrivain québécois, son roman *Afin que personne ne puisse nous faire du mal* narre les difficultés d'un couple séro-discordant comme cela se dit aujourd'hui.

[710] p. 21 in Navarre Yves. *Ce sont amis que vent emporte*. H & O éditions. 2009.

« « *Regarde, murmure David, je vais me lever.* » *Assis sur le rebord du lit, il essaie une fois, deux fois, à la troisième il réussit, titube, manque de chavirer, je le retiens, « ça va, laisse-moi », il piétine sur place, pieds nus, ombre de lui-même, les bras fins comme des allumettes*[711] ».

Pour les Africains, moins bien aidés médicalement que les Européens, la maladie est d'autant plus pénible qu'elle contraint à la course aux soins coûteux constituant une épreuve supplémentaire : « *Cependant à force d'être renvoyées de bureau en bureau, de prendre des rendez-vous chaque fois repoussés au lendemain et incapables de trouver la somme nécessaire pour graisser la patte à qui de droit, vous n'aviez jamais eu accès à ces médicaments*[712] ».

A défaut de traitements conventionnels on a recours à toutes sortes de médicaments : « *Quelques jours plus tard, j'avais été surpris de voir que Taram était sorti de l'hôpital. Pourtant, il n'était pas encore guéri. Cela se sentait à son physique dégarni et à ses mains exsangues. Mais lui riait comme si de rien n'était. Le médecin avait assuré que le patient souffrait d'un manque aigu de calcium. Il avait recommandé plus de soins à ses repas et un renforcement de traitement par des produits d'herboriste. Cependant cette maladie était entourée d'un mystère troublant. Le médecin n'avait jamais voulu montrer les résultats des analyses*[713] ».

L'altération irréversible de l'état général, les effets secondaires des médicaments entraînent lassitude, découragement : « *Est arrivé un moment de la maladie, après avoir guetté pendant deux ans mes variations de poids et de T4, où je n'ai plus voulu savoir à quel point de dégradation j'en suis. Je ne réclame plus les chiffres de mes analyses, ils sont sous mes yeux à l'envers entre les mains du médecin, je ne cherche pas à les lire*[714] ».

« *Jamais maladie n'avait été autant réprouvée ! Elle était foudroyante et ses dégâts toujours spectaculaires. Son signe était craint. Elle avait commencé par les pays côtiers où elle avait laissé dans les consciences une empreinte indélébile.* [...] *La télévision présentait le fléau à travers des individus*

---

[711] ibid p. 118.

[712] p. 79 in *Photo de groupe au bord du fleuve*. Babel/Actes Sud 2010. D'Emmanuel Dongala. Écrivain originaire du Congo Brazzaville, né en 1941. Il a été professeur de chimie et enseigne la littérature africaine francophone aux États Unis. *Photo de groupe au bord du fleuve* est l'histoire de femmes à la vie extrêmement pénible. Elles sont des casseuses de cailloux qui vendent leurs sacs de graviers et se battent pour en obtenir le meilleur prix. Les femmes mènent une vie collective malgré leurs soucis domestiques. Le livre dépeint l'univers de la condition féminine en Afrique : Méréana, jeune femme, se retrouve à la tête d'une lutte menée par les casseuses de pierres, qui devient progressivement un combat pour la dignité des femmes et leur place dans la société de leur pays.

[713] p. 10 in Bazié Jacques Prosper. *L'épave d'Absouya*. Éditions Kraal 1995.

[714] p. 32 in Guibert H. *Le protocole compassionnel*. Gallimard 1991.

squelettiques et dépouillés. Ces hommes-là étaient des loques : on ne voyait qu'une peau frêle sur leur corps évidé[715] ».

« *Malgré la profondeur des cernes qui atteignaient le haut de ses pommettes où la peau, laminée par les fièvres, semblait un voile mat posé sur les os du visage, ses yeux brillaient encore des lumières de Paris qu'il avait traversé pour la dernière fois.* [...] *Il nous disait secrètement adieu et nous souhaitait de nous amuser encore au Vagabond (un bar), sans qu'il songeât même à protester contre ce mal que nous avions décidé ensemble d'appeler – pour lui donner une teinte de vêpres et de printemps froid – « le mal mauve*[716]. »

Les malades apprennent le lexique médical, la signification des sigles désignant les microbes, des créatures morbides se régalant du terrain dépourvu de défense que leur prépare le VIH : « *Sa main passe accidentellement sur l'aiguille intraveineuse scotchée à mon avant-bras. Ses yeux suivent le fil jusqu'à la bouteille en plastique suspendue. Des sulfamides contre le PCP. Au cas où. Avec un taux de T4 aussi bas, je suis désormais une cible facile pour le PCP*[717]*, le CMV*[718]*, le MAI*[719]. *Je suis un homme adulte terrifié par des mots de trois lettres*[720] ».

À la suite de l'époque du déni on assiste à la prise de conscience dans la littérature du sida de la nécessité des rapports protégés.

« *La meilleure prévention, la preuve la plus convaincante de la nécessité des rapports sexuels protégés, était l'évidence oculaire, le fait de voir réellement les taches du sarcome de Kaposi sur les bras squelettiques, ou de suivre du regard des vieillards décharnés de vingt ans* [...] *Soutenus par deux béquilles, les pommettes saillantes au point de transpercer la peau parcheminée, les yeux globuleux comme ceux d'un insecte*[721] ».

---

[715] pp. 31-32 in Bazié J P. *L'épave d'Absouya*. Éditions Kraal 1995.

[716] p. 14, p. 25 & p. 139 in *Les quartiers d'hiver*. Gallimard 1990, 189 p. De Jean-Noël Pancrazi. Né en Algérie en 1949, rapatrié, il est professeur de français à Massy. Il écrit une trilogie de mémoire familiale où il rend hommage à son père puis à sa mère. Il écrit par ailleurs de nombreux romans à succès lui valant de recevoir le grand prix du roman de l'Académie française et le grand prix de la Société de Gens de Lettres. *Les quartiers d'hiver* ont reçu le prix Médicis. Le livre narre l'histoire d'amis atteints du sida qui touchés par le « froid » de la maladie ne retournent plus dans le bar de leur bonheur mais prennent leurs quartiers d'hiver.

[717] *Pneumocystis Carinii Pneumonia.*

[718] Cyto-Megalo-Virus.

[719] Mycobacterium Avium Intracellulare.

[720] In *À l'origine*. (*Love Ruins Everything* 1998. Traduction de Cécile Dumas). KTM éditions 2004. Tulchinsky Karen, écrivaine et scénariste canadienne. Connue comme une lesbienne militante. C'est cet aspect de la vie de Karen Tulchinsky qu'aborde le roman *À l'origine*.

[721] p 16, p 43, p 187, & p 233 in *L'homme marié*. (*The Married Man* 2000. Traduction d'Anne Rabinovitch). Plon 2000. D'Edmund White. Né en 1940, écrivain américain, il est considéré comme un expert de la littérature homosexuelle. *L'homme marié* met en scène l'amour entre deux hommes dont l'un va mourir du sida.

De même que les descriptions des épidémies que nous pouvons qualifier « d'historiques » les récits de sida sont ceux de dégradations physiques, de la description de corps délabrés évoquant le visage de Nana mourant de la variole ou ceux des lépreux rongés par le bacille de Hansen. Néanmoins la littérature du sida constitue un corpus littéraire récent, celui d'une maladie « nouvelle » avec des malades nouveaux également. Les sidéens des années quatre-vingt sont des figures inédites comme le furent en leurs temps les pestiférés et les lépreux. Si la description de corps ruinés n'a finalement, en dépit des caractères cliniques spécifiques dus au sida, rien de nouveau le vocabulaire des littérateurs est différent de ce qu'il fut antérieurement, il est neuf, s'accorde à la nature récente de la maladie dans la mesure où il est médicalisé et même teinté de biologie médicale. Pourtant il est indéniable qu'Émile Zola, les frères Goncourt, Gustave Flaubert et Guy de Maupassant ont, de leur temps, régulièrement consulté les ouvrages médicaux afin d'ajouter de la véracité à leurs écrits[722] mais leurs œuvres sont moins connotées du lexique médical. Si à la fin du XIXe siècle les auteurs décrivent la maladie sans introspection, à la fin du vingtième, avec le sida le malade est réintégré à la maladie. L'exposition des troubles dus au sida touche souvent à l'intimité des narrateurs, d'ailleurs beaucoup sont des autobiographies plus ou moins sous-jacentes. Il nous semble que jamais ou presque jamais la syphilis, une autre maladie sexuellement transmissible, n'a eu droit à tant de récits personnels. Contrairement au sida, la syphilis semble avoir été une maladie sexuellement transmissible incitant peu aux autobiographies.

Via ses bilans biologiques répétés qui confinent à l'obsession le sidéen expose ses organes internes tels qu'ils sont explorés par la technologie médicale. À l'opposé Alphonse Boudard parlant de ses crachats, une production spontanée de ses organes internes, ne fait que raconter ce qu'il voit alors que le sidéen évoquant ses lymphocytes CD4 fait référence à un savoir médical et aux « analyses médicales ». Le sidéen dont on expose le bilan biologique est, en accord avec ce qu'a écrit le philosophe et médecin François Dagognet une espèce « d'écorché » de la technologie médicale : « *Il m'a semblé que les sciences fondamentales ont réussi ce prodige de mettre au-dehors ce qui était au-dedans*[723] » et « *L'imagerie médicale fut une telle révolution qu'elle a même bouleversé la littérature* [...] *La physique a tout bouleversé sur son passage, l'art mais aussi la médecine* ».

Effectivement avec la survenue du sida la tradition clinique s'est effritée et a laissé en partie la place à une médecine plus biologique, la maladie nouvelle a non seulement introduit le personnage du sidéen mais aussi des « objets » nouveaux, des organes internes, des cellules, dont on mesure les

722 Cabanes Jean-Louis. *Le corps de la maladie dans les récits réalistes (1856-1893)*. Klincksieck 1991.
723 p. 23 & p. 27 in Dagognet F. *Pour une philosophie de la maladie*. Éditions Textuel 1996.

performances de différentes façons : « *La médecine bâtie autour des essais contrôlés se développe dans les services hospitaliers* [...] *rassemble des spécialistes, statisticiens, méthodologistes, médecins responsables d'essais, laboratoires pharmaceutiques, comités d'éthique, agences publiques*[724] ».

Au début de son histoire le sida reflétait les rapports nord-sud à propos de la santé ; au nord on se soignait à l'hôpital, au sud on le faisait où on pouvait. Aujourd'hui les récits du sida, épidémie moderne, sont régulièrement ceux de malades qui, dans les pays riches surtout, de pensionnaires sont devenus des consultants d'hôpitaux. Il y a un peu plus d'un demi-siècle les épidémiques étaient réunis dans des établissements spécialisés afin d'améliorer la qualité et les effets des soins (sanatoriums). Antérieurement on enfermait les malheureux dans le but de les écarter (lazarets, maladreries, léproseries[725]). Il existe une littérature se rapportant à ces situations (Alphonse Boudard et *l'Hôpital*, Thomas Mann et *La Montagne Magique*). Aujourd'hui, dans le cas du sida, le pronostic de la maladie s'est considérablement amélioré. Avec la trithérapie, on assiste au passage du sida en maladie chronique, non systématiquement mortelle. Cela va-t-il changer la littérature consacrée à la maladie ? Le traitement a-t-il ou aura-t-il une influence sur la création littéraire ? Il y a maintenant une décennie on s'interrogeait déjà sur la place à accorder à la littérature du sida : « *Le sida médiatisé à outrance, thème émergeant de la littérature de cette fin de siècle, a pris une place appréciable dans la sphère littéraire au point que les spécialistes s'interrogent désormais sur son importance et, par conséquent, sur le statut à accorder à la littérature du sida*[726] ».

Plus de quarante ans après la découverte du VIH-1 par des chercheurs pasteuriens le sida demeure un. En effet, l'épidémie de VIH sévit toujours et le sida est aujourd'hui une des causes principales de décès dans le monde pour les adolescents et les femmes en âge de procréation. Le nombre de nouvelles infections augmente en Europe de l'Est et, en France, on déplore encore environ 6 000 nouvelles contaminations par an. Le délai entre l'infection par le VIH et son diagnostic reste long (délai médian de 3 ans en France).

Près de 38 millions de personnes sont actuellement infectées dans le monde, le quarantenaire a fait 35 millions de morts. La production d'un vaccin efficace pour lutter contre la pandémie serait bien entendu du plus grand intérêt mais, malgré les promesses précoces de succès le vaccin n'est toujours

---

[724] p. 14 in Dodier N. *Leçons politiques de l'épidémie de sida*. Éditions de l'École de Hautes Études en Sciences Sociales 2003.

[725] Au XIIIe siècle on créa de nombreuses léproseries, on en dénombrait 340 en 1261 (sous le règne de Saint-Louis).

[726] Spoiden S. *La littérature et le sida. Archéologie des représentations d'une maladie*. Presses Universitaires du Mirail 2001.

pas disponible. Nous pouvons avec de nombreux scientifiques dont Anthony Fauci[727] nous poser la question qu'il soulevait dès 2007, existera-t-il un jour un vaccin anti-VIH ?[728]

La transmission du VIH se poursuit, par ailleurs, chez des hommes ayant des rapports sexuels avec des hommes et de la mère à l'enfant. Il est cependant à noter que le mode de transmission le plus important dans le monde entier est la voie hétérosexuelle. Selon les estimations, près de 38 millions de personnes sont actuellement infectées. Quarante années après son identification le VIH a fait 35 millions de morts et 38 millions de personnes sont porteuses du virus (dont 25 millions en Afrique sub-saharienne.

Si le sida est devenu dans les pays les plus riches, grâce aux traitements, une syndémie chronique, il touche dans le monde les catégories humaines les plus défavorisées, les ethnies minoritaires et hélas ceux qui par leurs pratiques sexuelles s'exposent aux contaminations.

Actuellement, en l'absence de vaccin efficace il ne reste pour se protéger que la prévention par les précautions sanitaires et pour se traiter, la trithérapie.

Le dangereux Ebola.

Le virus Ebola, doit son nom à une rivière de la République Démocratique du Congo (RDC - ex-Zaïre) près de laquelle il fut découvert[729].

---

[727] Directeur du NIAID (l'Institut national des allergies et maladies infectieuses américain).

[728] Steinbrook R. *One Step Forward, Two Steps Back — Will There Ever Be an AIDS Vaccine?* New England Journal of Medicine. 2007; 357: 2653-5.

[729] Ebola se révéla dans un hôpital de la brousse africaine où il se développa dans une situation économique bien particulière. À l'hôpital de la mission catholique de Yambuku, le malade atteint par Ebola présenta initialement des symptômes évoquant une poussée palustre. Les religieuses belges le traitèrent en conséquence, ce qui aboutit à la transmission du virus à d'autres patients. Dans cet hôpital, comme dans tous ceux du pays, le budget de fonctionnement dérisoire ne permettait pas l'achat de seringues en nombre suffisant pour traiter correctement la population des malades. Seringues et aiguilles étaient réutilisées plusieurs fois en sorte que les agents pathogènes pouvaient être transmis au sein de l'hôpital surpeuplé et désargenté. L'hôpital de Yambuku possédait 120 lits pour une région sanitaire d'environ 600 000 personnes. Les soins étaient assurés par dix-sept religieuses, dont quatre avaient une formation d'infirmière, et un prêtre, sans médecin titulaire. À l'hôpital, on traitait 300 à 600 patients quotidiennement ; ils recevaient une injection comportant, suivant les cas, des antimalariques, des antibiotiques et, pour les femmes enceintes, des vitamines. Pour dispenser ces soins, les religieuses disposaient de 5 seringues ! Yambuku n'eût pas le monopole de l'Ebola nosocomial. À Maridi, au Soudan, la maladie fut transmise au sein de l'hôpital, dans les mêmes conditions, à partir d'un malade venu de N'zara. La survenance d'Ebola en Afrique du Sud en novembre 1996 prouvait que la maladie avait quitté le centre du continent. Le virus fut transporté par un

Ebola est un filovirus qui comporte six sous-types nommés en fonction du pays où ils ont provoqué des épidémies humaines (Bundibugyo, Forêt de Taï, Reston, Soudan, Zaïre, Bombali.). Le troisième sous-type n'affecte que le singe, il est nommé Ebola-Reston, de la ville de Virginie, siège de l'animalerie où apparut une épidémie simiesque maintenant bien connue. La brève histoire des débuts d'Ebola nous informe aisément sur la gravité de la maladie :

« *Le 5 septembre 1976, un homme est hospitalisé à l'hôpital de la mission médicale de Yambuku, petit village situé au nord-est du Zaïre. Il s'agit d'un enseignant qui travaille à la mission. Il revient d'un voyage effectué dans la région. Il présente une fièvre persistante, de violentes céphalées et des arthralgies, accompagnées d'un syndrome hémorragique. Trois jours après son hospitalisation, le patient décéda. Dans la semaine qui suit, treize autres cas sont observés dans l'hôpital. Il n'y aura aucune guérison ; l'épidémie s'étend dans la maternité où l'on observe plusieurs cas de femmes qui accouchent prématurément ou avortent et meurent quelques temps après. Des cas sont également rapportés dans les villages avoisinants*[730] ».

Le virus Ebola survint donc en 1976 en République Démocratique du Congo (RDC) puis apparut au Soudan. Au total 500 personnes furent atteintes, la mortalité se révéla importante, elle atteignit 88 % en RDC. Contrairement au coronavirus, Ebola fort heureusement a la réputation de ne pas être très contagieux, sa transmission nécessite des contacts étroits avec les fluides des malades. Cette notion explique la dangerosité de certains rites funéraires, rites qu'on souhaite modifier au cours de « funérailles sécurisées » combinant une cérémonie décente et sans danger[731].

Au début de son histoire Ebola frappait des populations isolées d'Afrique centrale. Le tueur parut si terrible, les symptômes qu'il provoquait sont si aigus et fulgurants qu'on songea qu'il ne pouvait provoquer de pandémie en raison de la mortalité induite par le virus qui décimait ce qui faisait sa substance. La situation devint plus alarmante lorsque le virus apparut en Afrique de l'Ouest et survint dans de grandes villes. Le fait apportait un visage nouveau aux épidémies de cette maladie. En décembre 2013, dans le village de Meliandou, dans une région de Guinée proche de la Sierra Leone et du Liberia, Émile un petit garçon de 2 ans jouait à proximité d'un arbre à chauve-souris. Dès le lendemain il se sentit malade, eut de la fièvre, des vomissements des selles sanglantes et décéda rapidement après avoir été contaminé par le virus. En peu de temps des membres de la famille de l'enfant également contaminés décédèrent et on compta dans l'environnement de

---

malade qui consulta à l'hôpital de Morningside Medi-Clinic de Johanesburg alors qu'il arrivait de Libreville (Gabon) où une épidémie sévissait.

[730] p 207-208 in Saluzzo J-F. *La guerre contre les virus*. Plon. 2002.

[731] Cros M. *Du sida à Ebola : Rites de mort à fonction apotropaïque*. L'autre, cliniques, cultures et sociétés. 2015 ; 16 : 263-74.

Meliandou 86 cas de la maladie avec 59 décès[732]. On constata alors qu'Ebola se trouvait en Afrique de l'Ouest et qu'il pouvait atteindre les villes de Conakry et Monrovia et y provoquer des catastrophes. Le phénomène débuta en 2014 par l'atteinte de trois pays traversés par la Mano River : la Guinée, la Sierra Leone et le Libéria. L'ensemble de la région affectée fut alors, par dérision nommée *Ebolaland*. On comprit assez rapidement que l'épidémie d'Afrique de l'Ouest était une nouveauté particulière par la taille du territoire qu'elle affectait, par sa durée (plus d'une année), par l'atteinte de zones urbaines et par l'histoire récente de certains de ces pays. Comme le dit Antoine Petibon, chercheur associé à l'IRIS[733], spécialisé dans le secteur de l'humanitaire : « *Globalement, la crise a été ignorée par les États africains impliqués tout simplement parce qu'ils sont absents des régions où Ebola s'est déclaré. Et pour cause, on a là des pays – Liberia et Sierra Leone en tête – qui avaient été touchés des années avant par des guerres interminables : ce sont des États qui ne sont pas en capacité de répondre. En Guinée, le message n'arrivait pas à passer dans les communautés qui, on peut le comprendre, n'ont pas l'habitude de voir arriver des bataillons d'expatriés en scaphandres avec un message pas du tout rassurant. Refusant d'être traités par les médecins, les gens se tournaient alors vers le traditionnel qui était tout autant en échec*[734] ».

La crainte d'introduire le virus dans les villes est pertinente elle est illustrée par l'histoire de ce financier libérien qui, porteur du virus, se rendit de Monrovia (Libéria) à Lomé (Togo) puis à Lagos (Nigéria) où il fut hospitalisé et contamina des médecins et des infirmières. Il eut au Nigéria 11 décès dont des soignants, sans heureusement, réelle dissémination dans la ville. L'épidémie d'Ebola de 2013-2015 en Afrique de l'Ouest fut une des plus longue et avec une mortalité des plus élevée de l'histoire de cette maladie avec 28 616 cas et 11 310 décès en Guinée, Libéria et Sierra Leone. Aujourd'hui, les espoirs de prévention sont mis sur la vaccination et les progrès thérapeutiques liés à l'utilisation d'anticorps monoclonaux.

C'était la première fois qu'Ebola menaçait les grands centres urbains. C'était aussi la première fois que les sciences sociales (anthropologues) participaient, nombreux, aux différents moments de la réponse[735]. La lutte contre l'épidémie fort inquiétante nécessita des mesures

---

[732] p 7 in Wilson R. *Epidemic. Ebola and the global scramble to prevent the next killer outbreak.* Brooking Institution Press. Washington DC. 2018.

[733] Institut de Relations Internationales et Stratégiques.

[734] Benkimoun P, Potier G, Janssens M, Le Marcis F, Petibon A. *Ebola : chronique d'une catastrophe annoncée.* Table ronde organisée le 12 février 2015 et animée par Paul Benkimoun. Humanitaire. 2015 ; 40 : 11-31.

[735] Kelley Sams K, Desclaux A. *From Ebola to Plague and Beyond: How Can Anthropologists Best Engage Past Experience to Prepare for New Epidemics?* Cultural Anthropology 07/12/2017 20'07. (https://culanth.org/).

thérapeutiques exceptionnelles comme en Guinée la création des Centres de Traitement d'Ebola (CTE)[736] qui sont une version de la quarantaine : « *Les CTE se sont imposés dès le début de l'épidémie comme une évidence, tant pour soigner des malades que pour contenir la propagation du virus sur le territoire. De simples centres de transit, ils ont été transformés en centres de traitement au fur et à mesure que l'épidémie progressait et que l'afflux de patients l'imposait. Conçu comme une structure d'isolement et donc de quarantaine, le modèle du CTE se déploie à partir d'un « kit » sanitaire d'urgence mis au point par MSF pour juguler de précédentes épidémies d'Ebola, en Afrique centrale et au Soudan. La pertinence de ce modèle a été mise en cause durant l'épidémie par les observateurs : la séparation entre patients infectés et patients suspectés de l'être a été jugée insuffisante par certains ; le non-recours à la réhydratation par intraveineuse dans le premier temps de l'épidémie, action pourtant cruciale dans la prise en charge de la maladie, fut au cœur des débats. Plus globalement, la faible capacité des CTE à prodiguer des soins de qualité a fait l'objet d'âpres discussions, notamment entre délégations nationales au sein même de l'association MSF, comme le révéla un courrier ayant circulé en décembre 2014, soit neuf mois après le début de l'intervention de l'organisation en Guinée. Cependant, l'urgence épidémiologique a eu raison de ces questionnements. Si, à la suite de ces débats et grâce à la conduite d'essais cliniques à partir de décembre 2014, le modèle du CTE a évolué en fin d'épidémie vers une plus grande prise en compte des besoins des patients et une meilleure efficacité thérapeutique (comme en témoigne l'ouverture par MSF Belgique, en juillet 2015, d'un CTE mieux adapté dans le quartier de Nongo à Conakry), il est resté l'outil principal de prise en charge des malades et de lutte contre l'épidémie. La pertinence de ce modèle reste cependant toujours discutée – y compris chez les acteurs du dispositif humanitaire – tant du point de vue de son efficacité réelle (épidémiologique et sanitaire) que de celui des problèmes éthiques qu'il pose* ».

Personne n'a pu déterminer avec certitude où le virus se dissimulait entre ses attaques, autrement dit quel était son habitat naturel, son réservoir entre les exactions humaines, quel est le réservoir du virus et lui accorde également le moyen de subsister mais les données disponibles actuellement semblent désigner des chauves-souris frugivores (*Ptéropodidés*) en tant qu'hôtes possibles[737]. Il est hautement probable que des facteurs environnementaux, peut-être d'origine humaine, sont en cause dans les « sorties » virales. René Dubos avait, dès les années cinquante, discuté la doctrine de l'étiologie spécifique. Il s'agissait du dogme : un agent pathogène-

---

[736] p 68 in Gomez-Temesio V, Le Marcis F. *La mise en camp de la Guinée Ebola et l'expérience postcoloniale.* L'Homme. 2017 ; 222 : 57-90.

[737] Leroy E *et al. Les fièvres hémorragiques à virus Ebola et Marburg* : L'actualité des filovirus. Médecine Tropicale. 2011 ; 71 : 1-11.

une maladie. Cette assertion empreinte d'une idéologie micro-organiste, à laquelle Dubos n'adhérait pas, laissait de côté les facteurs environnementaux et psychologiques. Il s'est longtemps agi de la conception occidentale des maladies infectieuses. Les deux premières épidémies d'Ebola humain survenues en 1976 représentèrent l'atteinte de 550 personnes, entraînant 340 morts. La troisième épidémie, au Soudan, toucha 34 personnes avec 22 décès. Entre 1994 et 1996, il y eut trois autres manifestations dont une à Kikwit (République Démocratique du Congo) fit 244 morts parmi 316 malades[738]. Le virus est transmis dans des situations de promiscuité, de façon interhumaine, transporté par les microgouttes de liquides biologiques (salive, larmes, sang), il peut passer au travers des muqueuses. Ceci est une notion théorique, eu égard à la réalité des choses, à savoir qu'à l'occasion des épidémies précitées, le virus fut fréquemment transmis à l'hôpital. Il est admis actuellement que même chez les malades ayant survécu le virus peut rester tapis et que les survivants peuvent initier d'autres survenances du virus, y compris à la suite de rapports sexuels[739].

Les pérégrinations d'Ebola Reston illustrent combien un virus dangereux peut parcourir le monde. Ebola conserve toujours le mystère de son réservoir et celui, toutes choses égales, de la rareté de ses émergences. Inquiétude supplémentaire, Ebola frappe maintenant le singe. Nous ne pouvons négliger ce fait extrêmement important à savoir qu'Ebola est un tueur de grands singes, qu'entre 1995 et 2005 il aurait été la cause de la mort de gorilles au Congo et au Gabon[740]. En 2007 on évaluait à 5 000 le nombre de gorilles et de chimpanzés tués par Ebola Zaïre (ZEBOV)[741].

En résumé, les mesures à prendre en poussée épidémique d'Ebola peuvent se résumer ainsi : (1) isoler les patients dans des centres de prise en charge, avec soins de soutien et soutien psychosocial, (2) promouvoir des inhumations sécurisées, (3) sensibiliser les populations à la nature de la maladie, aux mesures de protection et à la lutte contre la transmission, (4) promouvoir une surveillance active de l'incidence, (5) organiser le traçage des contacts, (6) garantir l'accessibilité des soins aux malades non liés à Ebola[742].

---

738 La plupart des survivants d'Ebola semblent touchés par des symptômes tels que : problèmes de vision, d'audition, céphalées, douleurs musculaires, thoraciques ou articulaires, fatigue extrême. Certains symptômes comme les céphalées et la fatigue sont fréquents chez des patients qui se remettent d'infections graves mais, en l'occurrence, les troubles de la vision semblent particulièrement fréquents. De plus, les séquelles physiques handicapantes ont un impact sur le quotidien des survivants, dans leur vie familiale et professionnelle.

739 Kupferschmidt K. *Ebola virus may lurk in survivors for many years*. Science. 2021; 371: 1188.

740 Bermejo M *et al*. *Ebola Outbreak Killed 5000 Gorillas* Science 2006; 314: 1564.

741 Vogel G. *Tracking Ebola's deadly march among wild apes*. 2006; 314: 1523.

742 Source : Médecins sans frontières. *Poussés au-delà de nos limites*, rapport de mars 2015 disponible sur le site de MSF.

Des vaccins existent, produits par plusieurs équipes collaborant[743], ils ont été utilisés, les résultats obtenus sont encourageants mais demandent à être confirmés. Une épidémie qui avait emporté 2 200 personnes entre 2018 et 2020 au Nord Kivu en République Démocratique du Congo est jugulée entre autres grâce à l'utilisation de la vaccination (Vaccin Merck MRK.N). Autre nouvelle rassurante, l'épidémie d'Ebola qui survint en Guinée à la mi-février 2012 est déclarée terminée au cours du mois de juin. Il y eu au cours de cette attaque virale 23 cas de la maladie ayant entraîné 12 décès[744]. Il y a de nombreux éléments qui suggèrent qu'Ebola peut se dissimiler durant de longues périodes dans l'organisme en échappant au système immunitaire ainsi qu'aux traitements. Les rechutes d'Ebola sont possibles après des années de supposée guérison d'une forme aigue de la maladie. Des études expérimentales ont montré qu'Ebola pouvait persister durant des années dans les tissus oculaires, le cerveau et les testicules des individus survivants. Il a également été montré que le virus pouvait persister dans les ventricules cérébraux et circuler dans le liquide céphalorachidien[745].

Les espoirs portent sur le vaccin qui permettra sans doute d'éviter les circonstances où le virus pourrait demeurer « en sommeil » durant des années chez des individus supposés guéris, virus susceptibles d'initier une nouvelle épidémie[746].

Plus récemment un vaccin anti-Ebola injectable monodose (rVSVΔG-ZEBOV-GP, vivant) a été mis au point par la société Merck, Sharp & Dohme (MSD) Corp. Il est homologué par l'Agence européenne des médicaments, préqualifié par l'OMS, homologué par la Food and Drug Administration des États-Unis d'Amérique ainsi que dans huit pays africains. Par ailleurs, le vaccin de l'Institut Sabin Ebola Sudan dit Sabin's, ChAd3 (utilisant l'adénovirus de chimpanzé) est un vaccin à dose unique installant une immunité robuste selon les essais et études sur des primates non humains.

---

743 Badio M et *al. Partnership for research on Ebola vaccination (PREVAC): protocol of a randomized, double-blind, placebo- controlled phase 2 clinical trial evaluating three vaccine strategies against Ebola in healthy volunteers in four West African countries*. Trials. 2021; 22: 2-15.

744 Actuellement des cas d'Ebola sont rapportés dans la province du Kivu et l'on suspecte des cas de réservoirs animaux (chauve-souris, gorilles, chimpanzés, chiens ?) ou humains (persistance du virus durant près d'une année chez des sujets guéris).

745 Liu J et al. *Ebola virus persistence and disease recrudescence in the brains of antibody-treated nonhuman primate survivors.* Science Translational Medicine. 2022; 14: 631.

746 Liverpool L. *Ebola may linger in body and trigger new outbreak.* New Scientist. 2021; 27 march: 17.

La COVID-19.

Le 19 novembre 2019, en Chine dans la province du Hubei, un homme de 55 ans souffrant de difficultés respiratoires est identifié plus tard comme étant le premier porteur du virus SARS-CoV-2 responsable de la maladie Covid-19.

Le 11 janvier 2020, La Chine annonce la mort d'un homme par suite d'une pneumonie atypique, ensuite nommée COVID-19. Et le 23 janvier, face à l'émergence du coronavirus désigné SARS-CoV-2, la Chine confine la métropole de Wuhan, dans la province du Hubei, soit 11 millions d'habitants.

La maladie débuta en France par un déni général durant lequel on annonça une soi-disant « grippette », puis elle se poursuivit par des propos officiels mensongers à propos de l'inutilité des masques protecteurs. La situation évoquait une nouvelle d'Edgar Alan Poe. Poe[747], semble-t-il inspiré par les récits sur la peste dus à Homère (*L'Iliade*), Sophocle (*Œdipe roi*), Thucydide (*La guerre du Péloponnèse*) et Boccace (*Le Décaméron*) narre l'histoire d'une maladie épidémique épouvantable et extraordinairement mortelle, la Mort Rouge qui change le destin des hommes. Le récit des malheurs du peuple gouverné par le prince Prospéro évoquent une mauvaise gestion de l'épidémie et de sa contagion. Prince et courtisans seuls protégés par le confinement n'échappant toutefois pas à la Mort Rouge qui ironiquement pour nous aujourd'hui avance masquée.

La COVID-19 se manifesta classiquement par un syndrome grippal compliqué d'une pneumopathie et, signes évocateurs de l'affection une agueusie (perte du goût) et une anosmie (perte de l'odorat). Le syndrome grippal initial fut à l'origine d'une erreur d'interprétation de la maladie, erreur plus tard passablement commentée : « *Je pense qu'il y a eu une erreur très importante qui n'est pas exclusive à la France ; elle a été commise dans tous les pays développés. Ne connaissant pas le COVID-19, les ministères, les administratifs, l'OMS ont pris comme modèle la grippe, en particulier le plan du CDC de 2017. Ils considéraient que l'on allait être dans le même cadre que la grippe. C'est une erreur fondamentale*[748] ».

Dans la forme initiale de l'infection on constata que chez 40 % des contaminés la virose était asymptomatique, elle pouvait se compliquer de manifestations respiratoires plus grave chez des sujets plus fragiles en raison de leur âge ou de l'existence d'une comorbidité[749]. En raison de l'agressivité

---

[747] Poe EA. *Le masque de la Mort Rouge*. (Traduction Charles Baudelaire). Gallimard 2002.
[748] p. 23-4 in Raoult D. *Carnets de guerre. COVID-19. Volume 2*. Michel Lafon. 2022.
[749] p. 490 in Berche P, Perez S. *Pandémies. Des origines à la COVID-19*. Perrin. Paris 2021.

potentielle du virus contre (entre autres) les poumons, le taux de létalité avoisinait 2 %, chiffre supérieur à la mortalité d'une grippe saisonnière.

Au fil des semaines la maladie s'étendit pour revêtir les caractères d'une pandémie même si ça n'est que le 12 mars 2020 que l'OMS engluée dans sa bureaucratie proclama l'alerte pandémique.

Le 15 mars 2020, alors que les restaurants, bars, cinémas, sont fermés à cause du coronavirus Covid-19, et que les écoles seront fermées le lendemain, 47 millions de français sont invités à voter pour le premier tour des élections municipales. Les personnes de plus de 70 ans sont priées de rester chez elles.

En France les citoyens devaient découvrir des comportements nouveaux pour eux tel le confinement (décidé le 17 mars 2020) et les « gestes barrières[750] ». Les Français constataient également la désorganisation du système de santé de leur pays, système associant pléthore de bureaucrates responsables - ou prétendus tels - et la déficience en personnel soignant ainsi que la carence matérielle en objets élémentaires pour conforter la protection de la population[751]. Les insuffisances en lits de réanimation on fait découvrir aux Français le nomadisme sanitaire imposé aux patients victimes d'hôpitaux surpeuplés.

« *La question des pénuries occupe une place essentielle dans les événements d'avril à juin (2020). [...] la rareté des masques, des tests, des respirateurs, des lits*[752]. » Et « *Le premier constat, décisif, est celui de l'ampleur des pénuries dont il est certain, sans qu'on puisse fixer l'ordre de grandeur, qu'elles ont contribué à augmenter la mortalité et les effets inégaux de la pandémie comme le rappelle tragiquement le cas de nombreux EHPAD*[753] ».

Le 23 mars 2020 est passée une loi dite « d'état d'urgence sanitaire » qui institue un régime dérogatoire au droit commun avec des mesures très restrictives justifiées par le gouvernement en raison du danger que représentait la pandémie.

---

[750] Les mesures barrières conseillées étaient de se laver les mains, tousser et éternuer dans son coude, utiliser un mouchoir à usage unique, porter un masque jetable ou lavable, rester à distance des autres et limiter les contacts, aérer chaque pièce de vie.

[751] Insuffisance de personnel soignant, de surblouses, de masques, de gants, de gel alcoolique, de possibilités de diagnostic biologique en termes de test PCR, de lits de réanimation, mais arrogance de la porte-parole du gouvernement qui nous expliqua que nous étions trop demeurés pour savoir utiliser un masque chirurgical, au demeurant inutile selon les élucubrations de la porte-parole visiblement éclairée !

[752] p. 10 in Gaudillière J-P, Izambert C, Juven P-A. *Pandémo-politique. Réinventer la santé en commun.* La Découverte. 2021.

[753] p. 46 in *ibid.*

Les mesures de confinement furent levées le 11 mai 2020, le confinement laissant la place aux mesures barrières. Entre temps dans le monde on avait progressé sur la connaissance du virus en cause alors nommé SARS-CoV-2[754]. Le virus à ARN avait été séquencé, son récepteur cellulaire à partir duquel il s'amarrait sur les cellules humaines pour les parasiter reconnu[755].

Curieusement une étude de la sensibilité au SRAS-CoV-2 révéla que ceux possédant un locus hérité de Neandertal étaient plus sensibles aux agressions de la COVID-19[756]. Le locus associé à la sensibilité est, comme les gènes de Neandertal absent chez les Africains mais présent en Europe et particulièrement en Asie du Sud.

Depuis le premier confinement en France le virus est revenu plus inquiétant (deuxième vague de septembre à octobre 2020) puis sont apparus des mutants et enfin une troisième vague. L'ensemble de ces attaques aboutit en avril 2021 à une mortalité importante (100 000 décès en France, 3 millions dans le monde) provoquant un électrochoc encore puissant au moment où nous écrivons ces lignes.

Au début de l'année 2021, on s'attache à organiser la vaccination contre la COVID-19, vaccination porteuse d'espoir après une année 2020 dramatique.

En France, en raison de l'augmentation du nombre de cas de COVID-19 Par suite de l'augmentation inquiétante de l'épidémie de COVID-19, un couvre-feu est instauré de 18 heures à 6 heures du matin pour tous les départements de la France métropolitaine, pour une durée initiale d'au moins deux semaines. Le couvre-feu sera finalement levé le 20 juin. Assoupli en mars, il sera finalement levé le 20 juin. Puis, en raison de troisième confinement, les vacances scolaires de printemps sont fixées du 10 au 25 avril 2021 pour l'ensemble de la métropole française.

À la mi-avril 2021, la France franchi le seuil des 100 000 décès liés à la COVID-19 depuis le début de l'épidémie (149 décès pour 100 000 habitants). Aux États-Unis, ce taux est de 171 décès pour 100 000 habitants.

---

754 Le virus pathogène est apparenté aux coronavirus moins virulents qui provoquent les rhumes et les infections rhinopharyngées bénignes. SARS-CoV-2 est également le cousin de deux de ses parents plus dangereux : celui de la survenue du SRAS chez l'homme et un autre coronavirus, celui du MERS. Les réservoirs du SRAS-CoV-2 seraient la chauve-souris et le pangolin. On attribue également l'origine du virus à une manipulation de laboratoire, manipulation ratée ? mauvaise intention ? Nul ne sait si l'hypothèse est vraie.

755 Il s'agit de l'enzyme de conversion de l'angiotensine de type 2 (ACE-2) servant de ligand au virus qui s'y fixe par une protéine nommée « *spike* ».

756 p. 499 in Berche P, Perez S. *Pandémies. Des origines à la COVID-19*. Perrin. Paris 2021.

Fin mai 2021, plus de 10 millions de français ont reçu deux doses de vaccin et la campagne vaccinale est ouverte à tous les adultes. Si les effets de la protection vaccinale utilisée sont contestés, discutés, on s'accorde pour dire que le vaccin est particulièrement utile chez les plus fragiles sont les personnes âgées : « *Quand vous dépassez 75 ans ou 80 ans, là, bien entendu, le nombre de gens malades qui risquent de mourir devient important. Il y a une mortalité, chez les gens qui ont plus de 85 ans, de plus de 20 %. Le bénéfice à espérer d'un vaccin, dans une période où le virus circule, pour des gens qui ont plus de 80 ans est très bon*[757]. »

Reportés en 2021 pour cause de pandémie, les jeux olympiques d'été (jeux de 2020) se déroulent à Tokyo du 23 juillet au 8 août, sans public.

Le pass vaccinal entre en vigueur, avec quelques jours de retard par rapport à la date prévue, le 24 janvier. Il sera demandé à partir de 16 ans dans les restaurants, les bars, les lieux de loisirs et pour certains transports. En janvier débutent les jeux olympiques d'hiver en Chine alors que le délai entre la dernière injection de vaccin contre la COVID-19 et le rappel passe à quatre mois au lieu de sept.

Au début du mois de mai 2021 le déconfinement débute avec la réouverture (en demi-jauge) des lycées, la suppression de l'attestation de déplacement mais le maintien du télétravail et du couvre-feu. Le déconfinement est augmenté en juin avec un couvre-feu plus tardif (23 heures). En juillet les discothèques sont réouvertes mais leur accès nécessite la présentation du pass sanitaire et que la vaccination est fortement conseillée.

En juillet, en raison de la dangerosité du variant delta la vaccination est imposée aux soignants et non soignants des personnels hospitaliers. La nécessité du pass sanitaire est élargie aux réunions de plus de 50 personnes puis aux salariés travaillant en contact avec le public.

À la mi-septembre débute la campagne de rappel de vaccination pour les personnes de plus de 65 ans et celles présentant une comorbidité.

À la mi-octobre les tests PCR « de confort » de détection du virus ne sont plus remboursés sauf raisons médicales. Alors que fin novembre en raison d'une reprise de l'épidémie il est conseillé aux plus de 40 ans de se soumettre à un rappel vaccinal.

Fin novembre, le variant sud-africain (omicron) fait parler de lui, on ferme les discothèques et propose la vaccination aux enfants à risque.

En décembre, la vaccination est élargie aux enfants âgés de 5 à 11 ans (avec le vaccin Pfizer). Le masque est obligatoire en ville et le télétravail obligatoire au moins 3 jours par semaine.

---

[757] p. 23-4 in Raoult Didier. *Carnets de guerre. COVID-19. Volume 2*. Michel Lafon. 2022.

Le 4 janvier 2022, les jeux olympiques d'hiver débutent en Chine.

Fin janvier 2022, le pass sanitaire devient pass vaccinal (le 24 janvier).

Le 15 février 2022 le délai entre la dernière injection du vaccin et le rappel est raccourci de sept mois à quatre mois.

La majorité des restrictions est levée en février 2022. Le masque n'est plus obligatoire en extérieur, les discothèques réouvertes, bars, stades, cinémas sont ouverts. À la fin du mois le masque n'est plus obligatoire dans les lieux publics sauf les moyens de transport. L'obligation du port du masque dans les moyens de transport sera supprimée le 16 mai 2022.

La vaccination débutée cahin-caha fit appel à des produits de diverses conceptions, dont des vaccins à ARN, conçus et fabriqués dans des pays maitrisant les technologies *ad hoc* alors que la vaccination promise par l'Institut Pasteur se fait attendre. Il convient de savoir que la mise au point d'un vaccin n'est pas une chose aisée, en ce qui concerne la COVID-19, 184 essais de vaccins différents ont été réalisé chez l'animal parmi ceux-là, 35 ont été sélectionné pour être testé en phase 2 (tests chez des individus jeunes, en bonne santé). 35 vaccins ont ensuite été testés sur une population plus importante, phase 2). 25 vaccins sélectionnés ont été évalués selon une phase 3 (tests internationaux, évaluation de l'impact sur la COVID-19. 5 de ces vaccins connaissent une phase 4 (approuvés pour être appliqués sur une grande population. Quatre vaccins sont autorisés en France : Comirnaty® du laboratoire Pfizer/BioNTech depuis le 21 décembre 2020, COVID-19 Vaccine Moderna® du laboratoire Moderna depuis le 6 janvier 2021, Vaxzevria ® du laboratoire AstraZeneca depuis le 29 janvier 2021, COVID-19 Vaccine Janssen® du laboratoire Janssen-Cilag international depuis le 11 mars 2021.

Au fil des mois il apparaît que tous les vaccins n'ont pas la même efficacité, qu'ils entraînent certes rarement des effets indésirables mais que des mutants du virus pourraient circonvenir la protection vaccinale[758]. Une étude israélienne a montré que pour le vaccin Pfizer utilisé alors que le variant omicron est dominant dans le pays, les effets de la quatrième dose de vaccin

[758] Bock D, Aksentijevich I. *Susceptibility to severe Covid-19. Genetic variants and autoantibodies that suppress antivirus immunity are linked to severe COVID-19*. Science. 2020; 370: 404-5.

chez les sujets de plus de 60 ans étaient plus brefs que ceux observés après la quatrième dose[759].

Depuis son apparition, le virus SARS-CoV-2 n'a cessé d'évoluer et, à ce jour, l'OMS a désigné cinq variants inquiétants qui sont : Alpha, Beta, Gamma, Delta et Omicron. Le SARS-CoV-2 continuera d'évoluer. Aujourd'hui (début juillet 2022) c'est la variant BA.4/5 qui inquiète[760]. Le TAG-CO-VAC (Groupe consultatif technique de l'OMS sur la composition des vaccins contre la COVID-19) estime qu'il faut des vaccins contre la COVID-19 qui, en plus de prévenir les formes graves de la maladie et les décès, ont un impact marqué sur la prévention des infections et sur la transmission. L'OMS envisagera un changement de la composition des vaccins pour : (a) veiller à ce qu'ils continuent de répondre aux critères établis dans le profil de produit cible de l'OMS pour les vaccins contre la COVID-19, notamment en ce qui concerne la protection contre les formes graves de la maladie, et (b) améliorer la protection induite par les vaccins. Pour accélérer la mise au point de vaccins et faciliter leur accessibilité s'est mis en place le dispositif COVAX. Le COVAX est codirigé par l'Alliance Gavi, la Coalition pour les innovations en matière de préparation aux épidémies (CEPI) et l'OMS. COVAX, participe à la distribution des vaccins dans les pays en développement. Beaucoup d'efforts seront nécessaires pour aboutir à une vaccination satisfaisante. En mai 2021 par exemple, 9 % des 8 milliards d'humains avaient reçu une dose de vaccin dont 100 000 doses données à COVAX par la France. 70 millions de doses étaient encore inutilisées aux USA[761].

La réponse immunitaire anti-coronavirus est habituellement satisfaisante, cellulaire et humorale, induisant une quantité satisfaisante d'anticorps. Au fil des observations, il est observé une sensibilité différente au virus selon les individus, la maladie habituellement bénigne chez les

---

759 Sivan Gazit *et al. Short term, relative effectiveness of four doses versus three doses of BNT162b2 vaccine in people aged 60 years and older in Israel: retrospective, test negative, case-control study. British Medical Journal.* 2022; 377: e071113.

760 Un groupe d'experts de l'OMS recommande de nommer les variants à l'aide du nom des lettres de l'alphabet grec (alpha, bêta, gamma, delta, omicron). L'OMS communique régulièrement des informations actualisées sur les classifications du SARS-CoV-2, sur la répartition géographique des variants préoccupants et sur leurs caractéristiques phénotypiques (transmissibilité, gravité de la maladie, risque de réinfection et conséquences sur l'efficacité des outils de diagnostic et des vaccins), sur la base d'études publiées. Un variant du SARS-CoV-2 qui répond à la définition du variant à suivre et dont on a montré, au moyen d'une évaluation comparative, qu'il est associé à un ou plusieurs des changements suivants : (1) Augmentation de la transmissibilité ou évolution préjudiciable de l'épidémiologie de la COVID-19, (2) Augmentation de la virulence ou modification du tableau clinique, (3) Diminution de l'efficacité des mesures de santé publique et des mesures sociales ou des outils de diagnostic, des vaccins et des traitements disponibles.

761 Le Page M, Liverpool L. *How to share vaccines*. New Scientist. 2021; 22 may: 8-10.

enfants et les jeunes adultes est particulièrement grave chez les sujets âgés et ceux présentant une comorbidité. Parfois ladite réponse se complique de phénomènes inflammatoires délétères pouvant aboutir à une évolution mortelle. Curieusement il a été observé qu'un allèle éventuellement porté par le troisième chromosome (*3p21.31*), héritage d'un gène issu d'un croisement avec les néanderthaliens était associé avec une plus grande sensibilité à SARS-Cov-2 (cf. le chapitre sur la démorésilience).

L'importance de la pandémie a incité scientifiques et industriels à mettre au point un vaccin, en fait des vaccins, dans les meilleurs délais. La rapidité de production et d'utilisation desdits vaccins est impressionnante, si rapide que certains ont reproché leur mise en application sans précautions suffisantes. Elles sont nombreuses les bisbilles, les chamailleries entre institutions gouvernementales, autorités européennes, industriels etc. qui sont apparues et persistent encore depuis les découvertes et les mises sur le marché des différents vaccins[762]. Les difficultés d'approvisionnement, les imperfections des vaccins, les apparitions rares mais indiscutable d'effets secondaires font songer à une espèce de capharnaüm incessant qui ne pourra que s'amplifier en raison des survenues de variants viraux (Anglais, Brésilien, Sud-Africain etc.) dont les spécificités et parfois les contributions malheureuses à la gravité de la maladie ne peuvent qu'augmenter les interrogations et l'inquiétude sur les succès de la vaccinothérapie. Au moment où nous écrivons ces lignes, de nombreuses questions demeurent sans réponse.

La COVID longue.

On considère que lorsque les symptômes qui sont présents plus de quatre semaines après l'infection il s'agit d'une forme particulière de COVID-19 dite à long terme. L'OMS définit la COVID longue en utilisant une période de trois mois compter du début de la maladie avec des symptômes. Le risque de symptômes prolongés après une infection aiguë à la COVID-19 est important chez les jeunes adultes et les femmes. En fait, le rétablissement de la grande majorité des cas de COVID longue survient dans l'année. Les symptômes de la COVID-19 qui peuvent se prolonger sont : l'anosmie et l'agueusie, la fatigue (asthénie), des douleurs articulaires (arthralgies) et musculaires (myalgies), des maux de tête, un essoufflement, la perte de cheveux, d'autres phénomènes douloureux, les insomnies, les étourdissements, la perte de mémoire et les palpitations. Les symptômes persistent souvent pendant au moins six mois après la période aiguë. La

[762] Il existe quatre catégories de vaccins dans les essais cliniques : Virus entier, Sous-unité protéique, Vecteur viral, acide nucléique. Certains essaient de faire passer l'antigène dans le corps, d'autres utilisent les propres cellules du corps pour fabriquer l'antigène viral.

COVID longue peut également s'accompagner de troubles de l'humeur, d'anxiété, de troubles du sommeil et de troubles psychiatriques, d'états confusionnels (« brouillard de la COVID »).
Le déficit fonctionnel attribué aux symptômes de la COVID longue est fréquent. La COVID-19 prolongée touche un large éventail des fonctions corporelles liées aux activités. Le déficit peut durer une année[763]. Les symptômes observés sont possiblement liés à la persistance du virus mais cela ne semble pas être toujours le cas[764].

8.6. L'Épidémie/Syndémie récente que nous pourrions éteindre.

La variole du singe (Monkeypox).

Eu égard aux événements épidémiques récents, on ne peut ne pas songer au danger du virus du singe (Monkeypox en Anglais). La variole du singe, ou orthopoxvirose simienne, est une zoonose due à un virus (orthopoxviridæ) voisin de celui de la variole de l'homme. La maladie est connue depuis 1958, date à laquelle elle apparue parmi des singes conservés par un laboratoire de recherche. Le premier cas humain fut signalé en 1970 en République Démocratique du Congo. Le passage de l'animal à l'homme est connu, par exemple on avait observé en 1983 un cas de variole du singe chez une petite fille de 2 ans mordue par un chimpanzé[765], puis plus tard des cas de transmissions entre humains.

Le virus peut se transmettre à l'homme en provoquant des lésions cutanées varioliformes. La maladie est le plus souvent bégnines mais peut-être potentiellement plus grave lors d'atteinte d'un sujet immunodéprimé. Les symptômes courants de la variole du singe sont la fièvre, les maux de tête, les douleurs musculaires, la fatigue, les adénopathies et surtout les lésions cutanées et muqueuses. Lésions surélevées contenant un liquide clair et siégeant sur le visage, la paume des mains et la plante des pieds, de la bouche et des organes génitaux.

---

[763] National Academies of Sciences, Engineering, and Medicine. 2022. *Long COVID: Examining long-term health effects of COVID-19 and implications for the Social Security Administration: Proceedings of a workshop.* Washington, DC: The National Academies Press. https://doi.org/10.17226/26619.

[764] Kpso M *et al. Persistent symptoms after SARS-CoV-2 infection: Long-term implications for health and quality of life.* The Lancet Regional Health-Europe 2022;17: 100373. https://doi.org/10.1016/j.lanepe.2022.100373

[765] Mutombo M, Arita I, Jezek Z. *Human monkeypox transmitted by a chimpanzee in a tropical rain-forest area of Zaire.* Lancet 1983; 34: 735-7.

Les symptômes disparaissent spontanément en deux à quatre semaines sans traitement mais peut être infiniment plus grave chez, par exemple, les sujets immunodéprimés.

La maladie est présente en Afrique centrale et d'Afrique de l'Ouest, qui abritent des forêts tropicales humides et où vivent des animaux potentiellement porteurs du virus. On observe parfois, comme de nos jours, des cas de variole du singe chez l'être humain en dehors de l'Afrique centrale et de l'Afrique de l'Ouest, qui sont liés à des voyages en provenance de régions où la maladie est endémique. Premier cas trouvé récemment en Europe date de septembre 2018, un patient nigérien était traité dans le service des maladies infectieuses du Royal Free Hospital à Londres. Le sujet avait contracté la maladie avant de gagner la Grande-Bretagne.

Habituellement le virus est donc transmis du singe à l'homme, mais, en 1987 on a noté des transmissions interhumaines[766]. D'autres espèces animales dont le rat peuvent servir de réservoir au virus. En raison de l'importation d'animaux exotiques la maladie se répond dans le monde. Aujourd'hui, début janvier 2023 la totalité des contaminés s'élève à 84 318 cas de Monkeypox dans le monde, chiffre en permanente augmentation. Fait surprenant ou pas, il y aurait un nombre élevé d'hommes homosexuels parmi les malades déclarés. S'agit-il là du début d'une grave pandémie ? La sagesse nous conseille de réserver tout pronostic. Aujourd'hui (fin novembre 2022) on observe une augmentation rapide et préoccupante de cas de variole du singe dont la mortalité en Afrique de l'Ouest est estimée à 1 %. En France on note 4 114 cas confirmés, dans le monde sont reconnus 84 318 cas dont 74 mortels. La Haute Autorité de Santé (HAS) a rendu un avis le 24 mai 2022 recommandant la vaccination des adultes dont le contact avec une personne infectée par le Monkeypox virus est considéré à risque, y compris les professionnels de santé exposés sans mesure de protection individuelle. La Haute Autorité de Santé recommande que la vaccination réactive se déroule préférentiellement dans les 4 jours suivant l'exposition à risque (jusqu'à 14 jours maximum). Le vaccin mis à disposition pour ces personnes est actuellement la spécialité IMVANEX® approuvée en 2019 pour la prévention de la variole du singe, mais sa disponibilité est encore limitée. Les personnes qui ont été vaccinées contre la variole dans le passé bénéficient également d'une certaine protection contre la variole du singe.

---

[766] Jezek Z, Arita I, Mutombo M, Dunn C, Nakano JH, Szczeniowski M. *Four generations of probable person-to-person transmission of human monkeypox.* Am J Epidemiol 1986; 123: 1004-12.

9. Comment prévenir l'Épidémie/Syndémie : considérations générales.

Malgré les progrès scientifiques et techniques dans les domaines de la santé publique et de la médecine, en dépit du nombre d'employés de la santé bien formés, des installations et de l'équipement médical augmentés. Bien que les données scientifiques et médicales disponibles à ce jour dans de nombreux pays soient partagées par tous, la pandémie de COVID-19 a prouvé que la préparation à l'Épidémie demeure un enjeu mondial majeur. Le SARS, le MERS, le virus Ebola, le virus Zika, la variole du singe et les diverses grippes ont pu être maîtrisés, toutefois, il ressort clairement de la situation actuelle devant la COVID-19 que le monde de la santé doit repenser les plans d'interventions d'urgence et être préparé à lutter contre l'Épidémie qui se présentera sous une forme potentiellement inattendue.

L'Épidémie/Syndémie nous menace, elle est le plus souvent consécutive, nous l'avons souligné, aux activités humaines nous devons être conscient du risque associé à ce danger anthropique. Comme le dit Vanessa Manceron[767] : « *Il faudra attendre le XXe siècle pour que la notion de risque se développe jusqu'à caractériser les sociétés. Selon A. Giddens*[768], *le caractère le plus inédit de la modernité consiste à exposer l'humanité à de grands risques. De nos jours les risques d'origine anthropique sont « massifs, globaux, affectent les populations civiles à de vastes échelles* ».

À cette assertion Hachimi Sanni Yaya ajoute : « *Dans un monde caractérisé par une mobilité et une interdépendance croissante, les menaces liées aux maladies émergentes et potentiellement épidémiques, au changement climatique et aux catastrophes naturelles affectent tous les pays. Par conséquent, les systèmes de santé à travers le monde feront face à des enjeux sans précédent, dont plusieurs sont liés au processus de mondialisation. Face à cette vulnérabilité universelle, une défense collective s'impose car le destin est désormais commun*[769] ».

L'idéal est bien entendu d'empêcher la survenue de l'Épidémie c'est-à-dire de prévenir l'émergence de la future Syndémie, parmi les moyens de prévention, la vaccination demeure une mesure de choix.

---

767 Manceron V. *Les constructions sociales du danger : quelques usages de la notion de risque et d'infortune en sciences sociales*. Les Journées de Tam-Dao 2013. Juillet 2014. 37-54.

768 Lord Anthony Giddens, (né en 1938) est un sociologue professeur à l'université de Cambridge. Connu pour sa théorie sur la structuration et sa vision holistique des sociétés contemporaines.

769 Hachimi Sanni Yaya. *Les maux et les choses de la santé. Acteurs, pratiques et systèmes de santé dans le tiers-monde*. Presses Université Laval. 2011.

L'Épidémie apparue, il existe différentes phases de lutte contre elle. Une fois celle-ci déclarée : la phase 1 consiste à « freiner l'introduction de l'agent pathogène sur le territoire » et la phase 2 a pour objectif de « freiner la propagation de l'agent pathogène sur le territoire ». La phase 3 a pour but « d'atténuer les effets de la vague épidémique ». La surveillance individuelle des cas n'est plus la priorité mais il s'agit de mettre en place des mesures barrières et de réduire la charge sur le système de santé, en attendant la phase 4, un retour à la situation antérieure.

Quand l'OMS déclare officiellement le stade de pandémie, ses 198 États Membres doivent respecter le Règlement sanitaire international (RSI). Il s'agit d'un accord qui oblige les États Membres de l'OMS à collaborer au profit de la sécurité sanitaire mondiale. Concrètement, ces pays s'engagent à renforcer leurs capacités en matière de détection, d'évaluation et de notification des événements de santé publique. Et aussi à mettre en place des mesures particulières dans les ports, les aéroports et les postes-frontières (lieux de passage surveillés entre deux pays) pour limiter la propagation du virus. Cela peut consister par exemple à commander du matériel médical, à faire des restrictions dans les transports, à mobiliser une réserve sanitaire, à fermer certains lieux publics, à stocker des vaccins, à construire des établissements hospitaliers...

9.1. Comment prévenir l'Épidémie/Syndémie : tout d'abord, être vigilant.

Pour assurer la vigilance, la surveillance fiable des maladies à la fois au sein des populations humaines et animales est fondamental (notion de santé globale). Toute circonstance suspecte devant-être signalée aux autorités sanitaires nationales et internationales. L'épidémie de SRAS, par exemple, aurait pu être mieux endiguée si la Chine avait révélé plus tôt son apparition à l'OMS, idem pour le nouveau coronavirus. Même les systèmes informels de surveillance ainsi que les réseaux sociaux offrent aussi la possibilité de détecter au plus tôt toute évolution dans l'incidence d'une maladie infectieuse. Il faut souligner l'importance de la surveillance des échanges commerciaux, avec éventuellement recours aux mesures d'interdiction stricte d'importation de certaines marchandises.

La collaboration dans le suivi de la préparation aux épidémies au niveau national, telle que celle dans le cadre du Programme d'action pour la sécurité sanitaire mondiale (GHSA) et l'Alliance pour l'évaluation extérieure conjointe, apporte aux pays de précieuses informations pour renforcer la planification de leurs ripostes. Il serait judicieux de procéder à des travaux complémentaires de recherche sur les pathogènes susceptibles de se propager et d'avoir un fort impact.

Il convient de veiller à l'amélioration de l'assainissement, l'approvisionnement en eau salubre et le développement d'infrastructures urbaines peut réduire la fréquence des contacts entre l'homme et les agents pathogènes.

Exemple de la vigilance globale : celle d'une seule santé (One Health).

Les questions de la santé animale, de la santé publique et de l'environnement sont interdépendantes. Les maladies animales sont maintenant considérées comme de première importance ainsi la part animale dans l'émergence des épidémies est aujourd'hui à la base du concept « *One Health*[770] » autrement dit : une seule santé.

« Le concept « Une seule santé » a été adopté par la communauté internationale en décembre 2007. Outre la volonté d'internationalisation de la gouvernance des risques sanitaires dont témoigne la promotion de ce référentiel, il indique également une tentative de décloisonner les approches sectorielles des questions sanitaires. A l'origine de ce concept se trouve le symposium organisé en septembre 2004 par l'ONG Wildlife Conservation Society sur les maladies actuelles et potentielles qui circulent ou seraient susceptibles de circuler entre les hommes, les animaux domestiques et la faune sauvage. A l'issue de ce symposium, les participants, parmi lesquels de nombreuses organisations internationales (entre autres OMS, FAO, OIE[771], IUCN[772]) énoncent les « 12 principes de Manhattan », à la base du concept « Une seule santé ». Ces principes entendent souligner que la santé humaine, la santé animale et la santé de l'écosystème ne font qu'un, justifiant une approche intersectorielle et une recherche pluridisciplinaire[773] ».

---

770 Delphine Destoumieux-Garzón D *et al. The One health concept: 10 years old and a long road ahead. Frontiers in Veterinary Science*. Frontiers Media. 2018; 5: 14.

771 L'OIE (Office International des Épizooties) est récemment devenue le WOAH (World Organisation for Animal Health) et OMSA en Français et Espagnol.

772 Union Internationale pour la Conservation de la Nature.

773 Figuié M & Peyre M. *Le concept « Une seule santé » : une réponse à l'incertitude dans la gouvernance internationale des zoonoses émergentes ?* Revue d'élevage et de médecine vétérinaire des pays tropicaux. 2013 ; 66 : 41-6.

Ce sont des conclusions semblables auxquelles parviennent les experts du sujet tels Delphine Destoumieux-Garzón[774], Brian Bird et Joanna Mazet[775].

« *Dans le passé, la santé animale était le plus souvent considérée dans une acception assez réductrice de maitrise des maladies d'élevage sur un territoire local ou national, sécurisé. Les évènements sanitaires de ces dernières années (ESB, fièvre aphteuse, peste porcine, SRAS, grippes aviaires) ont resitué le débat dans un monde globalisé. À l'évidence, les questions de santé animale, de santé publique, d'alimentation et d'environnement sont dorénavant interconnectées*[776] ».

Pour Henrik Lerner, médecin et philosophe, les trois concepts essentiels (même s'ils ont des terrains communs) dans les domaines de la santé humaine, la santé animale et la santé des écosystèmes sont : *One Health, EcoHealth et PlanetaryHealth*[777]. À cela Emmanuel Camus ajoute : « *La majorité des maladies émergentes sont d'origine animale et prennent leur origine dans la très riche biodiversité tropicale, sous des climats éminemment favorables et dans des lieux où cohabitent étroitement l'homme et l'animal domestique et sauvage*[778]. »

One Health trouve sa justification dans l'histoire commune des hommes et de leurs voisins animaux. Les animaux sauvages sont souvent porteurs d'agents pathogènes qui peuvent atteindre les hôtes humains (rage, toxoplasmose, Ebola, SARS, COVID-19.) Nos ancêtres chasseurs-cueilleurs, ont à n'en pas douter, contracté des pathogènes initialement transmis par des animaux sauvages. Pour ce qui est des animaux domestiqués ils sont une autre source de maladies zoonotiques. Il y a plus de dix mille ans, au Proche-Orient, l'homme a appris à chasser les animaux sauvages pour ses propres besoins alimentaires. D'autres animaux peuvent être entrés dans la voie de la domestication par l'augmentation de la commensalité entre l'homme et lesdits animaux (moutons, chèvres, bovins, porcs). Les animaux ont été intégrés aux demeures du village. Les humains, en prenant soin de leur bétail étaient avec lui en contact permanant, d'où de nouvelles opportunités pour les zoonoses.

---

[774] Destoumieux-Garzón *D et al. The One health concept: 10 years old and a long road ahead.* Frontiers in Veterinary Science, Frontiers Media. 2018; 5: pp.14.

[775] Bird BH & Mazet JAK. *Detection of Emerging Zoonotic Pathogens: An Integrated One Health Approach. Annual Review of Animal Biosciences.* 2018. 6:121–39.

[776] Menceron V. *Les constructions sociales du danger : quelques usages de la notion de risque et d'infortune en sciences sociales.* Juillet 2014 / Les Journées de Tam Đảo 2013 / © AFD

[777] Lerner H, Berg C. *A comparison of three Holistic Approaches to Health: One Health, ecoHealth, and Planetary Health. Integrated approaches to health: concepts and experiences in framing, integration, and evaluation of one health and ecohealth.* Frontiers in Veterinary Science. 2019; October:10-6.

[778] Camus E, Lancelot R. p. 72-5 in *Les maladies émergentes animales tropicales.* Responsabilité et environnement.51 juillet 2008.

La mondialisation générée par les humains favorise la survenue des pathologies infectieuses d'origine animale, par conséquent éviter et surveiller la survenue de maladies chez des animaux permet de protéger la santé des humains. Le but du concept « d'une seule santé » est de tirer les bienfaits qu'apporte une coopération étroite entre la santé publique et la santé animale car la protection de la santé des humains passe souvent par celle des animaux.

« *Les humains et les animaux sont inextricablement assemblés dans des systèmes complexes de défense. Les défenses étant naturelles, artificielles, culturelles, sociales. Comprendre et gérer lesdites défenses implique le savoir dans les domaines des médecines (humaine et vétérinaire), les sciences de l'homme et de la société, l'écologie, les religions. Considérer la santé comme conséquence des systèmes socio-écologiques fait référence à la théorie de la complexité et à la théorie des systèmes* [que nous avons évoquée à propos de la Syndémie]. *Les tentatives de compréhension de la santé dans des systèmes complexes peuvent être considérées comme des processus, qui génèrent des phénomènes nouveaux et inattendus (émergence)*[779] ».

Le concept d'une seule santé parait donc être d'un très grand intérêt et prometteur, c'est ce que disent Jakob Zinsstag[780] et Marcel Tanner[781] : « *Sur le plan historique, l'interaction entre la santé humaine et la santé animale associe une histoire des idées et une histoire des pratiques, englobant à la fois des interactions très étroites, mais aussi distantes, entre la santé humaine et la santé animale à travers les siècles. [...] One Health est devenu un terme conceptuel alimenté par des menaces pandémiques et les enjeux de conservation. Dans le même temps, One Health a continué d'appartenir à un courant de pensée intégrative non pas limité aux humains et aux animaux, mais qui s'étend également à une réflexion plus large sur les systèmes socio-écologiques. One Health semble constituer un mouvement intermédiaire vers une science plus intégrative. Imaginer une coopération plus étroite entre la santé humaine et la santé animale a des conséquences encore plus profondes, car elle nous rappelle l'interaction entre les êtres humains et les animaux. Celle-ci constitue un enjeu permanent de réflexion en raison de la proximité biologique*[782] ».

---

779 Zinsstag J, Schelling E, Waltner-Toews D, Whittaker MA, Tanner M. *One Health, une seule santé. Théorie et pratique des approches intégrées de la santé*. Traduit de l'anglais par Josette Derangère et Isabelle Thibaudière. Éditions Quæ. 2015.

780 Professeur à l'Institut Suisse Tropical et de Santé Publique.

781 Professeur à l'Institut Suisse Tropical et de Santé Publique

782 p. 559 in Jakob Zinsstag et Marcel Tanner. *Résumé et perspectives de l'utilisation concrète de One Health.* In One Health, Une Seule Santé. Théorie et pratique des approches intégrées de la santé. Éditions Quæ 2020. Traduit de *One Health. The Theory and Practice of Integrated Health Approaches. CAB International. 2015.*

Demeurer vigilent au sujet des maladies animales permet et permettra sans aucun doute de déceler des foyers d'émergence de l'épidémie, particulièrement pour la grippe[783], c'est-à-dire des origines de complexes pathogènes selon la conception de Max Sorre. Ainsi les animaux peuvent être « enrôlés » dans le processus de vigilance comme cela se fait dans diverses régions du monde, particulièrement là ou existe une importante activité pastorale[784]. La surveillance doit également s'appliquer à la faune sauvage. Ainsi que le propose Eva Warns-Petit : « *La biosurveillance de la faune sauvage vise à appliquer à celle-ci une surveillance adaptée qui permettrait de mettre en évidence des phénomènes de santé potentiellement délétères pour celle-ci ou pour la santé de l'Homme ou des animaux domestiques. Compte tenu des contraintes particulières liées à la surveillance de ces animaux, trois approches complémentaires pourraient être développées : une surveillance basée sur une analyse de risque, une surveillance d'animaux sentinelles et une surveillance syndromique*[785] ».

La notion de « sentinelle » voire de « sentinelle sanitaire » est très importante, soulignée par Frédérick Keck, qui insiste sur le fait qu'il ne s'agit pas simplement d'un comportement de lanceur d'alerte mais correspond selon lui à « *Un collectif aux frontières du vivant, dépistant dans une espèce animale un agent infectieux ou toxique transmissible à une autre espèce*[786] ».

---

[783] Aranzazu A. *Surveillance de la grippe d'origine animale à l'OMS. Transformation de l'écologie du virus grippal, de la surveillance in extenso à la prévention et au contrôle des pandémies.* Revue d'anthropologie des connaissances. 2016 ; 10 : 71-93.

[784] Ruhlmann S. *Des éleveurs sentinelles. Les politiques contemporaines de surveillance des maladies animales en Mongolie.* Revue d'anthropologie des connaissances. 2015 ; 2 : 237-64.

[785] Warns-Petit E. *Biosurveillance de la faune sauvage.* Bulletin de l'Académie Vétérinaire de France. 2009 ; 162 : 205-13.

[786] Keck F. *Une sentinelle sanitaire aux frontières du vivant.* Terrain. 2010 ; 54 : 26-41.

9.2. Comment prévenir l'Épidémie/Syndémie : la vigilance vis-à-vis de menaces connues ou inconnues.

Exemple de la vigilance spécifique : vis-à-vis du virus Ebola[787].

Ebola fort heureusement n'est pas très contagieux, sa transmission interhumaine est consécutive à des contacts étroits particulièrement avec les fluides de malades. Néanmoins le danger persiste. Si au début mai 2021 le Directeur général de l'OMS, a félicité toutes les personnes ayant contribué à mettre fin à la douzième épidémie d'Ebola dans l'est de la République démocratique du Congo, et a déclaré : « *L'Organisation mondiale de la Santé est déterminée à soutenir les autorités nationales et locales ainsi que la population du Nord-Kivu, à prévenir le retour de ce virus mortel et à promouvoir de manière globale la santé et le bien-être de toutes les communautés à risque* ».

Il y a encore des cas d'Ebola reportés en Guinée et en République Démocratique du Congo.

Dans les territoires concernés les personnels de santé sont particulièrement alertés lors de la survenue de tout cas pathologique évoquant une agression par le virus.

---

[787] L'épidémie de la maladie à virus Ebola en Afrique de l'Ouest débute au sud-est de la Guinée en décembre 2013, avant de s'étendre au Liberia et à la Sierra Leone. Le Nigeria, le Mali. C'est alors la première fois que ce virus, sans traitement connu, entraîne une contamination hors d'Afrique centrale puis hors du continent africain. Cette épidémie, beaucoup plus meurtrière que celles observées depuis la découverte du virus en 1976, est causée par la souche Zaïre du virus. Selon l'Organisation mondiale de la santé (OMS), le patient zéro serait un enfant décédé en décembre 2013 près de Gueckédou, dans le sud-est de la Guinée. En août 2014, l'OMS qualifie l'épidémie « d'urgence de santé publique de portée mondiale ». Pour plusieurs chefs d'États occidentaux, l'épidémie représente « la plus grave urgence sanitaire de ces dernières années ». Les efforts de lutte contre l'épidémie permettent peu à peu de réduire la transmission et de parvenir, depuis mars 2015, à limiter son expression à des résurgences de faible ampleur. Le maintien d'une surveillance importante est de rigueur. Le bilan de l'OMS recense au total au moins 28 000 cas pour plus de 11 000 décès, ainsi que plus de 10 000 survivants avec séquelle. Néanmoins, ce bilan fut considéré comme sous-évalué par l'OMS, qui estimait le nombre de décès plutôt proche de plus de 20 000 morts, car de nombreuses zones, surtout très rurales, n'étaient pas accessibles aux équipes médicales, dont celles de l'OMS, du fait de nombreuses rumeurs, ou de défiances envers des équipes médicales qui venaient de l'étranger.

Exemple de vigilance spécifique : vis-à-vis du paludisme.

Le paludisme demeure une cause majeure de morbidité et de mortalité en Afrique. L'histoire de cette parasitose est édifiante et permet de comprendre la réalité du danger. Le paludisme est une maladie potentiellement mortelle causée par des parasites transmis aux personnes par des piqûres de moustiques femelles de l'espèce *Anopheles* infectés. En 2018, on estime à 228 millions le nombre de cas de paludisme dans le monde. Le nombre estimé de décès imputables au paludisme s'est élevé à 405 000 en 2018. Les enfants âgés de moins de cinq ans constituent le groupe le plus vulnérable, en 2018, ils ont représenté 67 % des décès imputables au paludisme dans le monde (soit 272 000). La part de la charge mondiale de morbidité palustre supportée par la région africaine de l'OMS est disproportionnée.

Exemple de la vigilance spécifique : vis-à-vis de la grippe.

Le grand microbiologiste américain Joshua Lederberg, prix Nobel de médecine en 1958 et conseiller du président Bill Clinton, sensible au texte du Testament, écrivit : « *Nous n'avons jamais été aussi vulnérables*[788] ». Le savant considérait le virus grippal tel un danger majeur et n'hésitait pas à évoquer le discours eschatologique de Matthieu (« *L'achèvement du système des choses* ») comme prémonitoire : « *Et, comme il était assis sur le mont des oliviers, les disciples s'approchèrent de lui, en particulier, et demandèrent " Dis-nous quand cela aura lieu, et quel sera le signe de ton avènement et de la fin du monde."* » *(Matthieu 24,3).*

Des informations tirées des épidémies de grippe espagnole c'est-à-dire de ce que pourrait être l'épidémie de grippe à venir nous pouvons tirer quatre leçons. La première : le virus de 1918 est similaire aux virus contemporains de grippe A circulant chez les oiseaux aquatiques. Le deuxième : il est important de posséder les outils thérapeutiques *ad hoc*. La troisième : la survenue rapide des atteintes bronchiques chez les sujets atteints de grippe espagnole doit nous préparer à éviter de telles complications au cas où. La quatrième : compte tenu de ce qui a été observé en 1918, être prêt à assurer des soins de réanimation a un très grand nombre de malades[789].

---

[788] Lederberg Joshua. *Infection emergent*. The Journal of the American Medical Association. 1996; 275: 244-58.

[789] Morens DM et al. *Influenza cataclysm, 1918*. N Engl J Med. 2018 ; 379 : 2285-7.

Nous pouvons raisonnablement nous attendre, dans un proche avenir, à une nouvelle pandémie de grippe de type A, sans que l'on puisse pour autant prédire ni quand, ni où et encore moins la virulence de la maladie. Dans le cas de la grippe aviaire l'inquiétude qui prédomine et de voir le virus animal se recombiner avec le virus humain « Les responsables de la santé craignent que ce virus ne rencontre celui de la grippe humaine dans un porc qui servirait alors de creuset. Les deux virus pourraient s'y recombiner et donner naissance à un redoutable virus humanisé qui se propagerait rapidement d'homme à homme et pour lequel il n'existerait pas de vaccin[790] ».

Les pandémies grippales ne sont pas une fatalité, mais font partie de l'histoire naturelle de virus dont la dangerosité est intimement liée et accrue par les activités humaines. Elles sont inévitables, mais pour la première fois dans l'Histoire, l'homme dispose de moyens de surveillance qui lui permet de détecter l'évènement et de moyens d'intervention qui, espérons-le, lui permettra de le contrôler. D'ailleurs, l'OMS précise que : « *La menace de la grippe aviaire est bien connue. Contrairement à ce qui se passe pour le SRAS, il existe déjà des tests de diagnostic de même que des antiviraux efficaces, bien que coûteux. La situation est difficile mais la mise au point d'un vaccin humain dirigé contre cette souche est déjà bien avancée*[791] ».

Qu'il s'agisse de mesures d'ordre sanitaires, animales ou humaines, préventives ou curatives, ou de protection civile, elles ne seront efficaces que si les institutions internationales, au premier rang desquelles l'OMS, la communauté médicale, l'industrie et les pouvoirs publics y sont préparés. L'incertitude de la date de survenue rend délicat et difficile ce travail de préparation qui allie l'identification des moyens, la planification des interventions et la volonté politique de les mettre en œuvre. Quel que soit le niveau de préparation atteint au moment de l'émergence de la pandémie, il faut se convaincre que la plus grande difficulté n'est pas de mettre en place les moyens adéquate, mais de risquer d'avoir un jour à expliquer pourquoi on ne l'a pas fait.

Ce n'est qu'à partir des années 1940 et de l'identification des virus grippaux, qu'il est possible de diagnostiquer précisément une pandémie grippale. Auparavant, du moins jusqu'au XVIIIe siècle, il est difficile, voire impossible, faute de documentation et de témoignages précis, de déterminer la nature précise des fièvres aiguës à forte mortalité et se diffusant rapidement, dont on retrouve parfois la trace depuis l'Antiquité. Il est certain que la grippe existe et se manifeste.

Le H5N1 « humanisé » (mais cela vaut pour les maladies contagieuses), tous les spécialistes des épidémies savent combien les

---

[790] *Le Journal du CNRS*, n° 170-171, mars-avril 2004.

[791] *La vérité sur les nouveaux virus*. Science revue hors-série. n° 17, p.38.

déplacements des hommes, des marchandises, des animaux favorisent la diffusion des agents pathogènes. En quelques heures par transport aérien, le virus grippal peut être conduit d'un foyer asiatique à l'autre bout de la planète. C'est la raison pour laquelle il existe un réseau mondial de surveillance de la grippe, relais des réseaux nationaux. L'OMS peut ainsi identifier les souches circulantes de virus grippal, leur évolution génétique et leur propagation géographique. La surveillance est d'autant plus nécessaire que le traitement de la grippe est le plus souvent uniquement symptomatique, malgré l'arrivée de nouvelles classes d'antiviraux. La prévention repose essentiellement sur la vaccination qui constitue (dans le cadre de « glissement », mais non de « cassures »), la mesure la plus efficace contre la maladie. Malheureusement, jusqu'à présent, il n'a pas été possible d'évaluer l'impact de la vaccination en période pandémique, compte tenu des temps de développement et de production. Car pour préparer le bon vaccin, il faut avoir identifié la souche « humanisée » responsable de la pandémie. Suivant ce schéma, l'évolution par vague de la maladie devrait permettre l'accès au vaccin dès la seconde vague.

Chercheurs et laboratoires pharmaceutiques tentent de mieux connaître les gènes et les caractères antigéniques des virus de la grippe. L'étude de l'évolution de ces caractères biologiques permet de prédire, dans une certaine mesure, ce que seront les futurs virus et de préparer des vaccins adaptés. Semblablement, l'analyse moléculaire des caractères biochimiques impliqués dans la virulence permet de mieux localiser les structures du virus intimement associées aux effets pathogènes. C'est le cas de l'hémagglutinine du virus H5N1 Hong Kong, celle du virus de la grippe espagnole, ce qui devrait contribuer à l'élaboration d'approches préventives et thérapeutiques.

Enfin, notons que la façon dont sont définies et conduites les politiques vaccinales pour contrôler les épidémies annuelles est un élément clé de la préparation aux pandémies futures, comme l'illustrent les différentes mesures envisagées en France depuis octobre 2004, notamment, par le plan gouvernemental de lutte contre la pandémie grippale.

Exemple de la vigilance spécifique : vis-à-vis de la maladie X.

Chaque année l'OMS publie une liste des maladies prioritaires, celles à étudier en priorité car elles présentent un risque pour la santé publique en raison de leur potentiel épidémique. En 2020, la liste comprenait neuf maladies (fièvre de Lassa, Ebola, la fièvre de Crimée Congo, le MERS, le virus Zika etc.). La liste de ces maladies prioritaires comprenait la mystérieuse "maladie X", maladie encore inconnue à ce jour. Le but pour l'OMS : alerter sur le fait qu'une maladie, qui n'existe pas encore, pourrait entraîner une pandémie, et qu'il est donc urgent de s'y préparer. C'est le cas avec la

CoaCEPI (Coalition pour les innovations en matière de préparation aux épidémies) finance actuellement l'élaboration de plateformes institutionnelles et techniques qui permettent de réaliser rapidement des travaux de R&D en riposte à une flambée d'agents pathogènes pour lesquels aucun vaccin n'existe. Le CEPI participe actuellement au projet COVAX, un dispositif pour accélérer l'accès aux outils de lutte contre la COVID-19 (Accélérateur ACT). Il s'agit d'une collaboration mondiale novatrice visant à accélérer la mise au point et la production de produits de diagnostic, de traitements et de vaccins contre la COVID-19, ainsi qu'à en assurer un accès équitable. Le COVAX est codirigé par l'Alliance Gavi, la Coalition pour les innovations en matière de préparation aux épidémies et l'OMS.

L'inquiétude de la « twindemic ».

Aujourd'hui la pandémie de COVID-19 est toujours d'actualité au moment où les jours d'hiver arrivent et avec eux la grippe saisonnière qui ne manquera pas de survenir. Se pose donc la question de l'arrivée possible mais non souhaitée d'une grippe particulièrement agressive. La simultanéité de deux pandémies donne des sueurs froides aux responsables de la santé.

Durant la période 2020-2022, la grippe saisonnière ne fut pas très agressive et les confinements ont empêché un recours à la vaccination telle qu'elle était pratiquée hors pandémie de COVID-19. La crainte des autorités de santé est celle de la survenue conjointe durant l'hiver 2022-2023 d'une augmentation des cas de COVID-19 et d'une grippe agressive. Il s'agirait selon le mot anglo-saxon à la mode d'une *twindemic*[792] (mot valise fait de *twins* (jumeaux) et *epidemics* signifiant épidémies jumelées) qui pourrait se révéler extrêmement difficile à gérer. Selon les Centers for Disease Control and Prevention, la saison de la grippe de cette année devrait être plus grave que l'an dernier. Cela s'explique en partie par la diminution de l'immunité au sein de la population générale. Aujourd'hui, les experts en santé exhortent le public à se faire vacciner contre la COVID-19 et la grippe annuelle en même temps afin de mieux se protéger contre une éventuelle épidémie – dans laquelle la grippe et les virus de la COVID-19 se propageraient et causeraient des infections simultanément. Il est en effet possible d'avoir la grippe et la COVID-19 en même temps. Les personnes âgées, en particulier les personnes ayant des problèmes de santé sous-jacents, sont plus à risque. C'est pourquoi, en pensant à une syndémie issue de la *twindemic* il est conseillé aux personnes fragiles de prendre des précautions supplémentaires, comme les vaccins.

---

[792] Hoffman J. « *Fearing a Twindemic Health Experts Push Urgently for Flu Shots* ». The New York Times. ISSN 0362-4331. 16 August 2020 Retrieved 6 March 2021.

9.3. Comment prévenir l'Épidémie/Syndémie : la vigilance alertée est suivie de la prévention grâce à un produit précieux : le vaccin.

La vaccination antivariolique, nous l'avons écrit plus haut, fut précédée de la variolisation (ou inoculation). Au XVIIIe siècle, le risque de décès de la petite vérole (variole) était de 1 sur 8 alors que celui de l'inoculation de la vaccine était de 1 sur 300. Une polémique s'engagea donc, et les plus célèbres protagonistes furent Voltaire, Rousseau, d'Alembert et Kant. L'avis du philosophe et mathématicien d'Alembert (1760) fut requis par Frédéric II de Prusse : « *Celui qui se fait inoculer est à peu près dans le cas d'un joueur qui risque 1 contre 200 de perdre tout son bien dans la journée, pour l'espérance d'ajouter à ce bien une somme inconnue et même assez petite, au bout d'un nombre d'années fort éloigné et lorsqu'il sera beaucoup moins sensible à la jouissance de cette augmentation de fortune. (...) Pour chaque individu, l'intérêt de sa conservation particulière est le premier de tous ; l'État, au contraire, considère tous les citoyens indifféremment et, en sacrifiant une victime sur cinq, il lui importe peu de savoir quelle sera la victime, pourvu que les quatre autres soient conservées. (...) Mais que, en monarque aussi équitable que sage, il croit qu'on doit laisser aux citoyens liberté pleine et entière de se livrer ou de se refuser à cette opération.* »

Ces propos de d'Alembert tant philosophiques qu'épidémiologiques sont toujours d'une actualité surprenante. Voltaire rapporta la méthode et ses résultats dans sa XIe lettre philosophique citée plus haut.

Le 14 mai 1796 Jenner pratiqua, comme nous l'avons déjà écrit, la première vaccination en administrant la vaccine d'une vachère (Sarah Nelmer) à un garçonnet de 8 ans (James Phipps)[793]. L'enfant devint résistant à l'inoculation c'est-à-dire au virus de la variole.

Le principe de la vaccination est ici rapporté à l'occasion d'un entretien entre Helen Deutsch[794] et l'auteur de ces lignes. Il s'agit d'extraits :

---

[793] Le terme vaccin vient des origines de la première vaccination au cours de laquelle Jenner utilisa le virus d'une maladie de la vache (*vacca* en latin).

[794] Théoricienne de la sexualité féminine, première femme psychanalyste à avoir été analysée par Sigmund Freud, Helen Rosenbach Deutsch est morte à Cambridge, dans le Massachusetts, aux États-Unis, à l'âge de quatre-vingt-dix-sept ans. Née à Przemysl, dans la partie polonaise de l'Empire austro-hongrois, militante politique tout au long de sa vie, elle lutta dès sa jeunesse pour les droits civiques des femmes en Pologne et en Autriche. Devenue citoyenne américaine, elle manifesta contre la guerre au Vietnam pendant les années 1960 et 1970. Dans son autobiographie, *Confrontations with Myself*, publiée en 1973, elle attribue son attachement à la justice sociale à son père, Wilhelm Rosenbach, avocat, défenseur des pauvres, et son esprit de rébellion à ses luttes incessantes avec sa mère, Regina, qui s'opposait à ce qu'elle poursuivît des études supérieures. (Encyclopédia Universalis).

« - Racontez-moi donc ma vaccination [...] Restons en pour l'instant à cette chose très pratique, qui me préoccupe tout personnellement. (C'est Helen Deutsch qui interroge)
- La vaccination est un problème de mémoire.
- Tiens donc !
- Il ne s'agit pas de la mémoire des neurologues, ni de celle des psychanalystes, ni mémoire-habitude, mémoire-souvenir, ou encore mémoire-affective ! Il s'agit de mémoire immunologique. [...] Nous savons que notre corps est équipé de moyens de défense constituant notre immunité. Cela a donné naissance à une nouvelle science : l'immunologie[795] ».

Tout le monde ne fit pas un accueil triomphal au vaccin antivariolique. Si ses adversaires les plus triviaux racontaient qu'il pousserait des cornes aux vaccinés, un philosophe aussi prestigieux comme Emmanuel Kant y alla de son opposition : « *Par la médecine de Jenner, l'humanité s'abaisse trop vers l'animalité du fait qu'on lui inocule une sorte de bestialité* ».

« *Celui qui prend la décision de se faire vacciner (contre la rage) expose sa vie à une dimension d'incertitude, il se trouve en agissant ainsi dans un cas [...] largement plus scabreux que le navigateur, qui ne fabrique pas la tempête à laquelle il s'expose, alors que le premier s'attire lui-même la maladie qui le met en danger de mort ? En ce sens, la vaccination est-elle permise*[796] *?* ».

L'enthousiasme pour la vaccination perçue comme une bienfaitrice inespérée fut exceptionnel ce qui explique qu'un siècle après la découverte de Jenner on publiait, avec le docteur Burggraeve un livre « monument » dédié à Jenner encensé par l'auteur s'en référent à la mythologie : « *La mythologie enseigne que Jupiter ayant fait alliance avec la déesse Métis (la Réflexion), il éprouva un violent mal de tête, à la suite duquel Minerve sortit tout armée de son Cerveau. Fable ingénieuse qui montre que l'œuvre du savant, le l'artiste, du poète, s'élabore dans de longues et souvent pénibles méditations. La réflexion, voilà donc ce qui distingue l'homme supérieur, nom du commun des martyrs – car rien de moins martyr que celui qui n'est pas dominé par le démon de l'idée – mais de l'homme ordinaire qui ne cherche pas à se rendre compte de ce qui se passe sous ses yeux. Mais laissons là la mythologie, et disons tout simplement comment Jenner est arrivé à la belle découverte*[797]. »

D'autres s'adonnèrent à l'épidémiologie simplifiée comme le savant Charles Marie de la Contamine : « *La petite vérole nous décimait,*

---

[795] Conversation avec Helen Deutsch in p 24 – 30 in Gualde N. *Ce que l'humanité doit à la femme*. Le Bord de L'Eau. 2004.
[796] Emmanuel Kant.
[797] p. 16 in Le Docteur Burggraeve. *Monument Edw. Jenner. Ou Histoire générale de la vaccine*. Librairie de La Cour. Ancienne Maison Muquardt. 1875.

l'inoculation nous millésime[798] », voire à la bluette poétique comme Casimir Delavigne : « *Au fond du Gloucester dont les vertes campagnes / Nourrissent des taureaux les utiles compagnes / Jenner opposait l'art à ce fléau cruel / Tribut que la naissance impose à tout mortel*[799] »

Plus prosaïquement, dans les années soixante, la vaccination allait devenir planétaire dans le cadre d'un projet d'éradication de la maladie établi par l'OMS. La campagne fut menée entre 1967 et 1977. Le but de cette guerre antivariolique était d'obtenir la vaccination de 80 % de la population du globe, pourcentage d'immunisés estimé nécessaire et suffisant pour éradiquer la maladie. Le résultat fut remarquable. Le 26 octobre 1979 à Nairobi, le Directeur Général de l'OMS déclara la variole éradiquée de la planète et proposa de faire de cette journée le « *Smallpox zero day* »[800]. Le 8 mai 1980, la Trente Troisième Assemblée Générale de l'OMS déclarait la variole disparue. La formidable victoire survenait seulement 177 années après la découverte de Jenner mais 3 135 ans plus tard que la variole mortelle de Ramsès V. Il est intéressant de noter que la campagne d'éradication de la variole a coûté 300 millions de dollars alors que l'envoi de l'homme sur la lune revint à 24 milliards de dollars aux contribuables américains[801].

La vaccination est un excellent moyen pour prévenir la survenue de l'épidémie c'est de plus un acte altruiste. Cela parait aller de soi mais une vaccination n'a de sens que si elle rassemble le plus grand nombre d'individus sur un territoire où l'on souhaite ralentir l'extension, voire éradiquer une maladie infectieuse. La vaccination est donc l'affaire de tous et comme l'écrit

[798] Charles Marie de la Contamine (1701-74).

[799] Casimir Delavigne (1793-1843). La découverte de la vaccine.

[800] Les derniers cas de variole sont survenus en France entre 1 942 et 1 955 au cours de 6 résurgences affectant 295 malades et provoquant 29 décès. Il s'agissait de variole « d'importation » venant du Maghreb et d'Indochine. (Mafart B et al. *Les dernières épidémies de variole en France*. Semaine des Hôpitaux de Paris. 1999 ; 75 : 1265-8).

[801] Ce qui précède ne veut pas dire que nous sommes à l'abri de toute variole ou de toute maladie varioliforme. La maladie a disparu, mais pas le virus ; il pourrait encore être présent dans des restes humains du permafrost ou des corps momifiés. Le virus est officiellement conservé avec l'accord de l'OMS dans deux laboratoires mondiaux. Initialement ces dépôts dans des laboratoires de référence (le Centre de Virologie nommé Vector à Koltosovo près de Novosibirsk, en Russie et le Centers for Disease Control d'Atlanta) devaient permettre de conserver le virus à des fins d'études scientifiques. Ces stocks viraux devaient être détruits, ils ne le sont toujours pas. Les opposants à la destruction notent qu'il pourrait y avoir des virus « oubliés » dans des laboratoires, ou se trouvant « ailleurs » (permafrost, vestiges humains autres) expliquant la nécessité de conserver des stocks de référence dans le cas de circonstances malheureuses. Pour ceux qui sont favorables à la destruction, on connaît suffisamment de choses sur les souches de virus stockés pour pouvoir les détruire. Si destruction il y avait, ce serait la première élimination décidée, délibérée d'une espèce biologique (si tant est que le virus ne soit pas secrètement conservé dans des laboratoires militaires).

Didier Raoult : « *Ce n'est que par des vaccinations massives que se musèlent les épidémies jugulables par ce moyen*[802]. »

Les vaccins aujourd'hui nécessaires sont ceux dirigés contre : la tuberculose, le paludisme, le sida, la dengue et Ebola, mais également contre les maladies tropicales, les méningites, la rougeole. Les projets de vaccination se heurtent à des difficultés connues : difficultés de mise au point selon le type de vaccin, selon la nature de l'agent pathogène, la complexité du calendrier vaccinal et hélas l'hostilité ambiante. À propos d'hostilité il serait plus exact de parler d'hésitation. En effet l'OMS a déclaré en 2019 que l'hésitation vaccinale était « ennemie de l'année ». Hésitation, défiance dont les Français seraient les défenseurs. Peut-être les Français méritent-ils plus de communication pertinente : « *Prendre l'hésitation vaccinale comme la simple résultante d'un illettrisme médical et de l'empire des réseaux sociaux sur des populations passives pose un problème. Car cette hésitation vaccinale peut être, dans beaucoup de cas, la preuve d'une attitude critique vis-à-vis des pouvoirs publics, et correspond à une attente, une demande légitime, à laquelle il faut effectivement prêter une attention respectueuse*[803] ».

Il est dans tous les cas nécessaires de réduire la probabilité de flambées de maladies en améliorant l'assainissement, l'approvisionnement en eau salubre et en développement les infrastructures urbaines peut réduire la fréquence des contacts entre l'homme et les agents pathogènes. La vaccination est donc l'affaire de tous car la vaccination modifie au sein d'une population[804] ce que nous nommons démorésilience.

9.4. L'opposition aux vaccins.

Le 11 mai 2010, lors d'une séance de l'Académie de Médecine dédiée à la vaccination[805] on se posa la question suivante : jusqu'où peut aller le refus vaccinal en France ? L'interrogation fut inspirée par une observation désolante mais indiscutable : nous disposons de vaccins plus nombreux et dont la qualité n'a cessé de s'améliorer mais les Français sont plus réticents

---

[802] p. 87 in Raoult D. Dépasser Darwin. *L'évolution comme vous ne l'aviez jamais imaginée.* L'Abeille Plon. 2020.

[803] Thomas G, Moulin A-M. *L'hésitation vaccinale, ou les impatiences de la santé mondiale.* La vie des idées. 4 mai 2021.

[804] Par population nous entendons, selon Joan Roughgarden, un biologiste évolutionniste américain, un ensemble d'individus fonctionnant comme une unité de point de vue évolutif et écologique. (Roughgarden J. *Theory of Population Genetics and Evolutionary Ecology: an Introduction.* 1st ed. Prentice Hall. New York 1979.).

[805] Bégué P. *Conséquences des oppositions vaccinales en France. Comment maintenir une couverture vaccinale en 2010.* Communication présentée lors de la séance thématique du mardi 11 mai 2010 (Vaccinations et société). Bulletin de Académie Nationale de Médecine. Mai 2010.

que naguère à être vaccinés. La communication du rapporteur fut ainsi résumée : « *Les refus de vaccination ont pour principale conséquence l'insuffisance de la couverture vaccinale. Le bénéfice collectif d'une vaccination n'est obtenu qu'au prix d'une couverture vaccinale efficace et maintenue. Son insuffisance conduit à la persistance des maladies et parfois à leur glissement vers l'âge adulte. C'est actuellement le cas de la rougeole en Europe où certains pays, dont la France, après de longues années de stagnation de leur couverture vaccinale, n'ont pas atteint la couverture vaccinale efficace de 95 % et sont le siège de foyers épidémiques, avec des complications graves touchant des adolescents et des adultes, atteignant aussi les nourrissons très jeunes non encore vaccinés. En France la couverture vaccinale de la vaccination hépatite B est également toujours très basse chez les nourrissons et les adolescents. Ces difficultés sont dues à la négligence du programme vaccinal et surtout à une opposition croissante aux vaccinations. Cette opposition provient de la peur des effets adverses des vaccins. Elle fut à l'origine en 1970 de la persistance de la coqueluche en Europe et de la réapparition de la diphtérie en 1990 en Russie. En 2010 la société occidentale remet en question la justification de certains vaccins de routine, n'en percevant plus le bénéfice pour les maladies disparues (poliomyélite, diphtérie) ou mal connues du public (hépatite B, infections à HPV). Les solutions envisagées pour la France passent par une refonte complète de la formation des soignants en vaccinologie et une information plus pertinente des personnes sur le rapport bénéfice - risque des vaccins. La récente polémique sur la vaccination de la grippe pandémique H1N1 a démontré que le public et les médias sont beaucoup plus sensibles aux inconvénients hypothétiques de la vaccination qu'à son avantage. Une réflexion éthique et politique s'impose conjointement pour parvenir à une prévention vaccinale moderne efficace et acceptable au XXIe siècle.* »

L'attitude déplorable selon nous du refus vaccinal. Disons simplement ici qu'il s'agit non seulement de soupçons sur l'innocuité des vaccins et/ou la réalité de leurs vertus protectrices mais que le refus est souvent la conséquence d'une « inquiétude » vague et irrationnelle engendrée par d'obscures références ésotériques ou de suspicions à propos de côtés fructueux, mais illicites à tous les niveaux, que pourraient, selon le public, cacher les campagnes de vaccination. En France la résistance à la vaccination serait apparue dès 2009 lors de l'expérience catastrophique de la vaccination contre la grippe H1N1[806]. Beaucoup des concitoyens de Louis Pasteur sont hostiles aux vaccins ! Ils ne sont pas les seuls en Europe et dans le monde, à la notion de santé publique ils opposent le droit individuel[807].

---

806 Thomas G, Moulin A-M. *L'hésitation vaccinale, ou les impatiences de la santé mondiale*. La Vies des Idées. 4 mai 2021.
807 Monnais L. *Vaccinations. Le mythe du refus*. Presses de l'Université de Montréal, 2019.

Ici, limitons-nous à une lecture de la note qui précède en soulignant trois mots essentiels : « *bénéfice collectif d'une vaccination* ». Cela paraît aller de soi mais une vaccination n'a de sens que si elle rassemble le plus grand nombre d'individus sur un territoire où l'on souhaite ralentir l'extension d'une maladie infectieuse, voire éradiquer ladite maladie. La vaccination est donc l'affaire de tous car la vaccination modifie au sein d'une population[808] ce que nous nommons démorésilience.

L'épisode non encore terminé de la pandémie de COVID-19 a permis de mesurer en France et ailleurs dans le monde la puissance et la détermination du mouvement opposé à toute vaccination : les antivax. Dans un ouvrage récent, polémique et fort incomplet, le journaliste auteur de raccourcis peu pertinents essaye de démontrer l'inutilité et le danger des vaccins en général[809]. Pourtant comme l'écrit Gaëtan Thomas, historien de la médecine : « *Le dispositif vaccinal s'est plutôt renforcé et complexifié au cours du vingtième siècle, sans rencontrer d'opposition définitive*[810] ».

Et à propos des hésitations vaccinales, le même auteur souligne qu'hésitation n'est pas toujours synonyme de refus ou de résistance[811].

« *Les refus de vaccination ont pour principale conséquence l'insuffisance de la couverture vaccinale. Le bénéfice collectif d'une vaccination n'est obtenu qu'au prix d'une couverture vaccinale efficace et maintenue. Son insuffisance conduit à la persistance des maladies et parfois à leur glissement vers l'âge adulte. C'est actuellement le cas de la rougeole en Europe où certains pays, dont la France. [...] La récente polémique sur la vaccination de la grippe pandémique H1N1 a démontré que le public et les médias sont beaucoup plus sensibles aux inconvénients hypothétiques de la vaccination qu'à son avantage. Une réflexion éthique et politique s'impose conjointement pour parvenir à une prévention vaccinale moderne efficace et acceptable au XXI*e *siècle.* » Le comportement antivax en appelle, sans doute inconsciemment à des attitudes fort anciennes. Comme le suggère l'anthropologue Jean-Loïc Le Quellec : « *Le discours antivax expliquant que l'on nous empoisonne et que des personnes juives aux connivences tentaculaires avec la finance sont secrètement à la manœuvre rappelle le récit médiéval du juif empoisonneur,*

---

808 Par population nous entendons, selon Joan Roughgarden, un biologiste évolutionniste américain, un ensemble d'individus fonctionnant comme une unité de point de vue évolutif et écologique. (Roughgarden J. *Theory of Population Genetics and Evolutionary Ecology: an Introduction.* 1st ed. Prentice Hall. 1979).

809 Menant M. *L'inquiétante histoire des vaccins*. Plon. 2022. Curieusement l'auteur oublie dans son acharnement anti-vaccinal de narrer la triste histoire du *Cutter incident* ou d'évoquer, pourquoi pas, la suspicion de contamination par le VIH lors de la mise au point de vaccin anti-poliomyélite dans l'ex Congo belge.

810 Thomas G. *À propos de l'absence de controverse*. Pratiques. 2015 ; 81 : 86-9.

811 Thomas G, Moulin A-M. *L'hésitation vaccinale, ou les impatiences de la santé mondiale*. La vie des Idées. 4 mai 2021.

tout en brodant sur le vieux schéma « on nous cache tout, on ne nous dit rien[812] ».

9.5. Comment prévenir l'Épidémie/Syndémie : ne pas oublier la volonté.

Les pays doivent être prêts à prendre d'emblée des mesures pour limiter la propagation d'une maladie, dès l'apparition d'un foyer. Par le passé, les navires étaient placés en quarantaine au port durant les épidémies de peste pour prévenir la propagation de la maladie aux villes côtières. Dans les cas de maladies extrêmement virulentes et fortement contagieuses, les quarantaines peuvent encore s'avérer nécessaires, bien qu'elles puissent susciter des craintes de violation des droits humains. Identification rapide de l'agent : mesure de lutte appropriée puis amélioration des connaissances Obligation d'abattage en cas d'épizootie, arrêt de commercialisation La prévention de la contagion nécessite des mesures souvent discutées qui affectent la liberté : assignation à résidence, obligation du port du masque, interdiction des embrassades, des rassemblements, des fêtes et de diverses cérémonies, fléchage au sol, restrictions dans l'usage des services publics. Les mesures d'aide financière aux pays en développement. Importance des systèmes d'entre aide car les agents infectieux ne s'arrêtent pas aux frontières. Identification rapide de l'agent : mesure de lutte appropriée puis amélioration des connaissances Obligation d'abattage en cas d'épizootie, arrêt de commercialisation. Mesures d'aide financière aux pays en développement. Atténuer les impacts. Les séquelles physiques sont parfois tardives et durables (poliomyélite, variole, Ebola[813]). Atténuer l'impact sanitaire de l'Épidémie qui ne peut pas être prévenue ou maîtrisée dans l'immédiat, circonscrire l'impact économique. Enfin et ça n'est pas sans importance, atténuer l'impact émotionnel cause et conséquence de la Syndémie.

---

[812] p. 11 in Le Quellec Jean-Loïc. in *L'histoire des mythes fondateurs*. La Vie Le Monde. 2022.

[813] La plupart des survivants d'Ebola semblent touchés par des symptômes tels que : problèmes de vision, d'audition, céphalées, douleurs musculaires, thoraciques ou articulaires, fatigue extrême. Certains symptômes comme les céphalées et la fatigue sont fréquents chez des patients qui se remettent d'infections graves mais, en l'occurrence, les troubles de la vision semblent particulièrement fréquents. De plus, les séquelles physiques handicapantes ont un impact sur le quotidien des survivants, dans leur vie familiale et professionnelle.

10. La démorésilience, un facteur dans la stabilité biologique et, à termes, dans la continuité sociale des populations humaines.

En guise d'exorde j'évoquerai Venise. Venise, c'est mon dada, chacun a le droit d'avoir des dadas. Si vous avez la chance de visiter un jour cette cité, rendez-vous également sur les îles voisines réparties dans la lagune, vous en trouverez une, au nord-est nommée Torcello. Torcello a été désertée il y a deux siècles environ en raison du paludisme endémique mais avant cela elle fut le lieu de villégiature de la noblesse d'Altinum, une ville du continent fort proche, peuplée de Venètes ancêtres des Vénitiens. Altinum, devenue plus tard Quarto d'Altino, fut détruite par les Huns en 452. À Torcello vous trouverez, exposé devant l'église principale, un immense siège en pierre considéré comme le « trône » d'Attila. Selon la légende, le chef des Huns s'y serait assis avant de gagner Rome où, comme chacun sait, il fut « arrêté » par le Pape Léon premier au terme d'une nuit de discussion à huis clos.

La légende, encore elle, attribue le retrait d'Attila à un miracle papal. Mais si, rationnellement, on refuse les interprétations prosélytes de l'Église, comment expliquer le renoncement du barbare ? Eh bien, nous disent des chercheurs italiens, c'est en raison d'une épidémie frappant Rome et ressemblant à une dysenterie. L'épidémie nuisait au quotidien des Romains sans provoquer de déclin de la cité. Il y a de bonnes raisons de penser que si les Romains habitants une ville surpeuplée résistèrent alors assez bien à l'agression microbienne parce qu'ils étaient, aux termes d'une coévolution bénéfique, biologiquement « adaptés » au germe en cause. La troupe des barbares, au contraire, rassemblement récent d'individus habituellement éparpillés sur de grands espaces n'était pas du tout « blanchie sous le harnais » de la pression bactérienne. En somme les citadins au quotidien infesté de microbes eurent un avantage sur les ruraux du Daisyworld de Lovelock. Les Huns montrèrent des signes patents de faiblesse consécutive à leur abaissement physique et leur mortalité due à l'épidémie. D'ailleurs - mais cela est-il en relation ? Attila devait mourir l'année suivante.

Si cette histoire rappelle un fait à savoir que régulièrement au cours des guerres les microbes ont constitué la troisième armée, elle souligne une notion importante : la démorésilience des Romains était différente, et en l'espèce meilleure que celle des Huns. Il s'agit ici de résistance à un agent délétère d'un groupe humain comparativement à un autre qui se distinguait au demeurant biologiquement et culturellement. Tout comme l'épidémie dont souffrirent les Romains surprit les arrogants conquérants menés par Attila, la survenance du SRAS-CoV-2 ébahit et hébéta les archontes mondiaux et français de la santé.

L'Épidémie/Syndémie de COVID-19 nous a envahi, submergé. Le tsunami viral a durant des mois confondu, déconcerté les personnes, ce qui se conçoit, mais également hélas ceux qui avaient la charge de la santé du pays les conduisant souvent aux maladresses et aux mensonges en raison de leur impréparation, de leur légèreté. Les impérities des dirigeants de la santé ont retenti sur la confiance de la population qui réalisa que l'Épidémie facteur de Syndémie est plus qu'une maladie mais qu'elle est un phénomène social, un fait de société ou la politique se nourrit des pièges de la biologie.

On comprit que les gouvernants tâtonnants dans une conjoncture délicate, problématique, prirent des décisions pas toujours pertinentes mais toujours contraignantes faisant toucher du doigt par chacun la notion de biopouvoir. Des essaims de médecins, d'épidémiologistes parfois promus au grades de décideurs caquetèrent en proposant des solutions acceptées par les aréopages du pouvoir. On sombra dans la biopolitique, on eut le sentiment de n'être plus tout à fait libre mais d'être « à la merci de » l'agent de la pandémie tout autant que de ceux qui étaient supposés gérer la lutte contre ses effets pernicieux.

Le virus que les hommes avaient extrait de la nature sauvage où il vivait paisiblement abrité par des créatures pacifiques, le virus devenu inique faisait payer aux plus faibles en âge ou en santé le prix le plus élevé pour ses sévices. Par l'entremise d'un micro-sac d'ARN le monde sauvage se vengeait. Alors les hommes syndémisèrent l'épidémie de COVID-19. Aux contraintes strictement liées à la maladie les responsables tenants du biopouvoir modifièrent par des lois et de nouvelles règles la liberté des citoyens. L'autorité s'allia au microbe pour compromettre légitimement ou non l'autonomie des personnes.

Le public douta et doute encore de la probité de ceux qui gouvernent, de la solidité des organismes de santé aux moyens souvent précaires. On doute de nos savants ou prétendus tels qui dans le pays de Louis Pasteur n'ont pas été fichus de produire le moindre vaccin. Le virus révélateur de bien des lacunes nationales conduit une majorité de sa population à craindre pour l'avenir du pays.

L'Épidémie/Syndémie telle que nous la connûmes n'a pas dit son dernier mot et nos espoirs de démorésilience vis-à-vis du coronavirus ne sont que partiellement satisfaits. Les nombreuses mutations du virus empêchent l'installation d'une situation où le phénomène de la Reine rouge pourrait participer à une protection totale.

11. La démorésilience et le philosophe.

« *Pourquoi donc la pestilence est-elle la seule maladie qui frappe plus spécialement ceux qui s'approchent des malades pour les soigner ? Est-ce parce que c'est la seule maladie qui soit commune à tous sans exception, et qu'en conséquence elle propage l'infection à tous ceux qui se trouvent en état déficient ? En effet, en raison de l'accumulation de chaleur que la maladie produit chez eux qu'ils soignent, ils sont rapidement atteints par le fléau en question*[814] ».

Dans son œuvre, *Problèmes*, Aristote considère que les sujets peuvent être, en face de la maladie, réceptifs ou déficients et dans le second cas ils sont alors plus susceptibles à être victimes de la peste. Ces différences entre sujets sous-entend soit une forme d'immunité soit l'absence d'immunité efficace. Plus les sujets résistants seront nombreux dans une population, meilleure sera la force d'opposition à la marche de l'épidémie. L'état de résistance à l'épidémie définit la démorésilience.

Il s'agit également d'une forme de démorésilience qu'évoque le philosophe Peter Sloterdijk dans ses ouvrages consacrés à ce qu'il nomme sphères :

« *Chez les hommes nous devons toujours compter sur l'existence de trois niveaux synchronisés de systèmes immunitaires : l'immunité biologique, l'immunité sociale (assurée par des systèmes de solidarité simples, complexes et par le système du droit) et, dans la plupart des cultures, des systèmes immunitaires symboliques ou rituels que l'on désigne conventionnellement en Europe sous le nom de « religions*[815] ».

« *L'immunité du Nous constitue un phénomène plus profond que l'immunité du Moi. En un temps où l'on ne jure que par les particules élémentaires et les individus, pareille affirmation ne va pas de soi*[816] ».

---

[814] p. 12 7, in Aristote *Problèmes.* Sections I-X. Traduction de Pierre Louis Les Belles Lettres. Paris 2002, 216 p. Aristote (384-322 av. J.-C.), Né à Stagire en Macédoine au quatrième siècle avant J.-C., il est un des plus connus des philosophes de l'Antiquité grecque. Tout d'abord séjournant à Athènes, élève de Platon à l'Académie il fut précepteur d'Alexandre le Grand, fonda son école philosophique (Le Lycée) aussi nommée école des péripatéticiens. Nombreux de ses ouvrages ont été perdus. Le philosophe calomnié à la fin de sa vie quitta Athènes pour mourir à Chalcis. *Problèmes* est une œuvre dont l'authenticité aristotélicienne est mise en doute. La présentation sous forme de questions et réponses est inhabituelle dans l'œuvre du philosophe. Les 38 livres de l'ouvrage rassemblent 900 problèmes.

[815] p. 172, in Sloterdijk Peter. *Écumes. Sphères III.* (*Schäume. Spharen III 2003.* Traduction d'Olivier Mannoni) Maren Sell 2005.

[816] p. 9-10, pp. 218-220, in Sloterdijk Peter. *Globes. Sphères II Globes*. (*Spären II Globen* 1999. Traduction d'Olivier Mannoni) Libella Maren Sell Meta-Editions 2010.

« *Avec la thématisation des systèmes immunitaires attachés à notre propre corps, la relation des individus éclairés avec les possibilités organiques d'un état de bonne santé ou la maladie se transforme fondamentalement.* [...] *Beaucoup de biologistes décrivent le soi somatique comme un terrain assiégé et défendu avec un succès variable par des gardes-frontières spécifiques du corps. Cette terminologie de faucons s'oppose à une fraction biologique des colombes, qui décrivent une image beaucoup plus complexe des véritables processus d'immunité*[817] ».

Avec sa conception des sphères et des bulles Peter Sloterdijk décrit sous un aspect général, dépassant l'anatomie et la physiologie du corps, la démorésilience. Les sphères sont l'élément de résistance dans le concept de Sloterdijk. Pour lui, produire son immunité, c'est se protéger de son environnement en générant des « sphères immunitaires ». Nous pouvons alors dire que la vaccination, utilisation rationnelle et culturelle d'un système naturel, la vaccination est une sphère immunitaire protégeant de l'environnement microbien néfaste (poliomyélite, rougeole, grippe etc.).

Ainsi aux trois systèmes immunitaires proposés par Sloterdijk nous pouvons inclure chacun des éléments de la démorésilience. Au premier niveau, strictement biologique de Peter Sloterdijk, celui des bulles de protection correspond l'immunité naturelle, biologique. Le deuxième degré de protection, celui des sphères, immunologique et social s'harmonise avec la démorésilience culturelle, celle de la vaccination par exemple. Le troisième degré, celui pour Sloterdijk des pratiques psycho-immunitaires est celui du vécu par le groupe humain, la société, du combat culturel, médical, scientifique opposé au fléau épidémique. En cela les conceptions de Sloterdijk peuvent s'accorder avec ce nous propose Jacques Derrida au sujet de l'immunité et de « l'hospitalité ». Derrida nous explique que notre relation avec les microbes pathogènes n'est pas de l'hospitalité, l'hospitalité telle que la conçoit Derrida est notre relation symbiotique avec des microorganismes habituellement utiles : « *Dans la mesure où le système immunitaire somatique incarne un mécanisme de défense antimicrobien, celui-ci et son détenteur, l'individu, prennent « part » à une défensivité innocente qui n'est plus touchée par la critique de l'égoïsme menée par l'éthique de la globalité.* [...] *On offre l'hospitalité à la condition que l'autre observe nos règles, nos normes de vie, voire notre langue, notre culture, notre système politique, etc. [...] L'hospitalité pure et inconditionnelle, l'hospitalité elle-même s'ouvre, elle est d'avance ouverte à quiconque n'est ni attendu ni invité, à quiconque arrive en visiteur absolument étranger, en arrivant non identifiable et imprévisible, tout autre. Appelons cela hospitalité de visitation et non d'invitation. La visite peut être dangereuse, il ne faut pas se le dissimuler ; mais une hospitalité sans*

[817] p. 172-176, p. 213, in Sloterdijk Peter. *Écumes. Sphères III.* (*Schäume. Spharen III* 2003. Traduction d'Olivier Mannoni) Maren Sell 2005.

risque, une hospitalité garantie par une assurance, une hospitalité protégée par un système d'immunité contre le tout autre, est-ce une vraie hospitalité ? Il est vrai, une fois de plus, que la levée de l'immunité qui me protège de l'autre, cela peut être un risque de mort [818] ».

Nous pouvons assimiler l'hospitalité de visitation de Derrida à la situation connue lors d'une infection, infection épidémique s'il y a lieu, qui en cas de levée de l'immunité (comme durant le sida) est synonyme de risque de mort. L'immunité de la démorésilience est compatible avec « l'hospitalité de visitation » qui est connue avec les microbes symbiotiques.

Tout n'est pas simple en philosophie et Roberto Esposito, un philosophe ayant réfléchi à la morale et à la politique, association souvent oxymorique, pense la communauté opposée à l'immunité. Ceci ne s'accorde pas avec l'immunité des populations avec la démorésilience dont les effets salvateurs pour les communautés sont reconnus. Roberto Esposito dit : « ...*La communitas est l'ensemble des personnes unies non pas par une « propriété » mais très exactement par un devoir ou par une dette ; non pas par un « plus », mais par un « moins » par un manque, par une limite prenant la forme d'une charge, voire d'une modalité défective, pour celui qui en est « affecté » à la différence de celui qui en est « exempt » ou « exempé ». Ici prend corps la dernière association des contraires* [...] *à savoir celle qui oppose communitas et immunitas*[819] ».

Les règles immunitaires très développées de nos sociétés se retournent-elles contre elles-mêmes ? Cela est peut-être possible selon le philosophe transalpin dans le domaine social mais ne tient pas dans la lutte contre les épidémies.

---

818 pp. 187-188, in Derrida J, Habermas J. *Le "concept" du 11 septembre. Dialogues à New York (octobre-décembre 2001)* avec Giovanna Borradori. Galilée 2004, 244 p. Derrida Jacques (1930-2004) est né sur les hauteurs d'Alger, le philosophe de la déconstruction enseigna à l'École Normale Supérieure et à l'École des hautes Études en Sciences Sociales. D'origine juive il fut déchu de sa nationalité française durant l'occupation et la retrouve à la libération. Il est un des cofondateurs du Collège International de Philosophie. Jacques Derrida est décédé en 2003 d'un cancer. *Le concept du 11 septembre* est un dialogue philosophique avec Jürgen Habermas.

819 p. 19 & p. 27 in Esposito R. *Communitas. Origine et destin de la communauté.* (*Communitas : origine e destino della comunità* 1998. Traduction de Nadine Le Lirzin). Presses Universitaires de France 2000.

12. Conclusion générale.

L'Épidémie/Syndémie est une épreuve permanente issue de l'Anthropocène.

Rappelons que le terme syndémie désigne lors d'épidémies ou des pandémies, des interpénétrations de faits biologiques, sociologiques et environnementaux se conjuguant en majorant les conséquences délétères de ces facteurs sur les populations concernées.

En cela toute épidémie et *a fortiori* toute pandémie est une syndémie. Les histoires des épidémies/syndémies montrent une unicité et cohérence des expressions et échéances des évènements biologiques et sociaux qui les composent. Les épidémies/syndémies suivent toujours la même dramaturgie aussi nous pouvons parler de « l'Épidémie/Syndémie » le terme étant pris dans son acception générique.

L'Épidémie/Syndémie n'a pas que des causes biologiques, un microbe seul ne fait pas une épidémie, pour que celle-ci s'exprime il faut que le microbe circule sur la population. Interviennent en épaulant le microbe, certes les vecteurs dudit microbe mais également des facteurs environnementaux, sociaux et culturels et les comportements collectifs. D'où la notion de foyers pro-épidémiques due à Max Sorre, notion que nous pouvons qualifier de pro-syndémique.

L'Épidémie/Syndémie peut survenir à la suite de décisions politiques, économiques, culturelles, pour des changements sociaux aussi bien que des modifications du milieu écologique, ces facteurs étant associés ou pas. Des phénomènes comportementaux macrosociologiques comme des mouvements de populations (migrations massives, famines, guerres, catastrophes économiques, instabilités politiques, voyages, commerce) ou des altérations de l'environnement (déforestations, inondations, sécheresse). De même, des comportements à des micro-niveaux, comparables à ce que l'économiste Thomas Crombie Schelling définit comme la tyrannie des petites décisions (pratiques diététiques, hygiène, comportements sexuels, relations professionnelles ou cynégétiques avec les animaux), contribuent à l'éclosion de syndémies. Les dégradations écologiques, l'urbanisation insensée concourent à la survenue de syndémies nouvelles ou à la réapparition de syndémies anciennes.

Le réservoir de l'agent pathogène de la syndémie est, dans l'immense majorité des cas, l'animal. Il est poulet, porc, bovin, singe, porc-épic, rat, écureuil, souris, musaraigne, chauve-souris. L'animal sauvage ou domestiqué est très souvent le promoteur de l'Épidémie/Syndémie.

Enfin l'Épidémie/Syndémie peut s'exagérer en raison d'un terrain humain déficient face au microbe, c'est tout le problème des facteurs physiques péjoratifs liés à l'âge ou à un état morbide.

La responsabilité de l'espèce humaine dans la survenue de l'Épidémie/Syndémie ne s'arrête pas aux éléments délétères notés ci-dessus. Nous avons changé d'ère géologique car nous vivons désormais dans l'Anthropocène que nous avons créé. Comme son nom le suggère, la caractéristique principale de l'Anthropocène tient au fait que l'espèce humaine est devenue une *force d'échelle géologique*, « aussi puissante que les volcans ou la tectonique des plaques ». La thèse de l'Anthropocène due à Paul Josef Crutzen, confère à l'espèce humaine dans son ensemble la responsabilité du changement climatique global. Les modifications écologiques liées à l'anthropocène sont en cause dans la survenue de l'Épidémie/Syndémie.

À ces notions associons la pensée de Hans Jonas qui publia en 1979 « *Le principe responsabilité* » où il rappelait les responsabilités de chacun vis-à-vis de l'environnement naturel et le risque que des dégâts soient laissés en héritage aux générations futures. Jonas a insisté sur les risques technologiques car aujourd'hui : « *Homo faber est au-dessus d'homo sapiens*[820]. »

De la pensée de Jonas, nous pouvons rapprocher celle de Jacques Ellul qui, lui aussi, fut fidèle à l'adage « *penser globalement, agir localement* ». Il fut un critique de la technique dans laquelle il voyait, sans la rejeter, des dangers, il contesta l'idée reçue selon laquelle la technique est, *ipso facto*, un progrès et qu'elle est au service de la science. Pour lui : « *La technique est devenue autonome* [...] *elle forme un monde dévorant qui obéit à ses propres lois, reniant toute tradition*[821]. »

Le triomphe de la technique, c'est l'homme sans humanité. Si notre projet n'est pas de critiquer ici la technique, rappelons simplement combien par ses apports elle a fait le jeu de l'Épidémie/Syndémie. Écouter les sages est bien une sage décision.

Il n'existe pas de l'Épidémie/Syndémie sans contagion ni sans peur de la contagion. Lors des épidémies, la population, qui sait généralement peu de chose sur la vraie nature des événements, redoute beaucoup car le plus souvent les craintes collectives sont disproportionnées devant la réalité du risque. Les contagieux appartiennent à la contagion qui leur vient souvent ils ne savent d'où mais qui a recours à eux pour s'expandre dans des limites qu'ils ignorent. La contagion qui s'exprime sous la forme d'un agent

---

[820] In *Le principe responsabilité*. Traduction Jean Greisch. Flammarion 1990.

[821] Ellul J. *Le bluff technologique*. Hachette. 2004.

pathogène emprunte divers chemins, la contagion voyage en ne négligeant aucune route praticable pour elle. La contagion source de pathologie physique et de Syndémie va entraîner le désordre social, phénomène que Thucydide avait déjà observé et rapporté : « *Avec l'épidémie, on vit encore d'autres formes de désordre se répandre pour la première fois dans la ville. Impressionné par le spectacle de ces brusques changements de fortune qui faisaient soudain périr les heureux de ce monde et livraient leurs biens à ceux qui n'avaient rien possédé, on se livra plus librement à des plaisirs que l'on cachait naguère. Parce que la vie et la richesse paraissaient également précaires, on s'empressait de dépenser ce qu'on avait et de jouir de l'existence. Quant à persévérer dans une entreprise qui avait pu jadis paraître méritoire, on ne se sentait plus pour cela la moindre ardeur. Savait-on en effet si l'on ne mourrait pas avant que le but fût atteint ? On en vint à considérer à la fois estimables et utiles les jouissances immédiates et toute chose, d'où qu'elle vint, qui permettait de se les procurer. On n'était plus retenu ni par la crainte des dieux ni par les lois humaines. Voyant autour de soi la mort abattre indistinctement les uns et les autres, on ne faisait plus aucune différence entre la piété et l'impiété. Et quant aux délits que l'on pouvait commettre, nul ne s'attendait à vivre assez longtemps pour subir le châtiment. Chacun redoutait bien davantage l'arrêt déjà prononcé contre lui et suspendu sur sa tête et l'on trouvait tout naturel de tirer quelque plaisir de la vie avant d'en être frappé*[822]. »

Connaître le microbe ne suffit pas à lutter contre l'Épidémie/Syndémie. L'examen de ses causes profondes indique que les conduites humaines sont régulièrement impliquées dans son apparition. Parmi ces agissements initiateurs d'épidémie que nous avons déjà cités il y a ceux liés à l'ignorance, la pauvreté mais tout autant d'autres qui découlent de désirs d'appropriations, d'outrances, de manquements etc.

En somme, comme il a créé l'Anthropocène, l'homme a concouru à la contagion source de l'Épidémie/Syndémie qu'il est susceptible d'utiliser comme argument pour appliquer des mesures contraignantes, la coercition, expression de ce que nous pouvons considérer comme un biopouvoir, nous est imposée comme justification afin d'éviter l'anomie[823].

---

822 Thucydide. *La guerre du Péloponnèse*. (Traduction de Denis Roussel) Gallimard 2000. Chapitre II. La deuxième année de la guerre (mars 430 – février 429).

823 Le concept d'anomie forgé par Durkheim est un des plus importants de la théorie sociologique. Il caractérise la situation où se trouvent les individus lorsque les règles sociales qui guident leurs conduites et leurs aspirations perdent leur pouvoir, sont incompatibles entre elles ou lorsque, minées par les changements sociaux, elles doivent céder la place à d'autres. (Encyclopédia Universalis).

L'Épidémie/Syndémie, épreuve collective, ne disparaitra jamais. Il ne s'agit guère ici d'une prédiction apocalyptique ou eschatologique mais force est de reconnaître que si le microbe ne fait pas à lui seul l'Épidémie/Syndémie, il a avec l'humain une complicité régulière. Cette connivence fait que l'Épidémie/Syndémie est palingénésique. Dans un cycle toujours recommencé, les composants de la dyade Homme-Microbe échangent tout d'abord des égards puis des coups, le Microbe disparait puis se rétablit. Ainsi l'Épidémie/Syndémie créée par l'homme lui est consubstantielle. Elle et lui sont inséparables. Face à l'Épidémie/Syndémie, l'homme, partenaire de ce qu'il a produit doit s'en préserver. Pour se faire il lui faut demeurer vigilant car comme nous le dit une célèbre gravure de Francisco Goya : « *Le sommeil de la raison engendre des monstres* ». En examinant l'image troublante due au peintre on observe que les monstres dominants sont des chauve-souris ! L'artiste avait-il deviné que l'anagramme de chauve-souris est souche à virus ? Si c'est le cas, félicitons Goya pour son intuition mais plus sérieusement accordant à l'aphorisme du génie espagnol le fait que la raison nous prévient des peurs, des superstitions et des comportements ineptes.

Semblablement, parce que la démorésilience c'est la société, il n'est pas étonnant qu'elle soit utilisée comme modèle ou objet par des sociologues, des anthropologues, des philosophes, même si le concept du philosophe est, par bien des côtés, fort éloigné de celui du biologiste ou du médecin. Il n'en demeure pas moins que les vocables d'immunité et d'auto-immunité sont des objets de réflexion pour des auteurs aussi différents que Donna Haraway, Peter Sloterdijk, Jacques Derrida et Roberto Esposito qui dans son ouvrage *Immunitas* aborde le biologique sous son aspect immunité comme modèle du politique. Par Esposito, la démorésilience entre en politique.

L'Épidémie/Syndémie entraine de grandes difficultés économiques et de santé publique alors que sa survenue est consécutive aux fragilisations de facteurs socio-économiques, environnementaux et écologiques. L'Épidémie/Syndémie est dominée par les zoonoses, la plupart du temps à partir de la faune sauvage mais est souvent associée à des facteurs sociaux et écologiques appartenant à des foyers pré-épidémiques déjà connus. Plus prosaïquement Épidémie/Syndémie et démorésilience forment un couple indissociable. La première a durant l'histoire de l'humanité contribué à modeler le génome humain ; la seconde, d'essence humaine a *es* qualité, tout autant résisté à l'épidémie qu'elle a contribué à ses succès. Néanmoins, répétons-le, l'Épidémie/Syndémie est un phénomène collectif, une épreuve collective, une maladie vécue sur un mode pluriel. L'Épidémie/Syndémie a conforté la notion de corps collectif, elle peut conduire à l'anomie expliquant que les préoccupations premières des gouvernants touchent parfois à la santé publique, l'administration du vivant et des corps avant même l'économie ou l'environnement.

L'homme et le microbe sont les composants de la dyade génératrice d'une coévolution qui ne cessera qu'à la disparition d'*Homo sapiens*. L'éternité appartient au Microbe. Néanmoins, les protagonistes étant ce qu'ils sont et le monde de l'Épidémie ce que nous savons, tout laisse préjuger que la cohabitation se prolongera notablement. La démographie humaine augmentant, ses effets délétères sur l'environnement en font de même, mais peut-être pas autant que le font entendre ceux qui hurlent avec les loups. Malgré cet aspect péjoratif de la prolifération d'*Homo sapiens,* nous pourrions nous abandonner à un optimisme condorcéen et présager que le genre humain trouvera une solution à chacun des problèmes auquel l'homme sera confronté. Après tout, comme le docteur Pangloss, pourquoi ne pas considérer que tout est pour le mieux dans le meilleur des mondes ? À l'opposé, le souci malthusien d'un déficit alimentaire pourrait être transposé en un pessimisme selon lequel l'humanité, en détruisant l'équilibre écologique des microbes et des hommes, en épuisant ses ressources de la résilience essentielle, fait le lit des survenances virulentes, alors aidées par un désordre climatique propice au triomphe microbien. Ne tombons pas dans un pessimisme à la Cioran pour qui : « *En permettant l'homme, la nature a commis beaucoup plus qu'une erreur de calcul : un attentat contre elle-même*[824] ».

La démographie humaine étant ce l'on sait, si la nature a commis « un attentat » contre elle-même en « permettant » l'homme… l'erreur n'est peut-être pas si grande ! C'est ce que semble dire d'une autre façon l'ouvrage de Patricia Mc Anany et Norman Yoffee[825]. Il s'agit d'un essai collectif rédigé par des historiens, des archéologues et des anthropologues connaissant le passé des Amérindiens. Les auteurs contestent de façon circonstanciée et documentée le *best-seller* de Jared Diamond[826]. Selon le fameux biologiste américain, au sud-ouest des États-Unis on a par exemple observé au fil des siècles l'effondrement de plusieurs cultures dont celle des Mimbres vers 1130, celle de Chaco canyon, de la North black mesa, des Virgin Anasazi au milieu du XIIe siècle ou vers 1300 celle de Mesa Verde et des Anasazi Kayenta, des Mogollon vers 1400 et des Hohokam à la fin du XVe siècle. Pour Diamond, en résumant certes ses propos, les catastrophes observées furent la conséquence d'erreurs humaines associant la surexploitation des ressources naturelles aux dégâts écologiques. Les auteurs de *Questioning collapse* ne partagent pas cet avis et rappellent que les Mayas n'ont pas disparu, qu'ils sont aujourd'hui 7 millions de personnes et donnent d'autres contre-exemples réfutant les thèses de Diamond… Encore un conflit d'expertise ! Jared

---

[824] p. 94 in Cioran E. M. *De l'inconvénient d'être né*. Gallimard. Paris 1987.

[825] Mc Anany P A, Yoffee N. *Questioning Collapse. Human Resilience, Ecological Vulnerability, and the Aftermath of Empire*. Cambridge University Press. Cambridge 2010.

[826] Diamond J. *Collapse. How societies choose to fail or succeed.* Penguin Group. New York 2005. (En français *Effondrement. Comment les sociétés décident de leur disparition ou de leur survie.* Gallimard. Paris 2006.)

Diamond, explique que le mouvement des populations, leurs évolutions et leurs mutations seraient liées aux histoires des microbes, notion qui s'oppose à ce que dit Paul Farmer[827] pour qui : « *Comme les autres formes de violence (guerre, violation des droits de l'homme, racisme, inégalité des sexes, toxicomanie) les épidémies sont profondément enracinées dans des structures sociales inéquitables. Les maladies infectieuses qu'on peut soigner sont la principale cause de décès parmi les pauvres de la planète*[828] ».

En somme si dans leurs origines et leurs processus de diffusion, nous avions pu écrire l'Épidémie c'est l'Homme, la réflexion sur leurs conséquences incite à écrire, l'Épidémie/Syndémie c'est l'Homme contre lui-même.

827 Saussy H ed. *Partner to the Poor. A Paul Farmer Reader*. University of California Press. 2010.
828 Farmer P. *Une réalité horriblement intéressante*. Séance inaugurale au Collège de France. 9 novembre 2001.

Table des matières

Structures éditoriales du groupe L'Harmattan

L'Harmattan Italie
Via degli Artisti, 15
10124 Torino
harmattan.italia@gmail.com

L'Harmattan Hongrie
Kossuth l. u. 14-16.
1053 Budapest
harmattan@harmattan.hu

L'Harmattan Sénégal
10 VDN en face Mermoz
BP 45034 Dakar-Fann
senharmattan@gmail.com

L'Harmattan Cameroun
TSINGA/FECAFOOT
BP 11486 Yaoundé
inkoukam@gmail.com

L'Harmattan Burkina Faso
Achille Somé – tengnule@hotmail.fr

L'Harmattan Guinée
Almamya, rue KA 028 OKB Agency
BP 3470 Conakry
harmattanguinee@yahoo.fr

L'Harmattan RDC
185, avenue Nyangwe
Commune de Lingwala – Kinshasa
matangilamusadila@yahoo.fr

L'Harmattan Congo
219, avenue Nelson Mandela
BP 2874 Brazzaville
harmattan.congo@yahoo.fr

L'Harmattan Mali
ACI 2000 - Immeuble Mgr Jean Marie Cisse
Bureau 10
BP 145 Bamako-Mali
mali@harmattan.fr

L'Harmattan Togo
Djidjole – Lomé
Maison Amela
face EPP BATOME
ddamela@aol.com

L'Harmattan Côte d'Ivoire
Résidence Karl – Cité des Arts
Abidjan-Cocody
03 BP 1588 Abidjan
espace_harmattan.ci@hotmail.fr

Nos librairies en France

Librairie internationale
16, rue des Écoles
75005 Paris
librairie.internationale@harmattan.fr
01 40 46 79 11
www.librairieharmattan.com

Librairie des savoirs
21, rue des Écoles
75005 Paris
librairie.sh@harmattan.fr
01 46 34 13 71
www.librairieharmattansh.com

Librairie Le Lucernaire
53, rue Notre-Dame-des-Champs
75006 Paris
librairie@lucernaire.fr
01 42 22 67 13

www.ingramcontent.com/pod-product-compliance
Lightning Source LLC
LaVergne TN
LVHW011440061026
849535LV00004BA/895